全国高等院校"十二五"规划教材

农业部兽医局推荐精品教材

新编

赵月兰　王雪敏　主编

动物性食品卫生学

【兽医及相关专业】

U0349648

中国农业科学技术出版社

图书在版编目（CIP）数据

新编动物性食品卫生学／赵月兰，王雪敏主编．—北京：中国农业科学技术出版社，
2012.8
ISBN 978 - 7 - 5116 - 0957 - 1

Ⅰ.①新… Ⅱ.①赵…②王… Ⅲ.①动物性食品 - 食品卫生 - 高等学校 - 教材
Ⅳ.①R155.5

中国版本图书馆 CIP 数据核字（2012）第 124755 号

责任编辑	闫庆健　刘　建
责任校对	贾晓红

出 版 者	中国农业科学技术出版社
	北京市中关村南大街 12 号　邮编:100081
电　　话	(010)82106632(编辑室)(010)82109704(发行部)
	(010)82109709(读者服务部)
传　　真	(010) 82106632
网　　址	http://www.castp.cn
经 销 者	各地新华书店
印 刷 者	北京科信印刷有限公司
开　　本	787 mm×1 092 mm　1/16
印　　张	20.125
字　　数	496 千字
版　　次	2012 年 8 月第 1 版　2012 年 8 月第 1 次印刷
定　　价	30.00 元

《新编动物性食品卫生学》编委会

内容简介

　　本教材在内容编排上注重知识的系统性和实用性，主要介绍了动物性食品的污染与控制；肉用畜禽屠宰加工的兽医卫生监督与检验；屠畜常见传染病和寄生虫病的鉴定与安全处理；组织器官病变及肿瘤的检验与安全处理；家禽、家兔常见疫病的鉴定与安全处理；各类动物性食品的加工卫生，动物性食品安全理化学检验与微生物检验方法，食品安全国家标准及卫生评价；市场肉类卫生监督与检验；屠宰加工副产品的卫生检验，废弃品的安全处理及屠宰加工企业的消毒等。同时介绍了中华人民共和国食品安全法、病害动物和病害动物产品生物安全处理规程等。

　　本教材内容丰富，重点突出，知识体系、深度、广度适合现阶段教学的需要。同时，还是基层兽医工作者、动物防疫与检疫、检测人员以及相关人员的业务参考书。

序

中国是农业大国，同时又是畜牧业大国。改革开放以来，我国畜牧业取得了举世瞩目的成就，已连续 20 年以年均 9.9% 的速度增长，产值增长近 5 倍。特别是"十五"期间，我国畜牧业取得持续快速增长，畜产品质量逐步提升，畜牧业结构布局逐步优化，规模化水平显著提高。2005 年，我国肉、蛋产量分别占世界总量的 29.3% 和 44.5%，居世界第一位，奶产量占世界总量的 4.6%，居世界第五位。肉、蛋、奶人均占有量分别达到 59.2 千克、22 千克和 21.9 千克。畜牧业总产值突破 1.3 万亿元，占农业总产值的 33.7%，其带动的饲料工业、畜产品加工、兽药等相关产业产值超过 8 000 亿元。畜牧业已成为农牧民增收的重要来源，建设现代农业的重要内容，农村经济发展的重要支柱，成为我国国民经济和社会发展的基础产业。

当前，我国正处于从传统畜牧业向现代畜牧业转变的过程中，面临着政府重视畜牧业发展、畜产品消费需求空间巨大和畜牧行业生产经营积极性不断提高等有利条件，为畜牧业发展提供了良好的内外部环境。但是，我国畜牧业发展也存在诸多不利因素。一是饲料原材料价格上涨和蛋白饲料短缺；二是畜牧业生产方式和生产水平落后；三是畜产品质量安全和卫生隐患严重；四是优良地方畜禽品种资源利用不合理；五是动物疫病防控形势严峻；六是环境与生态恶化对畜牧业发展的压力继续增加。

我国畜牧业发展要想改变以上不利条件，实现高产、优质、高效、生态、安全的可持续发展道路，必须全面落实科学发展观，加快畜牧业增长方式转变，优化结构，改善品质，提高效益，构建现代畜牧业产业体系，提高畜牧业综合生产能力，努力保障畜产品质量安全、公共卫生安全和生态环境安全。这不仅需要全国人民特别是广大畜牧科教工作者长期努力，不断加强科学研究与科技创新，不断提供强大的畜牧兽医理论与科技支撑，而且还需要培养一大批掌握新理论与新技术并不断将其推广应用的专业人才。

　　培养畜牧兽医专业人才需要一系列高质量的教材。作为高等教育学科建设的一项重要基础工作——教材的编写和出版，一直是教改的重点和热点之一。为了支持创新型国家建设，培养符合畜牧产业发展各个方面、各个层次所需的复合型人才，中国农业科学技术出版社积极组织全国范围内有较高学术水平和多年教学理论与实践经验的教师精心编写出版面向 21 世纪全国高等农林院校，反映现代畜牧兽医科技成就的畜牧兽医专业精品教材，并进行有益的探索和研究，其教材内容注重与时俱进，注重实际，注重创新，注重拾遗补缺，注重对学生能力、特别是农业职业技能的综合开发和培养，以满足其对知识学习和实践能力的迫切需要，以提高我国畜牧业从业人员的整体素质，切实改变畜牧业新技术难以顺利推广的现状。我衷心祝贺这些教材的出版发行，相信这些教材的出版，一定能够得到有关教育部门、农业院校领导、老师的肯定和学生的喜欢。也必将为提高我国畜牧业的自主创新能力和增强我国畜产品的国际竞争力作出积极有益的贡献。

国家首席兽医官
农业部兽医局局长

二〇〇七年六月八日

前　　言

　　动物性食品卫生学是一门综合性、应用性学科，既包括动物性食品卫生的理论知识和检验技术，还包括卫生管理、卫生监督、兽医法规及食品安全国家标准等内容，应根据当前动物性食品安全现状及时修订教材内容。本教材是在《动物性食品卫生学》第一版的基础上，借鉴以往相关教材的优点，结合目前动物性食品安全工作的特点和本学科的最新研究与发展动态精心修订而成的。编写的总原则是"创新、科学和实用"，做到既反映本学科的现有成就和发展趋势，又把握学生应掌握的专业知识和业务技能。本教材立足较成熟的理论和技术，同时收集了最能体现当前食品安全工作发展趋势和方向的新理论和前沿技术，参考和引用了国内最新的动物性食品安全法律、法规以及食品安全国家标准，在内容上体现当代知识更新的特点，使各类食品的检验方法、安全处理更具规范性和可操作性。

　　本教材共十四章，具体编写分工是：绪论由赵月兰编写，第一章由王雪敏、钱林东编写，第二章由王龙涛、姚春雨、赵月兰编写，第三章由娄华、陆英杰、李全福编写，第四章由张艳英、陆英杰、娄华编写，第五章由王飒爽、马吉飞、刁有祥编写，第六章由张磊、张艳英、王飒爽编写，第七章由李全福、张磊、杨玉英编写，第八章由赵月兰、李淑芳编写，第九章由刁有祥、庞向红、王雪敏编写，第十章由李淑芳、张艳英、赵月兰编写，第十一章由姚春雨、孙英健编写，第十二章由孙英健、李淑芳、赵金芳编写，第十三章由庞向红、王龙涛、崔晓娜编写，第十四章由钱林东、王雪敏、张磊、王龙涛编写，附录由赵月兰整理，全书由赵月兰、王雪敏、张磊统稿。

　　全书文字精练，深入浅出，图文并茂。既可在课堂老师指导下学习，也可自学。既注重知识，又注重从事本专业工作所需的能力，以及稳定、出色的工作品质等，努力达到内容新、体系新、方法新、手段新、有特色。在确保满足教学的同时，还是基层兽医工作者、动物防疫与检疫人员、食品卫生监督与检测人员以及相关人员的专业参考书。

本教材在编写过程中得到了中国农业科学技术出版社、河北农业大学等单位的大力支持，河北农业大学秦建华教授对本书稿进行了全面的审阅，并提出了宝贵的意见和建议，在此一并表示衷心的感谢。

在修订过程中，由于时间仓促和编者水平有限，错误和遗漏之处在所难免，恳请广大读者批评指正。

编　者

2012 年 5 月

目　　录

绪　　论

一、动物性食品卫生学概述

动物性食品卫生学（Animal derived food hygience）又称为兽医卫生检验学，是以兽医学和公共卫生学的理论和技术为基础，依据相关法规，从预防观点出发，研究肉、乳、鱼、蛋等动物性食品及其副产品在生产、加工、贮存、运输、销售过程中的卫生监督、产品卫生质量的鉴定、控制及卫生标准，以保障生产、经营的正常进行，保障食用者安全，防止人畜共患病和其他畜禽疫病传播的一门综合性应用学科。

食品按其来源分为动物性食品和植物性食品两大类，其中动物性食品富含蛋白质，更加适合人体的需要。随着人类膳食结构的改变，动物性食品已逐渐成为人类食品的重要组成部分。但是动物性食品具有易腐性，保存不当很容易腐败变质，而且还是人畜共患病的主要传播媒介，不健康的畜禽及其产品常带有致病性微生物和寄生虫。因此，食入不卫生和卫生处理不当的动物性食品，常会导致人感染某种传染病或寄生虫病，或引起食物中毒，损害人体健康。如人感染猪肉绦虫、旋毛虫、炭疽、牛型结核和布鲁氏菌病等都与动物性食品有关；白喉、霍乱、猩红热等人类特有的病原体也可通过动植物性食品而间接传播。染疫畜禽及其产品，一旦进入流通领域，还会造成动物疫病的传播。尤其值得注意的是，随着工农业生产的发展，农药、工业化学物质（工业"三废"）和放射性物质的污染日益严重；由于抗菌药物的滥用，饲料添加剂的不合理使用，以及外源性激素用于畜禽催肥增重，致使动物产品中药物残留日渐增多。此外，霉菌及其毒素的危害愈来愈突出，它们除引起人发生急性中毒外，大量的问题是引起慢性中毒、致癌、致畸、致突变（"三致"作用），这些已成为世界上广泛重视的卫生问题，它不仅关系到食用者本身的安全和健康，而且关系到子孙后代和人类的健康发展，因此，要防止食源性疾病的发生和人畜共患病及其他畜禽疫病传播，必须进一步加强动物性食品的卫生监督与检验，保障动物性食品食用安全。

二、动物性食品卫生学的任务和作用

1. 防止人畜共患病和动物疫病的传播　动物的传染病和寄生虫病约有 200 多种可以传染给人，其中通过食用动物及其产品传染给人的主要有炭疽、鼻疽、结核病、布鲁氏菌病、钩端螺旋体病、猪 II 链球菌病、狂犬病、野兔热、牛海绵状脑病、高致病性禽流感、囊尾蚴病、棘球蚴病、旋毛虫病和弓形虫病等。而畜禽的一些传染病和寄生虫病，如猪瘟、传染性胸膜肺炎、鸡新城疫、鸡传染性喉气管炎、兔病毒性出血症、球虫病等，虽然不感染人，但可在流通、周转、屠宰、加工过程中，随着畜禽及其产品传播，造成动物疫病的暴发和流行，影响养殖业的发展。因此，动物性食品卫生学的任务之一，就是要加强对动物及其产品的检验，防止人畜共患病和其他畜禽疫病的传播。

2. 防止食品污染和食物中毒　食用被微生物污染的动物性食品，往往引起食物中毒，常引起食物中毒的微生物有沙门氏菌、葡萄球菌、肉毒梭菌、副溶血弧菌、变形杆菌等，这些细菌有的在肉用动物活体内就存在，有的则是在加工、运输、贮存、销售过程中被污染的。此外，许多有毒化学物质及放射性物质如重金属、多氯联苯、亚硝胺、苯并（a）芘、二噁英、黄曲霉毒素、兽药、农药、激素、非食用色素、放射性核素等可以通过不同的方式和途径污染动物性食品，长期摄食这些食品，可以引起慢性损害和"三致"作用。因此，防止动物性食品污染和食物中毒是动物性食品卫生检验工作的重要内容。

3. 维护动物性食品贸易的信誉　由于动物疫病的存在、兽药、饲料添加剂的残留超标等问题，严重影响动物产品出口信誉和企业的经济效益，使国际贸易信誉受到损害。随着我国社会主义市场经济的建立和发展，以肉类为主的动物性食品的贸易量日益增多。我国已经参加并将陆续加入各种国际性的贸易组织，参与世界贸易竞争，必须树立良好的贸易信誉。目前，我国动物性食品的生产仍存在疫情多、质量差、掺杂使假，以及卫生监督手段跟不上形势发展等问题，在国际市场上缺乏竞争力，阻碍了动物性食品的出口。因此，必须建立良好的兽医卫生监督机制，不断提高检验技术水平，确保出口产品的卫生质量，以维护我国动物性食品贸易的信誉，加速我国的经济发展。

4. 完善、普及、执行食品卫生法规　目前我国已经颁布实施的《中华人民共和国食品安全法》、《中华人民共和国动物防疫法》、《生猪屠宰管理条例》等，是根据当前的国情和实际需要而制定的。随着社会的进步和科学的发展，将逐步建立和完善整个食品卫生法规体系。本学科在动物性食品的监督检验和卫生评价上，应严格执行国家和相关行业规定的标准，以确保动物性食品的卫生质量，保障消费者的健康。

三、动物性食品卫生学与其他学科的关系

动物性食品卫生学是以兽医学和公共卫生学的理论和技术为基础，因此，该学科与食用动物解剖学、兽医微生物学、动物流行病学、动物病理学、动物传染病学和动物寄生虫病学等学科关系密切。由于动物性食品种类繁多，加工形式多样，易受各种污染，使该学科涉及食品营养卫生学、食品微生物学、食品加工工艺学、食品保藏学、兽医药理学、食品毒理学、食品卫生管理学、食品理化检验学等学科，而成为一门综合性的应用学科。

四、我国动物性食品卫生工作的法制化

新中国成立以来，党和政府十分关心食品生产和经营的卫生管理。1955 年国务院在《关于统一领导屠宰场及场内卫生和兽医工作的规定》中明确规定，各地卫生部门对于屠宰场的建筑、设备、环境卫生、肉品卫生、肉品加工、储运和销售方面的卫生要求应进行监督和指导。1959 年，农业部、卫生部、外贸部、商业部联合颁发《肉品卫生检验试行规程》（"四部规程"），对屠畜的宰前和宰后检验及处理做了一系列的规定，是第一部较为完备的肉品卫生检验法规，为肉品安全利用和防止畜禽疫病传播提供了切实可行的标准。1960 年，卫生部、商业部颁发了《食品加工、销售、饮食业卫生"五四制"》对食品的制作、存放、食具消毒、环境卫生和个人卫生五个方面提出四项卫生要求，这对改进饮食卫生状况起到了促进作用。同年国务院批准了关于食品合成染料的管理办法，指出在食品中尽可能不用染料着色。20 世纪 70 年代，卫生部组织各有关单位，先后制定出粮油、肉、

蛋、水产、乳等86种食品卫生标准和22项卫生管理办法，同时制定了统一的食品卫生检验方法。1979年国务院正式颁发了《中华人民共和国食品卫生管理条例》。从而结束了条例、标准和管理办法混合的局面。

随着生产和科技的发展，食品污染因素的复杂化和新型食品、原料与食品添加剂的出现，以及生产经营形式的改变，食品卫生工作需要制定新的法规来加以保证。20世纪80年代，我国制定了88种国家食品卫生标准、30种国家内部食品卫生标准、32项卫生管理办法和105条食品卫生检验方法。1982年，全国人民代表大会常务委员会通过的《中华人民共和国食品卫生法（试行）》（1983年7月1日起执行），以及1995年修改通过并实施的《中华人民共和国食品卫生法》明确规定，禁止生产经营未经兽医卫生检验或者检验不合格的肉类及其制品，国家实行食品卫生监督制度。同时分别对食品添加剂、容器、包装材料和用具、工具、设备的卫生，食品卫生标准和管理办法的制定，以及食品卫生管理做了较详细的规定。另外还规定了执行食品卫生监督制度的部门和机构及其职责，以及违反食品卫生法者应承担的法律责任。1985年国务院颁布的《家畜家禽防疫条例》和《家畜家禽防疫条例实施细则》对畜禽传染病的预防、扑灭、监督管理、奖惩都有明确规定，这不仅对于预防、扑灭畜禽传染病以保障畜牧业发展有着重大意义，而且对于扑灭人畜共患病也起着重要作用。1987年，农牧渔业部、国家工商管理局发出了《关于加强城乡集市贸易市场畜禽及其肉类管理、检疫的通知》。20世纪90年代，修订和增补了多项食品国家标准和行业标准。1990年11月，农业部发布了《中国兽医卫生监督实施办法》。1991年，农业部审议修改了《家畜家禽防疫条例实施细则》，并于1992年4月8日发布实行。1997年7月3日第八届全国人民代表大会常务委员会第二十六次会议通过的《中华人民共和国动物防疫法》（自1998年1月1日起施行），以及2007年8月30日第十届全国人民代表大会常务委员会第二十九次会议修订，2008年1月1日施行的《中华人民共和国动物防疫法》中，对动物疫病预防、控制和扑灭、动物和动物产品的检疫、动物防疫监督及法律责任都有明确规定。

1997年12月12日国务院第六十四次常务会议通过了《生猪屠宰管理条例》，中华人民共和国国务院令第238号发布，本条例自1998年1月1日起施行。2009年2月28日第十一届全国人民代表大会常务委员会第七次会议通过，2009年6月1日起施行的《中华人民共和国食品安全法》，对食品安全监管体制、食品安全风险监测和评估、食品安全标准、食品生产经营、食品检验、食品安全事故处置等各项制度进行了补充和完善。国务院和各地有关部门陆续出台和修订相配套的一系列条例、规定、办法、法规、标准，使我国动物性食品卫生工作步入了法制化管理的新阶段。

五、我国动物性食品卫生工作的历史、现状和前景

食品卫生工作是建立在一定的经济文化基础之上的，只有国家的经济文化发达了，才有食品检验的条件，食品卫生工作反映一个国家经济和文化发达的文明程度。

在古代，我们的祖先在长期的食肉实践中，产生了动物性食品卫生观念的萌芽，已懂得病死畜肉不可食用。在周朝时已在官府设置了专职机构进行肉品检验，是食品检验工作的最早起源。东汉时期，张仲景著《金匮要略》中记载"六畜自死，皆疫死，则有毒，不可食之"；"肉中有米点者，不可食之"。南北朝时代的《养生要集》、《食经》，元代《饮

食正要》等著作都有记载。但几千年来尤其是近代史上，我国长期受封建主义和帝国主义的压迫，经济和科学文化落后，养殖业很不发达，当时略具雏形的乳、肉、蛋品工业生产，几乎全部操纵在外国人手中，帝国主义列强相继在上海、南京、青岛、武汉和哈尔滨等地设立了较大规模的屠宰场、蛋品厂，加工牛肉和蛋品，以供出口。这些产品的卫生检验工作几乎全部由外国技术人员担任，卫生管理也多引进外国的法规，使我国动物性食品卫生工作从一开始就带有半殖民地的色彩。1928年，虽然国民党政府卫生部颁布了《屠宰场规则》和《屠宰场规则实施细则》，公布了《商业部商品检验局牲畜产品检验规程》，1935年又公布了《商业部商品检验局肉类检验实施细则》，这个法规只对部分出口的鲜肉、冷藏肉等实行检验，对国内人民群众消费的动物性食品一直没有进行卫生检验。

1949年新中国成立后，我国的畜牧业生产和动物性食品的加工业得到了迅速发展，1950年建立了多级卫生防疫站和兽医站，分别对食品加工企业进行监督和进行疾病防疫工作，进行了真正意义上的动物性食品卫生工作。

在组织机构上，从中央到地方已建立起了各级卫生监督管理机构和卫生监督体制。先后成立了中国医学科学院营养与食品卫生研究所、卫生部食品卫生监督检验所、动植物检疫总局等国家级领导机构，各地也相应地成立了有关的组织实施机构，如各省市的卫生防疫站（设有食品科）、动植物检疫局，食品生产经营部门和企业建立起了本系统的食品卫生检验管理机构，国境口岸设有食品卫生检验、监督机构。这些部门和机构对保证食品的质量和安全，使食品卫生工作法制化发挥了积极的作用。

改革开放以来，肉类等动物性食品加工业打破了由国家统一经营的格局，一度出现过私杀滥宰成风，肉品卫生检验失控的局面。1987年国务院及时下达了"定点屠宰、集中检验、统一纳税、分散经营"的批示，使私杀滥宰、肉检失控的局面有所遏制，但问题并没有得到彻底解决。1995年党和国家政府提出，要让人民吃上"放心肉"，引起了全国高度重视，1998年实施了《中华人民共和国动物防疫法》和《生猪屠宰管理条例》，各地相继建立了一批专门的定点屠宰和肉品管理机构，使屠宰加工和肉品卫生检验逐步走向正规。为保证食品安全，保障公众身体健康和生命安全，2009年制定和实施了《中华人民共和国食品安全法》，强调县级以上卫生行政、农业行政、质量监督、工商行政管理、食品药品监督管理部门应当相互通报获知的食品安全信息，加强监督管理。动物性食品消费量逐年增加，动物性食品卫生检验与监督体系不断完善，但我国动物性食品卫生工作仍面临着艰巨的任务，还有一些有待亟待解决的问题。

（1）疫病的种类增多　多种原因导致部分已控制的疫病如口蹄疫、水疱病、猪瘟、布鲁氏菌病、结核病等重新抬头；南病北移：如鸭瘟、小鹅瘟等在东北发生；发病非典型化和病原出现新的变化：如出现非典型新城疫、非典型猪瘟、马立克氏病超强毒株、传染性法氏囊病病毒变异株等。

（2）新病增多　新的疫病不断出现，如禽流感、鸡传染性贫血、禽网状内皮组织增殖征、产蛋下降综合征、马立克氏病、传染性法氏囊病、猪萎缩性鼻炎、猪密螺旋体病、猪传染性胸膜肺炎、猪繁殖与呼吸综合征、牛羊蓝舌病、赤羽病、牛黏膜病、牛传染性鼻气管炎、绵羊痒病、山羊关节炎脑炎和梅迪—维斯纳等病通过引进种畜、种禽和动物产品等途径由国外传入我国。另一类是我国新发现的，如兔病毒性出血症、番鸭细小病毒病、鹅副粘病毒感染、小鹅瘟等。新发生和新传入的动物疫病将对我国畜牧业的发展造成持续性的危害。

（3）一些人畜共患病不断发生　牛海绵状脑病（疯牛病）、口蹄疫、高致病性禽流感、非典型性肺炎（SARS）等给人类生活造成了恐慌。

（4）混合感染增多、病情复杂　多病原混合感染及复合征使疫病诊断和防治变得更为复杂和困难，如猪瘟与牛黏膜病、猪瘟与沙门氏菌和大肠杆菌、猪瘟与伪狂犬病、传染性法氏囊病与禽网状内皮组织增殖症和鸡传染性贫血混合感染等，导致病情复杂，防治效果不佳，且呈日益增多的趋势，值得高度重视。

（5）非传染病危害增加　动物流行性疫病是危害人畜健康的主要疾病。由于社会生产发展的突飞猛进，畜牧业商品生产的机械化和工业化的发展，又显露出另外一些非传染病，如营养性疾病、遗传繁殖疾病、环境污染和中毒病等。如2001年广东省"瘦肉精"事件、2008年的"三聚氰胺"事件、牛奶中防腐剂、增稠剂、香味剂、抗生素的超标问题等，给人类的健康安全带来严重威胁。转基因食品包括转基因动物和转基因植物的安全性问题都是目前人们关注的焦点。

（6）食品的掺杂使假　随着市场经济发展，动物性食品加工和经营的多元化，市场上出现假冒伪劣产品，如注水肉、掺假乳、假鸡蛋等。

因此，我国的动物性食品卫生检验工作，既需要行之有效的感官检验方法及简便实用的快速检验技术，又需要许多新的检测方法，同时要借鉴国外行之有效的HACCP（危害分析关键控制点）系统管理方法，从食用动物的饲养到屠宰加工，以及产品加工、贮藏、运输和消费，全面控制污染。今后，应进一步完善食品卫生法规，加强不同层次专业人员培训，同时加大宣传力度，提高生产及经营者的认识，积极改进检验技术，加强科学研究，开展国际交流，尽快与国际接轨。

第一章

动物性食品的污染与控制

第一节　动物性食品的污染与危害

一、食品污染的概念

食品污染（Food pollution）是指食品受到有害物质的污染，以致使食品的卫生质量下降或对人体健康造成不同程度的危害。按世界卫生组织的定义是指"食物中原来含有或者加工时人为添加的生物性或化学性物质，其共同特点是对人体健康有急性或慢性的危害"。广义地说，食品在生产（种植、养殖）、加工、运输、贮藏、销售、烹调等各个环节，混入、残留或产生不利于人体健康、影响其食用价值与商品价值的因素，均可称为食品污染。

造成动物性食品污染的原因是多方面的，除了过去所熟悉的微生物和寄生虫的污染外，各种药物、农药、重金属、真菌毒素、激素、添加剂、放射性物质及其他化学物质的污染日益突出。不仅危害食用者本身的健康，而且影响到子孙后代。

二、食品污染的特点

食品污染具有以下特点：①污染源除了直接污染食品原料和制品外，多半是通过食物链逐级富集的；②造成的危害，除引起急性疾患外，更可蓄积或残留在体内，造成慢性损害和潜在的威胁；③被污染的食品，除少数表现出感官变化外（如细菌污染），多数不被感官所识别；④常规的冷、热处理不能达到绝对无害，尤其是非生物性污染。

三、食品污染的分类

（一）生物性污染

生物性污染（Biological pollution）指微生物、寄生虫、有毒生物组织和昆虫对食品的污染。

1. 微生物污染　细菌与细菌毒素、霉菌与霉菌毒素、病毒是造成动物性食品污染的重要因素。动物性食品在生产、加工、运输、贮藏、销售及食用过程中，都有可能被各种微生物所污染。污染食品的微生物包括：人畜共患传染病的病原体及以食品为传播媒介的致病菌，如炭疽杆菌、结核杆菌、布鲁氏菌、痢疾杆菌等；引起食物中毒的微生物及其毒素，如沙门氏杆菌、葡萄球菌、副溶血弧菌、变形杆菌、肉毒毒素、黄曲霉毒素等；此外，还包括大量引起食品腐败变质的微生物。

2. 寄生虫污染　动物性食品可能带有人畜共患寄生虫病的病原体，如旋毛虫、囊尾蚴、弓形虫、棘球蚴等，可使人发生感染。这些人畜共患寄生虫病的病原体，一直是动物性食品卫生检验的主要对象。

3. 有毒生物组织污染　主要指本身含有毒素的生物组织，如甲状腺、肾上腺以及有毒鱼、贝类混入动物性食品，人们误食后引起中毒反应。

4. 昆虫污染　主要指动物性食品中的蝇、蛆、甲虫、螨、皮蠹等。食品被污染后，感官性状不良，营养价值降低，甚至完全丧失食用价值。

（二）化学性污染

化学性污染（Chemical pollution）是指各种有毒有害化学物质对动物性食品的污染。包括各种有害的金属、非金属、有机化合物和无机化合物等。进入动物饲料和人类食品中的化学污染物，除少数因浓度或数量过大引起急性中毒外，绝大部分以食品残毒（通过各种途径进入并残留于食物中的有毒物质）的形式构成潜在的危害。食品化学性污染涉及范围较广，情况也较复杂。主要包括来自生产、生活和环境中的污染物，食品容器、包装材料、运输工具等接触食品时溶入食品中的有害物质；滥用食品添加剂，以及在食品加工、贮存过程中产生的某些有毒有害物质。按污染来源可分为以下几类：

1. "三废"的污染　随着工业生产的发展，工业"三废"（废气、废水、废渣）不合理的排放，是引起大气、水体、土壤及动植物污染的主要原因。这些环境污染物可以通过呼吸、饮水直接进入人体，也可沿食物链间接进入人体。尤其需要注意的是，污染物沿食物链逐级生物富集，可以使本来浓度很低的污染物富集到危险的高浓度水平。例如，多氯联苯（PCB 或 PCBS）是几乎不溶于水的物质，它在河水和海水中的浓度只有 0.00001 ～ 0.001mg/L，这样微乎其微的物质似乎是不可能造成什么危害的，但经过食物链富集后，其浓度可以成千上万倍地增加，在鱼体内可富集到 0.01 ～ 10mg/kg，在食鱼鸟体内可进一步富集到 1.0 ～ 100mg/kg，而且食物链越长，危害也就越明显。污染环境的化学物质种类繁多，如镉、铅、汞、砷、多氯联苯、苯并芘、氟化物等。

2. 农药的污染　农药是指用于预防、消灭、驱除各种昆虫、啮齿动物、霉菌、病毒、杂草和其他有害动植物的物质，以及用于植物的生长调节剂、落叶剂、贮藏剂等。农药的广泛使用，常造成动物性食品的农药残留（指农药的原形及其代谢物蓄积或贮存于动物的细胞、组织或器官内）。食入有农药残留的食品，会对人体健康造成不同程度的危害，常引起慢性中毒或慢性损害。农药的污染可由对动物体和厩舍使用农药或在运输中受到农药的污染而发生，但主要是通过食物链而来。引起食品污染的农药主要是有机磷、有机汞、有机砷等农药。

3. 药物的污染　用于动物生产的药物，如抗生素、磺胺制剂、生长促进剂和各种激素制品等，可以在动物体内反应并形成残留。人类食用有药物残留的食品，将对人体健康造成影响，主要表现为变态反应与过敏反应，细菌耐药性，致癌、致畸、致突变和激素样作用。为了防止食品中药物残留对人体的危害，使用过药物的动物要经过休药期后方可屠宰或允许其产品上市。

4. 食品添加剂的污染　食品添加剂是指为改善食品的品质，增加其色、香、味，以及为防腐和加工工艺的需要而加入食品中的化学合成的或天然的物质。食品添加剂在一定范围内使用一定量对人体无害，但若滥用则会造成食品的污染，对食用者的健康造成危害。所以，各国都制定了食品添加剂的卫生标准，规定了允许使用的添加剂名称、使用范围和最大使用量。

（三）放射性污染

食品吸附或者吸收外来的放射性核素，其放射性高于自然放射本底时，称为食品的放射性污染（Radioactive pollution）。这些污染物主要来源于放射物质的开采、冶炼，大气中核爆炸的沉降物、原子能工业和核工业的放射性核素废物的排放不当或意外事故等均可造成环境的污染。这些放射性物质直接或间接地污染食品，危害食用者的健康。近几十年来，随着原子能利用的逐年增加，使人类环境中放射性物质的污染日益加剧，进而通过食物链进入人体，威胁着人类健康。因此，防止放射性物质对食品的污染已成为动物性食品卫生学的重要课题。

四、动物性食品污染的途径

动物性食品污染的途径是多种多样的，食品生产、加工、运输、贮藏、销售等环节均可造成污染。一般将污染的途径分为内源性污染和外源性污染两大类。

（一）内源性污染

内源性污染（Endogenous pollution）又称食用动物的生前污染或第一次污染，即动物在生长发育过程中，由本身带染的生物性或从环境中吸收的化学性或放射性物质而造成的食品污染。

1. 生长发育过程中的污染

（1）人畜共患传染病和寄生虫病的病原体的污染　动物的传染病和寄生虫病约有200多种可以传染给人，其中通过食品动物及其产品传染给人的常见的有30多种。如果动物生长发育过程中感染了这些人畜共患传染病和寄生虫病，就可能对人类造成威胁。

（2）动物固有的传染病和寄生虫病的病原体的污染　除人畜共患病外，食用动物还可感染其固有的一些疾病。这些疾病虽然不感染人，但由于病原体在体内的活动以及组织的病理分解，使动物体内蓄积了某些有毒物质，同时由于患病机体抵抗力减弱，使正常存在于机体中的某些微生物，尤其是沙门氏菌属细菌发生继发感染，可引起人的食物中毒或感染。

（3）非致病性和条件致病性微生物的污染　正常条件下，在动物机体的某些部位，如消化道、上呼吸道、泌尿生殖道及体表等，存在着一些非致病性和条件致病性微生物，当动物宰前处于不良条件下，如长途运输、过度疲劳、拥挤、饥饿等，则动物机体的抵抗力降低，这些微生物便有可能侵入肌肉、肝脏等部位，造成动物性食品的污染。

2. 食物链的污染　存在于自然环境中的有毒化学物质（包括微生物毒素，如黄曲霉毒素）及放射性物质，可以通过食物链进入人体（图1-1）。如农药的使用，可以使农作物发生农药残留，动物食用这类饲料后又可富集，这类动物性食品可危害人体健康。

（二）外源性污染

外源性污染（Exogenous pollution）又称为食品加工流通过程的污染或第二次污染，即食品在生产、加工、运输、贮藏、销售等过程中的污染。常见以下几种：

1. 通过水的污染　动物性食品的生产加工的许多环节都离不开水，如果使用被生物性、化学性或放射性物质污染的水源，则会造成食品的污染。

2. 通过空气的污染　自然界空气中含有大量的微生物，还可能含有工业废气等有害物

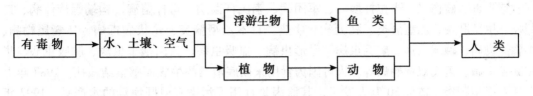

图 1-1　食物链污染示意图

质。空气中的污染物可以自然沉降或随雨滴降落在食品上，造成直接污染，也可以污染水源、土壤造成间接污染。此外，带有微生物的痰沫、鼻涕与唾液的飞沫、空气中的尘埃等也可对食品造成污染。

3. 通过土壤的污染　土壤中可能存在各种致病性微生物和各种有毒的化学物质。动物性食品在生产、加工、贮藏、运输等过程中，接触被污染的土壤，或尘土沉降于食品表面，造成食品的直接污染，或者成为水及空气的污染源而间接污染食品。

土壤、空气、水的污染是相互联系、相互影响的，污染物在三者之间相互转化，往往形成环境污染的恶性循环，从而造成污染物对食品更严重的污染。

4. 生产加工过程和流通环节的污染　食品在生产加工过程的各个环节，都有可能造成食品的污染。如食品加工器具、设备等不清洁，可以造成食品的污染；又如挤奶过程中，挤乳工人的手、挤乳用具等未经严格消毒，都有可能污染乳汁；如果直接从事食品生产的工人患有呼吸道、消化道传染病，都有可能污染食品；此外，食品添加剂的不合理使用也会造成食品污染。

从食品生产到消费者进食，期间要经过运输、贮藏、销售、烹调等环节，任何一个环节稍不注意，都会造成食品污染。

5. 从业人员带菌污染　从业人员的健康状态和卫生习惯对食品卫生也至关重要。正常人的体表、呼吸道、消化道、泌尿生殖道均带染一定类群和数量的微生物，尤其是当从业人员患有传染性肝炎、开放性结核病、肠道传染病、化脓性皮炎等疾病时，可向体外不断排出病原体。可以通过加工、运输、贮藏、销售、烹调等环节将病原微生物带入食品，进而危害消费者的健康，因此，对食品加工及经营环节的从业人员，应定期进行健康检查，并搞好个人卫生。

五、动物性食品污染的危害

动物性食品在生产、加工、贮藏、运输、销售、烹调等环节，都有可能受到内源性和外源性污染。人食用这类被污染的肉品所发生的疾病，称为肉源性疾病（食源性疾病）。根据食品中致病因素及引发疾病性质的不同，一般将肉源性疾病分为食物传染（即食肉传染）、食物中毒（食肉中毒）和"三致"（致癌、致突变、致畸形）作用。

（一）食肉传染

食肉传染是指人类食用患病动物的产品及其制品而引发的某种传染性和寄生虫性疾病。带染有人畜共患病病原体的动物性食品，可经食肉传染给人，导致人畜共患病的传播和流行。

人畜共患病的危害因国家和地区而不同。在我国，据不完全统计，人畜共患病有 200 种之多，其中比较重要的有：炭疽、鼻疽、布鲁氏菌病、结核病、伪结核病、沙门氏菌病、猪丹毒、破伤风、土拉杆菌病、军团病、李氏杆菌病、弯杆菌病、钩端螺旋体病、口蹄疫、甲型肝炎、乙型肝炎、狂犬病、Q 热、日本乙型脑炎、轮状病毒病、猪囊尾蚴病、牛囊尾蚴病、棘球蚴病、旋毛虫病、弓形虫病、血吸虫病、猪肉孢子虫病、肺吸虫病、华枝睾吸虫病、孟氏双槽蚴病等。人可因为食用未彻底消毒的牛乳而感染结核病。1987 年上海暴发甲型肝炎，造成 30 万人发病，其原因是食用了污染有甲肝病毒的水产品。1997 年我国台湾暴发猪口蹄疫，使其养猪业遭到了毁灭性打击。1987 ~ 1999 年间的疯牛病不仅给英国造成巨大损失，而且引起了全世界的恐慌。1997 年香港发生禽流感，不仅使大批鸡发病死亡，而且造成 13 人感染 H5N1 禽流感病毒并发病，其中 4 人死亡。2003 ~ 2004 年亚洲禽流感、2005 年猪 II 链球菌病、2006 年广州管圆线虫感染等事件，均对人类健康造成严重威胁。曾有因食用未经检验的囊尾蚴病猪肉引发绦虫病（或囊尾蚴病），也有因食用烤羊肉串感染旋毛虫的事件。人畜共患病不仅通过食物传染给人，危害人体健康，同时，亦会因畜产品及废弃物处理不当，造成动物疫病流行，影响畜牧业的发展。因此，为了保障人类健康，促进畜牧业的发展，必须加强对动物性食品的卫生监督与检验，以防止食肉传染的发生。

　　（二）食物中毒

　　食物中毒是指健康人食用正常数量的食品，所引发的急性疾病。其共同特点为：潜伏期短，来势急剧，短时间内可能有大量人同时发病；所有病人都有类似的临床表现，一般都有急性胃肠炎的症状；病人在一段时间内都食用过同样食物，一旦停止食用这种食品，发病随即停止；发病曲线呈现突然上升又迅速下降的趋势，一般无传染病流行时的余波。

　　（三）致癌、致突变、致畸形

　　食品中的一些污染物质除引起食物中毒外，还具有致癌、致畸、致突变作用，即"三致"作用，如苯并（a）芘、多氯联苯、亚硝酸盐、农药、黄曲霉毒素等。人食用含有致癌物质的食品后，就可能导致肝癌、胃癌、肺癌、肠癌以及某些遗传性疾病的发生。除致癌作用外，上述污染物还具有致畸、致突变作用，使胎儿出现畸形如无眼、脑积水、脊柱裂或少指等。苯并（a）芘是目前已知的强致突变和致癌物质之一，匈牙利西部地区、苏联拉托维亚沿海地区胃癌明显高发，调查认为与居民经常进食高苯并（a）芘的自制熏肉、熏鱼有关。冰岛是胃癌高发国家，原因也是与食用熏制食品有关。因此，应加强对食品中致癌类物质的检测，以保障人民的身体健康。

第二节　微生物性食物中毒

　　微生物性食物中毒是指因食用被中毒性微生物污染的食品而引起的食物中毒。包括细菌性食物中毒和霉菌毒素性食物中毒。前者是指人食入被大量活的中毒性细菌或细菌毒素污染的食品所引起的食物中毒；后者是指某些霉菌如黄曲霉菌、赭曲霉菌等污染了食品，并在适宜条件下繁殖，产生毒素，摄入人体后所引起的食物中毒。长期少量摄入霉菌毒素，也可引起"三致"作用。

　　微生物性食物中毒的共同特点为：①与饮食有关，不吃者不发病；②除掉引起中毒的食品，新的病例不再出现；③呈暴发性和群发性，众多人同时发病；④有季节性，多发生在夏秋，6 ~ 9 月为高峰期；⑤多数呈现恶心、呕吐、腹痛、腹泻等急性胃肠炎症状，且不相互传染。

一、沙门氏菌性食物中毒

沙门氏菌食物中毒是常见、多发、危害较大的细菌性食物中毒，在食品卫生学上占有非常重要的地位，受到普遍的重视。

沙门氏菌（Salmonella）为肠杆菌科的一个菌属，有2 000多个血清型，我国已发现100多个血清型。广泛存在于各种动物的肠道中，当机体免疫力下降时，会进入血液、内脏和肌肉组织，造成肉品的内源性污染；畜禽粪便污染食品加工场所、环境和用具，也会造成沙门氏菌的污染，引起食物中毒。食物中毒性沙门氏菌群主要包括鼠伤寒沙门氏菌、猪霍乱沙门氏菌、肠炎沙门氏菌、纽波特沙门氏菌、病牛沙门氏菌、都柏林沙门氏菌、汤普逊沙门氏菌、山夫顿沙门氏菌、鸭沙门氏菌等。

沙门氏菌食物中毒主要是由于摄入大量致病活菌造成的，菌体内毒素也起到一定的协同作用。许多沙门氏菌可产生毒素，尤其是肠炎沙门氏菌、鼠伤寒沙门氏菌和猪霍乱沙门氏菌所产生的毒素具有耐热性，在75℃下经1h仍有毒力，因而常引起人的食物中毒。

引起沙门氏菌食物中毒的原因食品主要是熟肉类制品、蛋类、乳制品及鱼、虾等。引起中毒的原因主要是动物生前受到沙门氏菌感染或宰后其产品受到污染，在食用前热处理不充分，或虽经充分热处理，但放置过程中又受到污染，食用后就有可能发生食物中毒。

沙门氏菌食物中毒一年四季均有发生，但以夏秋季节多见；各种年龄的人都可发生中毒，但以婴幼儿、老人和体弱者较多见，症状也较严重。

食物中毒的潜伏期为6~12h，最长可达24h，发病初期通常表现为发热、头痛、恶心、全身酸痛、面色苍白、继而出现腹痛、腹泻和呕吐，体温高达38~40℃，大便水样或带脓血、黏液，重者出现寒战、惊厥、抽搐和昏迷等。病程一般为3~7d，预后良好。死亡率一般为1%。

沙门氏菌的检验按《中华人民共和国国家标准 食品安全国家标准 食品卫生微生物学检验 沙门氏菌检验》的方法（GB/T4789.4—2010）进行。此外，一些快速检验方法已有应用，如荧光抗体检查法、固相载体吸附免疫技术、免疫染色法等，具有快速、简便、特异等特点。

二、致病性大肠埃希氏菌食物中毒

大肠埃希氏菌（Escherichia coli，E.coli），俗称大肠杆菌，分布非常广泛，对动物性食品的污染机会很多，因而容易引起食物中毒。

大肠埃希氏菌主要存在于人和动物的肠道内，随粪便排出体外，广泛分布于自然界。

引起大肠埃希氏菌食物中毒的原因，主要是食入了被该菌污染严重，且没有充分加热的食品，以熟肉、乳类、凉拌食物多见。主要发生于温热季节。食物中毒性菌株主要有致病性大肠埃希氏菌、侵袭性大肠埃希氏菌、产肠毒素大肠埃希氏菌和肠出血性大肠埃希氏菌，可以通过耐热肠毒素（ST）和不耐热肠毒素（LT）引起食物中毒。

食物中毒的临床症状以急性胃肠炎为主，也有表现为急性菌痢的。一般在进食后12~24h出现腹泻、呕吐，严重者呈水样便，伴发头痛、发热、腹痛，病程1~3d。

致泻大肠埃希菌检验按《中华人民共和国国家标准 食品卫生微生物学检验 致泻大肠

埃希菌检验》（GB/T4789.6—2003）进行。大肠埃希菌 O157：H7/NM 检验按 GB/T4789.36—2008 进行。由中毒食品和患者呕吐物中检出生化特性和血清型相同的大肠杆埃希氏菌，可作出诊断。但侵袭性大肠杆埃希氏菌应进行豚鼠角膜试验，产肠毒素大肠杆埃希氏菌应进行肠毒素测定。

三、蜡样芽胞杆菌食物中毒

蜡样芽胞杆菌（*Bacillus cereus*）在自然界分布很广，在各种动植物生熟食品中都能分离到，该菌的肠毒素可引起食物中毒，肠毒素分为呕吐肠毒素和腹泻肠毒素两种。

引起蜡样芽胞杆菌食物中毒的原因食品多为剩米饭、剩菜、甜点心及乳、肉类食品，引起中毒的食品常因食前保存温度较高（20℃以上）和放置时间较长，使食品中污染的蜡样芽胞杆菌大量繁殖。由于蜡样芽胞杆菌对热有一定的抵抗力，故可在熟食品中迅速繁殖产生毒素，引起食物中毒。

食物中毒的临床表现有呕吐型与腹泻型两种，前者于进食后 1~5h 发生以恶心、呕吐为主的综合症状，腹泻则少见。后者于进食后 8~16h 发生以腹痛、腹泻为主的综合症状，呕吐则少见。两型均不发热，有时混合发生。病程为 1d，有的延长至 2~3d，预后良好，致死率较低。

蜡样芽胞杆菌的检验按《中华人民共和国国家标准 食品卫生微生物学检验 蜡样芽胞杆菌检验》（GB/T4789.14—2003）进行。中毒食品中蜡样芽胞杆菌≥10^5 个/g，中毒病人呕吐物或粪便中检出的蜡样芽胞杆菌的生化特性或血清型相同，即可作出诊断。

四、变形杆菌食物中毒

变形杆菌（*Proteus*）为腐物寄生菌，在自然界广泛分布。该菌一般对人体无害，但当它在食品中大量繁殖，随食物进入人体可引起食物中毒。

变形杆菌食物中毒在细菌性食物中毒中是较常见的一种，多发于夏秋季节。

引起变形杆菌食物中毒的原因食品以熟肉及内脏冷盘最为常见。其次为豆制品和凉拌菜，由于加工时污染而引起。

食物中毒的临床表现主要是急性胃肠炎型，其次是过敏型。前者的潜伏期一般为 3~12h，短者仅 1h，表现为恶心、呕吐、腹痛、腹泻、发热、头痛、头晕等。腹泻多为水样便，且恶臭。后者主要表现为面部和上身皮肤潮红，头晕、头痛，似醉酒状，并伴有荨麻疹、血压下降、心搏过速等症状，多在 12h 内恢复。有的病人因吐泻严重而出现脱水、酸中毒、血压下降、惊厥，甚至休克、昏迷等症状。病程 1~3d。

由中毒食品和吐泻物中检出占优势且生化特性和血清学型别相同的变形杆菌时，可作出诊断。

五、空肠弯曲菌食物中毒

空肠弯曲菌（*Campylobacter jejuni*）广泛地存在于畜、禽的肠道中，随粪便排出体外，也可随乳汁和其他分泌物排出。

引起空肠弯曲菌食物中毒的原因食品主要是受污染的畜禽肉、牛乳等动物性食品。一年四季均可发生，但多发于夏、秋季节。各种年龄的人均可发病，但儿童发病率显著高于成年人，患者男性多于女性。该食物中毒多为散发，但有时也暴发流行。

食物中毒的潜伏期一般为 3 ~ 5d。主要临床症状是发热、腹痛、腹泻、水样便或血腥黏液便。伴有全身乏力，头痛，肌肉酸痛。腹痛是早期症状，常位于脐周或上腹部，间歇性或绞痛，常放射至右下腹部，在排便前加剧。多为水便样，继有黏液或血黏液便。腹泻可持续 5 ~ 7d，多数患者一周左右即可恢复。但 20% 的病人有病情复发或加重，也有死亡病例。

空肠弯曲菌检验按《中华人民共和国国家标准 食品卫生微生物学检验 空肠弯曲菌检验》（GB/T4789.9—2008）进行。从中毒原因食品和病人腹泻物中分离到同一血清型的空肠弯曲菌，可作出诊断。

六、小肠结肠炎耶尔森氏菌食物中毒

小肠结肠炎耶尔森氏菌（*Yersinia enterocolitica*）是近年来发现的食物中毒病原菌。带菌动物和病人的粪、尿、眼睛和呼吸道的分泌物，以及伤口的脓液是主要污染源，可直接或间接污染食品。

引起该菌食物中毒的原因食品主要是肉、禽及乳类食品。小肠结肠炎耶尔森氏菌能耐低温，所引起的肠炎多发生于秋末和冬季。该菌为嗜冷菌，在较低温度下仍能繁殖，这就对食品冷藏的安全问题提出了新的课题，在食品卫生学上具有重要意义。

小肠结肠炎耶尔森氏菌食物中毒的潜伏期 4 ~ 10d，以幼儿多发。无明显的前驱症状，起病急骤。临床表现比较复杂，但主要表现为急性胃肠炎。常见症状为腹痛、腹泻、发热以及恶心、呕吐，有时伴发关节炎、结节性红斑，甚至出现败血症。腹痛多见于脐周和下腹部，部分患者呈现急性阑尾炎样回盲部疼痛。腹泻多为水样便，无黏液。

小肠结肠炎耶尔森氏菌检验按《中华人民共和国国家标准 食品卫生微生物学检验 小肠结肠炎耶尔森氏菌检验》（GB/T4789.8—2008）进行，从中毒原因食品和病人腹泻物中分离到同一血清型的小肠结肠炎耶尔森氏菌，可作出诊断。

七、副溶血性弧菌食物中毒

副溶血性弧菌（*Vibrio parahemolyticus*）又称致病性嗜盐杆菌（*Halophilic vibrio*）或嗜盐弧菌，存在于海水和海产品中。

该菌的致病菌株引起的食物中毒位居沿海地区食物中毒之首，有明显的季节性，主要发生在 6 ~ 10 月间。

引起副溶血性弧菌食物中毒的原因食品主要是水产品，以带鱼、墨鱼、黄花鱼、海蟹、海蜇为多。其次为肉类、禽类和蛋类（尤其是咸蛋）等。

副溶血性弧菌食物中毒的潜伏期一般为 8 ~ 20h，最短 2h，也可长达数天。临床表现为典型的胃肠炎：腹痛、腹泻，继而出现恶心、呕吐、头痛、发热、倦怠等。发病急促，来势凶猛，必须及时抢救。一般预后良好，病人多在 2 ~ 3d 恢复。但也有极个别重症病人死于休克或昏迷。

副溶血性弧菌检验按《中华人民共和国国家标准 食品卫生微生物学检验 副溶血性弧菌检验》（GB/T4789.7—2008）进行，在中毒食品、食品工具、患者吐泻物中检出生物学特性或血清型一致的副溶血性弧菌，动物（小鼠）试验具有毒性，或患者血清有抗体反应，可作出诊断。

八、李斯特菌食物中毒

李斯特菌在自然界分布广泛，引起食物中毒的主要是单核细胞增生李斯特菌（*Listeria monocytogenes*）。

引起李斯特菌食物中毒的主要原因食品是乳及乳制品、肉类制品、水产品、蔬菜及水果，尤以在冰箱中保存时间过长的乳制品、肉制品最为多见。李斯特菌引起食物中毒的机制主要为大量李斯特菌的活菌侵入肠道所致，此外也与李斯特菌溶血素有关。

李斯特菌食物中毒的临床表现一般有两种类型：侵袭型和腹泻型。侵袭型的潜伏期为2～6周。病人开始常有胃肠炎的症状，最明显的表现是败血症、脑膜炎、脑脊膜炎、发热，有时可引起心内膜炎。孕妇、新生儿、免疫缺陷的人为易感人群。对于孕妇可导致流产、死胎等后果，对于幸存的婴儿则易患脑膜炎，导致智力缺陷或死亡；对于免疫系统有缺陷的人易出现败血症、脑膜炎。少数轻症病人仅有流感样表现。由李斯特菌引起的食物中毒的病死率高达20%～50%。腹泻型病人的潜伏期一般为8～24h，主要症状为腹泻、腹痛、发热。

李斯特菌检验按《中华人民共和国国家标准 食品安全国家标准 食品卫生微生物学检验 单核细胞增生李斯特菌检验》（GB/T4789.30—2010）进行。在病人血液或脑脊液、粪便中与食品中分离出同一血清型单细胞增生李斯特菌，也可以通过检测患者血清中抗体效价来确定诊断。

九、溶血性链球菌食物中毒

链球菌（*Streptococcus*）在自然界分布广泛，引起食物中毒的主要是 D 群的粪链球菌（*S. faecalis*）和类粪链球菌（*S. faecium*）。

引起链球菌食物中毒的原因食品主要是人和动物的带菌排泄物直接或间接污染的各种食品，尤其是畜禽内脏、熟肉类、乳类、冷冻食品和水产品。

链球菌食物中毒多发生在 5～11 月。临床主要表现为上腹部不适、恶心、呕吐、腹痛、腹泻，偶有嗳气、头晕、头痛和低烧。症状轻，病程短，1～2d 恢复正常，未见有死亡者。

链球菌检验按《中华人民共和国国家标准 食品卫生微生物学检验 溶血性链球菌检验》（GB/T4789.11—2003）进行。在原因食品和患者吐泻物中检出同型链球菌，可作出诊断。

十、金黄色葡萄球菌食物中毒

葡萄球菌食物中毒是由金黄色葡萄球菌（*Staphylococcus aureus*）的肠毒素（Enterotoxin）引起的，葡萄球菌通常是通过患病动物的产品以及患化脓疮的食品加工人员及环境因素引起食品污染，在适宜的条件下大量繁殖并产生肠毒素。葡萄球菌是无芽胞细菌中毒力最强的一种，在干燥的脓汁中可存活数月，湿热80℃ 30min 才能将其杀死，耐盐性强。肠毒素的耐热性强，食物中的肠毒素煮沸 120min 方能破坏，故一般的消毒和烹调不能破坏。

葡萄球菌食物中毒的特征是发病突然，来势凶猛。潜伏期一般为 1～6h，最短者为0.5h。主要症状为流涎、恶心、呕吐，胃部不适或疼痛，继之腹泻。呕吐为必发症，为喷射状呕吐。腹泻后多见有腹痛，初为上腹部疼痛，后为全腹痛。呕吐物和便中常带有血和黏液。少数患者有头痛、肌肉痛、心跳减弱、盗汗和虚脱现象。体温不超过38℃，病程2d，呈急性经过，很少有死亡，预后良好。

葡萄球菌检验按《中华人民共和国国家标准 食品安全国家标准 食品卫生微生物学检验 金黄色葡萄球菌检验》（GB/T4789.10—2010）进行。此外还可进行肠毒素的检测、血清学试验等。

十一、肉毒中毒

肉毒中毒是由肉毒梭菌（*Closridium botulinum*）的外毒素引起的一种比较严重的食物中毒。主要是食品在调制、加工、运输、贮存的过程中污染了肉毒梭菌芽胞，芽胞在适宜的条件下发芽、增殖并产生毒素所造成。肉毒毒素是一种神经毒素，是目前已知化学毒物与生物毒素中毒性最强的一种，对人的致死量为9~10mg/kg体重，毒力比氰化钾还要大1万倍。毒素在正常胃液中经24h不被破坏，但易被碱和热破坏，加热80℃30min或煮沸5~20min可破坏其毒性。

肉毒毒素是一种与神经亲和力较强的毒素，经肠道吸收后，作用于神经肌肉接头，阻止乙酰胆碱的释放，导致肌肉麻痹和神经功能不全。

肉毒中毒的潜伏期长短不一，短者2h，长者可达数天，一般12~24h。临床表现以中枢神经系统症状为主，中毒早期表现为瞳孔散大、明显无力、虚弱、眩晕，继而出现视觉不清、愈来愈感到说话和吞咽困难，但意识清楚。有时呼吸困难、腹部膨大和顽固性便秘。体温一般正常，病程一般2~3d，也有长达2~3周之久的。肉毒中毒死亡率较高，可达30%~50%。主要死于呼吸麻痹和心肌麻痹。如早期使用特异性或多价抗血清治疗，病死率可降致10%~15%。

细菌学检验按《中华人民共和国国家标准 食品卫生微生物学检验 肉毒梭菌及肉毒毒素检验》（GB/T4789.12—2003）进行。肉毒毒素检测以小白鼠腹腔注射为标准方法，还可采用禽眼试验、中和试验、血清学反应等进行检验。

十二、产气荚膜梭菌食物中毒

产气荚膜梭菌（*Clostridium perfringens*）也称魏氏梭菌（*C. welchii*），是一种厌氧性梭菌。在自然界分布很广，容易污染食品。

产气荚膜梭菌食物中毒多发生在夏秋季节，中毒食物以鱼、肉及其制品为多见，中毒的原因主要是热处理不充分，冷却不及时，致使细菌大量繁殖产生毒素所致。

A型产气荚膜梭菌食物中毒，潜伏期一般为10~12h，临床表现为典型急性胃肠炎：腹痛、腹泻，多为水样便，偶然混有黏液和血液，并伴有恶心、发热，多数在1~2d恢复。

C型产气荚膜梭菌引起的中毒，症状较为严重，潜伏期一般2~3h，临床症状表现为严重的下腹部疼痛，重度腹泻，便中带有血液、黏液甚至肠黏膜，并伴有呕吐。严重者发生毒血症，死亡率可达35%~40%。

产气荚膜梭菌检验按《中华人民共和国国家标准 食品卫生微生物学检验 产气荚膜梭菌检验》（GB/T4789.13—2003）进行。从多数患者的粪便中检出该菌肠毒素，或者多数患者的粪便中或可疑中毒食品中检出血清型相同且数量很多的产气荚膜梭菌，可作出诊断。

十三、黄曲霉毒素中毒

黄曲霉毒素（Aflatoxin，简称 AFT）主要是黄曲霉和寄生曲霉的代谢产物。黄曲霉菌在自然界分布广泛，其中有 30%~60% 的菌株能够产生黄曲霉毒素。黄曲霉毒素主要污染粮食及其制品，如花生、花生油、玉米、大米、面粉、棉籽等，但也可污染鱼粉、咸干鱼、肉制品、奶与奶制品、动物肝脏等。将黄曲霉毒素污染的饲料喂畜禽，毒素便在畜禽组织中蓄积，从而污染畜禽产品。当人们经常地食入含有黄曲霉毒素每千克中几微克的食品，就可引起原发性肝癌，这对人类健康是一个很大的威胁。

黄曲霉毒素属剧毒，其毒性仅次于肉毒毒素，是目前已知真菌毒素中毒性最强的一种。其中以黄曲霉毒素 B1 毒性最强，M1 次之，再次为 G1 和 M2。

黄曲霉毒素急性毒性作用最重要的变化在肝脏，呈现肝细胞变性、坏死，肝脏出血等。中毒症状一般为开始胃部不适，食欲减退，腹胀，肠鸣音亢进，恶心，无力，易疲劳。继而出现黄疸，重者可出现腹水，部分病例肝大及压痛。

慢性中毒常因少量而持续摄入黄曲霉毒素所致。慢性中毒更有实际意义，因为黄曲霉毒素引起的慢性中毒发生最多。主要病理变化为肝脏亚急性或慢性变性坏死，甚至发生肝硬化。中毒过程长，症状不明显，当发展到肝细胞大量变性坏死时，才表现出肝炎症状。

此外，黄曲霉毒素是一种强致癌物质，少量而持续摄入黄曲霉毒素，可引发肝癌。

食品中黄曲霉毒素的测定，采用免疫亲和层析净化高效液相色谱法和荧光光度法（GB/T 18979—2003）；食品中黄曲霉毒素 B1 的测定按 GB/T 5009.22—2003 进行；乳和乳制品中黄曲霉毒素 M1 的测定按 GB 5413.37—2010 进行。

第三节 化学性毒物中毒

引起食物中毒的化学物质包括有害元素（重金属、非金属）、农药、添加剂及其他化学毒物。

一、有害元素食物中毒

（一）汞引起的食物中毒

汞（Mercury，Hg）及其化合物都是有毒物质，有机汞的毒性比无机汞大得多，汞的污染主要是由于汞矿及其他矿产的开采、冶炼和工农业生产的广泛应用。进入人体的汞，主要来自被污染的鱼、贝类。日本鹿儿岛水俣镇 1953 年发生的所谓"水俣病"，就是汞中毒事件，当时该地区鱼体内汞含量曾高达 20~24mg/kg，无机汞通过水中及鱼体表微生物甲基化作用转化为有机汞，其中主要是甲基汞。甲基汞进入人体后不易降解，排泄很慢，在人体中的生物半衰期为 70d，主要蓄积于肝脏和肾脏，并通过血脑屏障进入脑组织，主要损害神经系统，急性中毒时可迅速昏迷，抽搐，死亡；慢性中毒可使四肢麻木，步态不稳，语言不清，进而发展为瘫痪麻痹，耳聋眼瞎，智力丧失，精神失常。此外，甲基汞还可通过胎盘进入胎儿体内，导致畸胎。因此，汞污染已被列为世界八大公害之一。

食品中汞的检测按照《食品中总汞及有机汞的测定》（GB/T5009.17—2003）进行。可采用原子荧光光谱分析法、冷原子吸收光谱法进行检测。我国食品卫生标准

（GB 2762—2005）规定汞的限量（mg/kg）为：总汞（以 Hg 计）：肉、去壳蛋≤0.05，鲜乳≤0.01；甲基汞：鱼（不包括食肉鱼类）及其他水产品≤0.5，食肉鱼类（如鲨鱼、金枪鱼及其他）≤1.0。

（二）镉引起的食物中毒

镉（Cadmium，Cd）在工业上应用十分广泛，采矿、冶炼、合金制造、电镀、印刷、油漆、颜料、电池、陶瓷、汽车运输等工业生产排放的含镉"三废"，以及含镉的农药化肥是造成镉污染的重要因素。镉的生物半衰期为 40 年，含镉工业废水排入水体，可使鱼、贝等水生生物受到污染，人摄入被污染的鱼、贝类后其侵入的镉主要蓄积在肾脏，其次在肝脏中蓄积，镉中毒主要表现为肾脏严重受损，发生肾炎和肾功能不全，出现蛋白尿、糖尿及氨基酸尿，骨质软化、疏松或变形，全身刺痛，易发生骨折。1946 年 3 月至 1968 年 5 月，日本富山县神通川流域由于镉的污染而发生"骨痛病"，发病 258 例，死亡 128 例。患病后关节和骨疼痛，有的上牙齿出现黄色镉环，由于长期卧床而发生废用性萎缩，常因并发症而死亡。镉还引起高血压、动脉粥样硬化、贫血及睾丸损伤等。

食品中镉的检测按照《食品中镉的测定》（GB/T5009.15—2003）进行。可采用石墨炉原子吸收光谱法和镉试剂比色法进行测定。我国食品卫生标准（GB 2762—2005）规定镉的限量（mg/kg）为：畜禽肉类≤0.1，鱼≤0.1，鲜蛋≤0.05。

（三）铅引起的食物中毒

铅（Lead，Pb）在采矿、冶炼、蓄电池、汽油、印刷、涂料、焊接、陶瓷、塑料、橡胶和农药工业中广泛使用，可通过工业"三废"污染环境。铅及其化合物对人体都有一定的毒性，有机铅比无机铅毒性更大，尤其作为汽油防爆剂的四乙基铅及其同系物则毒性大。铅在机体内的生物半衰期为 1 460d，主要对神经系统、造血系统和消化系统有毒性作用。中毒性脑病是铅中毒的重要病症，表现为增生性脑膜炎或局部脑损伤。成年人血铅含量超过 0.8μg/ml 时，则会出现明显的临床症状，表现为食欲不振、胃肠炎、口腔金属味、失眠、头晕、头痛、关节肌肉酸痛、腰痛、便秘、腹泻和贫血等。中毒者外貌出现"铅容"，牙齿出现"铅缘"。此外，还可导致肝硬化、动脉硬化，对心脏、肺脏、肾脏、生殖系统及内分泌系统均有损伤作用。

食品中铅的检测按照《食品中铅的测定》（食品安全国家标准 GB/T5009.12—2010）进行。可采用石墨炉原子吸收光谱法、氢化物原子荧光光谱法、火焰原子吸收光谱法和双硫腙比色法进行测定。我国食品卫生标准（GB 2762—2005）规定铅的限量（mg/kg）为：畜禽肉类≤0.2，鱼类≤0.5，鲜乳≤0.05，鲜蛋≤0.2。

（四）砷引起的食物中毒

砷（Arsenic，As）及其化合物在有色玻璃、合金、制革、染料、医药等行业广泛使用。砷的急性中毒多因误食引起，通过食物长期少量摄入砷主要引起慢性中毒，表现为感觉异常、进行性虚弱、眩晕、气短、心悸、食欲不振、呕吐、皮肤黏膜病变和多发性神经炎、颜面、四肢色素异常，称为黑皮症和白斑，心脏、肝脏、脾脏、肾脏等实质脏器发生退行性变，以及并发性溶血性贫血、黄疸等，严重时可导致中毒性肝炎、心肌麻痹而死亡。砷还可通过胎盘引起胎儿中毒。台湾西海岸曾发生的"黑足病"，就是长期饮用高砷水（达 1.2～2.0mg/L）引起慢性中毒的结果，其实质是一种干性坏疽。

食品中砷的检测按照《食品中总砷及无机砷的测定》（GB/T5009.11—2003）进行。

可采用银盐法、砷斑法和原子吸收光谱法进行测定。我国食品卫生标准（GB 2762—2005）规定砷（无机砷）的限量（mg/kg）为：畜禽肉类≤0.05，鱼≤0.01，鲜乳≤0.05，蛋类≤0.05。

二、化学致癌物质

（一）苯并（a）芘

苯并（a）芘［Benzo（a）pyrene，简称 B（a）P］，是由 5 个苯环构成的多环芳烃，为苯并芘类化合物的典型代表，食品受苯并芘的污染和食品卫生标准中苯并芘的最高残留限量，一般都是指苯并（a）芘。

食品中苯并（a）芘是一类环境污染物，主要来自于堆积物的自然燃烧、火山活动释放及森林和草原火灾。工矿企业、交通运输及日常生活使用燃料燃烧不完全，产生大量苯并（a）芘，尤其是石油化工、焦化厂排出的废气和废水中苯并（a）芘的含量较高，污染环境后可进一步污染食品。另外动物性食品在熏制、烘烤、油炸等加工中，由于直接与烟接触而受到污染。

苯并（a）芘可引起人的神经系统、免疫系统和肾上腺、肝脏、肾脏损害。从已获得的大量流行病学资料和动物试验证实，苯并（a）芘是强致癌物质。最初发现苯并（a）芘可引起皮肤癌，后来证明苯并（a）芘可诱发肺脏、肝脏、食道、胃肠等多种组织器官发生肿瘤，还具有致畸和致突变作用。苯并（a）芘可导致生育能力降低或不育，并可危害子代，引起子代肿瘤、胚胎死亡或免疫功能降低。人群流行病学资料调查证明，苯并（a）芘与人的皮肤癌、胃癌和肺癌有一定关系。据报道，冰岛居民胃癌死亡率占世界第三位，主要与其喜欢吃自制烟熏羊肉、熏鱼有关，经检测这些烟熏动物性食品中苯并（a）芘含量较高。

食品中苯并（a）芘的检测按照《食品中苯并（a）芘的测定》（GB/T5009.27—2003）进行。可采用荧光分光光度法进行测定。我国食品卫生标准（GB 2762—2005）规定苯并（a）芘的限量（μg/kg）为：熏烤肉≤5。

（二）N-亚硝基化合物

N-亚硝基化合物（N-nitroso-compound）是一类具有结构，广泛存在于自然界、食品和药物中的致癌物质。根据其结构的不同可分为两类：一类为 N-亚硝胺（nitrosamine）；另一类为 N-亚硝酰胺（nitrosamide）。

N-亚硝基化合物的两种前体物质-胺类和亚硝基化剂广泛存在于自然界和食品中，在适宜条件下，可在环境、生物体内、食物或人的胃中经亚硝基化反应生成亚硝基化合物。胺类广泛存在于环境中，此外，食物中的蛋白质分解生成的氨基酸经脱羧后可产生胺类，如伯胺、仲胺、叔胺和季胺等。硝酸盐和亚硝酸盐是主要的亚硝基化剂，肉品腌腊时使用护色剂硝酸盐或亚硝酸盐，遇到肉或鱼中蛋白质分解产物胺类时即可生成亚硝胺。发酵食品食品中的硝酸盐被微生物还原为亚硝酸盐，与胺类可合成亚硝胺，如豆制品、奶酪、酱油、啤酒等食品在发酵中均可产生亚硝胺。加热干燥食品时，空气中的氮氧化合物（NO_x）与食品中的胺类作用，生成亚硝胺，如奶粉、啤酒中均可检出亚硝胺。

亚硝基化合物的急性毒性，主要引起肝脏坏死、出血，慢性中毒以肝硬化为主，但威胁人类健康的主要是其致癌性。在目前所测定的 300 多种 N-亚硝基化合物中，经 40 多种动物试验证明有近90%的化合物具有致癌性，且诱发肿瘤所需剂量较低。亚硝基化合物可引起机体组织出现广泛性肿瘤，如神经系统、口腔、食道、胃肠、肝脏、肺脏、肾脏、膀胱、胰脏、心脏、皮肤及造血系统等均可发生肿瘤。亚硝胺是一类直接致突变物，能通过胎盘和乳汁诱发试验动物的后代出现肿瘤或畸形。

食品中 N - 亚硝胺类的检测按照《食品中 N - 亚硝胺类的测定》（GB/T5009.26—2003）进行。可采用气相色谱 - 热能分析仪法、气相色谱 - 质谱法进行测定。我国食品卫生标准（GB 2762—2005）规定 N - 亚硝胺类的限量（μg/kg）为：食品中 N - 二甲基亚硝胺：海产品≤4、肉制品≤3；N - 二乙基亚硝胺：海产品≤7、肉制品≤5。

（三）氟及其化合物

氟（Fluorine, F）是维持正常生命活动不可缺少的必需微量元素之一，是构成牙齿所必需的元素。机体摄入氟不足，会诱发龋齿的形成，但过量摄入则会发生中毒。

动物性食品中的氟，一方面由于自然环境如高氟地区的土壤和水体中存在着大量的氟，致使畜禽产品和水产品受到氟的污染。更主要的是工业生产过程中产生的氟化物，主要来源于矿石开采、有色金属冶炼、煤炭燃烧、磷肥和磷酸盐的生产，砖瓦、陶瓷、搪瓷、水泥、玻璃、电子工业和氟塑料工业等生产过程中散发出来的氟化氢和含氟的"三废"。农业生产中含氟农药的使用，也可污染饲料和饲草，通过食物链进入动物体内而污染动物性食品。

氟被人体吸收后迅速进入血液循环，大约有75%的氟与血浆蛋白结合而转运，少部分氟离子可穿透毛细血管壁到达组织和器官。氟是亲骨元素，进入体内后主要分布于骨骼和牙齿，影响钙、磷代谢，抑制酶的活性，形成氟骨症和氟斑牙，致使骨质疏松，容易骨折。慢性氟中毒时还可损害肾脏、甲状腺和神经系统，引起记忆力减退，精神不振等。动物试验已经证明，氟化物是典型的无机致突变剂。

食品中氟的检测按照《食品中氟的测定》（GB/T5009.18—2003）进行。可采用氟试剂比色法和氟离子选择性电极法进行检测。我国食品卫生标准（GB 2762—2005）规定氟的限量（mg/kg）为：肉类≤2.0，鱼类（淡水）≤2.0，蛋类≤1.0。

（四）多氯联苯

多氯联苯是一类含有不等氯原子和苯环的氯化烃化合物，有200多种异构体，与环境污染有关的主要是二联苯的氯化物（Polychlorinated bithenyls，简称 PCBs），少数为三联苯的氯化物（Polychlorinated terphenyl，简称 PCT）。多氯联苯是目前世界上公认的全球性环境污染物之一，已引起世界各国的关注。

多氯联苯性质极为稳定、耐热、绝缘、耐酸碱，不易燃烧和挥发，在工业中应用极广，如润滑油、油墨、油漆、塑料、橡胶、复印纸等工业中广泛应用，其排放的"三废"污染环境，通过食物链污染食品，特别是水产品对多氯联苯的富集能力很强，其富集系数可高达数千倍到10万倍。食品加工在食品加工过程中不慎可使食品受到多氯联苯的污染。日本 1968 年发生的"米糠油事件"，引起 13 000 多人中毒，其原因是米糠油生产中使用 PCBs 做热载体，由于 PCBs 泄漏使米糠油受到污染所致。美国也曾发生鸡食用被 PCBs 污染的鱼粉而中毒的事件。

多氯联苯进入人体后主要蓄积于脂肪组织中，急性中毒时皮肤出现黑色疮疱，手脚麻木。慢性中毒时引起胃肠黏膜损伤，肝脏肿大和坏死，胸腺和脾脏萎缩，体重下降。PCBs

能影响大脑正常思维，使记忆力减退或丧失。动物实验发现 PCBs 有致畸作用。

食品中多氯联苯的检测按照《食品中指示性多氯联苯含量的测定》（GB/T5009. 190—2006）进行。一般采用气象色谱－质谱法和气相色谱法。我国食品卫生标准（GB 2762—2005）规定海产食品中多氯联苯的限量（mg/kg）为：多氯联苯（以 PCB28、PCB52、PCB104、PCB118、PCB138、PCB153 和 PCB180 总和计）≤ 2. 0；PCB138 为 ≤ 0. 5；PCB153 为≤0. 5。

（五）二噁英

二噁英（Dioxins）属于全球环境污染物之一，自从 1999 年 3 月比利时发现鸡饲料被二噁英污染后，引起了全世界的广泛关注。二噁英是一类三环芳香族化合物，分为多氯二苯并二噁英（PCDDs）和多氯二苯并呋喃（PCDFs）两类，分别包括 75 种和 135 种化合物，其中毒性和危害性最大的是 2，3，7，8 —四氯代二苯并二噁英（TCDD），具有"世纪之毒"之称。

二噁英主要来源于一些化合物的杂质、氯酚的副产品、多氯联苯制剂分解产物、农药及汽车尾气的排放。二噁英污染环境后不易降解，在土壤中半衰期为 12 年，通过食物链蓄积在生物体内，尤其易在脂肪含量高的食品中残留。二噁英在动物体内蓄积能力很强，可污染各种肉类、蛋、乳、水产品及其制品，特别是肉类和乳类。

人体内 90% 以上的二噁英来自食物。由于其高亲脂性，一旦进入机体被吸收后，很难排出体外。二噁英是目前世界上已知的强致癌物之一。动物试验表明，二噁英可诱发多种组织器官的肿瘤，可引起慢性皮肤病，损害生殖功能，降低免疫能力，干扰内分泌功能，引起代谢紊乱、糖尿病、胸腺萎缩、肝脏肿大和坏死、消化功能紊乱。二噁英中毒症状主要有神经衰弱、头痛、厌食、失眠、心力衰竭、行为异常、记忆力降低、皮肤痤疮和色素沉着、体重减轻等。

食品中二噁英的测定属于超痕量、多组分和复杂的前处理技术，要求有较高的特异性、选择性和灵敏度，食品中二噁英及其类似物毒性当量的测定按 GB/T 5009. 205—2007 进行。我国检测环境中（水质、环境空气和废气、固体废物、土壤和沉积物等）二噁英类的测定，按中华人民共和国国家环境保护标准（HJ 77. 1—2008 ~ HJ 77. 4—2008）规定，采用高分辨气相色谱（HRGC）与高分辨质谱（HRMS）联用技术，此技术是国际上唯一公认的检测方法。

1990 年 WHO 根据 TCDD 对人和动物的肝脏毒性、生殖毒性和免疫毒性，并结合动力学资料，制定了 TCDD 的人体暂定每日耐受量（TDI）为 10pg/kg。1998 年修订为 1 ~ 4pg/kg。2011 年 5 月 3 日欧盟发布（EU）No 420/2011 号条例，修订（EC）No 1881/2006 号条例，对食品中二噁英污染物的最大限值进行了修订，二噁英的总和最大限量为 4. 0pg/g 湿重；二噁英和二噁英类多氯联苯的总和最大限量为 8. 0pg/g 湿重。

三、肉品农药残毒

（一）有机磷农药

有机磷农药（Organophosphorus pesticide）是一种含磷的有机化合物，大多属于磷酸酯类或硫代磷酸酯类。目前有 100 多种，被广泛用于农业、畜牧业、卫生事业的杀虫、杀菌和除草。有机磷农药在土壤中的残留时间一般为数天，个别的可长达数月。有机磷农药随食物进入人体被吸收后，其分布以肝脏为最多，其次为肾脏、肺脏、骨骼、肌肉和脑组织。有机磷农药毒性作用主要在于抑制胆碱脂酶活性。急性中毒时，表现为血液胆碱脂酶活性下降，引起胆碱能神经功能紊乱，例如出汗、肌肉震颤，严重时导致中枢神经功能障碍，出现共济失调、震颤、神经错乱、语言失常等一系列神经中毒的表现。长期接触有机磷农药可引起神经功能的损害。有机磷农药慢性中毒可以出现进行性眼外肌麻痹，眼的屈光度降低。有些有机磷农药如敌百虫、乐果、甲基对硫磷等有迟发神经毒性，即在急性中毒过程结束后第二周病人发生神经症状，主要是下肢软弱无力和运动失调，进一步发展为神经麻痹。

食品中有机磷农药的检测按 GB/T5009.20—2003 的规定，采用气相色谱法。动物性食品中有机磷农药多组分残留量的测定按 GB/T5009.161—2003 进行。

我国鲜、冻畜禽产品国家标准（GB 2763—2005）规定，禽产品中有机磷农药的 MRL（mg/kg）为：敌敌畏≤0.05，甲胺磷≤0.02，敌百虫≤0.1。

（二）氨基甲酸酯类农药

氨基甲酸酯类农药（Carbamate pesticides）多为杀虫剂，近年来应用日益广泛。常用的品种有西维因、速灭威、叶蝉散、呋喃丹等，这些农药易分解，蓄积性弱。其中毒机理与有机磷农药相似，但易恢复，因此症状消失较快。急性中毒时出现流涎、肌肉颤动、瞳孔缩小和呼吸困难等症状。含有西维因的饲料喂养仔猪，剂量每天达 150~300mg/kg 时，可以引起仔猪进行性中毒症状，表现为肌无力、共济失调、震颤、阵发性肌肉收缩、厌食等。人食用了残留量过多的动物源食品后，可发生积累性中毒，也会出现一定的神经症状。由于氨基甲酸酯类农药含有氨基，在胃内酸性条件下与食物中亚硝酸盐反应形成亚硝基化合物，使本类农药具有潜在性的致畸、致突变和致癌性。从动物试验来看，西维因对豚鼠和小猎犬有致畸作用，对大鼠能引起染色体损伤和不分离，对小鼠、猪和犬可导致畸胎。但是，人群流行病学调查至今未发现氨基甲酸酯类农药具有直接致癌性。

食品中氨基甲酸酯类农药的测定按 GB/T5009.163—2003 的方法进行，采用高效液相色谱法测定。

西维因在各类食品中的 MRL（mg/kg）为：稻米和小麦≤5.0，全麦粉和根茎类≤2.0，家禽和蛋类（去壳）≤0.5，马铃薯和白面粉≤0.2，畜禽肉≤0.2，奶制品≤0.1。ADI 值（mg/kg）为：西维因、呋喃丹≤0.01，涕灭威≤0.05mg，抗蚜威≤0.02mg。

四、兽药和饲料添加剂残留

（一）抗菌、驱虫药物

为了预防和治疗动物疾病，在畜牧业生产中广泛使用抗菌药物，甚至还有滥用的现象，还有的为了防止食品的腐败变质，人为地在动物性食品中添加抗生素。由于违规使用兽药或不执行相关休药期的规定，常常造成动物性食品中的抗生素残留超标。一般来说动物性食品中残留的抗生素对人并不表现为急性毒性作用，人们长期食用低剂量的残留抗生素的食品后，主要引起过敏（变态）反应、毒性作用、细菌耐药性和"三致"作用。如青霉素、四环素、某些氨基糖苷类药物及某些磺胺类药物潜在过敏（变态）反应的可能性较大；链霉素对听神经具有明显的毒性作用，可造成耳聋；氯霉素及磺胺类药物可引起再生障碍性贫血。随着抗生素和磺胺类药物的广泛应用，细菌中的耐药菌株数量也在不断增加，给治疗疾病带来很大困难。一些抗生素如四环素类、氨基糖苷类和β－内酰胺类等抗生素均被怀疑具有"三致"作用。

磺胺类药物进入机体后，因乙酰化磺胺在酸性尿中溶解度降低，析出结晶而损害肾脏，表现血尿、蛋白尿、管型尿等；对骨髓和血液的毒性是因抑制骨髓细胞、红细胞和血小板的生成，导致粒细胞缺乏、再生障碍性贫血等；过敏反应表现为皮炎和药热。

长期或大量应用呋喃类药物对动物可产生毒性反应，尤其以呋喃西林毒性最强。主要是抑制造血功能，使白细胞和红细胞生成减少，并可抑制犊牛胃黏膜的分泌机能，减弱胃肠蠕动和引起胃肠菌群失调。对人是以胃肠道反应和周围神经炎、药热、嗜酸性白细胞增多为特征的过敏反应。据近年来报道，本类药物具有潜在的致癌和致突变等作用，尤其呋喃唑酮及其代谢物，可导致某些动物发生癌症。

苯并咪唑类（BZs）驱虫药及其代谢物对动物机体具有两方面的毒害作用，一是长期而持久地残留于肝脏，如丙硫苯咪唑的2－氨基砜代谢物，是组织残留最多的游离代谢产物，造成肝毒性；二是具有较大的胚胎毒性。尽管所有的BZs具有相似的抗维管蛋白活性，但对于动物胚胎毒性的敏感性存在着种属差异，因为这与药物代谢及药物代谢动力分布等因素有关。

动物源性食品中β－内酰胺类药物残留的测定按GB/T21174—2007进行，采用放射受体法；磺胺类药物残留分析按GB/T21173—2007进行，采用放射受体法；动物组织中氨基糖苷类药物药物残留的测定按GB/T21323—2007进行，采用高效液相色谱－质谱/质谱法；肉与肉制品中氯霉素含量的测定按GB/T 9695.32—2009进行，采用气相色谱－质谱法和酶联免疫法。

药物在动物源食品中的MRL（mg/kg），参见《农产品安全质量 无公害畜禽肉安全要求》（GB 18406.3—2001）。

（二）激素类

激素（Hormone）是由内分泌腺和散在于其他器官内的内分泌细胞所分泌的微量生物活性物质，又称化学信息物，它们有调节，控制组织器官的生理活动和代谢机能的作用。激素在动物和人体内正常时含量甚微，但能量很大，对机体的作用强，影响大。在食用组织中尽管含有微量，一旦进入人体，将对人体产生很大影响。如曾发现残留在猪肉上的"三腺"（即甲状腺、肾上腺和有病变的淋巴腺）被人食用后而引起中毒。

在畜牧业生产中常用的激素类主要有性激素和生长激素两类，包括孕酮、睾酮、雌酮、17β－雌二醇、丙酸睾酮、苯甲酸雌二醇、甲烯雌醇、己烯雌酚、己烷雌酚、玉米赤霉烯酮、牛生长激素和猪生长激素等，具有促进生长发育、增加体重和同步发情等作用，通过饲料添加剂或皮下植入等方法而摄入动物体内。大量使用或违规使用激素类药物常造成动物性食品的激素残留，随食物链进入人体后可产生不良后果，如类固醇激素化合物对人体的危害主要表现在三个方面，一是对人生殖系统和生殖功能造成严重影响，如雌激素引起女性早熟、男性女性化，雄激素化合物能导致男性早熟，第二性征提前出现，女性男性化等；二是诱发癌症，如长期经食物吃进雌激素可引起子宫癌、乳腺癌、睾丸肿瘤、白血病等；三是对人的肝脏有一定损害作用。生长激素的"三致"作用、组织残留及对人体的潜在危害性尚缺乏足够的资料证实，如是否促进幼儿早熟、诱发妇女乳腺癌仍表示怀疑。

动物源性食品中激素多残留检测方法，按GB/T 21981—2008进行，采用液相色谱－质谱/质谱法，可用于 50 种激素残留的确证和定量测定。

我国《鲜、冻胴体羊肉》（GBT 9961—2008）规定，鲜、冻胴体羊肉的理化指标要求己烯雌酚不得检出。我国鲜、冻禽产品国家标准（GB 16869—2005）规定，禽产品中不得检出己烯雌酚。美国 FDA 规定，食品动物中性激素的 MRL（mg/kg）为：醋酸氯地孕酮、醋酸甲地孕酮、苯甲酸雌二醇、丙酸睾酮、孕酮，在牛的所有可食组织中均不得检出。

（三）β－兴奋剂

苯乙胺类药物（PEAs）是天然的儿茶酚胺类化学合成的衍生物。克仑特罗是本类药物的典型代表，化学结构和药理性质类似于肾上腺素和去甲肾上腺素，可选择性的作用于 β2 受体，引起交感神经兴奋，临床上常用作平喘药。PEAs 多数属于 β2－肾上腺素受体激动剂（β－adrenergic agonist），简称 β－激动剂。

20 世纪 80 年代，一系列动物试验表明，当用药量超过推荐治疗剂量（同化剂量）时，一些 PEAs 能使多种动物（牛、猪、羊、家禽）体内营养成分由脂肪组织向肌肉组织转移，称为"再分配效应"，使动物体内的脂肪分解代谢增强，蛋白质合成增加，并能显著提高胴体的瘦肉率（10% 以上）和饲料的转化率。在畜牧生产中使用的 β－激动剂主要有莱克多巴胺、克仑特罗（又称克喘素，俗称瘦肉精）、沙丁胺醇（又称舒喘宁）、塞曼特罗（又称息喘宁）、吡啶甲醇类等 10 余种。

β－兴奋剂虽然能促进动物生长，改善胴体品质，但人们发现其对动物生理、胴体品质产生严重的副作用，同时在动物性食品中残留而危害人体健康。如人们食用了瘦肉精残留量较高的动物产品后，会出现心跳加快、头晕、心悸、呼吸困难、肌肉震颤、头痛等中毒症状。同时盐酸克仑特罗还可通过胎盘屏障进入胎儿体内蓄积，从而对子代产生严重的危害。因此我国禁止将 β－兴奋剂用于食用动物。

动物源食品中多种 β－受体激动残留量的检测，采用液相色谱串联质谱法（GB/T22286—2008）。

我国《鲜、冻胴体羊肉》（GBT 9961—2008）规定，鲜、冻胴体羊肉的理化指标要求克仑特罗不得检出。

第四节　生物毒素性食物中毒

一、内分泌腺中毒

（一）甲状腺中毒

食用未摘除甲状腺的肉或误食甲状腺，可引起中毒。中毒潜伏期为 12～24h，表现为头晕、头痛、心悸、烦躁、抽搐、恶心、呕吐、多汗，有的还见腹泻和皮肤出血。病程 2～3d，发病率 70%～90%，死亡率为 0.16%。

（二）肾上腺中毒

误食肾上腺中毒的潜伏期为 15～30min，表现为头晕、恶心、呕吐、腹痛、腹泻，严重者瞳孔散大、颜面苍白。

二、有毒鱼、贝类中毒

（一）河豚鱼中毒

引起中毒的是河豚毒素，毒素在鱼体中的含量因部位不同而有差异，河豚的卵巢、血液和肝脏毒性最强。河豚毒素中毒的特点为发病急速而剧烈，潜伏期10min 至3h，首先感觉手指、唇和舌刺痛，然后出现恶心、呕吐、腹泻等胃肠炎症状，并有四肢无力、发冷、口唇、指尖和肢端麻痹、眩晕，重者瞳孔及角膜反射消失，四肢肌肉麻痹、以致身体摇摆、共济失调，甚至全身麻痹、瘫痪，以致语言不清、紫绀、血压和体温下降。呼吸先迟缓浅表，后渐困难，以致呼吸麻痹，最后死于呼吸衰竭。

鲜河豚鱼中河豚毒素的测定按 GB/T 5009.206—2007 进行，用酶免疫方法测定。水产品中河豚毒素的测定按 GB/T 23217—2008 进行，采用液相色谱 - 荧光检测法。

（二）鱼类组胺中毒

组胺中毒是一种过敏型食物中毒。不新鲜的鱼含一定量组胺，容易形成组胺的鱼类有青花鱼、金枪鱼、沙丁鱼等青皮红肉的鱼。组胺中毒主要是由于组胺使毛细血管扩张和支气管收缩引起，临床特点为发病快、症状轻、恢复快，潜伏期为数分钟至数小时，主要表现为颜面部、胸部以及全身皮肤潮红和眼结膜充血等。同时还有头痛、头晕、心悸、胸闷、呼吸频数和血压下降。体温一般不升高，多在 1～2d 内恢复。

水产品中组胺的测定采用分光光度法，按 GB/T 5009.45—2003 进行。

（三）贝类中毒

贝类引起食物中毒的毒素为石房蛤毒素，属神经毒素，其毒性很强，可阻断神经和骨骼肌细胞间神经冲动的传导。中毒潜伏期为数分钟至数小时，初期唇、舌、指尖麻木，继而腿、臂、颈部麻木，然后运动失调。伴有头痛、头晕、恶心和呕吐。随病程发展，呼吸更加困难，严重者在 2～24h 内因呼吸麻痹而死亡。

贝类中麻痹性贝类毒素的测定按 GB/T 5009.213—2008 进行，采用鼠单位法对麻痹性贝类毒素予以定量。

第五节　动物性食品污染的控制

一、动物性食品的安全性评价

动物性食品的安全性评价是指对动物性食品及其原料进行污染源、污染种类和污染量的定性和定量评定，确定其食用安全性，并制定切实可行的预防措施的过程。

（一）动物性食品卫生质量的评价体系

1. 标准的概念　标准是人们对科学技术和经济领域中重复出现的事物和概念，结合生产实践，经过论证、优化，由有关各方充分协调后为各方共同遵守的技术性文件。它是随着科学技术的发展和生产经验的总结而产生和发展的。

2. 我国的标准制定和管理　从标准的制定和管理上看，可分为国家标准（用 GB 表示）、行业标准（用 SB，NY，SN，QB 等表示）、地方标准和企业标准四种类型。国家标准和行业标准是由国务院标准化行政主管部门负责组织制定的标准。地方标准是在尚无国家标准和行业标准的情况下，由省（自治区、直辖市）人民政府标准化行政主管部门组织制定的标准。企业标准是企业对自己范围内需要协调统一的技术要求、管理要求和工作要求所制定的标准。从标准的法律效力上看，可分为强制性标准和推荐性标准，《标准化法》第七条规定，"保障人体健康，人身、财产安全的标准和法律、行政法规规定强制执行的标准是强制性标准，其他标准是推荐性标准"。《标准化法实施条例》第十八条规定，食品卫生标准、兽药标准为强制性标准。这些国家标准和行业标准具有法律效力。企业标准只对本企业是强制性的，对其他企业无约束力。

3. 国际标准化组织与 ISO9000 系列标准 国际标准化组织（The International Standard Organization，简称 ISO）是一个国际标准研究和发布组织，成立于 1946 年 10 月 14 日，现有 128 个成员国。我国于 1978 年申请恢复加入 ISO，同年 8 月被 ISO 接纳为成员国。ISO 制定的国际标准全部用"ISO"加标准顺序号来标称。它成立以来已制定发布了数万个标准，ISO9000 系列标准就是这个 ISO 国际标准大家族中的成员序列之一。随着国际贸易的发展，国际贸易中关税壁垒逐渐削弱，而非关税壁垒日趋发展，ISO9000 认证正逐步成为各国市场准入的必备条件之一。因此，为使我国出口企业，特别是畜禽产品加工企业进一步走向国际、参与市场竞争，大力推行 ISO9000 认证，提高管理水平，提高产品质量，已成为当务之急。

ISO9000 系列标准自 1987 年发布以来，不断完善，现已发展为一个大的标准家族，即 ISO9000 族。在 ISO9000－1 标准中将"ISO9000 族"定义为"由 ISO/TC176 技术委员会制定的所有的国际标准"。ISO9000 族中有五类标准，一类为术语标准，ISO08402－94 共有 67 个词条；二类为质量管理、质量保证两类标准的使用和实施指导，共有 4 个分标准；三类为质量保证标准，共有 3 种不同的模式；四类为质量管理标准，共有 4 个分标准，用于企业内部建立质量体系，组织管理；五类为支持性标准。编号从 10 000～10 020，俗称"一万系列"。上述五类标准中质量管理和质量保证这两类标准是 ISO9000 族的核心。

4. 食品法典委员会与国际食品标准 1962 年，联合国粮农组织（Food and Agriculture Organization，简称 FAO）和世界卫生组织（World Health Organization，简称 WHO）召开全球性会议，讨论建立一套国际食品标准，指导日趋发展的世界食品工业，保护公众健康，促进公平的国际食品贸易发展。为实施 FAO/WHO 联合食品标准规划，两组织决定成立食品法典委员会（Codex Alimentarius Commission，简称 CAC），通过制定推荐的食品标准及食品加工规范，协调各国的食品标准立法并指导其建立食品安全体系。我国于 1986 年正式加入 CAC。

食品法典以统一的形式提出并汇集了国际已采用的全部食品标准，包括所有向消费者销售的加工、半加工食品或食品原料的标准。有关食品卫生、食品添加剂、农药残留、污染物、标签及说明、采样与分析方法等方面的通用条款及准则也列在其中。另外，食品法典还包括了食品加工的卫生规范（Codes of Practice）和其他推荐性措施等指导性条款。

食品法典标准对食品的各种要求是为了保证消费者获得完好、卫生、不掺假和正确标识的食品。所有食品法典标准都是依据标准格式制定并在适当条款中列出各项指标。一个国家可根据其领土管辖范围内销售食品的现行法令和管理程序，以"全部采纳"、"部分采纳"和"自由销售"等几种方式采纳法典标准。

食品法典汇集了各项法典标准，各成员国或国际组织的采纳意见以及其他各项通知等。但食品法典绝不能代替国家法规，各国应采用互相比较的方式总结法典标准与国内有关法规之间的实质性差异，积极地采纳法典标准。

CAC 自 1962 年成立以来，已制定了许多标准、导则和规范。截至 2006 年，食品法典委员会现行有效标准为 297 项，经分类汇编成 13 卷，分别是：（1）A 一般要求，B 一般要求（食品卫生）；（2）A 食品中的农药残留（通用文本），B 食品中的农药残留（最高残留限量）；（3）食品中的兽药残留；（4）特殊膳食食品（包括婴儿和儿童食品）；（5）A 经过加工和速冻的水果和蔬菜，B 新鲜水果和蔬菜；（6）果汁；（7）谷物、豆类及其制品和植物蛋白；（8）油脂、食油及其相关产品；（9）鱼类及鱼产品；（10）肉类及肉制品、各类汤料；（11）糖、可可制品、巧克力及其混合产品；（12）乳与乳制品；（13）取样和分析方法。

目前，食品法典对世界食品供给的质量和安全产生了巨大的影响。世界贸易组织（WTO）在其两项协定（SPS 协定，即卫生与植物检疫协定；TBT 协定，即贸易技术壁垒协定）中都明确了食品法典标准的准绳作用。各国生产厂家和进口商都清楚，如果食品的质量达不到法典的要求，就会面临食品贸易的困难。

（二）动物性食品的细菌学指标

1. 细菌菌相 动物性食品的细菌菌相是指动物性食品中的细菌种类及其相对数量的构成。其中相对数量较大的细菌称为优势菌。食品在细菌作用下所发生的变化过程和特征，主要取决于菌相，特别是优势菌种。

2. 菌落总数与细菌总数 天然食品内部没有或仅有很少的细菌，食品中的细菌主要来源于生产、贮藏、运输、销售等各个环节的污染。食品中的细菌数量反映了食品受微生物污染的程度。食品中的细菌数量越多，食品腐败变质的速度就越快。因所采用的计数方法不同，细菌数量的表示方法而有两种：菌落总数和细菌总数。

（1）菌落总数 菌落总数（Aerobic plate count）系指食品检样经过处理，在一定条件下（如培养基、培养温度和培养时间等）培养后，所得每克（毫升）检样中形成的微生物菌落总数。只包括一群在平板计数琼脂上生长发育的嗜中温需氧菌或兼性厌氧菌的菌落数。菌落计数以菌落形成单位（colony - forming units，CFU）表示（GB 4789.2—2010）。

（2）细菌总数 是指一定数量和面积的食品检样，经过适当的处理（如溶解、稀释、揩拭等），在显微镜下对细菌进行直接计数。其中包括各种活菌和尚未消失的死菌数。细菌总数也称细菌直接显微镜数。

3. 大肠菌群 大肠菌群（Coliforms）系指在一定培养条件下能发酵乳糖、产酸产气的需氧和兼性厌氧革兰氏阴性无芽胞杆菌。从种类上讲，大肠菌群包括许多细菌属，有埃希氏菌属、枸橼酸菌属、肠杆菌属和克雷伯氏菌属等，其中以埃希氏菌属为主。大肠菌群以在每克（毫升）食品检样中所含的大肠菌群最可能数（Maximum probable number，MPN），即 MPN/g（ml）来表示，最可能数（most probable number，MPN）系指基于泊松分布的一种间接计数方法（GB 4789.3—2010）。

大肠菌群来自人或温血动物的粪便，食品中检出大肠菌群则认为该食品直接或间接地受到了人或动物粪便的污染，大肠菌群数量越多则表明粪便污染越严重，由此推测该食品存在着肠道致病菌污染的可能，潜伏着食物中毒或流行病的威胁。粪便一般对食品的污染是间接的，通常采取限制食品中大肠菌群数量来控制这类污染。

4. 致病菌　食品首要要求是安全性，其次才是可食性和其他特性。食品中一旦含有致病菌，其安全性也就丧失了，食用性也不复存在。与菌落总数和大肠菌群相比，致病菌与食物中毒和疾病发生不再是推测性的和潜在性的，而是肯定性和直接的。所以，各国的卫生部门对致病性微生物都做了严格的规定，将其作为食品卫生质量的重要的标准之一。

目前列入国家标准的致病菌有 12 种，如沙门氏菌、志贺菌、致泻大肠埃希氏菌、副溶血弧菌、小肠结肠炎耶尔森氏菌、空肠弯曲菌、金黄色葡萄球菌、溶血性链球菌、肉毒梭菌及其肉毒毒素、产气荚膜梭菌、蜡样芽胞杆菌、单核细胞增生李斯特菌等，此外，还有变形杆菌等。每一种都有详细、完整的检验方法。作为全国范围内的统一方法，在保证食品安全和维护消费者健康方面起了重要作用。列入出口食品专业标准的致病菌有 7 种，这些检验方法与发达国家的相应方法基本保持了一致，同时也适合我国国情。

（三）化学性污染评价指标

1. 日许量　人体每日允许摄入量（Acceptable daily intake，ADI）简称日许量，系指人终生每日摄入同种药物或化学物质，对健康不产生可察觉有害作用的剂量。以相当于人体每千克体重摄入的毫克数（mg/kg）表示。其计算方法为：

$$ADI = \frac{实验动物无作用剂量}{安全系数}$$

在对食品进行安全性评价时，由于人和实验动物对某些化学物质的敏感性有较大的差异，为安全起见，由动物数值换算成人的数值时，如以实验动物的无作用剂量来推算人体每日允许摄入量时，一般要缩小 100 倍，这就是安全系数。它是根据种间毒性差异约 10 倍，同种动物个体间的差异约 10 倍制定出来的。实际应用中，常根据不同的化学物质选择不同的安全系数。ADI 是根据当时已知的所有资料而制定的，并随获得新的资料而修正。

2. 最高残留限量　最高残留限量（Maximum residue limit，MRL）系指允许在食品中残留化学物质或药物的最高量和最高浓度，又称允许残留量或允许量，具体指在屠宰、加工、贮存、运输和销售等特定时期，直到被消费时，食品中化学物质或药物残留的最高允许量或浓度。其计算方法为：

$$最高残留限量（mg/kg）= \frac{ADI（mg/kg）\times 平均体重（kg）}{人每日食物总量（kg）\times 食物系数}$$

食物系数是指被测定的食品占食物总量的百分数。

3. 安全界限　一种药物在批准用于食用动物之前，应向药品管理机构提交充分的科学证据，证明该产品可安全而有效地用于食用动物。还必须了解该药品的代谢特性，如在组织中的衰减曲线，以保证供食用的产品中无有害残留物存在。

对于安全界限，有些学者认为安全与受益的比率为 1：105～1：108。即药品的有害作用，包括引起死亡的可能性在内，在 10 万次乃至 1 亿次用药中只发生一次。若将 1：108 定为实际安全性而被普遍采用，则大多数药物（麻醉剂、抗生素和许多其他化疗剂等）即使不被完全抛弃，也将受到严格限制。

在估算安全界限（Margin of safety）时，药理作用与剂量关系是很重要的。所有化学物质的剂量水平，一般可按其药理作用分为无效、有效、中毒及死亡。多数普通药物对人的无效量、有效量、中毒联合致死量的比率不大于 1：10：100：1 000。这种比率大致也可用于任何种类的动物。

4. 休药期　休药期（Withdrawal time）系指畜禽停止给药到屠宰或准予其产品（蛋、乳等）上市的间隔时间，又称廓清期或消除期。凡供食用动物应用的药物或其他化学物质，均需规定休药期，在休药期间，动物组织或产品中存在的具有毒理学意义的残留可逐渐消除，直至低于最高残留限量。休药期随动物种类、药物种类、制剂形式、用药剂量及给药途径等不同而有差异，一般为几小时、几天到几周不等。

二、动物性食品污染的控制

控制食品污染，一方面要控制原料的内源性污染，另一方面控制加工和流通过程中的外源性污染，保证动物性食品的卫生质量，减少或杜绝食物传染、食物中毒和"三致"作用的发生。

（一）防止原料的污染

动物性食品的基本原料是各种食用畜禽和水生动物，其健康和洁净状态直接影响到动物性食品的卫生质量与安全性。因此食用动物的卫生管理至关重要。

（1）建立良好的动物生活环境。从科学饲养的角度出发，对环境卫生、场圈卫生、畜舍卫生、畜体卫生、以及饮水和饲料卫生等都要给予足够重视。应固定畜禽饲养基地和饲料基地，尽可能自繁自养，建立无病畜禽群体。建立卫生管理机构，健全各项卫生管理制度。

（2）消灭畜禽传染源，切断病原体的传播。开展防疫、检疫、驱虫、灭病，适时进行预防注射，创建无规定疫病区。

（二）防止加工和流通过程中的污染

外源性污染是食品污染的重要来源，要保证食品的卫生质量必须控制外源性污染。

（1）食用动物的屠宰加工应严格遵照卫生要求操作，并依据规程进行兽医卫生检验。

（2）乳品生产应着重抓好畜舍卫生、乳畜卫生和鲜乳初步加工卫生三大环节。

（3）禽蛋和水产品的卫生管理从收集、捕捞到运输、贮存、销售，应重点抓好包装物卫生、运输卫生及冷藏卫生三大环节。

（4）食品的加工贮藏符合卫生要求。

（5）建立健全市场卫生监督检验机构，大力宣传《食品安全法》及其他有关条例、规定和办法。

（三）积极治理"三废"，加强农药和药物的使用管理

（1）做好工业"三废"的综合治理，禁止随意排放，防止对环境的污染。同时，要积极开展环境分析和食品卫生监测工作，及时采取防止食品污染的有效措施。

（2）加强对农药生产和使用的管理，严格规定食品中农药的 MRL，禁止和限制使用高残留、剧毒农药，开展食品中农药残留的检测工作，禁止使用农药残留量超标的任何原料生产食品。

（3）加强对药物的生产和使用的管理，严格规定药物的休药期和 MRL。对兽药的生产和使用进行严格管理，对动物性食品中的药物残留进行全面检测，凡超过 MRL 的食品不允许在市场上出售和食用。

第二章

屠宰加工的兽医卫生监督与检验

第一节　屠宰加工企业的建立及其卫生要求

屠宰加工企业是屠宰加工畜禽，为人们提供肉食和肉制品及其他副产品的场所。随着我国肉类产量的增加和人民生活水平的不断提高，屠宰加工场所与人民生活关系越来越密切，它在公共卫生的地位也日益重要。为了避免污染环境和控制疫病传播，保障食肉安全，同时也为了适应目前我国加入世界贸易组织后屠宰加工行业的发展，屠宰加工企业的建立，必须按照我国有关的规定，做好厂（场）址的选择工作。屠宰加工场所的设置应遵循"统一规划、合理布局、有利流通、方便群众、便于检疫和管理"的原则。

一、屠宰加工厂（场）的厂址选择

合理选择屠宰加工厂（场）的厂址，在兽医公共卫生上具有重要意义。如果厂址选择不当，屠宰加工厂（场）将成为人畜共患病及畜禽疫病的疫源地和自然环境的污染源，危及人民群众的健康和畜牧业的生产。因此，建立屠宰加工厂（场）时，厂址的选择和建筑设计必须符合卫生要求。

（1）凡新建屠宰场须经当地城市规划部门及卫生监督机关的批准。少数民族地区，应尊重民族风俗习惯，将生猪屠宰场和牛羊屠宰场分开建立。

（2）屠宰加工厂（场）的厂址应远离居民区、医院、学校、水源及其公共场所至少500m，位于居民区的下游和下风向，以免污染居民区的空气、水源和环境。

（3）地势应平坦并具有一定的坡度，地下水位不得近于地面1.5m，周围无有害气体和灰尘等有害因素的污染。

（4）应有良好的自然光照和通风条件，建筑物应选择合理的方向，以朝南或朝东南为佳。

（5）交通必须方便，要相对地靠近公路、铁路或码头，但不能设在交通主干道上。

（6）厂区道路应以柏油或水泥硬化，以减少尘土污染和便于清洗消毒。厂区四周围有基深1m、高2m的围墙，以防鼠和其他动物进入。此外，还应加强绿化，调节空气和防止风沙。

（7）屠宰加工厂（场）必须有完善的上下水系统，水质要符合《生活饮用水卫生标准》（GB 5749—2006）。应有污水处理场所和粪便及胃肠内容物发酵处理场所，未经处理的污水和粪便不得运出厂外。

二、屠宰加工场所总平面布局和卫生要求

屠宰加工企业总体设计要符合科学管理、方便生产和清洁卫生的原则。各车间和建筑物的配置，要布局合理，既要相互连贯又要做到病健隔离，使原料、成品、副产品和废弃物各行其道，不得交叉，以免造成污染甚至疫病病原扩散。

（一）分区管理

为符合科学管理、方便生产和清洁卫生的要求，将整个建筑群划分为彼此隔离的五个区。

（1）宰前饲养管理区　即贮畜场，包括宰前预检分类圈、饲养圈、候宰圈、兽医室等，此区还应设置屠畜卸载台、检疫栏、运畜车辆的消毒清洗场所。

（2）生产加工区　包括屠宰加工车间、副产品整理车间、分割车间、肉制品及复制品加工车间、副产品综合利用与生化制药车间、兽医卫检办公室、化验室、冷库。

（3）病畜隔离处理区　包括病畜隔离圈、急宰间、化制车间及污水处理系统。

（4）动力区　包括锅炉房、供电室、制冷设备室。

（5）行政生活区　包括办公室、车库、库房、食堂、俱乐部及宿舍等，且应在生产加工区的上风点。

（二）卫生要求

以上各区之间应有明确的分区标志，尤其是屠畜宰前饲养管理区、生产区和病畜隔离区，应以围墙隔离，设专门通道相连，并要有严密的消毒措施。行政生活区和生产车间保持相当的距离。肉制品、生化制药、炼油等生产车间应远离宰前饲养区。病畜隔离圈、急宰间、化制间及污水处理场所应设置在屠宰加工区的下风点。锅炉房应临近使用蒸汽的车间及浴池附近，距食堂也不宜太远。

厂区之间人员的交往，原料（活畜等）、成品及废弃物的转运应分设专用的门户与通道，成品与原料的装卸站台也要分开，以减少污染的机会。所有出入口均应设置符合标准的消毒池，消毒池内应有有效消毒液。

各个建筑物之间的距离，应不影响彼此间的采光。

三、屠宰加工企业各主要部门和系统的卫生要求

屠宰加工企业的主要部门和系统包括宰前饲养管理场、病畜隔离圈、候宰间、屠宰加工车间、分割车间、急宰车间、化制车间、供水系统和污水处理系统等。

（一）宰前饲养管理场

宰前饲养管理场是对屠畜实施宰前检验、宰前休息管理和宰前停饲管理的场所。宰前饲养管理场贮备牲畜的数量，应以日屠宰量和各种屠畜接受宰前检验、宰前休息管理与宰前停饲管理所需要的时间来计算，以能保证每日屠宰的需要量为原则。容量一般应为日屠宰量的2~3倍。延长屠畜在宰前饲养管理场的饲养日期，既不利于疫病防治，也不经济。应实行计划收购，均衡调宰，尽量做到日宰日清。

为了做好屠宰前检验、宰前休息管理和宰前停饲管理工作，对宰前饲养管理场提出以下卫生要求：

（1）宰前饲养管理场应与生产区相隔离，并保持一定的距离。

（2）应设牲畜卸装台、地秤、供宰前检查和检测体温用的分群圈（栏）和预检圈、隔离圈和健畜圈、供宰前停饲管理的候宰圈，以及饲料加工调制车间等。

（3）所有建筑和生产用地的地面应以不渗水的材料建成，并保持适当的坡度，以便排水和消毒，地面不宜太光滑，防止人、畜滑倒跌伤。

（4）宰前饲养管理场的圈舍应采用小而分立的形式，防止疫病传染。应具有足够的光线、良好的通风、完善的上下水系统及良好的饮水装置。圈内还应有饲槽和消毒清洁用具及圆底的排水沟。在寒冷季节畜圈温度不应低于 4℃。每头牲畜所需面积应符合下列卫生标准：牛为 1.5 ~ 3m^2，羊为 0.5 ~ 0.7m^2，猪为 0.6 ~ 0.9m^2。每栋圈舍的出入口应设有消毒池，并保证池内有符合浓度的消毒液。

（5）场内所有圈舍，必须每日清除粪便，定期进行消毒。粪便应及时送到堆粪场进行无害处理。

（6）应设车辆清洗、消毒场，备有高压喷水笼头、洗涮工具与消毒药剂。

（7）设置兽医工作室，建立完善的兽医卫生管理制度。

（二）病畜隔离圈

病畜隔离圈是供收养在宰前检验中剔出的病畜，尤其是可疑传染病病畜而设置的场所。其容畜量不应少于宰前饲养管理场总畜量的 1%。在建筑的使用上应有更加严格的卫生要求。病畜隔离圈要与屠宰加工企业的其他部门严格隔离，但要与贮畜场和急宰车间保持联系。病畜隔离圈的用具、设备、粪便运输工具等必须专用。病畜应有专人饲养，饲养人员不得与其他车间随意来往。隔离圈应具有不渗水的地面和墙壁，墙角和柱角呈半圆形，易于清洗和消毒，应设专门的粪便处理池，粪尿须经消毒后方可运出或排入排水沟或设粪便焚烧炉。出入口应设消毒池，并要有密闭的便于消毒的尸体运输工具。

病畜隔离圈要有严格的管理和消毒措施，不准在圈内加工和处理任何病死畜；每天至少要全面消毒一次，若一天中有多批病屠宰畜禽进入或移出，每次移出后的圈舍都应消毒一次。

（三）候宰间

候宰间是屠畜等候屠宰、施行宰前停饲管理的专用场所，应与屠宰加工车间相毗邻。候宰间的大小应以能圈养 1d 屠宰加工所需的牲畜数量为准。候宰间由若干小圈组成，所有地面应不渗水，墙壁光滑，易于冲洗、消毒。候宰间应光照充足、设有良好的饮水设备，邻近屠宰加工车间的一端，设淋浴间，用于屠畜的宰前淋浴净体。

候宰间应由专人进行卫生管理。每天工作结束时都应进行彻底的清洗与消毒，若发现病畜禽时，应及时消毒，应经常对淋浴设施进行检修，保证喷水流畅。

（四）屠宰加工车间

屠宰加工车间是屠宰加工企业的主体车间，是兽医卫检人员履行其职责的主要场所。其卫生状况对肉及肉制品的质量影响极大。因此，严格执行屠宰车间的兽医卫生监督是保证肉品原料卫生的重要环节。

屠宰加工车间的建筑设施，随规模的大小和机械化程度不同相差悬殊，但卫生管理的基本原则是一致的。例如，无论是高层建筑的大型肉类联合加工厂，还是设备简易的定点屠宰场站，都必须做到病健隔离，原料与成品隔离，生、熟品生产隔离，原料、成品、废弃物转运不得交叉，进出应有各自专用的门径，所有设备要保持清洁，产品不得落地。此外，厕所应远离肉品加工车间 25m 以上。

1. 房屋建筑与设施的卫生要求

（1）厂房与设施必须与生产能力相适应，结构合理、坚固、便于清洗与消毒。

（2）车间地面应采用不渗水、防滑、易清洗、耐腐蚀的材料，其表面应平整无裂缝、无局部积水，排水坡度不小于 2%，以避免积留污物和污水。车间内墙面及墙裙应光滑平整，并采用不渗水材料制作，颜色以白色为宜。车间的墙裙应贴 3m 以上的白色瓷砖。

（3）地角、墙角、顶角必须设计成弧形或内圆角，避免积留污物，并有防鼠设施。

（4）顶棚或吊顶的表面应平整、防潮、防灰尘集聚，如其表面使用涂层时，应涂刷便于清洗、消毒并不易脱落的无毒浅色涂料。天花板的高度应满足生产操作、设备安装与维修、采光和通风的需要。在垂直放血处牛车间不低于 6m，其他部分不低于 4.5m；猪车间的放血部分不低于 4.5m，其他部分不低于 3.5m。

（5）门窗应采用密闭性能好，不变形的材料制作。内窗台应向内倾斜 45°或采用无窗台结构，使其不能放置物品。窗户与地面面积的比例为 1:4~1:6，以保证车间有充足的光线。成品或半成品通过的门，其门扇面层宜采用防锈金属材料或其他符合卫生要求的材料制作。

（6）楼梯及扶手、栏板均应做成整体式，面层应采用不渗水材料制作。楼梯、电梯应便于清洗消毒。

（7）车间内的采光，以自然光为好，但应避免阳光直射。室内光照要均匀、柔和、充足，以 215lx 为宜，过强、过弱均会影响工作人员的视力。需要人工照明时，应选择日光灯，不应使用有色灯和高压水银灯，更不能用煤油灯或汽灯，因为在这些光线下不易辨别肉品色泽，有碍病理变化的判定，尤其是煤油和灯汽灯还会给肉一种不良的气味。

（8）生产设备和用具包括传送装置、运输工具、工作台、挂钩、容器器具等，应采用无毒、无味、不吸水、耐腐蚀，经得起反复清洗、消毒的材料制成，其表面应平滑、无凹坑和裂缝，设备及其组成部件应易于拆洗，禁止用竹、木工器具和容器。

（9）在各检验点，如头部检验点、内脏检验点、胴体检验点等应设有操作台，并备有冷热水和刀具消毒设备。在放血、开膛、摘除内脏等加工点，也应有刀具消毒设备。

（10）特殊屠宰设施。屠宰供应少数民族食用的畜类产品的屠宰厂（场），要尊重民族风俗习惯；使用祭生法宰杀放血时，应设有活畜仰卧固定装置。

2. 传送装置的卫生要求

（1）一般采用架空轨道和传送带，使屠体的整个加工过程在悬挂状态下进行，既减少污染又节省劳力。轨道与地面高度，猪放血线为 3~3.5m，胴体加工线为：单滑轮 2.5~2.8m，双滑轮 2.8~3m；牛放血线为 4.5~5m；羊放血线为 2.4~2.6m。从主干轨道可分出若干叉道，以便将需要隔离的胴体从生产流程中分离出来。牲畜放血处要设有表面光滑的金属或水泥斜槽，以便收集血液。

（2）在悬挂胴体的架空轨道旁边，应设置同步运行内脏和头的传送装置（或安装悬挂式输送盘），以便兽医卫检人员实施"同步检验"。架空轨道运行的速度，猪以每分钟通过 6~10 头屠体为宜，以便使各岗位的工人和兽医卫检人员有足够的时间完成自己的任务，不致发生漏检。

（3）为了减少污染，屠宰加工车间与其他车间的联系，最好采用架空轨道和转送带。

在大型多层肉类联合加工厂，产品在上下楼之间的传送可采用金属滑筒。一般屠宰场产品的转运，可采用手推车，但应用不渗水和便于消毒的材料制成。

3. 车间通风的要求 车间内应有良好的通风设备。由于车间内的湿度较大，尤其是在我国北方的冬季，室内雾气浓重，可见度很低，所以应安装去湿除雾机。在车间的入口处应设有套房，以免冷风直入室内形成浓雾。夏季气温高，在南方应安装降温设备。门窗的开设要适合空气的对流，要有防蝇、防蚊装置。室内空气交换每小时为 1~3 次。交换的具体次数和时间可根据悬挂胴体的数量和气温来决定。

4. 上、下水系统的卫生要求

（1）生产用水应符合《生活饮用水卫生标准》（GB 5749—2006）。

（2）车间内需备有冷、热水龙头，以便洗刷消毒器械和去除油污。水龙头应采用感应式或脚踏式的，消毒用水温度不低于82℃。

（3）具备通畅完善的下水道系统，可以及时排出车间内废水，保持生产地面的清洁和防止产品污染。车间内废水首先排入收容坑，坑上盖有滤水的铁箅子，阻滞污物和碎肉块。一般每 20~25m² 车间地面设置一个收容坑。车间最好以圆低浅沟排水，车间排水管道的出口处，应设置脂肪清除装置和沉淀池，以减少污水中的脂肪和其他有机物的含量。

（五）分割车间

分割车间是将胴体或光禽按部位分割、包装的场所。其建筑设计及管理应符合下列卫生要求：

（1）分割肉车间一端应紧靠屠宰车间，另一端应靠近冷库，这样可便于原料进入和产品及时冷冻。该车间内应设有分割肉预冷间、加工分割间、成品冷却间、包装间以及冻结间、成品冷藏间。还应设有工人更衣室、磨刀间、洗手间、下脚料贮存发货间等。这些部位均应与其他车间隔离开，不能共同使用。

（2）分割肉车间的面积设计以日生产能力和肉冷却时所需面积为计算依据，还要考虑车间进行生产所要求的原料、成品、运输车辆和人员的进出通道，通道的位置和面积以便于操作、不交叉和不接触产品为原则，车辆通道宽度不少于1.5m。

（3）分割肉车间为封闭式建筑，其空间高度以不影响照明设施的有效使用和空调降温的效能为原则，一般不超过3m。

（4）分割肉车间的各种卫生设施应具有较高的卫生标准。所有墙壁均应用瓷砖贴面，地角、墙角、顶角必须设计成弧形或内圆角，门、窗均采用防锈、防腐材料制成。操作台、工作椅、冷冻箱应用不锈钢制成。要有空调设备，室温以 10~15 ℃为宜，并有冷、热水洗手装置，最好为感应式或脚踏式洗手设备。一般按20名工人设置一个消毒器，消毒器的水温应达82℃以上。室内应该有良好的照明设备，日光灯应有防护罩，可以防止灯管破裂后玻璃碎屑落入食品中。

（5）操作人员进入车间必须穿戴工作衣帽和手套，工作衣帽必须每天换洗和消毒。每天工作前和结束后都应搞好用具、操作台面的卫生，并定期进行消毒。

（六）急宰车间

急宰车间是屠宰各种病畜的场所，急宰车间在设计上要适用于急宰各种牲畜，并便于清洗消毒。其卫生要求除与病畜隔离圈相同外，还应设有屠宰工人的更衣室、淋浴室、污水池和粪便处理池。整个车间的污水在排入公共下水道之前，必须进行严格的消毒。除屠宰室外，还须根据实际生产需要建立冷却室、可食用肉的无害化处理室、肠加工室、皮张消毒室及尸体、病料化制室。大型肉联厂应建立单独的病畜化制车间，其中的化制机（锅）以能容纳一头大牲畜的整个尸体为宜。急宰车间除应遵守屠宰加工车间的卫生原则外，还应有特殊的卫生要求：

（1）急宰车间的工作人员应相对稳定，工作期间不得串岗。同时急宰车间的工作人员，要注意加强个人防护，并备有良好的防护设施。

（2）凡送往急宰间的屠畜禽，需持有兽医开具的急宰证明。凡确诊为烈性传染病的牲畜，一律不得急宰。

（3）胴体、内脏、皮张均应妥善放置，未经检验不得移动。该车间生产的所有产品，均须经无害化处理后方可出厂。急宰间的各种用具要专场专用，严禁将该车间的任何用具带出车间。

（4）每次工作完毕后，必须进行彻底的消毒。对车间的地面、墙面及工作台板、用具等须用5%热碱水或含6%有效氯的漂白粉液进行消毒。金属用具要在消毒后及时清洗，以防腐蚀生锈。

（七）化制车间

化制车间是专门处理屠宰加工中产生的废弃物的场所。它是利用专门的高温设施，杀灭废弃物中的病原体，以达到无害化处理的目的。各个屠宰加工企业，从保护公共卫生环境和防止交叉污染以及控制疫病传播的角度出发，都应建有化制车间。

1. 建筑设施的卫生要求 化制车间的建立应为一座独立的建筑物，位于屠宰加工企业下风处的边缘位置。车间的地面、墙壁、通道、装卸台等均用不透水的材料建成，大门口和各工作室门前应设有消毒池，池内的消毒液要经常更换以保持药效。化制车间的布局应严格地分为以下两部分：

（1）设有原料接收室、解剖室、化验室、消毒室等，房屋建筑内要求光线充足，有完善的供水和排水系统，防蚊、防蝇、防鼠设施要齐全。

（2）设有化制室和成品贮存室等。同时两部分必须用死墙绝对分开。

2. 管理的卫生要求

（1）化制车间的工作人员，要保持相对稳定，不得任意调动。工作时要严格遵守卫生操作规程，在上述两个部分工作的人员，工作时间严禁相互串岗，所用工具要专用，不准随便交换刀具、工作服和其他用品，以免发生污染。

（2）化制车间的工作人员，要特别注意加强个人防护，防止受到人畜共患病的感染。

（3）化制车间排出的污水，不得直接通入下水道，须经严格的消毒处理后，才可排入到屠宰加工企业的污水处理系统进行净化处理。

（八）供水系统

屠宰加工企业在日常生产中要消耗大量的水，水质的好坏直接影响肉品及其他副产品的卫生质量。

（1）水源 水源以市政部门供应的自来水为最好，对工厂自备的水应作必要检查和评价，自备水源周围地域要加以防护，以便排除污染源。

（2）水的物理性质 饮用水和生产用水应符合《生活饮用水卫生标准》（GB 5749—2006），水质应清净、无沉淀、透明、无色、无味，不应含有令人厌恶的异味、异臭。

（3）化学性质　供水不应含有任何对饮用者有损害的化学杂质和对供水系统有极度腐蚀性的物质。用于消毒水的化学药剂的浓度不得超过卫生标准。

（4）细菌污染　已知通过水传播的疾病多归咎于病人或病畜肠道排出物，肠道排出物对水源的污染是非常危险的，故要求供水的含菌范围符合国家卫生标准，不得含有病原微生物。

（5）放射线　放射线对人类是危险的，所以水不应含有放射性物质。

屠宰加工企业应尽量采用消毒的饮用水，并注意在厂内是否存在再污染的可能性。消毒通常采用氯化消毒，用有自动释放装置的加氯器来消毒更好，这种消毒不但降低水中的细菌含量，还具有氯化有机物和某些盐类及驱除供水气味的作用。肉类加工企业的供水应符合《生活饮用水卫生标准》（GB 5749—2006）。

（九）污水处理系统

所有的屠宰加工企业，都必须建有污水处理系统。屠宰加工企业的一切污水，都必须经污水处理系统净化处理并消毒后，方可排入公共下水道或河流。

第二节　屠畜收购和运输的兽医卫生监督

一、屠畜收购的兽医卫生监督

屠宰加工企业在收购和运输屠畜时，都必须作好检疫和防疫工作，以防止屠畜疾病的传播，并避免收进不合格的家畜、孕畜。

（一）收购前的准备

1. 了解疫情　检疫人员应深入收购站（点），向当地畜牧兽医站、动物检疫站、饲养员了解兽医检疫、预防接种、饲养管理以及有无疫情等情况，并通过认真分析确认是非疫区时，方可收购。

2. 物质准备　收购站（点）应按照卫生要求、地理位置和精简节约的原则备有存放健康屠畜和隔离病畜的圈舍以及必要的饲养管理用具，使屠畜能得到妥善安置和合理的饲养管理。同时做好收购用具的准备和检查。

3. 人员准备　屠畜收购工作应有明确分工，包括检疫、司称、饲养管理及押运等，从收购到屠畜运至目的地的整个过程中都应有专人负责，检疫人员对整个收购工作进行防疫和检疫技术指导。

（二）收购时的检验

为了避免误购病畜而造成疫病传播，要采取严格的检疫措施。动物收购时应逐头检疫，先进行一般检查，如观察脉搏、呼吸频率及呼吸方式、呼吸动作是否正常；全身可视黏膜颜色是否正常，反应是否灵敏，被毛有无光泽；眼睛是否有神，有无脓性黏液及分泌物；鼻镜是否湿润，鼻腔有无分泌物，鼻端有无水泡或溃疡；两耳及颈部动作是否灵活；体表有无创伤、溃疡、疹块、红斑等；体表淋巴结有无肿胀。反刍动物要着重检查颌下淋巴结和腹股沟浅淋巴结，注意检查结核病；下颌骨是否肿胀，以检出放线菌病；蹄冠周围及蹄叉间有无水泡、溃疡；口腔有无溃疡、水泡。必要时，待动物休息30min后逐头测温。

在收购检疫中发现患病动物应就地处理，不允许将病畜调运至其他地方。如发现恶性传染病时，应采取隔离病畜、彻底消毒污染场所等防控和卫生处理的措施。

（三）收购后的管理

购入的屠畜应当按屠畜来源和时间分类、分批、分圈饲养，不得混群饲养。注意经常进行场地清扫消毒。购入的屠畜达到足够调运的数量时应及时转运，避免在饲养地长期饲养，购入的动物在收购站停留的时间一般不超过3d。在收购和饲养管理期间一定要尽可能满足动物的福利待遇，这对于动物及产品的国际贸易至关重要。

二、屠畜运输的兽医卫生监督

为了缩短饲养时间，各收购站（点）购入的屠畜，必须尽快送往肉类联合加工厂或屠宰场进行加工，运输的方法主要由公路汽车运输、铁路火车运输和水上轮船运输，无论采用何种途径运输，都应给屠畜一个舒适卫生的环境，以防止掉膘和途中生病、死亡。同时，要防止疫病扩散。为此，兽医和收购人员必须严格遵守兽医卫生运输规程。

（一）运输前的兽医卫生监督

1. 备好文件和物资　运输之前，根据屠畜种类、肥瘦、性别、大小和产地等，事先加以分群，对押运人员进行明确分工，规定途中的饲养管理制度和兽医卫生要求。备齐途中所需要的各种用具，如蓬布、苇席、水桶、饲槽、扫帚、铁锨、照明用具、消毒用具和药品等。开具所需证明，如检疫证、非疫区证、准运证等。根据屠畜的数量、路途的远近，备足应携带的饲料。

如运输路程较长，为了防止屠畜产生应激反应而引起掉膘，在装运前10~12d要将准备起运的屠畜改为舍饲，并按途中饲料标准和饲喂方法饲养一段时间，以提高屠畜的适应性而减轻应激反应。

2. 合理装载　运输屠畜要根据当时气候、屠畜种类和路途远近选择运输工具。温热季节，运输不超过1昼夜者，可选用高棚敞车；天气较热时，应搭凉蓬并在车门钉上栅栏；寒冷季节，须使用棚车，并根据气温情况及时开关车窗。目前多采用双层装载法，此时要求上层隔板不能漏水，并沿两层地板斜坡设排水沟，在下层适当位置安放容器，接受上层流下的粪水。运输车辆最好采用专用车辆，凡无通风设备、车架不牢固的铁皮车厢，或装运过腐蚀性药品、化学药品、矿物质、散装食盐、农药、杀虫剂等货物的车厢，都不可用来装运屠畜。各种运输工具的装载量见表2-1、表2-2。

表2-1　铁路运输的装载量

畜别	毛重（kg）	冬	春	夏	秋
		单层车	双层车	单层车	双层车
猪	60~100	80	150	70	130
	100以上	70	130	60	110
牛	300~500			28	
	500~700			24	
	700~800			20	
	900以上			18	
羊		100~110		80~90	

表 2-2　汽车运输的装载量（以载重量为 5t 的汽车计算）

畜别	毛重（kg）	冬春	夏秋
猪	60~100	40~45	30~35
	100 以上	30~35	20~30
牛		3~5	
羊		40~50	

（二）运输中的兽医卫生监督

1. 及时检查畜群，妥善处理死畜　运输途中，动物防疫监督人员和押运员应认真观察屠畜情况，发现病、死畜和可疑病畜时，立即隔离到车船的一角进行治疗和消毒，严禁将屠畜放血和私宰食用或途中乱抛尸体和粪尿，也不得任意出售和带回原地。必要时，动物防疫监督人员有权要求装运屠畜的车船开到指定地点进行检查，监督车船进行清扫、消毒等卫生处理。

2. 做好防疫工作　运输过程中，如发现恶性传染病及当地已扑灭或从未流行过的传染病时，应遵照《中华人民共和国动物防疫法》有关防疫规程采取措施，防止扩散，并将疫情及时报告当地或邻近的农业及卫生部门以及上级机关。妥善处理屠畜尸体及污染场所、运输工具。同群屠畜应隔离检疫，注射相应疫苗、血清，待确定正常，无扩散危险时，方可准予运输或屠宰。

3. 加强饲养管理　运输途中，押运员对屠畜要细心管理，按时饮喂，应经常注意屠畜的健康，观察动静，防止聚积堆压。天气炎热时，车厢内应保持通风，设法降低温度，寒冷时则应采取防寒挡风措施。

（三）到达目的地时的兽医卫生监督

1. 查验证件　到站（或岸）后，押运人员应首先呈交检疫证明文件。如检疫证件是 3d 内填发的，抽查复检即可，不必详细检查。

2. 查验畜群　如无检疫证明文件，或屠畜数目、日期与检疫证明记载不符，而又未注明原因的，或畜群来自疫区，或到站发现有疑似传染病的，则必须仔细查验畜群、查明疑点，作出正确的处理。

3. 运输工具消毒　装运屠畜的车船，卸完后须立即清除粪便和污垢，用热水洗刷干净。在运输过程中发现一般性传染病或疑似传染病的，则必须在清除洗刷后消毒。发现恶性传染病的，要进行两次以上消毒，每次消毒后，再用热水清洗。处理程序是，清扫粪便污物，用热水将车厢内彻底清洗干净后，用 10% 漂白粉或 20% 石灰乳、5% 来苏儿、3% 苛性钠等消毒。各种用具也应同时消毒，消毒后经 2~4h 再用热水洗刷一次，即可使用。车船内的粪便经发酵后才准用作肥料，发生过恶性传染病的车船内的粪便应集中烧毁。

第三节　屠畜的应激反应和运输性疾病

一、应激反应及其对屠畜的影响

（一）应激反应的概念

应激（Stress）是一种适应机制，应激反应是指机体受到体内外非特异的有害因子（应激原）的刺激所表现的防御反应、机能障碍及病理反应。机体在生理范围内能够适应的正常应激叫自然应激。适当的自然应激可以使机体逐渐适应环境，提高生产性能。如果应激过度，即机体受到长时间、高强度的应激原刺激时，就会产生不良影响，使其产生应激性疾病。

（二）应激反应过程

根据应激反应时出现的症状，又可分为三阶段。

1. 警觉反应期（动员期）　开始时，机体受到应激原的作用，来不及适应而呈现神经系统抑制，血压及体温下降，肌肉紧张性下降，血糖降低，血细胞减少，血凝加快，但很快开始适应，表现为交感神经兴奋性增高，血液中儿茶酚胺增多，血糖升高，抗利尿激素、醛固酮、糖皮质激素等均升高，嗜中性粒细胞增多，体温升高等。剖检时呈现肾上腺皮质细胞内类脂质减少，胸腺、淋巴结、脾脏变小，重量减轻，胃肠道出血、坏死等。局部组织发生变性、萎缩并发生坏死及周围组织水肿。

2. 抵抗期　此期的实质是动物体对特异性有害刺激的抵抗力增高，而对非特异性有害刺激的抵抗力降低。这时肾上腺肥大，皮质细胞内类脂质增加，说明适应性增强，心跳加快、血压升高。局部表现成纤维细胞、淋巴细胞、吞噬细胞游出增多。

还表现为肌糖原的大量分解、能耗增加、乳酸积聚、血中乳酸水平升高，血液 pH 值下降，肌肉发硬、发热，有时出现肌肉和尾部震抖。

3. 衰竭期　如果有害刺激持续作用，动物则表现为对各种刺激的抵抗力降低。严重时可以出现死亡。

因此，警觉期是机体动员防御适应力量的时期；抵抗期则是垂体－肾上腺系统机能亢进，机体适应能力最强，呈现生理性应激反应的时期；衰竭期为不能适应应激原刺激而呈现的病理性应激反应时期。

（三）应激反应对屠畜的影响

虽然应激刺激与致病因子不同，但当应激刺激十分强烈时，却可以促使屠畜某些潜在的疾病发生，从而成为重要的发病诱因。同时，应激刺激本身也可以造成严重疾患，甚至死亡。

屠畜如果遇到惊吓、抓捕、保定、运输、驱赶、过冷、过热、拥挤、过劳、咬斗、噪音和电击等不良刺激时，往往出现惊恐、强烈不安、瞳孔散大、肌肉震颤、神经兴奋和体温升高等一系列反应。

各种各样的有害刺激（应激原）作用于机体后通过神经反射，大脑边缘系统和自主神经（即植物性神经）系统引起垂体－肾上腺系统兴奋、分泌增多，从而引起屠畜一系列机能代谢的改变。

应激反应时，由于交感神经的兴奋性增高，血液中儿茶酚胺含量增高而使心跳加快，血糖升高，外周小血管收缩。此外，在醛固酮和抗利尿素的作用下，水钠排出量减少，血容量增加，血压升高，血流加快。这样一方面可以维持血压和保证心、脑等重要生命器官的血液供应，另一方面又可引起微循环缺血，而导致休克和重要器官的损害。由于胃肠道循环缺血，并随之而发生淤血、水肿和出血，可导致胃肠黏膜上皮细胞坏死。另外，由于肾上腺皮质激素分泌增多，可以使胃分泌增加，还可抑制蛋白质合成，影响胃肠道上皮细胞的再生更新，使胃肠道屏障功能降低，从而使得胃肠黏膜的坏死现象更加严重。此时，肠道内的毒素可以透过黏膜入血，而引起毒血症。

屠畜产生应激反应时，表现为代谢率高和胰岛素相对不足。因为应激时肾上腺分泌的肾上腺素、糖皮质激素、胰高血糖素等，都是使血糖升高的抗胰岛激素，所以血糖升高，糖代谢率增高，产生大量能量；但由于胰岛素相对不足，而使蛋白质分解增强，糖原异生增多，如持续时间过长，能出现负氮平衡，屠畜体重减轻，抵抗力增强。与此同时，由于肌糖原的大量分解（无氧酵解），释放出能量及生成大量乳酸，使体温迅速升高和发生酸中毒。

二、运输性疾病

运输性疾病又称应激性疾病，是指在运输过程中，动物受到体内外非特异的有害因子（即应激原）如感染、创伤、饥饿、疲劳、斗殴、拥挤、惊恐、噪声、环境突变等刺激所引起的一种应激性全身反应。常见的运输性疾病有以下几种：

（一）猪应激综合征

猪应激综合征是猪对应激原刺激过度敏感而发生的一种应激敏感综合征（Porcine stress syndrome，简称 PSS），由于猪种改良、追求饲料报酬、集约化封闭式养猪业的发展，在猪只产肉多、瘦肉率高以及经济效益提高的同时，也产生了不利的一面，即这些猪往往对应激刺激反应强烈，这种猪被称为应激敏感猪（Stress susceptible pig，简称 SSP）。PSS 具有以下几种情况：

1. PSE 肉　猪宰后肉色泽淡白（Pale）、质地松软（Soft）、有汁液渗出（Exudative），称为 PSE 肉，亦称白肌肉。

白肌肉的发生和猪的品种、遗传性以及宰前应激反应有关。具有应激敏感遗传特性的应激敏感猪，屠宰前受到多种应激因素如捆扎、趋赶、混群打斗、运输途中的拥挤、高温、高湿、饥饿或寒冷等刺激，使肾上腺素大量分泌，体内 ATP 等高能化合物大量消耗致体机体温升高、机体缺氧，肌糖原酵解过程加快，产生的大量乳酸引起肌肉 pH 值下降，这一过程持续到宰后。正常猪屠宰后 2h，肉的 pH 值稳定在 6 以上，而 PSE 肉由于大量乳酸形成，在宰后 45min 肌肉 pH 值即可达到 6.0 以下，以后又很快降到 5.0 ~ 5.3。

在上述因素中高温和 pH 值下降是发生 PSE 肌肉的关键。此外，屠宰中电麻不当，在烫毛池的 63 ~ 65℃热水中浸泡 5 ~ 8min 以上，屠宰后拖延内脏摘除时间，宰后热胴体在常温下悬挂时间较长等都能引发 PSE 肉。当 pH 值下降到 5.5 时，达到了肌动蛋白、肌球蛋白的等电点，使得游离水增多，造成肌肉保水力（又称为系水力）下降；高温使肌膜变性崩解、肌肉内的水分容易渗出；这二者构成了 PSE 肌肉的渗水特征。高温还使肌外膜的胶原纤维肿胀，组织脆弱，致密性下降，构成了 PSE 肌肉结构松软易碎的特性；肌肉蛋白质包括肌红蛋白变性和大量粉红色肉汁的流失则构成了 PSE 肌肉粉红或苍白的色泽变化。

PSE 肉的好发部位主要是背最长肌、半健肌、半膜肌、股二头肌等，其次为腰肌、臂三头肌。病变呈左右两侧对称性变化。PSE 肉除表现苍白、质软、液体渗出外，还表现折光性强，透明度高，严重者甚至透明变性、坏死。肌肉缺乏脂肪组织、肌组织结合不良，严重者如烂肉样，手指易插入，缺乏弹性和黏滞性，明显水肿，肌膜常见有小出血点，淋巴结肿大、出血。

PSE 肉的组织学变化特征为镜下观察有的肌纤维呈波状扭曲，横纹密度降低。肌纤维间有断裂和空隙。肌肉断面可见到肌纤维内容物收缩，与肌膜分离。还可见到由收缩变粗的肌纤维形成的比正常肌纤维粗 3~4 倍的巨大纤维。严重的可见有淋巴细胞、浆细胞、单核细胞和嗜酸性粒细胞浸润。

卫生处理：PSE 肉加工时损失大，不宜做腌腊制品的原料。如果感官上的变化轻微，在切除病变部位后，胴体和内脏可不受限制出厂；如果病变严重，有全身变化的，在切除病变部位后，胴体和内脏可作为次品加工后出售。

2. DFD（Dry firm dark）肉 DFD 肉发生原因主要是由于猪只在屠宰前所受的应激强度较小而时间较长，肌糖原的消耗较多，肌肉产生的乳酸少，且被呼吸性碱中毒时产生的碱所中和，故宰后肌肉出现切面干燥（Dry）、质地较硬（Firm）、色泽深暗（Dark）。

屠畜在宰前糖元大量消耗，宰后肌肉的 pH 值相应地偏高，细胞原生质小体的呼吸作用仍很旺盛，耗氧酶的活力高，阻碍了氧合肌红蛋白的形成，使肌红蛋白携带的氧被夺去，同时肌肉蛋白保留了大部分电荷和结合水，肌肉中水分含量高，使肌原纤维膨胀，从而吸收了大部分照射到肉表面的光线，高 pH 值、高系水力，造成氧进入肉的障碍，肌红蛋白和氧合肌红蛋白氧化后，形成褐色的变性肌红蛋白，导致肉色变暗。由于 DFD 肉 pH 值接近中性，系水力较强，适宜细菌的生长繁殖，再加上肌肉中缺乏葡萄糖，使侵入胴体的细菌，能直接分解肌肉中的氨基酸产生氨。DFD 肉在腌渍和蒸煮过程中水分损失少，但盐分渗透受限制，结果大大缩短了肉品的保存期。

卫生处理：DFD 肉主要是应激反应产生。一般无碍于食用，但胴体不耐保存，宜尽快利用。由于 DFD 肉 pH 值高，保水性强，质地干硬，调味料不易扩散，因此也不宜作腌腊制品。

3. 猪背肌坏死（Back muscle necrosis，简称 BMN） 本症主要发生于 75~100kg 的成年猪，是应激综合征的一种特殊表现，并与 PSE 肉有着相同的遗传病理因素。患过急性背肌坏死的猪所生的后代，可以自发地发生背肌坏死，有的猪也可能在受到应激原刺激后发生急性背肌坏死。病猪表现双侧或单侧背肌肿胀，肿胀无疼痛反应，有的患猪最后酸中毒死亡。

卫生处理：同 PSE 肉的处理。但严重者因酸中毒死亡的，其尸体应进行化制或销毁。

4. PSS – 急性心衰竭死亡 本病又称心死病，多见于产肉性能高的 8 周龄到 7 月龄猪，以 3~5 月龄猪最为常发，往往是在无任何先兆的情况下突然死亡。剖检心肌可见苍白、灰白或黄白色条纹或斑点，心肌变性。

卫生处理：因本病死亡者，其尸体进行化制或销毁。

5. 恶性高热综合征（MHS） 是指应激敏感猪吸入麻醉剂（如氟烷、氯仿等）或注射肌肉松弛剂诱发的一种综合征候群。猪体温升高至 42~45℃，呼吸急促，心跳过速，代谢亢进，肌肉僵硬，四肢强直，全身颤抖，机体内水分和电解质代谢紊乱，肌肉中乳酸大量积累引起代谢性酸中毒。因此，一般认为 MHS 是 PSS 的症候群之一，并导致发生 PSE 肉，它们之间存在着依存关系，即 PSS→MHS→PSE。但也有一些研究者认为，它们之间并不总是存在确定的依存关系。但三者都与糖原酵解和乳酸生成有关，都与同样的遗传缺陷有关，但 PSE 肉亦可能在无遗传缺陷的个体中发生。

（二）猪急性浆液 – 坏死性肌炎（腿肌坏死）

1. 发生原因和肉的变化　本病的发生原因是猪对出售时的运输应激刺激适应性很差，因而发生肌肉坏死、自溶和炎症。这种猪肉和 PSE 猪肉外观相似，肉眼难以区别。宰后 45min 后，其 pH 值在 7.0～7.7，色泽苍白，质地较硬，切面多水。病理变化为急性浆液 – 坏死性肌炎。由于主要发生于猪后腿的半腱肌、半膜肌，故常称之为腿肌坏死性肌炎。

2. 卫生处理　如果感官上的变化轻微，在切除病变部位后，胴体和内脏可不受限制出厂；如果病变严重，有全身变化的，在切除病变部位后，胴体和内脏可作为次品加工后出售。

（三）猪胃溃疡

猪胃溃疡是一种慢性应激性疾病，本病在集约化、机械化封闭式饲养的猪群中发生较多。本病在欧美和日本较为常见。在我国长春、北京、武汉等地发生率也很高。

1. 发生原因　引起本病的根本原因是饲养拥挤、惊恐等慢性应激刺激以及单纯饲喂配合饲料而引起肾上腺机能亢进，从而导致胃酸过多而使胃黏膜受损伤。

2. 症状与病变　这些猪平时症状不明显，常于运动、斗架和运输中突然死亡，其直接致死原因是胃溃疡灶大出血。宰后检验时可见胃食道部黏膜皱褶减少，出现不全角化、急性糜烂、溃疡等病变。

3. 卫生处理　胃局部有病变者，割除病变部位化制或销毁，其余部分不受限制出厂（场）；若胃大部分已发生病变，则将整个胃化制或销毁。

（四）猪咬尾症

1. 发生原因和症状　在高度集中饲养、饮水不足、饲料不足、管理不当等条件下，常常可以诱发猪的咬尾癖。发病时，猪只一个咬一个的尾巴，有时连成一大串。被咬后猪只变成秃尾猪，受伤的猪只易形成化脓灶，从尾椎管向前蔓延，最后损伤脊髓而使猪死亡。咬尾癖猪对外界刺激敏感，凶恶，食欲不振。

2. 卫生处理　仅尾部受伤或局部化脓者，割去病变部分废弃，其他部分不受限制出厂（场）。若沿尾椎管向前蔓延至脊髓而引起死亡者，其尸体进行化制或销毁。

（五）突毙综合征

突毙综合征（Sudden death syndrome，简称 SDS）是在牛、羊、猪的运输中经常发生的一种应激性疾病。

1. 发生原因和症状　本病发生的根本原因是捕捉和捆绑时受到突然的强烈刺激，心肌过度强烈收缩而发生心跳停止，该病常表现为捉捕惊吓或注射时预先看不到任何症状而突然死亡，是应激反应的最严重形式。

2. 卫生处理　凡突然死亡的屠畜尸体，不管发病原因是否清楚，一律化制或销毁。

（六）运输病

本病又称为革拉瑟氏（Glasser）病。Glasser 于 1910 年首次报道本病。本病多发生于运输疲劳之后，故得名。在猪以多发性浆膜肺炎为特征。

1. 发生原因 在捕捉和运输等应激因素作用下，猪的抵抗力降低，诱发副猪嗜血杆菌（*H. parasuis*）的感染而发病。

2. 症状和病变 由副猪嗜血杆菌所致的疾病多发生于运输后第 3～7d，病猪表现中度发热（39.5～40℃），食欲不振，倦怠，经数日至数周而自愈，或恶化而死亡。

特征性病变为全身浆膜炎，其中以心包膜和胸膜肺炎发生率最高。镜检可见肺因间质水肿而增宽，并有圆形细胞浸润及纤维素渗出。支气管黏膜上皮变性、脱落，支气管周围亦有圆形细胞浸润和出血。该病与猪支原体引起的多发性浆膜炎、关节炎在临床上及病理变化上均不易区别，确诊有赖于病原菌的分离与鉴定。

3. 卫生处理 仅肺和胸膜有病理变化者，将病变部及其周围组织割除废弃，胴体和其他脏器不受限制出厂（场）。当其他器官和肌肉也有轻微病变者，应作高温处理。病情恶化而死亡者，其尸体应化制或销毁。

（七）运输热

屠畜在运输中，在过载和通风不良的车厢里，饲喂、饮水不当时，往往会出现运输热，又称为运输高温。

1. 发生原因 猪的汗腺不发达，且皮下脂肪较厚，散热困难。所以，在运输中如果条件恶劣，可造成猪只体内热量蓄积，引起体温急剧升高，出现一系列高温症状。

2. 症状和病变 大猪、肥猪表现更为明显，呼吸加快，脉搏频数，外周血管扩张，皮温增高，精神沉郁，黏膜发紫，全身颤抖，有时发生呕吐，体温可以升高达 42～43℃。运输中，往往被其他猪只挤压而死。患病猪宰后检查可见大叶性肺炎变化，小叶间隔增宽、浆液性浸润，有时出现急性肠炎。

3. 卫生处理 仅肺脏和肠管出现病变者，则废弃肺脏和肠管，其余部分不受限制出厂（场）。若出现全身性轻微病变时，胴体高温处理后出场；若全身性病变严重，则胴体化制。运输途中死亡者，到达目的地后要化制或销毁。

三、屠畜应激性疾病的预防措施

屠畜应激性疾病对屠宰加工企业可造成严重的经济损失，应采取如下综合性措施进行预防。

（一）选育和培育抗应激品种

在家畜（尤其是猪）的选育工作中，应淘汰应激敏感的种畜，选择抗应激能力强的个体作为种用。同时，在育种时也要注意选用抗应激能力强的品种作为亲本，培育抗应激能力强的家畜新品种或新品系，从根本上消除屠畜应激性疾病的病因，这是育种工作长期而艰巨的任务。

（二）加强饲养管理

要注意在饲料中添加矿物质和维生素，因为猪在受到应激刺激后，对营养的需要量大，对硒和维生素 E 需要量增多。另外，猪在高温、高湿条件下发育不良，肌肉中高能磷酸化合物少，肌红蛋白下降，促进肌肉糖原酵解，易促使体内酸度增加，所以，在饲养上应避免高温、高湿和拥挤。

（三）加强运输过程中的管理

屠畜应激性疾病可给经营者带来巨大的经济损失。为保证屠畜在运输中的安全，减少应激性因素，应在运输前备足饲草、饲料和充足的饮水，在启运前将屠畜集中一段时间，使之亲和，建立新的群体关系，装车时不要任意混群，防止咬斗和各种因素突然改变。在运输中应避免拥挤、闷热、饥饿、过劳、骚动、惊恐以及暴力驱赶等外因刺激，以减轻应激。饱食也是加剧应激反应的重要因素之一，在运输中，要严禁饲喂过饱。赶运时尽量少用电棒刺激。屠畜的调运应避开酷热天气。在调运前最好让屠畜经受一段时间的适应性训练，运输时要尽量缩短中途停车时间。生猪调运，应以生猪产地就近调运宰杀，尽量缩短运输距离。

（四）药物预防和治疗

应激衰竭期可补充皮质激素以改善循环，使血压回升，缓解休克症状；为解除乳酸过多所造成的酸中毒，可以用5% $NaHCO_3$ 静脉注射。

四、应激敏感屠畜及肉品的检验方法

（一）应激敏感屠畜的检验

1. 外观检验　病猪在外观上有一定特征，如四肢短粗、肌肉丰满、胸部过度发育、后躯过度丰满、全身过度肥胖、皮肤坚实、眼球突出、震颤、神经质、易兴奋、易恐惧和好斗，后躯和尾根易发生特征性颤抖，追赶时呼吸急促、心跳亢进，皮肤有充血斑、紫斑。检验时一般在观察外形的同时，测定其血清中磷酸肌酸激酶活性，如增高则为阳性。

2. 氟烷测定法　氟烷是一种麻醉剂。检验时用一种氟烷面具的吸入装置。先由助手保定猪只，将其腹部着地，助手坐在高脚凳上，两腿夹住猪体两侧，双手分别握住猪的两只前肢，并予以提起，术者即可将氟烷面具套住猪嘴鼻部。吸入的氟烷为1.5%～5%的高浓度，混合 O_2 1 500～2 000ml/min，观察3min。仔猪在生后21日龄和56日龄时分别检查一次，才能作出判断。如是阳性猪，则在吸入氟烷后3min时，就表现渐进性肌肉痉挛和僵硬，后躯明显强直，而氟烷阴性猪在吸入后3min不出现僵直现象。这种方法效果确实经济，近年来许多国家对不同培育品种或品系的猪进行氟烷试验，结果表明，比利时的皮特兰和长白猪阳性发生率为50%～100%，美国的汉普夏及多数地区的长白猪品系次之，而杜洛克和大约克夏的发生率较低。

3. DNA 诊断法

（1）探针检测法　DNA 探针技术应用于检测 PSS 是肉质研究领域和猪选种领域中继氟烷测验后生物技术发展上突破性成就。David Mcclennan（1992）领导的研究组研制出的能检测正常和突变兰尼受体基因（RYR1）DNA 探针，测定时取肌肉组织中 DNA 切成小段，电泳分离加入带颜色反应的 DNA 探针杂交，即能区分猪的氟烷基因型。

（2）PCR－RFLP 法　采用 PCR 扩增特定片断，扩增片断包括兰尼定受体基因的等1 843位点，经限制性内切酶切，Hha Ⅰ 可识别正常基因（HalN）序列－5GCGC3－位点，产生两条片断，电泳形成两条带，而发生基因突变的酶切位点消失，仅有一条产物带，杂合子则产生3个片断，电泳形成3条带，此法简单快速，已得到广泛应用。

（二）肉品的检验

可参考应激性疾病的症状及剖检变化进行检验。

第四节　屠畜的宰前检疫与宰前管理

屠畜的宰前管理与检疫是保证肉品卫生质量的重要环节，在贯彻执行病健隔离、病健分宰、防止肉品污染、提高肉品卫生质量和保障人民身体健康方面起着重要的作用。

一、宰前检疫的意义

屠畜的宰前检疫是对屠宰加工过程施行兽医卫生监督的重要环节之一，是控制疫情、及早消灭疫情和保证禽肉品质量的重要措施，必须予以足够的重视。

屠畜宰前检疫的意义在于：

（1）在收购和入场验收时对活屠畜进行严格的检验，可以避免购入病畜。

（2）及时发现病畜，实行病、健隔离，病、健分宰，防止疫情扩散，减轻对加工环境和产品的污染，保证产品的卫生质量。

（3）及早检出宰后检验难以检出的疾病，如破伤风、狂犬病、李氏杆菌病、脑炎、脑包虫病、肉毒中毒症及某些中毒性疾病等，一般无特殊病理变化或因解剖部位的关系，在宰后检验时常有被忽略和漏检的可能。但这些疾病具有明显而特殊的临床症状，依据其宰前的临床症状不难作出诊断。

（4）及时发现疫情，并根据商品屠畜的来源，查找到疫病的疫源地，报告当地动物防疫监督机构，可以尽快控制和扑灭疫情，保障畜牧业的发展。

二、宰前检疫的组织

（一）入厂（场）验收

入厂（场）验收的目的在于防止病畜混在健畜群中进入宰前饲养管理场。因此，必须认真把好这一关，将病畜剔除于厂（场）外。一般按以下程序进行验收。

1. 验讫证件，了解疫情　当商品屠畜运到屠宰加工企业后，在未卸车、船之前，动物检疫人员应先向押运人员索取屠畜产地动物防疫监督机构签发的检疫证明、非疫区证明及运输工具消毒证明等证件，了解产地有无疫情，并亲自到车船仔细察看畜群，核对屠畜的种类和头数。如发现数目不符或见到死畜和症状明显的屠畜时，必须认真查明原因。如果发现有疫情或有疫情可疑时，不准卸载，立即将该批屠畜转入隔离圈（栏）内，进行仔细的检查和必要的实验室诊断，确诊后根据疾病的性质按有关规定处理。

2. 视检畜群，病健分群　经上述查验认可的商品屠畜，准予卸载，并施行外貌检查。在卸载台到圈舍之间设置狭长的走廊，检疫人员在走廊旁的适当位置视检行进中屠畜的精神外貌和行走姿态，对发现有异常的屠畜，分别涂上一定的标记。在走廊的近圈端由专人把守，按所作的标记将可疑病畜移入隔离圈（栏）。

3. 逐头测温，剔除病畜　对来自农村散养的可疑屠畜，按上述检查后让其入圈（栏）安静休息，供给饮水，4h后逐头检温。将体温异常的屠畜移入隔离圈（栏）。对来自规模化养殖场的猪，按上述检查后，经休息4h可抽查检测体温，如有体温升高者，再进行逐头测温。

4. 个别诊断，按章处理　隔离出来的病畜或可疑病畜，经适当休息后，进行仔细的临床检检查，必要时辅以实验室诊断，予以确诊，然后按有关规定处理。

（二）住场查圈

入场验收合格的屠畜，在宰前饲养管理期间，检疫人员应经常深入圈（栏），对屠畜群进行静态、动态和饮食状态等的观察，以便及时发现漏检的或新发病的屠畜，作出相应的处理。

（三）送宰检验

进入宰前饲养管理场的健康屠畜，经过2d左右的休息管理后，即可送去屠宰。为了最大限度地控制病畜，在送宰之前需要再进行详细的外貌检查，没发现病畜或可疑病畜时，可开具送宰证明。

三、屠畜宰前检疫的方法

鉴于送宰的屠畜数目通常较多，待宰的时间又不能拖长，尤其在屠宰旺季，实行逐头临床检查实属困难，故生产实践中多采用群体检查和个体检查相结合的办法。其具体做法可归纳为动、静、食的观察三大环节和看、听、摸、检四大要领。

（一）群体检查

群体检查是将来自同一地区或同批的屠畜作为一组，或以圈作为一个单位进行检查。检查时可按静态、动态、饮食状态三大环节进行。

1. 静态观察　检疫人员深入到圈舍，在不惊扰屠畜使其保持自然安静的情况下，观察其精神状态、睡卧姿势、呼吸和反刍状态，注意有无咳嗽、气喘、战栗、呻吟、流涎、嗜睡和孤立一隅等反常现象。对有上述症状的屠畜标上记号。

2. 动态观察　经过静态观察后，可将屠畜哄起，观察其活动姿势，注意有无跛行、后腿麻痹、打晃跟跄、屈背弓腰和离群掉队等现象。对发现有异常的个体标上记号。

3. 饮食状态观察　在屠畜进食时，观察其采食和饮水，注意有无停食、不饮、少食、不反刍和想食又不能吞咽等异常状态。对发现异常的个体亦标上记号。

（二）个体检查

对在群体检查中被剔除的病畜和可疑病畜集中进行较详细的个体临床检查。即使已经群体检查判为健康无病的屠畜，必要时也可抽出10%作个体检查；如果发现传染病，可继续抽查10%，有时甚至全部进行个体检查。个体临床检查的方法，实践中总结为看、听、摸、检四大要领。

1. 看　观察屠畜的外貌和表现。这是一种既简便易行又非常重要的检查方法，要求检查者有敏锐的观察能力和系统检查的习惯。

（1）看精神、被毛和皮肤　健康屠畜一般精神活泼，膘肥体壮，耳目灵敏，对周围环境反应敏感，被毛整齐、光亮，而病畜被毛逆立，皮肤色泽异常，出现肿胀、皮疹或溃烂等现象。

（2）看运步姿态　屠畜运步姿态的异常，常给诊断某些疾病提供帮助。如家畜患破伤风、脑炎、脑包虫病、李氏杆菌病以及骨软症等病时，都表现出特殊的异常步态。

（3）看鼻镜和呼吸动作　在家畜处于安静状态下，查看其鼻镜或鼻盘（猪）的干湿程度，呼吸动作有无异常和困难等。

（4）看可视黏膜　注意观察眼结膜、鼻黏膜和口腔黏膜有无苍白、潮红、发绀、黄染、肿胀及分泌物流出等情况。

（5）看排泄物　注意有无便秘、腹泻、血便、血尿及血红蛋白尿等。

2. 听　可以耳朵直接听取或用听诊器间接听取屠畜体内发出的各种声音。

（1）听叫声　健康屠畜一般都有其独特的叫声，如马的欢叫声、牛的哞叫声、猪的哼哼声、羊的咩叫声等。当屠畜有病时则出现各种异常的叫声，如呻吟、磨牙、嘶哑、发哑、格格、呼噜声等。

（2）听咳嗽　咳嗽是上呼吸道和肺发生炎症时出现的一种症状，常见于鼻腔卡他、喉卡他、支气管炎、肺结核、牛肺疫、肺丝虫病等疾病。咳嗽从性质上可分为干咳与湿咳。干咳主要见于上呼吸道的炎症，如感冒咳嗽、慢性支气管炎等。湿咳见于支气管和肺部发生炎症的疾病，如牛肺疫、牛肺结核、猪肺疫和肺丝虫病等。

（3）听呼吸音　一般借助听诊器进行。听诊可以比较准确地了解肺和胸膜的机能状态。肺部主要的病理呼吸音有肺泡呼吸音增强、支气管呼吸音、干啰音、湿啰音和胸膜摩擦音等。

（4）听胃肠音　听胃肠蠕动音对诊断消化系统的疾病很有帮助。主要适用于马属动物和牛。病理性胃肠音一般有增强、减弱和消失等。

（5）听心音　检查心脏的重要方法，注意每分钟心跳次数，心音的强弱、节律和有无杂音等。主要适用于马属动物和牛羊。

3. 摸　用手触摸屠畜体各部，并结合看、听，进一步了解被检组织和器官的机能状态。

（1）摸耳和角根　触摸耳和角根，可以大概判断其体温的高低。体温变化在诊断家畜传染病上有重要的作用。

（2）摸体表皮肤　注意胸前、颌下、腹下、四肢、阴鞘及会阴部等处有无肿胀、疹块或结节，并查明其性质，如软硬度、波动感、捻发音等。

（3）摸体表淋巴结　主要是检查淋巴结的大小、形状、硬度、温度、敏感性及活动性。

（4）摸胸部和腹部　触摸时注意有无敏感或压痛。牛肺炎、猪肺疫时胸廓往往表现出敏感，腹膜炎则常有压痛。

4. 检　重点是检测体温。体温的升高或降低，是屠畜患病的重要标志。最常用的是体温计，也可采用半导体点温计。

以上介绍的宰前检验方法实际上就是一般临床诊断方法。在具体检验时，对不同种类的屠畜，着眼点有所侧重。特别是对一些重要的疫病，必须给予包括特种诊断方法在内的详细检查，如猪囊尾蚴病的开口检查、牛羊布鲁氏菌病的血清学检查、牛结核病的结核菌素皮内试验和马鼻疽的鼻疽菌素点眼试验等。

四、屠畜宰前检疫后的处理

经过宰前检疫的屠畜，根据其健康状况及疾病的性质和程度，进行以下处理：

（一）准宰

经宰前检疫，凡是健康、符合卫生质量和商品规格的屠畜，准予屠宰。

（二）急宰

确诊为无碍肉食卫生的普通病患畜，以及一般性传染病屠畜而有死亡危险时，可随即签发急宰证明书，送往急宰车间急宰。

（三）缓宰

经宰前检疫，确认为一般性传染病和普通病，且有治愈希望者，或疑似传染病而未确诊的屠畜应予以缓宰。但必须考虑有无隔离条件和消毒设备，以及经济上是否合算等因素。

（四）禁宰

凡是危害性大而且目前防治困难的疫病，或急性烈性传染病，或重要的人畜共患病，以及国外有而国内无或国内已经消灭的疫病均按下述办法处理。

（1）经宰前检疫发现口蹄疫、猪水疱病、猪瘟、非洲猪瘟、非洲马瘟、牛瘟、牛传染性胸膜肺炎、牛海绵状脑病、绵羊梅迪/维斯那病、痒病、蓝舌病、小反当兽疫、绵羊痘和山羊痘、高致病性禽流感、鸡新城疫等疫病时，禁止屠宰，禁止调运屠畜及其产品，采取紧急防疫措施，并向当地农牧主管部门报告疫情。病畜和同群屠畜用密闭运输工具送至指定地点，用不放血的方法扑杀，尸体销毁。病畜所污染的用具、器械、场地进行彻底消毒。

（2）经宰前检疫发现炭疽、鼻疽、狂犬病、马传染性贫血、钩端螺旋体病、布鲁氏菌病、结核病、急性猪丹毒、猪囊尾蚴、野兔热等疫病及其他严重危害人畜健康的病害动物及疑似病畜时，采取不放血的方法扑杀、销毁处理。

（五）疫情报告

宰前检疫的结果及处理情况应做记录留档。发现新的传染病特别是烈性传染病时，检疫人员必须及时向当地和产地兽医防检机构报告疫情，以便及时采取防治措施。

五、屠畜的宰前管理

（一）休息管理

1. 宰前休息管理的意义

（1）降低宰后肉品的带菌率　屠畜经过长途运输后，必然疲劳，机体的代谢活动发生紊乱，致使抵抗力低。此时，肠道内某些条件致病菌大量繁殖，并乘机进入血液循环，再向肌肉和其他组织转移。如果不经休息就屠宰加工，宰后肉品的带菌率较高（可达50%）。若使其休息48h后屠宰，肉品带菌率可降至正常水平（10%以下）。

（2）增加肌糖原的含量　运输途中由于环境和饲养管理条件骤变，以及因运输造成屠畜的精神紧张与恐惧，均会使肌肉中的糖原含量降低，经过适当的休息，可恢复其糖原含量，提高肉的品质和耐藏性。

（3）排出机体内过多的代谢产物　经过长途运输，屠畜体内的代谢产物增多，并蓄积在体内，如果不能在宰前排出体外，将影响宰后肉的质量。适当休息可使屠畜体内过多的代谢产物排出，提高肉品的质量。

2. 宰前休息的时间　经长途运输后的屠畜，宰前休息时间一般为24～48h，即可达到宰前休息的目的。

（二）停饲管理

1. 宰前停饲管理的意义

（1）可以节约大量饲料　进入屠畜胃肠内的饲料，需经数小时至十几小时后才能被消化和吸收。宰前一定时间内停止供食，可避免大量饲料的浪费。

（2）有利于提高肉的质量　轻度饥饿可促使肝糖原分解为葡萄糖，并通过血液循环分布全身，肌肉的含糖量得以增高，有利于肉的成熟，从而提高肉的品质。

（3）有利于屠宰加工的操作　停饲可使胃肠内容物减少，以利于屠宰加工，减少划破肠管的机会，避免胴体受到肠内容物的污染。

（4）有利于放血充分　停饲期间供给充分的饮水，直至送宰前3h。这样可使血液变稀，有利于放血充分，提高肉品的耐藏性。

2. 宰前停饲的时间

宰前停饲时间，猪为12h，牛羊为24h。停饲时间不宜过长，以免引起骚动。停饲期间必须保证充分的饮水，直至宰前2～3h。

（三）淋浴管理

在候宰间的一角装置淋浴设备，将猪只赶至候宰间的淋浴室内，喷淋猪体2～3min，以清除体表的污物，保证屠宰时清洁卫生。

1. 淋浴的卫生意义

（1）放血前给猪进行淋浴，可清洁体表，去除污物，减少胴体在加工过程中肉品的污染。

（2）淋浴可使猪趋于安静，促进血液循环，保证取得良好的放血效果。

（3）淋浴可浸湿猪体表，提高电麻效果。

2. 淋浴注意事项

（1）淋浴时水的流速不应过急，应如毛毛细雨，使猪有舒适的感觉，促使外周毛细血管收缩，便于放血充分。

（2）应在不同角度、不同方向设置喷头，以保证体表冲洗完全。

（3）淋浴水温在夏季以20℃为宜，冬季以25℃为宜，温度不宜过低或过高，否则，对肉的质量带来不良影响。

（4）淋浴时间以能使猪体表面污物洗净为度，不宜时间过长。小的屠宰场没有淋浴设施时，可用胶皮管接上喷头进行人工喷洗。

第五节　屠宰加工过程的兽医卫生监督

屠宰加工过程的卫生状况与肉品的卫生质量关系密切。为了获得高质量合乎卫生要求的肉类产品，必须加强屠宰加工各环节的兽医卫生监督。

一、屠宰加工工艺及卫生监督

肉用畜类屠宰加工的程序为致昏、放血、剥皮（煺毛）、开膛、劈半、胴体整修、内脏整理等（图2-1）。猪的屠宰过程不得超过45min，从放血到摘取内脏不得超过30min。

（一）致昏

致昏是为实施文明屠宰，提高动物福利而采取的措施，即在牲畜淋浴之后，屠宰放血之前，应用物理（如机械、电击）或化学（吸入CO_2）的方法，使屠畜在宰前短时间内处于昏迷状态，谓之致昏。在放血前，都应予以致昏。致昏的目的是使屠畜暂时失去知觉，

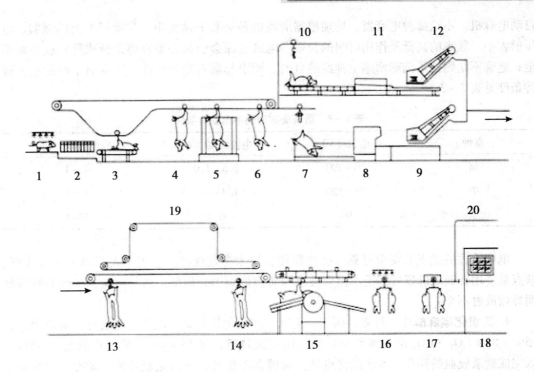

图2-1 猪屠宰加工工艺

1. 淋浴；2. 限位致昏；3. 套脚提升；4. 刺杀放血；5. 清洗猪身；6. 头部检验；7. 落猪浸烫；8. 刨毛；9. 刮毛修整提升；10. 卸猪预剥；11. 剥皮；12. 修整提升；13. 开膛取内脏及胴体检验；14. 割头蹄；15. 劈半；16. 冲洗复检；17. 过磅；18. 入库；19. 内脏同步检验与清洗；20. 入分割肉

减少痛苦和挣扎，保证屠宰操作有序进行，并可减少糖原消耗，为宰后肉的成熟提供良好条件。

致昏的方法有许多种，选用时以操作简便、安全，既符合卫生要求，又保证肉品质量为原则。常用的方法有以下几种：

1. 刺昏法 适用于牛，现很少采用。具体方法是用匕首或尖刀经枕骨与第1颈椎间孔刺入，破坏脑与脊髓的联系，造成瘫痪，以减轻屠畜宰杀时的痛感。其优点在于无需复杂设备，操作简便，易于掌握。缺点是刺伤过重时，可伤及呼吸中枢、血管运动中枢，导致呼吸立即停止或血压下降，影响放血效果，有时会出现早死。

2. 锤击法 主要用于屠宰牛。该法是用长柄木锤或棍棒，猛击屠畜前额部或颞部，使屠畜发生脑震荡而丧失知觉。打击时力量应适当，以不打破头骨和致死为原则，仅使屠畜失去知觉为度。此时运动中枢依然完好，屠畜肌肉呈痉挛性收缩，有利于宰杀放血。本法的主要缺点是：安全性不高，当打击不准或力量过轻时，易引起屠畜惊恐、逃窜，甚至伤人毁物；此外，劳动强度大，有时在锤击部位出现血肿。现已被废止。

3. 电麻法 电麻法是目前广泛用于各种屠畜的一种致昏法。电麻时电流通过脑部，造成癫痫状态，屠畜心跳加剧，全身肌肉高度痉挛，能得到良好的放血效果。电麻的致昏效果与电流强度、电压大小、频率高低以及作用部位和时间有很大关系。

电麻时使用的设备，因屠畜种类而不同。一种是手提式电麻器或电麻头钳，另一种是自动电麻机。不论哪种电麻器，均须根据屠畜的种类和个体大小，掌握好电流的强弱、电压的大小、频率的高低及作用时间的长短。电麻过深会引起心脏麻痹，造成死亡或放血不全；电麻不足则达不到麻痹感觉神经的目的，而引起屠畜剧烈挣扎。屠畜屠宰时的电击致昏条件见表2-3。

表2-3 屠畜屠宰时的电击致昏条件

畜种	电压（V）	电流强度（A）	麻电时间（s）
猪	70~100	0.5~1.0	1~4
牛	75~120	1.0~1.5	5~8
羊	90	0.2	3~4

电麻致昏的优点是安全可靠，操作简便，技术参数规范，适用于大规模流水线生产。缺点是使用普通电麻器常因毛细血管破裂和肌肉撕裂引起局部淤血、出血，或因心脏麻痹而导致放血不全。

4. 二氧化碳麻醉法 丹麦、西德、美国、加拿大等国应用该法。此法是使屠畜通过含65%~85% CO_2（CO_2由干冰发生）的密闭室或隧道，经15~45s，使屠畜麻醉2~3min，以完成刺杀放血的操作。本法的优点是：对屠畜无伤害，屠畜无紧张感，无噪音，可减少屠畜体内糖原消耗；致昏程度深而可靠，操作安全，生产效率高；呼吸加快，心跳不受影响，放血良好；宰后肉的pH值较电麻法低而稳定，利于保存；肌肉、器官出血少。利用CO_2击晕能大幅度降低PSE肉的产生，减少肌肉出现淤血和血斑现象。缺点是工作人员不能进入麻醉室，设备成本高，CO_2浓度过高时能造成屠畜死亡。

（二）刺杀放血

刺杀放血是用刀刺入屠畜体内，割破血管或心脏使血液流出体外，造成屠畜死亡的屠宰操作环节。刺杀放血须在屠畜致昏后立即进行，不得超过30s。屠体放血程度是肉品质量的重要指标。放血完全的胴体，肉质鲜嫩，色泽鲜亮，含水量少，保存期长。放血不完全的胴体，色泽深暗，含水量高，易造成微生物的生长繁殖，容易发生腐败变质，不耐久藏。为了使放血良好，刺杀放血应由指定的熟练操作工来完成。

1. 放血方式 放血的方式分倒挂放血与卧式放血两种。从卫生学角度看，倒挂屠体，放血良好，且利于随后的加工。

2. 放血方法

（1）切颈法 即伊斯兰教屠宰法，多用于屠宰牛、羊，适用于信仰伊斯兰教的少数民族。方法是在屠畜头颈交界处的腹侧面作横向切开，切断颈静脉、颈动脉、气管、食管和部分软组织，使血液从切面流出。这种方法的优点是放血较快，屠畜很快死亡，缩短了垂死挣扎的时间。缺点是同时切断了食管和气管，胃内容物常经食道流出，污染切口，甚至被吸入肺脏。

（2）切断颈部血管法 即切断颈动脉和颈静脉，是目前广泛采用的一种放血方法。牛的刺杀部位在颈中线距胸骨16~20cm处下刀，刀尖斜向上方刺入30~35cm，随即向外侧偏转抽刀，切断血管。羊的刺杀部位在下颌角稍后处横向刺穿颈部，切断颈动脉和颈静脉，而不伤及食道。猪的刺杀部位，在颈与躯干分界处的中线偏右约1cm处，也可在颈部第 1 肋骨水平线下 3.5~4.5cm 处。刺杀时刀尖向上，刀刃与猪体成 15°~20°，杀口以 3~4cm 为宜，不得超过 5cm（以上部位描述均以倒挂垂直的屠宰方式为准）。沥血时间：牛需 8~10min，羊 5~6min，猪 6~10min。

这是目前生产中广泛采用的方法。其优点是杀口小，可减少烫毛池水的污染，不伤及心脏，心脏保持收缩功能，有利于充分放血，操作简便安全。缺点是杀口较小，如控血时间过短，容易造成放血不全，因此，放血轨道和接血池应具有足够的长度，以保证充分放血。

（3）心脏刺杀放血法　该法损伤心脏，影响心脏收缩功能，导致放血不全，现已经废止心脏穿刺放血法。

（4）真空刀放血法　国外已广泛采用，国内也有应用真空放血设备，进行血液深加工综合利用。所用工具是一种具有抽气装置的特制"空心刀"。放血时，将刀插入事先在颈部沿气管做好的皮肤切口，经过第 1 对肋骨中间直向右心插入，血液即通过刀刃孔隙、刀柄腔道沿橡皮管流入容器中。用真空刀放血可以获得可供食用或医疗用的血液，可提高其利用价值。真空刀放血虽刺伤心脏，但因有真空抽气装置，放血仍然良好。

（三）剥皮或煺毛

1. 剥皮　剥皮分垂直与横卧两种方式，垂直式剥皮多用于大家畜，剥皮是屠畜解体的第一步，应力求仔细，避免损伤皮张和胴体。在整个操作过程中，要防止污物、皮毛等玷污胴体，有条件的企业应尽量采用机械操作。

2. 煺毛　脱去胴体表面被毛，是加工带皮猪胴体的工序。操作中必须掌握好水温和浸烫时间。烫池水温以 60~63℃ 为宜，浸烫时间为 5~7min。浸烫时应不断翻动猪体，使其受热均匀，防止"烫生"或"烫老"。刮毛力求干净。使用打毛机时，机内淋浴水温应掌握在 30℃ 左右，不得打断肋骨、伤及皮下脂肪。禁止吹气、打气刮毛和用松香拔毛。烫池水每班更换一次，取缔清水池，采用冷水喷淋降温净体。

目前采用的先进方法是吊挂烫毛煺毛。该方法从刺杀放血到烫毛都是吊挂进行，屠体不脱钩。烫毛时使吊挂的屠体进入隧道，用 62~63℃ 热水喷淋或用蒸汽烫洗达到烫毛的目的。隧道的后段，设有打毛装置。这种方法可以保证流水线的平稳运行，又可避免反复摘挂钩的麻烦，劳动强度小，工作效率高。

刮毛后，为清除留在屠体上的残毛或茸毛，必须施行燎毛或刮黑处理。在先进的大型肉联厂，上述处理是通过燎毛炉和刮黑机完成的。燎毛炉内温度高达 1 700℃，屠体在炉内停留约 12s 即可将体表残毛烧掉，屠体表皮的角质层和透明层也被火烧焦。进入刮黑机，刮去大部分烧焦的皮屑层。然后再通过擦净机械和干刮设备，将屠体修刮干净。最后将屠体送入干燥的清洁区做进一步的加工。这套设备效果很好，但工艺要求复杂，费用较高，故一些中小型屠宰加工厂仍多采用酒精喷灯燎毛、手工修刮的方法。不论采用何种工艺，都必须达到脱净残毛且不损伤皮肤的要求。

（四）开膛与去内脏

1. 开膛　所谓开膛是指剖开屠体胸腹腔操作工序。开膛要在剥皮或脱毛之后立即进行，从放血到开膛不得超过 30min。延缓开膛会造成某些脏器的自溶分解，还会降低内分泌腺的生物效价，尤其是能使肠道微生物向其他脏器和肌肉转移，从而降低肉品的质量。

开膛时应沿腹部中线剖开，切忌划破胃肠、膀胱和胆囊。胴体如被胃肠内容物、尿液或胆汁污染，则应立即冲洗干净，另行处理。胃肠内容物的污染往往是胴体带染沙门氏菌、链球菌和其他肠道致病菌的主要来源。

2. 去内脏 又称为净膛，去内脏要求做到摘除的内脏不落地。

取"白下水"（胃、肠、脾）：操作人员用左手将小肠与胃的大弯头及脾脏一把抓住，左手持刀靠肾脏处下刀（肾脏留在肉尸上），将肠系膜连同胃肠等割离屠体，并割断韧带及食道，不得刺破胃肠。

取"红下水"（心、肝、肺）：操作人员用左手抓肝，右手握刀，割开两边横隔膜，左手顺势将肝下拉，右手持刀将连接胸腔和颈部的韧带割断，并从舌根会厌软骨处割断气管（带喉头）和食管，取出脏器。保持心、肝、肺、胆等器官完整。

摘除的"红下水"和"白下水"应妥善放置并接受检验。

（五）去头蹄与劈半

1. 去头蹄 从环枕关节、腕关节和跗关节分别卸下头蹄，这是屠畜净膛后的一道工序。操作中注意切口整齐，避免出现骨屑。

2. 劈半 沿脊椎正中将胴体劈成对称的两半（半胴体）。去头蹄之后，肥猪和大动物的胴体须施行劈半，劈半以劈开脊柱管暴露脊髓为好。劈面要平整、正直，不得弯曲或劈断、劈碎脊椎。由于猪皮下脂肪较厚，劈半时要先沿脊柱切开皮肤及皮下软组织（即描脊）。劈半所用工具，除手工操作的砍刀外，目前国内广泛使用的是手持式电锯与桥式电锯。

牛胴体劈半后，尚须沿最后肋骨后缘将半胴体再分割为前后两部分，使成"四分体"。羊、狗的胴体较小，一般不进行劈半。对胴体施行劈半，既便于检验和运输，又利于冷冻加工和冷藏堆垛。

（六）胴体修整

胴体修整是清除胴体表面各种污物，修割掉胴体上的病变组织、损伤组织及游离组织，摘除有碍食肉卫生的甲状腺、肾上腺和病变淋巴结（称为"三腺"）。同时还要对胴体进行修削整形，使胴体具有完好商品形象的加工操作。修整分湿修和干修两种。

1. 湿修 湿修时，最好使用有一定压力的温热水冲刷，将附着在胴体表面的毛、血、粪等污物冲洗干净。对于牛、羊胴体，只冲洗胸腹腔，不宜冲洗外表，因其皮下脂肪少，肌肉吸附水分后会影响肉表面"干膜"的形成，容易发生变质。

2. 干修 干修时，应将附于胴体表面的碎屑和余水除去，修整颈部和腹壁的游离缘，割除伤痕、脓疡、斑点、淤血部以及残留的膈肌、游离的脂肪，摘除甲状腺、肾上腺和病变淋巴结。修整好的胴体要达到无血、无粪、无毛、无污物，具有良好的商品外观。修割下来的肉屑或废弃物，应收集在容器内，严禁乱扔。

（七）内脏整理

摘出的内脏经检验后要立即送往内脏整理车间进行整理加工，不得积压。割取胃时，食管和十二指肠要留有适当的长度，防止胃内容物流出。分离肠管时，切忌撕裂，应小心摘除附着的脂肪组织和胰脏，除去淋巴结及寄生虫。要在指定地点的工作台上翻肠倒肚，胃肠内容物须集中在容器内。洗净后的内脏应迅速处理或冷却，不得长期堆放。内脏整理车间要保证充足的供水。

（八）皮张和鬃毛整理

皮张和鬃毛是有价值的工业原料，要及时整理收集。皮张整理时，应首先抽取尾皮，刮去血污、皮肌和脂肪，然后送往皮张加工车间做进一步加工，不得堆放或日晒，以免变质。

鬃毛的整理，应除去混杂的皮屑，应按毛色调整，及时运出车间，选择适当地点摊开晾晒，待干后进一步加工。

二、屠宰加工车间的卫生管理

屠宰加工车间及其生产过程的卫生状况，对产品的卫生质量影响极大。除建筑设计时的卫生要求外，车间及生产过程还必须达到下列卫生要求。

（1）屠宰加工车间门口设与门等宽的消毒池，池内的消毒药液要经常保持其应有的药效，出入人员必须从中走过。

（2）车间有充足的自然光线或无色灯光线，冬季应配备除雾、除湿设备。

（3）车间地面、墙裙、设备、工具经常保持清洁，每天生产结束时，用热水洗刷。

（4）除紧急消毒外，每周用2%热碱水消毒一次，刀具污染后立即用82℃以上热水消毒。

（5）车间内设备和用具要坚固耐用，便于清洗消毒，

（6）烫池水在工作负荷量大时，4h更换一次，清水池的水保持流动。

（7）废弃品及时妥善处理，严禁喂猫、犬。

（8）禁止闲人进入车间。参观人员进入车间，须有专人带领并穿戴专用衣、帽、靴，不得随意触摸产品、用具和废弃物。

三、生产人员的个人卫生与防护

为了防止肉品污染，以及保证屠宰加工从业人员的身体健康，在屠宰加工及生产过程中必须做好生产人员的个人卫生与卫生防护。

（1）对生产人员的健康要求　在职人员应每半年进行一次健康检查。招收的新工人，体检合格后方可参加生产。凡患有开放性或活动性肺结核、传染性肝炎、肠道传染病、化脓性皮肤病的患者，均要调离或停止其从事肉食生产的工作，治愈后才能恢复工作。

（2）对生产人员的卫生要求　所有从业人员都要保持良好的卫生素养，要勤洗澡、勤换衣、勤剪指甲。进入车间要穿戴清洁的工作服、口罩、胶靴。禁止在车间内更衣。从业人员在非工作期间不得穿工作服和胶靴。车间内不准进食、饮水、吸烟。不许对着产品咳嗽、打喷嚏。饭前、便后、工作前后要洗手。

（3）生产人员的的个人防护　与水接触较多的工人应穿不透水的衣裤，并配给护肤油膏。急宰间工作人员要配戴平光无色眼镜，配给乳胶手套、外罩及线手套。所有从业人员定期进行必要的预防注射和卫生护理。

第六节　屠畜宰后的兽医卫生检验

屠畜的宰后检验是应用兽医病理学知识和试验诊断技术，依照规定的检疫项目、标准

和方法，对解体后的胴体和内脏进行检验及综合性卫生评价。其主要目的在于发现患有疫病或有害于公共卫生的其他疾病的胴体、脏器及组织，继而依照有关的规定对这些有害的动物产品和废弃物进行无害化处理，以确保肉类食品的卫生质量。由于宰前检疫只能检出那些症状明显或体温升高的病畜和可疑病畜，而对于那些缺乏明显临床症状，特别是处于发病初期或潜伏期的病畜一般无法检出，只有在宰后对胴体、脏器进行病理学检验和必要的实验室检验时，才能检出。因此，宰后检验是兽医卫生检验的重要环节，是宰前检疫的继续和补充，是保证肉品卫生质量，保障食用者的食肉安全和健康，防止人畜共患病和动物疫病病原传播和扩散的重要措施。

屠畜的宰后检验不同于一般尸体剖检，是在快速流水作业的条件下进行的，因此要求兽医卫生检验人员掌握好兽医病理解剖学知识和有关专业知识，研究和掌握屠畜可能出现的处于不同病变阶段的特有变化，在屠宰加工过程中，按规定的程序及操作要求完成检验任务。

一、宰后检验剖验淋巴结的意义

淋巴结属于外周淋巴器官，具有免疫和防御机能，并能以其所呈现出的相应的病理学变化为检验者提供诊断疾病的依据。

淋巴结具有的"细胞免疫反应"和"体液免疫反应"功能及网状结构的特点，使其起到机体滤过外来抗原物质的作用，而且它还能反映出病原体侵入机体的途径、程度以及性质。

因为机体各组织器官的淋巴液，都是由淋巴管汇集到附近的局部淋巴结，而每个淋巴结又都有一定的管辖区，只要该区内出现异物时，在几十秒或 1~2min 内就会被带进该淋巴结。所以当机体某个部位受到侵害时，其病原微生物很快被局部淋巴结所阻留，并由巨噬细胞加以吞噬、阻截或清除，成为阻止病原扩散的直接屏障。由于病原的刺激，淋巴结内的免疫活性细胞可迅速增殖，引起局部淋巴结体积增大。如果病原毒力较强，淋巴结除肿大外，还可出现一些其他病理变化。因此，局部淋巴结的病理变化是其管辖区发生感染的首要标志。局部淋巴结一旦不能阻截或清除这些病原微生物时，病原又循该淋巴结流向继续蔓延，在其他部位引起新的病变。如果不同部位的多数淋巴结出现病变，说明疾病已经全身化。

在病原微生物的作用下，淋巴结不仅呈现出相应的病理变化，而且不同起源的病理学过程，往往在淋巴结中形成特殊的具有诊断意义的特征性病理变化。例如，炭疽杆菌侵袭机体时，相应部位的淋巴结显著肿大，淋巴结切面往往呈砖红色，流出多量黄色或红色汁液，并有暗红色出血点和坏死灶。因外伤引起水肿时，淋巴结稍肿大，色泽正常，切面有时出现小而弥漫性的红润区。因心力衰竭引起慢性水肿过程时，淋巴结无明显变化。

由此可见，淋巴系统尤其是淋巴结在肉品检验中可以较准确、迅速地反映屠体的病理变化状况，在宰后检验中具有极为重要的意义。

二、淋巴结的常见病变

在病原微生物等因素作用下，淋巴结出现相应的病理变化，有时形成特殊的病理形态学征象，可作为诊断疾病、肉品卫生评价及卫生处理的重要依据。宰后检验常见淋巴结病变有以下几种：

1. 充血 淋巴结轻度肿胀、发硬、变红、切面潮红，按压时见有血液渗出。见于炎症初期。

2. 水肿 淋巴结肿大，富有光泽，弹性降低，被膜紧张，触如面团，切面苍白隆凸，质地松软，并流出多量透明淋巴液。多见于炎症初期，称为炎性水肿。

3. 浆液性炎 淋巴结显著肿大变软、切面红润或有出血，按压时流出多量黄色或淡红色浑浊液汁。多见于急性传染病，尤其是伴有大量毒素形成的病原性感染。

4. 出血性炎 淋巴结肿大，富有光泽，深红至黑红色。切面稍隆起，呈现深红至黑红与灰白相间的大理石样花纹。多见于急性传染病。不同疾病，各有一定的特征性病变。例如，猪炭疽时淋巴结出血，呈砖红色，并散在有污灰色的坏死灶，质硬，周围常有少量的胶样浸润；猪肺疫时，有明显的水肿，切面流出大量的液体；猪瘟时淋巴结切面无液体流出，但出血程度比较严重，可呈现红白相间的大理石花纹。

5. 化脓性炎 淋巴结多柔软，表面或切面有大小不等的黄白色化脓灶，按压时流出脓汁，有时整个淋巴结形成一个脓包。多为继发病变，见于脓毒败血性疾病。其病原菌多为双球菌、链球菌和棒状杆菌等化脓菌。

6. 急性增生性炎 淋巴结肿大、松软，切面隆凸、多汁，呈灰白色混浊、颗粒状，外观如脑髓，故有"髓样变"之称。实质内常有黄白色小坏死点。多见于急性、亚急性传染病，如猪副伤寒、猪气喘病等。

7. 慢性增生性炎 间质中有成纤维细胞、淋巴细胞、血管内皮细胞、浆细胞等增生形成的肉芽组织。淋巴结体积显著增大，质地坚实，表面凸凹不平，切面呈灰白色，组织结构致密。多见于慢性经过的传染病。

8. 特异性增生性炎 某些特异性病原微生物所致的一种肉芽肿性炎症或传染性肉芽肿，淋巴结肿大、坚硬，切面灰白，可见有粟粒大至蚕豆大的结节，其中心坏死，呈干酪样，往往间有钙盐颗粒。见于结核、鼻疽、放线菌和布鲁氏菌病等。

此外，淋巴结还有纤维素性炎症、坏疽性（腐败性）炎症、色素沉着、肿瘤、寄生虫等病理变化。

三、宰后检验被检淋巴结的选择

屠畜体内的淋巴结数目很多，猪约有 190 多个，牛羊约有 300 多个，马有 18 000 多个（绝大多数分布在肠系膜和肠壁），分布很广，它们从组织汇集淋巴液的情况又错综复杂，在宰后检验时，不可能也没有必要剖验所有的淋巴结，因此必须有所选择。选择被检淋巴结的基本原则是首先选择收集淋巴液范围较广的淋巴结；其次选择位于浅表和便于剖检的淋巴结；其三是选择能反映特定病理过程的淋巴结。

由于各淋巴结输入与输出管的分布是互相交错的，一个局部组织的淋巴液往往同时被两个或几个淋巴结所收集，并分别向不同的淋巴结输出。组织和器官淋巴液的循环径路尽管错综复杂，但仍有主要和次要的区别。在选择被检淋巴结时，应着眼于它们的主要流向。

（一）猪被检淋巴结的选择

1. 猪头部被检淋巴结的选择 猪头部常用的被检淋巴结有颌下淋巴结、腮淋巴结、咽后外侧淋巴结和咽后内侧淋巴结（图 2-2）。

（1）颌下淋巴结（Lymphonodus mandibularis）　位于下颌间隙，左右下颌角下缘内侧，颌下腺的前方，大小2～3cm×1.5～2.5cm。主要收集下颌部皮肤和肌肉以及舌、扁桃体、颊、鼻腔前部和唇等组织的淋巴液。其输出管一方面直接走向咽后外侧淋巴结，另一方面经由颈浅腹侧淋巴结，将汇集的淋巴液输入颈浅背侧淋巴结。

（2）腮淋巴结（LN. parotideus）　位于下颌关节的后下方，被腮腺前缘覆盖，长1～2cm。汇集面部、吻突、上唇、颊、腮腺、颌下腺、耳内侧、眼睑的皮肤和肌肉等头上部各组织的淋巴液；输出管走向咽后外侧淋巴结。

（3）咽后外侧淋巴结（LN. retropharyngeus lateralis）　位于腮腺背侧后缘，紧靠腮淋巴结的后方，部分或完全被腮腺背侧端覆盖，长条形，长1～2.5cm。汇集除上述两组淋巴结的淋巴液外，还直接收集头部多数部位的淋巴液，尤其是上述各淋巴结未收集或收集不到的部位（如口部的皮肤、外耳、腮腺、咽喉、腭、扁桃体等）。输出管主要走向颈浅背侧淋巴结，少数走向咽后内侧淋巴结。

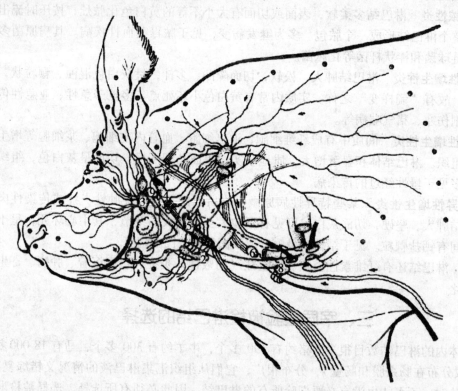

图2-2　猪头颈部淋巴流向及淋巴结的分布图
1. 颌下淋巴结；2. 颌下副淋巴结；3. 腮淋巴结；4. 咽后外侧淋巴结；5. 颈浅腹侧淋巴结；6. 颈浅中淋巴结；7. 颈浅背侧淋巴结；8. 颈后淋巴结；9. 咽后内侧淋巴结

（4）咽后内侧淋巴结（LN. retropharyngeus medialis）　位于咽喉的背外侧、舌骨枝间，与另一同名淋巴结相并列，大小为2～3cm×1.5cm。主要汇集舌根及整个舌的深部、咬肌、头颈深部肌肉及腭、咽喉、扁桃体等部位的淋巴液；输出管直接走向气管淋巴导管。

以上各淋巴结中，咽后外侧淋巴结是较为理想的一组可选淋巴结，但是在屠宰解体时常被割破或留在胴体上，并且该部位易受血液污染，不易检查。该淋巴结的输出管走向颈浅背侧淋巴结，其受到侵害时，颈浅背侧淋巴结也会有一定程度的变化。另外，猪炭疽和结核病变经常局限在头部的某些淋巴结内，主要是颌下淋巴结。所以，颌下淋巴结是猪头部必须剖检的淋巴结。必要时，可剖检头部其他几组淋巴结作为辅助检查。

2. 猪体前半部被检淋巴结的选择 猪体前半部（第 11 肋骨以前）主要有颈浅和颈深两个淋巴结群（图 2 - 2）。

（1）颈浅淋巴结（LN. cervicalis superficialis）分背、中、腹三组。它们基本上汇集了猪头颈部、胴体前半部深层和浅层组织的淋巴液。

①背侧组 颈浅背侧淋巴结，又名肩前淋巴结，位于肩关节的前上方，肩胛横突肌和斜方肌的下面，长 3 ~ 4cm。主要汇集整个头部、颈上部、前肢上部、肩胛与肩背部的皮肤、深浅层肌肉和骨骼、肋胸壁上部与腹壁前部上 1/3 处组织的淋巴液。

②中间组和腹侧组 分别位于锁枕肌的下方，颈静脉的背侧和肩关节至腮腺之间的颈静脉沟内，沿锁枕肌前缘分布，上方几乎与咽后外侧淋巴结毗邻，下方与颌下副淋巴结邻近。主要汇集颈中部与下部组织、躯体前部和前肢、胸廓肌肉和骨骼以及腹壁前半部下1/3部分组织的淋巴液。

颈浅淋巴结汇集的淋巴液，都经由颈浅背侧淋巴结输入气管淋巴导管。由此看来，颈浅背侧淋巴结汇集了猪体前半部绝大部分组织的淋巴液，其余部分的淋巴液，由颈深淋巴结收集。

（2）颈深淋巴结（LN. cervicalis profundi）有前、中、后三组，沿气管分布，从喉的后方延伸到胸腔入口处。汇集头颈深部组织及前肢大部分组织的淋巴液。其中以颈深后淋巴结较为重要，因为它不仅汇集前、中两组淋巴结来的淋巴液，还汇集前肢绝大部分组织的淋巴液，再加上猪没有腋淋巴结和肋间淋巴结，这两组淋巴结的机能由此淋巴结执行，输出管直接走向气管淋巴导管。

猪体前半部最具有剖检意义的淋巴结是颈浅背侧淋巴结和颈深后淋巴结。

3. 猪体后半部被检淋巴结的选择 胴体后半部的淋巴结主要有腹股沟浅淋巴结、腹股沟深淋巴结、髂淋巴结、髂下淋巴结和腘淋巴结（图 2 - 3、图 2 - 4）。

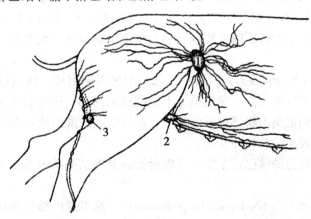

图 2 - 3 猪体后半部淋巴结分布及淋巴流向图
1. 髂下淋巴结；2. 腹股沟浅淋巴结；3. 腘淋巴结

（1）**髂下淋巴结**（LN. subiliacus） 位于髋关节和膝关节连线之间，股阔筋膜张肌前

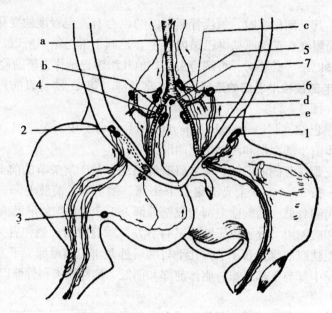

图2-4　猪体后半部淋巴结分布及淋巴流向示意图

1. 髂下淋巴结；2. 腹股沟浅淋巴结；3. 腘淋巴结；4. 腹股沟深淋巴结；5. 髂内淋巴结；6. 髂外淋巴结；7. 荐淋巴结；a. 腹主动脉；b、e. 髂外动脉 c. 旋髂深动脉；d. 旋髂深动脉分支

注：1. 右后肢为表层淋巴管，左后肢为深层淋巴管；

2. 猪体左右两侧的淋巴结皆对称分布，其淋巴管走向也相对应，本图为求简明，仅标明一侧。

缘的中部，呈扁椭圆形，长 4~5cm×2cm，包埋于脂肪内。收集第11肋骨以后，膝关节以上，整个后半躯上部、两侧和后部皮肤及表层肌肉的淋巴液。

（2）腹股沟浅淋巴结（LN. inguinalis superficialis）　母猪又名乳房淋巴结（LN. suprama-mmarici），位于最后一个乳头稍后上方，大小 3~8cm×1~2cm。收集猪体后半部下方和侧方的表层组织包括腹壁皮肤、后肢外侧内侧皮肤、腹直肌、乳房、外生殖器官的淋巴液。

（3）腘淋巴结（LN. popliteus）　由深、浅两组淋巴结组成。浅组位于股二头肌与半腱肌之间，跟腱后的皮下组织内；深组位于上述两肌的深部，腓肠肌上端后方。宰后检验主要检查浅层组，它们汇集小腿部以下的深层和浅层组织的淋巴液。在后腿肌肉发生水肿时，此淋巴结也会出现相应的病理变化。

以上三组淋巴结收集的淋巴液主要汇入腹股沟深淋巴结或髂内淋巴结，少数汇入髂外淋巴结和荐淋巴结。

（4）腹股沟深淋巴结（LN. inguinalis profundus）　这组淋巴结往往缺无或并入髂内淋巴结。一般分布在髂外动脉分出旋髂深动脉后，进入股管以前的一段血管旁，有时靠近旋髂深动脉起始处，甚至与髂内淋巴结连在一起。其作用没有髂内淋巴结重要，其输出管走向髂内淋巴结。

（5）髂淋巴结（LN. iliaci）　分髂内和髂外两组。髂内淋巴结（LN. iliaci medialis）位

于旋髂深动脉起始部前方，腹主动脉分出髂外动脉处的附近。髂外淋巴结（LN. iliaci late-ralis）位于旋髂深动脉前后两支的分叉处。两组汇集淋巴液的部位基本相同，并将收集的淋巴液，大部分经由髂内淋巴结输入乳糜池，其余部分由髂外淋巴结直接输入乳糜池。髂内淋巴结除汇集腹股沟浅淋巴结、腹股沟深淋巴结、髂下淋巴结、腘淋巴结、腹下和荐外侧淋巴结的淋巴液外，还直接汇集腰部骨骼和肌肉、腹壁和后肢的淋巴液，是猪体后半部最重要的淋巴结。

综上所述，猪宰后检验时，最具剖检意义的淋巴结为颌下淋巴结、颈浅背侧淋巴结、颈深后淋巴结、腹股沟浅淋巴结和髂内、髂外淋巴结以及腘淋巴结。必要时，可根据各淋巴结集散淋巴液的情况，增检其他相关淋巴结。

4. 猪内脏被检淋巴结的选择 进行猪的内脏检查时，可选择进行剖检的淋巴结有支气管淋巴结、肝门淋巴结和肠系膜淋巴结（图2-5、图2-6）。

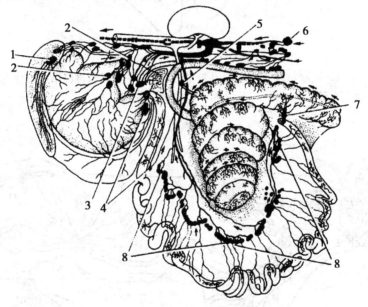

图2-5 猪腹腔脏器淋巴循环图

1. 脾淋巴结；2. 胃淋巴结；3. 肝门淋巴结；4. 胰淋巴结；
5. 盲肠淋巴结；6. 髂内淋巴结；7. 回结肠淋巴结；8. 肠系膜淋巴结

（1）肠系膜淋巴结（LN. mesenterici） 位于小肠系膜上，沿小肠分布呈串珠状（图2-5）。

（2）支气管淋巴结（LN. bronchialis） 分左、右、中、尖叶四组。分别位于气管分叉的左方背面（被主动脉弓覆盖）、右方腹面、气管分叉的夹角内、右肺前叶支气管的前方，一般检查前两组（图2-6）。

（3）肝淋巴结（LN. portalis hepatici） 位于肝门，在门静脉和肝动脉的周围，紧靠胰脏，被脂肪组织所包裹，摘除肝脏时经常被割掉（图2-6）。

以上淋巴结，直接收集相应脏器的淋巴液。

（二）牛、羊被检淋巴结的选择

1. 牛、羊头部被检淋巴结的选择 牛、羊头部主要淋巴结的分布（以牛为例）见图

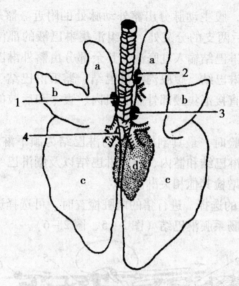

图 2-6　猪肺淋巴结分布图
1. 左支气管淋巴结；2. 尖叶淋巴结；3. 右支气管淋巴结；4. 中支
气管淋巴结；a. 尖叶；b. 心叶；c. 膈叶；d. 副叶

2-7。

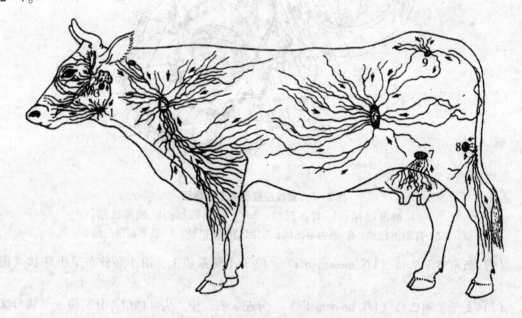

图 2-7　牛体表淋巴结的分布
1. 颌下淋巴结；2. 腮淋巴结；3. 咽后内侧淋巴结；4. 咽后外侧淋巴结；5. 肩前淋巴结；
6. 髂下淋巴结；7. 乳房淋巴结；8. 腘淋巴结；9. 坐骨淋巴结

（1）颌下淋巴结　位于下颌间隙，下颌血管切迹后方，颌下腺的外侧。汇集头下部各
组织的淋巴液，输出管走向咽后外侧淋巴结。

（2）腮淋巴结　位于颈和下颌交界处，下颌关节的后下方，前半部由皮肤覆盖，后半
部被腮腺覆盖。收集头上部各组织的淋巴液，输出管走向咽后外侧淋巴结。

（3）咽后内侧淋巴结 位于咽的背外侧，腮腺后缘深部。收集咽喉、舌根、鼻腔后部、扁桃体、舌下腺和颌下腺等处的淋巴液，输出后走向咽后外侧淋巴结。

（4）咽后外侧淋巴结 位于寰椎侧前方，被腮腺覆盖。除汇集以上三组淋巴结的淋巴液外，还直接收集头的大部分区域及颈部上 1/3 部分肌肉、皮肤的淋巴液；输出管直接走向气管淋巴导管。

上述四组淋巴结中，咽后外侧淋巴结几乎收集了整个头部和颈上 1/3 部分的淋巴液，并将淋巴液由气管淋巴导管直接输入胸导管，是牛、羊头部检验最为理想的淋巴结。在解体时，为了保留咽后外侧淋巴结，应沿第 3、第 4 气管环之间将头卸下。另外，可一并剖检咽后内侧淋巴结和颌下淋巴结。

2. 牛、羊胴体被检淋巴结的选择 牛、羊胴体主要淋巴结的分布（以牛为例）见图 2 - 8。

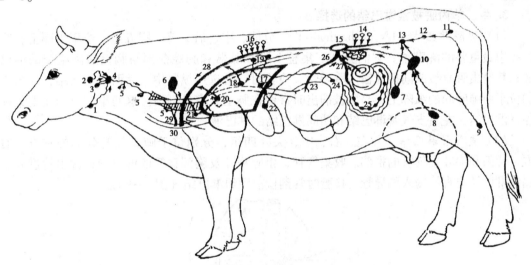

图 2 - 8 牛全身主要淋巴结的分布与淋巴循环示意图

1. 颌下淋巴结；2. 腮淋巴结；3. 咽后内侧淋巴结；4. 咽后外侧淋巴结；5. 颈深淋巴结；6. 肩前淋巴结；7. 髂下淋巴结；8. 腹股沟浅淋巴结；9. 腘淋巴结；10. 腹股沟深淋巴结；11. 坐骨淋巴结；12. 荐淋巴结；13. 髂内淋巴结；14. 腰淋巴结；15. 乳糜池；16. 肋间淋巴结；17. 纵隔后淋巴结；18. 纵隔中淋巴结；19. 纵隔背淋巴结；20. 支气管淋巴结；21. 纵隔前淋巴结；22. 肝门淋巴结；23. 胃淋巴结；24. 脾淋巴结；25. 肠系膜淋巴结；26. 腹腔淋巴结；27. 肠淋巴干；28. 胸导管；29. 气管淋巴导管；30. 颈静脉

（1）颈浅淋巴结 又名肩前淋巴结，位于肩关节前的稍上方，臂头肌和肩胛横突肌的下面，主要汇集胴体前半部绝大部分组织的淋巴液；输出管走向胸导管。检查这组淋巴结，基本可以判断胴体前半部的健康状况。

（2）髂下淋巴结 位于膝褶中部，股阔筋膜张肌的前缘。主要汇集第 8 肋间至臀部的皮肤和部分浅层肌肉的淋巴液；输出管走向腹股沟深淋巴结。

（3）腹股沟浅淋巴结 在公畜位于阴囊的上方，阴茎的两侧。在母畜位于乳房基部的后上方。主要汇集外生殖器和母畜乳房、以及股部和膝部皮肤的淋巴液；输出管走向腹股沟深淋巴结。

（4）腘淋巴结 位于股二头肌和半腱肌之间的深部，腓肠肌外侧头表面。收集后肢上部各组织、飞节以下至蹄肌肉的淋巴液；输出管主要走向腹股沟深淋巴结。

（5）髂内淋巴结 位于最后腰椎下方髂外动脉起始部。主要汇集来自腰下部肌肉、臀部及股部部分肌肉、生殖器官和泌尿器官的淋巴液。此外，还汇集来自髂下淋巴结、髂外淋巴结、腹股沟深淋巴结和其他几组淋巴结的淋巴液。输出管直接连接乳糜池。

（6）腹股沟深淋巴结 位于髂外动脉分出股深动脉的起始部上方。在倒挂的胴体上，该淋巴结位于骨盆腔横径线的稍下方，骨盆边缘侧方2～3cm处。除汇集髂下淋巴结、腘淋巴结、股沟浅淋巴结三组淋巴结的淋巴液外，还直接汇集或间接汇集从第8肋间起后半体大部分的淋巴液。其一部分淋巴液由输出管进入髂内淋巴结并输入乳糜池，其余的直接输入乳糜池。该淋巴结形体较大，容易在胴体上找到，是牛、羊宰后胴体检验的首选淋巴结。

3. 牛、羊内脏被检淋巴结的选择

（1）纵隔淋巴结（LN. mediastinalis） 分前、中、后、背、腹五组，位于纵隔上，是胸腔中最重要的淋巴结。它们分别汇集整个胸腔脏器和胸腔前部与胸壁肌肉组织的淋巴液；其输出管直接或间接地输入胸导管。检验时，常选用纵隔中、后两组淋巴结，因为它们位于两肺叶间的纵隔上，当肺被摘出时常留在肺上，容易剖检。这两组淋巴结还汇集纵隔背淋巴结、左右支气管淋巴结和肋间淋巴结的淋巴液。

（2）支气管淋巴结 分左、右、中、尖叶四组，分别位于肺支气管分叉的左方、右方、背面和尖叶支气管的根部。收集气管、相应肺叶及胸部食管的淋巴液；输出管进入纵隔前淋巴结或直接输入胸导管。检验时常剖检前两组淋巴结（图2－9）。

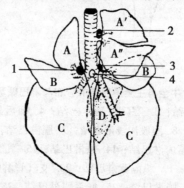

图2－9 牛支气管淋巴结的分布

1. 左支气管淋巴结；2. 尖叶淋巴结；3. 右支气管淋巴结；4. 中支气管淋巴结；A. 尖叶；A′. 尖叶前段；A″. 尖叶后段；B. 心叶；C. 膈叶；D. 副叶

（3）肠系膜淋巴结 位于肠系膜前后动脉根部的肠系膜中，呈串珠状或彼此相隔数厘米散布在结肠盘部位的小肠系膜上。汇集小肠和结肠淋巴液；输出管经肠淋巴干进入乳糜池。

（4）肝淋巴结 位于肝门内，由脂肪和胰脏覆盖，收集肝、胰、十二指肠的淋巴液；输出管走向腹腔淋巴干或纵隔后淋巴结。

宰后剖检肝淋巴结的意义在于，肝脏以门脉与小肠相通联，因而对疾病反应极为敏感，这对判定肉品卫生质量有一定作用。

（三）马属动物被检淋巴结的选择

马属动物的淋巴结在形态上与牛、羊的有所不同，是由许多小淋巴结联结成大的淋巴结团块，这些淋巴结团块的位置及其汇集淋巴液的区域与牛、羊类同，但也并不始终一致，而且淋巴管之间往往有吻合枝联结。宰后检验应选择下述主要淋巴结（图 2 - 10）。

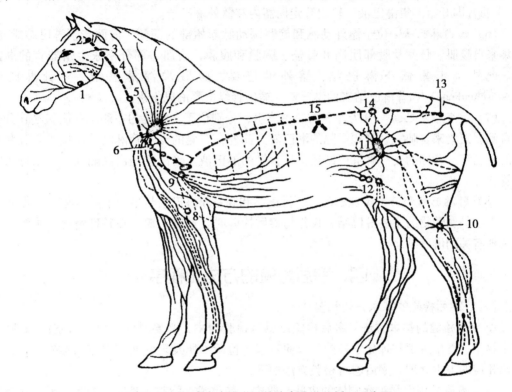

图 2 - 10 马全身主要淋巴结分布及淋巴循环示意图

1. 颌下淋巴结；2. 腮淋巴结；3. 咽后外侧淋巴结；4. 颈前淋巴结；5. 颈中淋巴结；6. 颈后淋巴结；7. 颈淋巴结；8. 肘淋巴结；9. 腋淋巴结；10. 腘淋巴结；11. 髂下淋巴结；12. 腹股沟浅淋巴结；13. 荐淋巴结；14. 髂内淋巴结；15. 乳糜池；a. 腹腔淋巴干；b. 肠淋巴干；c. 胸导管与气管淋巴导管汇入血液循环处的颈静脉段

（1）颌下淋巴结　位于下颌间隙的两侧，血管切迹内侧皮下。汇集来自前眼角至咬肌中部的头下部皮肤、肌肉及骨骼、舌、腭、下颌关节、口腔、鼻腔前半部及唾液腺的淋巴液。输出管走向颈前淋巴结和咽后淋巴结。

（2）咽后淋巴结　由位于咽背侧壁的咽后内侧淋巴结团块和腮腺下面的咽后外侧淋巴结团块所构成。汇集来自头上部及头颈结合部的肌肉和骨骼、鼻腔后半部、舌根、咽喉、扁桃体及唾液腺的淋巴液。此外，还汇集腮淋巴结和颌下淋巴结的淋巴液。输出管走向颈前淋巴结。

（3）颈浅淋巴结　位于肩关节的前上方，臂头肌的深面。收集来自头中后部、外耳、颈、前躯及腰前部皮肤，前肢大部皮肤、肌肉和骨骼、肩带大部分肌肉的淋巴液。左侧的输出管走向颈后淋巴结；右侧的部分进入颈后淋巴结，部分进入右气管淋巴导管。

（4）颈后淋巴结　位于气管的腹侧面，第 1 肋骨前方。该团块与胸腔入口处的胸淋巴结（LN. sternalis）和纵隔前淋巴结团块常融合成界限难辨的巨大淋巴结团块。收集来自肩胛肌、臂肌、胸肌、颈肌和背肌、食道、气管、胸廓、心脏、横膈膜、肝脏和腹壁下部的淋巴液；同时也汇集颈浅淋巴结、腋淋巴结、颈中淋巴结、纵隔淋巴结及肋间淋巴结输出的淋巴液。输出管走向胸导管。

（5）髂下淋巴结　其解剖位置及汇集淋巴液的区域与牛、羊同名淋巴结类同，只是由第11肋骨即开始汇集淋巴液。输出管走向髂内和髂外淋巴结。

（6）髂内淋巴结　位于髂外动脉和旋髂深动脉起始部的两侧，前面与腰淋巴结毗连。收集来自腰肌、骨盆及股部肌肉和骨骼、胸膜和腹膜、腹肌、部分泌尿生殖器官的淋巴液。此外也汇集髂下淋巴结、髂外淋巴结、腹股沟深淋巴结、坐骨淋巴结（LN. ischiadicae）和荐淋巴结来的淋巴液。输出管经由腰淋巴干进入乳糜池。

（7）支气管淋巴结　分为左、右、中三组，分别位于支气管的左侧、右侧和气管分叉的背侧。汇集来自肺、气管和纵隔的淋巴液。此外，右侧的支气管淋巴结还接受心脏和心包的淋巴液；背侧的支气管淋巴结还接受食管的淋巴液。输出管经由纵隔前淋巴结进入胸导管。

（8）肝淋巴结和肠系膜淋巴结　肝淋巴结和肠系膜淋巴结与牛、羊同名淋巴结类同。

上述马属动物的主要淋巴结，仅作为宰后检验时备选的对象，在特殊情况下可酌情增选其他有关的淋巴结。

四、宰后检验的方法和程序

（一）宰后检验的基本方法和要求

1. 宰后检验的基本方法　宰后检验以感官检验为主，必要时辅之以实验室的病理学、微生物学、寄生虫学和理化学检验，以便对宰后检验中所发现的病害肉作出准确诊断，并作出相应的卫生处理。宰后感官检验方法如下：

（1）视检　用肉眼观察胴体的皮肤、肌肉、胸腹膜、脂肪、骨骼、关节、天然孔及各种脏器的色泽、形状、大小、组织状态等是否正常，为进一步的剖检提供依据。例如，皮肤、皮下组织、结膜、黏膜和脂肪组织发黄，表明黄疸的可能，应仔细检查肝脏和造血器官有无病变；牛羊上下颌骨膨大，应注意放线菌病；咽喉肿胀应注意炭疽、链球菌病和巴氏杆菌病；皮肤的病变应注意猪瘟、猪丹毒、猪肺疫等疫病；口腔黏膜和蹄部发现水泡、糜烂和溃疡，则应注意鉴别口蹄疫、水疱病、羊痘、传染性水疱性口炎等传染病。

（2）触检　触检主要是采用手或刀具触摸和触压的方法，来判定组织、器官的弹性和软硬度是否正常，并且可以发现位于被检组织或器官深部的结节性病变。

（3）剖检　借助于检验刀具，剖开被检组织和器官，检查其深层组织的结构和组织状态，发现组织和器官内部的病变。这对淋巴结、肌肉、脂肪、脏器和所有病变组织的检查，探明病变的性质和程度是非常重要的。

（4）嗅检　利用检验人员的嗅觉探察动物的组织和脏器有无异常气味，以判定肉品卫生质量的一种检验方法。有些病畜肉，其组织和器官无明显可见或特征的病理学变化，必须依靠嗅其气味来判定卫生质量。如屠畜生前患尿毒症，肌肉组织就带有尿味；农药中毒、药物中毒或药物治疗后不久屠宰的动物肉品，则带有特殊的气味或药味。这些异常气味，只有依靠嗅觉才能作出正确的判断。

2. 宰后检验的技术要求

（1）兽医卫检人员必须熟悉动物解剖学、动物病理学、动物传染病学和寄生虫病学等方面的知识，并熟练掌握宰后检验的技能，具有及时识别和判定屠畜组织和器官病理变化之能力。

（2）为了保证在流水作业的屠宰加工条件下，迅速、准确地对屠畜的健康状态作出判定，兽医卫检人员必须按规定检查最能反映机体病理变化的器官和组织，并遵循一定的方式、方法和程序进行检验，养成良好的工作习惯，避免漏检。

（3）为确保肉品的卫生质量和商品价值，剖检只能在一定的部位切开，切口深浅应适度，切忌乱划或拉锯式切割。肌肉应顺肌纤维方向切割，非必要不得横断，以免造成多开性切口，招致细菌和蝇蛆的污染；检验带皮猪肉的淋巴结时，应尽可能从剖开面检查，以免皮肤切口太多，损伤商品外观。

（4）对每一屠畜的胴体、内脏、头、皮张在分开检验时要编上同一号码，以便于兽医检验人员发现病变时及时查找该病畜的胴体及其所属的脏器。

（5）当切开脏器和组织的病变部位时，应防止病变组织污染产品、地面、设备和检验人员的手。如果在开膛时或进行内脏和内脏淋巴结检验时割破了胃肠，其内容物流出后污染了胴体和脏器，此时应将污染部分洗净或修切后弃去。脓肿切破后也应如此处理。

（6）每位卫检人员均应配备两套检验器械（包括检验刀、检验钩和磨刀棒），以便污染后替换，被污染的器械应立即消毒。同时卫检人员应搞好个人防护，穿戴清洁的工作服、鞋帽、围裙和手套上岗，工作期间不得到处走动。

（二）宰后检验的程序与要点

把屠畜宰后检验的各项程序和内容分别安插在流水作业的屠宰加工过程中，一般分头部、内脏及胴体三个基本环节。在猪，还须增设皮肤与旋毛虫检验两个环节。

1. 头部检验

（1）**牛头**　首先应观察唇、齿龈及舌面有无水疱、溃疡或烂斑（注意牛瘟、口蹄疫等）；触摸舌体，观察上下颌的状态（注意放线菌肿）。然后顺舌骨枝内侧剖检咽后内侧淋巴结和颌下淋巴结，观察咽喉黏膜和扁桃体（注意结核、出败、炭疽等），并沿舌系带纵向剖开舌肌和内外咬肌（检查囊尾蚴，水牛还要注意舌肌上的猪肉孢子虫）。如咽后外侧淋巴结留在头上，也一并检验。

（2）**羊头**　一般不剖检淋巴结，主要检查皮肤、唇及口腔黏膜，注意有无痘疮或溃疡等病变。

（3）**猪头**　包括两项内容。第一项，在放血之后、浸烫之前，通过杀口顺长切开的下颌区皮肤和肌肉，剖检两侧颌下淋巴结，主要检查猪的局限性咽喉炭疽。第二项，在脱毛之后，先剖检两侧外咬肌（检查囊尾蚴），然后检查咽喉黏膜、会厌软骨和扁桃体，同时观察鼻盘、唇和齿龈（注意口蹄疫、水疱病）。如果按加工工艺流程规定，劈半之后头仍留在半胴体上，头部检查则在胴体检查时一并进行。

（4）**马属动物及骆驼头部**　与牛基本相似。但应着重观察鼻腔、鼻中隔和鼻甲骨有无鼻疽结节、溃疡和星状瘢痕，并沿气管剖检喉头以及颌下淋巴结、咽后淋巴结等。马不剖检咬肌。

2. 皮肤检验　主要对猪进行的检验。在屠体解体开膛之前，对带皮猪直接进行观察和检验，对剥皮猪则对剥下的皮张施行检验。当发现有传染病可疑时，即刻打上记号，不进行解体，由叉道转移到病猪检验点，进行全面的剖检与诊断。

3. 内脏检验

（1）胃肠脾的检验　首先视检胃肠浆膜及肠系膜，并剖检肠系膜淋巴结（注意肠炭疽），必要时将胃肠移至指定地点，剖检黏膜的变化，注意色泽是否正常，有无充血、出血、水肿、胶样浸润、痈肿、糜烂、溃疡、坏死等病变。在牛、羊尚须检查食管，重点检查猪肉孢子虫引起的病变。随即检查脾脏（对于牛、羊的脾脏检查，可于开膛后首先进行），注意其形态、大小及色泽，触摸其弹性及硬度，必要时剖检脾髓。

（2）心、肝、肺脏的检验

①肺脏检验　先看外表，剖开支气管淋巴结和纵隔后淋巴结（牛、羊）。然后触摸两侧肺叶，如触摸到硬结则剖开硬结部分检查，必要时剖开支气管。检查中注意有无结核、实变、寄生虫及各种炎症变化。检查马类与骆驼的肺脏时，要特别注意气管，并仔细剖检肺实质特别注意有无局限性鼻疽病灶和脓肿，此种病变多位于肺的深层。

②心脏检验　仔细检查心包，剖开心包，观察心脏外形、心包腔及心外膜的状态。在左心室肌上作一纵斜切口，露出两侧的心室和心房，观察心肌、心内膜、心瓣膜及血液凝固状态。在猪应特别注意二尖瓣上有无菜花样赘生物（慢性猪丹毒）。检查心肌有无囊尾蚴寄生。

③肝脏检验　先观察外表，触检弹性和硬度，注意大小、色泽、表面损伤及胆管状态。然后剖检肝淋巴结，并以刀横断胆管，挤压胆管内容物注意检查有无肝片形吸虫。必要时剖检肝实质和胆囊，注意有无变性、脓肿、坏死和肿瘤等病变。

（3）肾脏的检验　肾脏连在胴体上，其检验和胴体检验一并进行。首先剥离肾被膜，察看肾外表，触检其弹性和硬度，通常不剖开肾脏。如发现有某些病理变化，或其他脏器发现病变（如结核结节等病变）时，须剖开检查。肾脏的检查目的在于检查猪副伤寒、猪巴氏杆菌病、猪丹毒丝菌病、猪痘等传染病。

（4）子宫、睾丸和乳房的检验　在公畜和母畜须剖检睾丸和子宫，特别是有布鲁氏菌病嫌疑时。乳房的检验可与胴体检验一道进行或单独进行，注意检查结核病、放线菌肿和化脓性乳房炎等。

4. 胴体检验

（1）判定放血程度　放血不良的特征是肌肉颜色发暗，皮下静脉血液滞留，在穿行于背部结缔组织和脂肪沉积部位的微小血管以及沿肋两侧分布的血管内滞留的血液明显可见。切开肌肉，切面上可见到暗红色区域，挤压时切面有少许残血流出。根据放血不良，可怀疑该胴体来自重病，或宰前过度疲劳、衰弱的牲畜，应进行细菌学检查。

胴体放血程度与屠畜致昏和放血方法有关，应与病理性原因引起的放血不良相区别。如果放血不良是非病理性原因引起的，在下一道工序悬吊时，残血即从胴体中流出，次日血液就会流净，肉色也变得鲜艳；相反，如果放血不良是由病理性原因引起的，胴体中血液一般不会流出，到次日更为明显（这是由于血红素浸润扩散的结果）。所以，在可疑的情况下，放血程度的判定最好延至屠畜宰后的第2d。

（2）检查病变　对皮肤、皮下组织、肌肉、脂肪、胸腹膜、骨骼、关节及腱鞘等组织，观察有无出血、水肿、脓肿、蜂窝织炎、肿瘤等异常病变。

（3）剖检　剖检具有代表性的淋巴结，如发现可疑病变，必须增检其他有关淋巴结。并剖检两侧腰肌，检查有无囊尾蚴，在囊尾蚴病高发地区应进一步剖检肩胛部、股部的肌肉，以查明虫体分布的情况和感染强度。

5. 旋毛虫检验　开膛取出内脏后，取两侧膈肌脚各15g，编上与胴体同一的号码，送旋毛虫检查室检查。检验时，先撕去肉样肌膜作肉眼观察，然后在肉样上剪取24个小片，进行镜检，如发现旋毛虫时，根据号码查对相应的胴体、头部及内脏。

在以上各环节的检验中，如单凭感官检验不能确诊，就必须进行细菌学或病理组织学等辅助检验，对恶性传染病更应如此。凡确定进行细菌学或病理组织学检验的头、内脏及其胴体，都必须打上特定的标记，以便实验室人员采取病料。

（三）宰后检验点的设置与同步检验

1. 宰后检验点的设置　根据我国现有的工艺设备与技术条件，以及对屠畜的兽医卫生检验要求，在屠宰加工企业中，宰后检验点的设置如下：

（1）猪的宰后检验点

①头部检验点　该检验点一般设在放血之后入烫池之前剖检颌下淋巴结，以查验猪炭疽病和结核病变。但现在有的屠宰加工厂已将此点设在屠猪放血和脱毛之后，这样既可减少污染，又能提高肉品的卫生质量。另外，在脱毛后还要剖检咬肌，以检查猪囊虫。

②皮肤检验点　设在脱毛之后，开膛之前，检查皮肤的健康状况。

③内脏检验点　设在开膛摘出内脏之后。根据生产实际，分为两步进行，即屠宰加工行业称之为"白下水"和"红下水"的两个检验点：

"白下水"检验点：设在开膛摘出腹腔脏器之后，主要检验胃、肠、脾、胰及相应的淋巴结。

"红下水"检验点：设在开膛摘出心、肝、肺之后，检验心、肝、肺及相应的淋巴结。

④旋毛虫检验点　开膛之后，取横膈膜肌脚部作检样，与胴体一致编号后送旋毛虫检验室检验。

⑤胴体检验点　设在胴体劈半之后。主要检验胴体各重点部位、各主要淋巴结以及腰肌和肾脏。

⑥复检点（终末检验点）　上述各检验点发现可疑病变或遇到疑难问题，送到此点作进一步详细检查，必要时辅以实验室检验。此外，还要对胴体进行复检，监督胴体质量评定，加盖检验印章。

上述检验点并非一成不变，工作人员可根据本地疫情和消费者的食用习惯及对肉品品质的要求，在征得有关方面同意后，在不减少检验项目和内容的情况下做适当调整。

（2）牛、羊的宰后检验点

①头部检验点　检验头部主要部位。

②内脏检验点　分两步检验。

"白下水"检验点：检验胃、肠、脾、胰等脏器及相应的淋巴结。

"红下水"检验点：检验心、肝、肺等脏器及相应的淋巴结。

③胴体检验点　检验胴体、主要淋巴结与肾脏。

④复检点（终末检验点）　同猪的检验任务。

在无传送装置的屠宰场，宰后检验点可根据屠畜种类不同分别设置。猪的检验可分设四个点，即头部炭疽检验点、头部和内脏检验点、胴体检验点及旋毛虫检验点（室）。牛、羊的检验可分设三个点，即头部检验点、内脏检验点和胴体检验点。

2. 同步检验（Synchronous inspection） 即在屠宰加工中，使屠畜解体的各部分－头、胴体、内脏同速运行，保持一定的相对关系，以便检验人员能在同一视野中对头、胴体和内脏进行全面观察和综合检验判断的检验方式。在宰后检验中，由于流水作业的生产工艺和现行的各种编号方法不够完善，常有胴体与内脏难以对号的现象发生。特别是在分点检验时，各检验点只能观察到各器官、组织的局部变化，难以综合分析，容易误判或漏检。为了解决这些问题，凡是有条件或新建屠宰场尽可能采用同步检验。此法除猪的头部炭疽检验点仍在脱毛前或脱毛后进行外，在生产流程中，胴体和各种脏器的检验，均控制在同一位置上实施，以便于检验人员对发现的问题能够及时进行综合判定处理。

实行同步检验法的工艺设备有两种：一种是在载运胴体的传送带近旁设一条与之同步运行的传送带，装设许多长方形的不锈钢盘，用以装运相应胴体的各种脏器；另一种是一条带有悬挂式脏器输送盘的自动传送线，这样可使内脏检验与胴体检验同在一个操作平台上进行，便于及时处理发现的问题。

五、屠畜宰后检验的处理

（一）宰后检验结果的登记

在宰后检验过程中，经常会发现具有各种各样病理变化的组织和器官。将典型病变组织和器官作为病理标本，是了解动物疫病流行情况、进行学术研究及教学的最好材料，也是宰前、宰后对照检验所必须的。总结和研究这些资料，对提高卫检人员的宰后检验水平，了解当地各种传染病、寄生虫病流行现状是十分重要的。因此，对宰后检验所发现的各种传染病、寄生虫病、病变组织和器官进行详细的登记，具有很大的实践意义。

登记工作应当坚持经常进行，并指定专人负责。登记的项目包括屠宰日期、胴体编号、屠畜种类、产地名称、畜主姓名、疾病名称、病变组织器官及病理变化、检验人员的结论（包括处理意见）。如此经过多年的积累，再来分析这些丰富的统计资料，就能够得出有关兽医卫生方面有价值的结论。这些结论，是提高兽医卫生检验技能，制定防疫措施和改善屠畜环境卫生的基础，应当作为档案长期保存备查。

当宰后检验发现某种危害严重的屠畜传染病或寄生虫病时，应及时通知屠畜产地的动物防疫监督机构，并根据传播情况和危害范围的大小，及早采取有效的兽医防治措施，必要时停止屠畜调运。

（二）宰后检验的处理

胴体和脏器经过兽医卫生检验后，根据鉴定的结果提出处理意见。其原则是既要确保人体健康，又要尽量减少经济损失。处理方式通常有以下几种：

（1）适于食用 凡来自健康活畜屠宰的新鲜肉类，其品质良好，符合国家卫生标准，可不受任何限制新鲜出厂（场）。

（2）有条件的食用 凡患有一般性传染病、轻症寄生虫病和病理损伤的胴体和脏器，根据病理损伤的性质和程度，经过各种无害化处理后，使其传染性、毒性消失或寄生虫全部死亡者，可以有条件地食用。

（3）化制 凡患有严重传染病、寄生虫病、中毒和严重病理损伤的胴体和脏器，不能在无害处理后食用者，应进行化制。

（4）销毁 凡患有重要人畜共患病或危害性大的屠畜传染病的动物尸体、宰后胴体和脏器，必须在严格的监督下焚烧、深埋、湿化（通过湿化机）等方法予以销毁。

（三）盖检印和出具检验检疫证明

1. 宰后检验后盖检印

（1）盖检印的方法 所谓盖印就是在肉品检验以后，在肉品上标记与检查结果和判定结果相一致的印戳。印戳的内容包括实施检验的单位、检验的日期、能否食用、如何处理等。未经盖印的肉品，应被视为未经检验的肉品，不得上市销售。

目前由于肉品管理权限分为两部分，即肉品品质检验和屠畜检疫，而在印戳的设置上也分为两部分。屠畜宰后的肉品，按照《中华人民共和国动物防疫法》的规定，须加盖检疫章；按《生猪屠宰管理条例》，须加盖肉品品质检验章。

不管胴体和脏器属于上述哪一种处理，都必须盖以与判定结果相一致的印记。这在肉品卫生管理上具有重要的意义，可以防止混乱和不安全的肉品上市，保障食用者的安全和健康。

根据上述处理方式，盖在胴体和脏器上的检印，基本上分为三类。

第一类，认为品质良好、适于食用的胴体和脏器，盖以兽医验讫印戳。

第二类，认为经过无害化处理后可供食用的胴体和脏器，盖以高温印戳。

第三类，病理变化比较严重，不适于食用的胴体和脏器，盖以化制或销毁的印戳。

（2）盖印的部位及数目 外销产品应根据合同办理。内销产品第一类若为国有肉联厂屠宰后检验的胴体，原则上在胴体两侧臀部各盖以检验合格印戳，二、三类应在胴体多处盖以相应印戳。定点屠宰场宰后检验的盖印，第一类为沿胴体中线两侧的皮肤 10cm 处加盖动物防疫监督机构统一使用的滚动长条形"兽医验讫"印戳，第二类盖以高温印戳，第三类盖以化制、销毁印戳，且应在胴体多处盖以印戳。

（3）印色卫生要求及配方 印章所使用的染料及配制时所使用的化学药品印在肉品上，被食用后直接进入人体，因此要求必须无毒无害，且在烹调或加工时易于褪色。同时，为了技术的要求，印色须易于着染在肉品表面上，不与肉品产生化学反应，不浸入组织深部，颜色醒目，迅速干燥而不收缩起皱。常用的印色配方如下：

①甲基紫或复红 2g；95% 酒精溶液 92ml；甲醛 3ml；甘油 5ml；

配制方法：将染料加入酒精内，待其完全溶化后，再加入甲醛液、甘油，充分搅拌混合即成。

②牛胆汁粉 15g；生色精苯胺染粉 2g；甲醛 5ml；水 95ml；

配制方法：将胆汁粉、生色精苯胺染粉加入水中，煮沸溶解，冷却后过滤，加入甲醛混合即成。

③龙胆紫 125g；甘油 50ml；95% 酒精溶液 10ml；水 40ml；

配制方法：将龙胆紫加入酒精中，完全溶解后，再加入其他成分，充分搅拌混合即成。

④品红 10g；甘油 30ml；95% 酒精溶液 15ml；水 55ml；

配制方法：将染料加入酒精中，完全溶解后，再加入其他成分，充分搅拌混合即成。

⑤仅限盖皮张用：松香 1 份；松节油 1 份；颜料 3.5 份；

配制方法：先将松香溶化成液状，加入松节油，充分混合，然后加入颜料重新混合即成。

2. 出具检验检疫证明 经屠宰检验判定为合格的胴体和内脏，需出具《动物产品检疫合格证明》。

六、有条件食用肉的无害化处理

目前，对有条件食用肉的无害化处理的唯一方法是高温处理，废除了过去应用的冷冻处理、产酸处理和盐腌处理。高温处理操作方法：

（1）高压蒸煮法 把肉尸切成重不超过 2kg、厚不超过 8cm 的肉块，放在密闭的高压锅内，在 112kPa 压力下蒸煮 1.5～2h。

（2）一般煮沸法 将肉尸切成重不超过 2kg、厚不超过 8cm 的肉块，放在普通锅内煮沸 2～2.5h（从水沸腾时算起）。

第三章

屠畜常见传染病的鉴定与处理

第一节 人畜共患传染病的鉴定与处理

一、炭疽

炭疽（Anthrax）是由炭疽芽胞杆菌（*Bacillus anthracis*）引起的人畜共患的一种急性、热性、败血性传染病。临床特征是突发高热，可视黏膜发绀及天然孔出血。剖检以尸僵不全、血凝不良，皮下和浆膜下结缔组织出血性胶样浸润及脾脏急性肿大等败血症变化为特征。

人对炭疽杆菌非常敏感，可因吃病畜肉、接触病畜的产品而发生感染，引起局部炭疽痈或败血症而死亡。人感染本病往往是由于直接接触病畜引起，如解剖、处理尸体不当或接触染有炭疽杆菌的畜产品等，故一般常发生于屠宰、制革等人员。

炭疽杆菌能形成芽胞，要用特定的消毒药，否则可造成长久性疫源地。因此，做好炭疽的检验与处理工作在公共卫生上意义重大。

（一）宰前检疫

1. 最急性型与急性型 见于牛、羊。最急性型多发生于羊，此型发病急剧，其特征表现为：突然站立不稳，全身痉挛，迅速倒地；高热，呼吸困难，天然孔出血，血凝不全，常在数小时内死亡。

牛炭疽多呈急性型，主要表现为：多数精神不振。体温升高至42℃，反刍停止，食欲废绝，行走蹒跚，肌肉震颤，初期便秘，后腹泻带血，尿暗红。呼吸高度困难，可视黏膜发绀或有出血点，急性者一般1～2d死亡。

2. 亚急性型（痈型炭疽） 症状表现缓和。牛、马的痈型炭疽可见颈、胸、腹、咽喉、外阴等部皮肤出现明显的局灶性炎性肿胀或炭疽痈，开始发热疼痛，不久则变冷无痛，甚至软化皲裂，发生坏死，形成溃疡。病程多为2～5d。

3. 咽峡型 猪多见。典型症状为咽喉部和附近淋巴结肿胀，体温升高，严重时黏膜发绀，呼吸困难，最后窒息而死（图3-1）。但很多病例，临诊症状不明显，屠宰后才发现有病变。

4. 肠型炭疽 常伴有便秘或腹泻，轻者可恢复，重者死亡。

（二）宰后检验

1. 牛、羊等败血型炭疽 皮下呈胶样浸润，全身淋巴结肿大、充血和出血，色暗红色或紫黑色，切面致密。脾肿大3～5倍，脾髓软化，黑红色，似煤焦油状，其他实质脏器甚

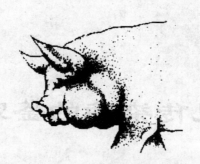

图 3 - 1 猪炭疽颈部红肿

至屠体各部有多发性出血灶。肠、肺、胃及皮肤可出现大小不等的局限性肿胀，严重时充血、出血甚至坏死或溃疡。此型炭疽一般不会进入屠宰车间，故在宰后检验中较少见。

2. 痈型炭疽 牛宰后多见。主要病变是痈肿部位的皮下有明显的出血性胶样浸润，病区淋巴结肿大，周围水肿，淋巴结切面呈暗红色或砖红色，并有点状、条状或巢性出血。

3. 咽峡型炭疽 猪最为常见。咽峡部一侧或双侧的颌下淋巴结肿大、出血，周围组织有明显的水肿和胶样浸润，淋巴结的切面呈淡粉红色、樱桃红色或砖红色，并有数量不等的紫黑或黑红色小坏死灶。此外，扁桃体也常发生充血、水肿、出血及溃疡，表面常被覆一层灰黄色痂膜，横切时痂膜下有暗红色楔形或犬齿形的病灶，涂片镜检，可找到炭疽杆菌。

4. 肠型炭疽 猪肠型炭疽主要见十二指肠和空肠前半段，少数或全部肠系膜淋巴结肿大、出血、坏死。肠型炭疽痈邻近的肠系膜呈出血性胶样浸润，散布纤维素凝块，肠系膜淋巴结肿大、出血，切面呈暗红色、樱桃红色或砖红色，质地硬脆。

5. 肺型炭疽 少见，膈叶上有大小不等的暗红色实质肿块，切面呈樱桃红色或山楂糕样，质地硬脆、致密，有灰黑坏死灶。支气管淋巴结和纵隔淋巴结肿大，周围胶样浸润。

（三）鉴别诊断

应注意牛炭疽与出血性败血症、梨形虫病和气肿疽相区别。

牛出血性败血症的脾脏多不肿大，出血性胶样浸润一般局限于咽喉部和前颈部，病程较长的病例可出现纤维素性胸膜肺炎；牛梨形虫病的脾脏虽然肿大、淤血，但脾髓不软化，胴体不同部位的皮下组织胶样浸润不具有出血性质，常见黏膜和浆膜黄染；牛气肿疽的肿胀部位常发生于肌肉丰满处，有捻发音，渗出液有酸臭味、带气泡，脾脏无明显变化。

猪炭疽应与猪丹毒、猪瘟、猪肺疫及猪弓形虫病等传染病相鉴别。

可疑病例确诊可采用细菌学检查，结合进行直接荧光抗体检测、串珠试验、Ascoli 试验、琼脂扩散试验、间接血凝试验等方法。

（四）安全处理

（1）宰前发现炭疽病畜，采取不放血方法扑杀、销毁。

（2）炭疽患畜的胴体、内脏及副产品（皮、毛及血等，包括被污染的血）全部销毁处理。

二、鼻疽

鼻疽（Glanders）是由鼻疽假单胞菌（*Pseudomonas mallei*）引起的单蹄动物的一种传染病。通常马呈慢性经过，骡、驴多为急性。病的特征是在鼻腔和皮肤形成特异性鼻疽结节、溃疡和瘢痕，在肺脏、淋巴结和其他实质脏器内发生鼻疽性结节。人主要通过损伤的皮肤或黏膜感染，也可以经飞沫传播和消化道感染。

（一）宰前检疫

根据临诊症状，本病可以分为肺鼻疽、鼻腔鼻疽和皮肤鼻疽。

1. 肺鼻疽　常突发鼻衄血，或咳出带血黏液，并可发生干性无力短咳，呼吸次数增加。

2. 鼻腔鼻疽　可见一侧或两侧鼻孔流出浆液性鼻汁，鼻黏膜潮红并有小米粒至高粱粒大小的黄白色小结节。结节迅速坏死，形成溃疡（边缘隆起火山口样），特别见于鼻中隔及鼻甲骨之黏膜。溃疡愈合后形成放射状或冰花状疤痕。颌下淋巴结肿大，初触摸有痛感，能活动，其后则无痛，不能移动。

3. 皮肤鼻疽　主要发生在四肢、胸侧及腹下，后肢较多见。病初局部皮肤炎性肿胀，继而发生鼻疽结节，结节破溃后形成溃疡。结节常沿淋巴管向附近蔓延，形成串珠状结节。

宰前检验确诊该病时，要进行鼻疽菌素点眼或皮下注射。

（二）宰后检验

1. 鼻疽性肺炎　鼻疽的特异病变多见于肺脏。在肺实质内有小米粒大至小豆大结节，新生者为灰色胶状透明，中央部呈黄色，质地坚韧，周围有暗红晕；陈旧者呈灰白色，常发生钙化或干酪化，周围有结缔组织包围，结节通常略高于肺胸膜表面。有支气管肺炎、小叶性肺炎和融合性支气管肺炎三种病变。

2. 其他器官病变　鼻中隔有粟粒大的灰白色或淡黄色小结节并可形成溃疡，重者穿孔，愈合瘢痕常呈现放射状，皮肤、淋巴结、肝、脾等受侵害时，也表现类似的鼻疽结节变化。

（三）鉴别诊断

注意增生性鼻疽结节与寄生虫结节的鉴别。肺真菌结节和肺结核结节有时易与鼻疽结节相混淆；皮肤和鼻腔鼻疽要注意与流行性淋巴管炎、溃疡性淋巴管炎、腺疫、慢性鼻卡他以及副丝虫病相鉴别。

（四）安全处理

（1）宰前发现病畜时，采用不放血扑杀、销毁。

（2）宰后发现病畜时，胴体及副产品销毁处理。

三、结核病

结核病（Tuberculosis）是由结核分枝杆菌（*Mycobacterium tuberculosis*）引起的人畜共患的一种慢性传染病。在屠畜中常见于牛，其次是猪和鸡，羊极少见。对动物有致病性的、重要的菌种有结核分枝杆菌人型（*Mycobacterium tuberculosis*）、牛分枝杆菌（*M. bovis*）和禽分枝杆菌（*M. avium*），人感染动物结核病多由牛型结核分枝杆菌所致，因饮用含有牛型结核分枝杆菌的生牛乳而感染，也能通过病畜肉传播给人；人感染牛型结核后常发生淋巴结结核、骨结核、关节结核等。猪对禽型、牛型和人型结核分枝杆菌都易感，多表现为颌下、颈部淋巴结结核或肠结核等，猪感染牛型结核后死亡率较高。而禽类只感染禽分枝杆菌。

（一）宰前检疫

结核病患畜生前具有共同的症状，全身渐进性消瘦和贫血，患牛最为明显。

1. 肺结核 咳嗽，呼吸困难，呼吸音粗厉伴有啰音或摩擦音。

2. 乳房结核 有的表现为单纯的乳房肿胀，肿胀界线不清，无热无痛；有的表现为表面有凹凸不平的坚硬肿块或乳房实质中有多个不痛不热的坚硬结节（图 3 - 2）。泌乳期可见乳汁稀薄如水，颜色微绿，内含大量白色絮片和碎屑。

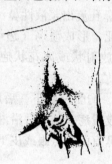

图 3 - 2 牛乳房结核

3. 肠结核 表现为便秘和下痢交替出现，或持续下痢。

4. 淋巴结核 猪较多见，常见于颌下淋巴结、咽淋巴结和颈淋巴结等。特征是淋巴结肿大发硬，无热痛。

宰前检验确诊该病，目前仍以结核菌素的变态反应为主，我国使用的结核菌素有结核菌素和提纯结核菌素，接种方法有皮内法和点眼法，其准确率达95%～98%。用抗酸法染色后镜检，视野下有红色单在、成双、成丛、细长、微弯杆菌，是本病最可靠的诊断依据。

（二）宰后检验

胴体消瘦，器官或组织形成结核结节或干酪样坏死是结核病的特征。

1. 特异性结核结节 结核结节可分为增生性和渗出性两种基本类型。

（1）增生性结核结节 是最多的一种病变，结核的特点是大小不一，呈针头大、粟粒大乃至鸡蛋大，多为灰色或淡黄色，坚实；新鲜的结节周围有红晕，陈旧的结节常发生钙化。

（2）渗出性结核结节 其病变坚实，切面呈黄白干酪样坏死，病灶周围有明显的炎性水肿。有时表现为渗出性炎症过程。组织内出现纤维蛋白性或脓性渗出物，伴以淋巴细胞的弥漫性浸润。渗出物常不被吸收，也不形成结节，而是与组织一起发生干酪样坏死。

2. 发病部位 结核病变可发生在体内任何器官和淋巴结。肉检中，牛以肺、胸膜、支气管淋巴结的结核病变最为多见；其次，消化器官的淋巴结、腹膜和肝也常发生。猪的结核病变最常见于头部和肠系膜淋巴结。羊的结核病变常见于胸壁、肺和淋巴结。

3. 发病程度 宰后检验时可见局部性结核或全身性结核。局部性结核病是指个别脏器或小循环的一部分脏器发病，如肺、胸膜及胸腹腔的个别淋巴结等。全身性结核是指结核分枝杆菌经由大循环进入脾、肾、乳房、骨和胴体的淋巴结，而使不同部位组织器官同时出现结核病变。

（三）鉴别诊断

器官和淋巴结的典型结核变化，宰后不难鉴定，但对于不典型的变化，应注意与放线菌病、寄生虫结节、假性结核以及真菌性肉芽肿相区别。

1. 放线菌病肉芽肿　肺、乳腺等器官的放线菌病肉芽肿，结节断面隆突，内含灰黄色脓汁，脓汁内常混杂硫磺颗粒状放线菌块。

2. 寄生虫结节　肺、肝等器官内有因棘球蚴死亡而形成的凝块状或钙化小结节，形似结核结节，但容易自包膜剥下，一般不伴有淋巴结的变化。牛肠系膜淋巴结内有时可见吸虫幼虫引起的坏死灶，其外形也与结核病灶相似，但内含淡黄色脓样物质或钙盐，镜检可发现虫体或虫体残骸。

3. 假性结核　假性结核的淋巴结显著肿大，内含黄绿色干酪样物，软似油灰状，久则变干成层，故切面呈轮层状，在脓肿周围常有结缔组织性包膜。

4. 真菌性肉芽肿　真菌性肉芽肿，通常不发生干酪样坏死与钙化，采样镜检，可发现真菌孢子或菌丝。

（四）安全处理

（1）宰前发现结核病时，扑杀、销毁。

（2）宰后发现结核病时，胴体及副产品销毁处理。

四、布鲁氏菌病

布鲁氏菌病（Brucellosis）是由布鲁氏菌（*Brucella abortus*）引起的人畜共患传染病。其特征是生殖器官和胎膜发炎，引起流产、不育和各种组织的局部病灶。

人可通过与病畜或带菌动物及其产品的接触或食用未经消毒的病畜肉、乳而感染。

（一）宰前检疫

怀孕母畜流产是主要症状，流产时胎衣往往滞留，胎儿死亡，流产时胎水多清朗，有时混有脓样絮状物。公畜主要表现为阴茎潮红肿胀，睾丸炎或附睾炎，有些病例呈现关节炎、黏液囊炎，常侵害膝关节。

（二）宰后检验

如发现屠畜有下列病变之一时，应考虑有布鲁氏菌病的可能。

（1）牛、羊患阴道炎、子宫炎、睾丸炎等，屠猪有阴道炎、睾丸炎及附睾炎，化脓性关节炎、骨髓炎、子宫黏膜有较多的高粱米粒大的黄白色结节，通常称为子宫粟粒性结节。

（2）肾皮质部出现荞麦粒大小的灰白色结节。

（3）管状骨或椎骨中积脓或形成外生性骨疣，使骨外膜表面呈现高低不平的现象。

（三）鉴别诊断

应注意与钩端螺旋体病、弯杆菌病、猪伪狂犬病、日本乙型脑炎、猪衣原体病、猪弓形虫病等区别，其关键是病原体的检出和特异抗体的检测。

本病的诊断应以实验室检查为依据，结合症状、病理变化及发病情况进行综合诊断。

实验室检查最简单实用的方法是布鲁氏菌病琥红平板凝聚反应。同时取病料做印压或涂片，用革兰氏染色法和柯兹洛夫斯基鉴别染色法，柯兹洛夫斯基染液染色后，布鲁氏菌染成红色，其他细菌和组织细胞呈绿色。必要时可做试管凝集反应和补体结合反应。

（四）安全处理

（1）宰前发现布鲁氏菌病时，扑杀、销毁。

（2）宰后发现布鲁氏菌病时，胴体及副产品销毁处理。

五、口蹄疫

口蹄疫（Foot and mouth disease）是由口蹄疫病毒（*Epizootic aphthae virus*）引起的偶蹄动物的一种急性、热性、高度接触性传染病。特征是口腔黏膜和鼻、乳头、蹄等部位的皮肤形成水泡和烂斑。

人对口蹄疫病毒具有一定的易感性，人因接触患病动物或饮食患畜生乳或未经充分消毒的病畜肉、乳及乳制品而被感染。表现为口腔黏膜、手、足掌和趾（指）间发生水疱和溃烂。小儿易感性较高，可发生胃肠炎，严重者可因心肌麻痹而死亡。因此，在口蹄疫流行时，必须特别注意个人防护，非工作人员不准接触病畜，以防感染或散毒。

（一）宰前检疫

口蹄疫主要症状是口腔黏膜和蹄部的皮肤形成水泡和溃疡，患牛病初体温升高，食欲减退，闭口流涎。继而在唇内、舌部、齿龈和鼻镜等处出现大小不等的水泡，趾间和蹄冠也发生水泡，很快破裂形成烂斑。

羊易感性较低，水泡较少并很快消失。绵羊多在四肢蹄部见有水泡，山羊多见于口腔。病猪水泡以蹄部多见，严重者蹄壳脱落。口腔、鼻盘、乳房也可见到水泡和烂斑。

（二）宰后检验

口腔、蹄部出现水疱和烂斑，咽喉、气管和前胃黏膜见有圆形糜烂，胃肠有时出现出血性炎症。心脏因心肌变性而扩张，左心室壁和室中隔往往发生明显的脂肪变性和坏死，继而可见不整齐的斑点和灰白色的条纹，形似虎皮斑纹，特称"虎斑心"。肺有气肿和水肿，腹部、胸部、肩胛部肌肉中有淡黄色麦粒大小的坏死灶。

（三）鉴别诊断

应注意牛口蹄疫与牛瘟、恶性卡他热、传染性水疱性口炎的鉴别；猪口蹄疫与猪水疱病、猪水疱性疹及水疱性口炎的鉴别。

在严格隔离的条件下，可将病料接种于易感动物，或通过组织培养分离病毒。也可接种试验动物，如腹腔内接种乳鼠及豚鼠等来增殖病毒。为了确定流行毒株的血清型和亚型，可用上述材料进行补体结合试验（CFT）或微量补体结合试验进行鉴定，或用恢复期动物的血清进行乳鼠中和试验、病毒中和试验、琼脂扩散试验或放射免疫、免疫荧光技术以及被动血凝试验来鉴定病毒的血清型。目前已经使用间接夹心 ELISA 法取代了 CFT 法，直接鉴定病毒的亚型，并且能同时检测水疱性口炎病毒（VSV）和猪水疱病病毒（SVDV）。运用生物素标记探针可使口蹄疫的诊断更加简便、快捷、特异和敏感。也可使用 RT－PCR 技术。

可用病毒中和试验和 ELISA 试验检测恢复期动物的抗体。有些国家则广泛应用病毒感染相关抗原（VIA 抗原）进行 ELISA 试验来检测相应的抗体。

（四）安全处理

（1）宰前发现口蹄疫时，扑杀、销毁。

（2）宰后发现口蹄疫时，胴体及副产品销毁处理。

六、痘病

痘病（Pox）是由痘病毒（*Pox virus*）引起的各种家畜、家禽和人的一种急性发热性传染病，其特征是皮肤和黏膜上出现特殊的丘疹和疱疹。在典型的病例，丘疹变为水泡以至脓疱，干涸结痂，脱落后痊愈。牛痘可能感染人，仅引起局部病变，类似人的天花预防接种反应。

（一）宰前检疫

绵羊痘为畜禽痘病中最常见的一种传染病。潜伏期 6～8d，体温升高至 41～42℃，结膜潮红，鼻流浆液性、黏液脓性分泌物。呼吸和脉搏加速，1～4d 后发痘。羊痘痘疹发展过程有红斑、丘疹、水泡、脓疱和痂皮五个阶段。其特征是开始在羊的皮肤少毛区（乳房、乳头、眼、唇、鼻翼、颊、四肢和尾内侧）呈现圆形的红色斑疹，直径 1.0～1.5cm，约两天后红斑转为灰白色丘疹，隆突于皮肤表面，质地硬实，周围有红晕。随丘疹增大，表皮细胞水泡变性，融合成水泡，内含清亮的浆液，继而由于化脓菌的侵入和白细胞浸润，水泡渐渐混浊转为脓疱，脓疱破裂或内容物干涸而形成棕色的痂皮，脱痂后痊愈。其他动物如牛痘、山羊痘多发生于乳房。猪痘主要发生于耳、鼻盘、眼睑、下腹部和肢体内侧甚至波及背部或体侧等处。

（二）宰后检验

特征性病变是在咽喉、气管、肺和第四胃等部位出现痘疹。在唇、食道、胃肠等黏膜上出现大小不同的扁平的灰白色痘疹，其中有些表面破溃形成糜烂和溃疡，特别是唇黏膜与胃黏膜表面更明显：肺有灰白色圆形隆起的结节，肝和肾也可能有类似病变。

（三）鉴别诊断

应注意与绵羊口蹄疫、水疱性口炎、传染性脓疱症等相区别。

绵羊患口蹄疫的水疱多发生于蹄部，口腔部位较少发生。羊传染性脓疱主要发生于口唇、蹄部或外阴，很少发生全身性的变化。

（四）安全处理

（1）确认为羊痘的病畜或胴体和内脏，一律化制或销毁。

（2）猪痘、牛痘等其他痘病，胴体及副产品化制处理。

七、土拉杆菌病

土拉杆菌病（Tularemia）又名野兔热，是由土拉弗朗西斯氏杆菌（*Francisella tularensis*）所引起的人和多种动物的一种急性、热性传染病。主要特征为体温升高，淋巴结肿大，脾和其他内脏坏死灶。

（一）宰前检疫

1. 兔　潜伏期为 1～9d，一些病例常不表现明显症状而迅速死亡。但多数病例病程较长，呈高度消瘦和衰竭。体表淋巴结（颌下、颈下、腋下和腹股沟等）肿大。鼻腔黏膜发炎。体温升高 1～1.5℃。

2. 绵羊　病羊体温升高到 40.5～41℃，稽留 2～3d 下降至常温。精神不振，爱躺卧，后肢软弱或瘫痪，行动迟缓，脉搏快而弱，呼吸频数。体表淋巴结肿大。一般经 8～15d 痊愈。妊娠母羊流产、死胎或难产。羔羊除上述症状外，黏膜苍白，腹泻，后肢麻痹。有的发生昏睡，有的兴奋不安。症状明显的数小时后死亡。山羊发病率较低，症状与绵羊基本相似。

3. 牛　病牛体温升高，体表淋巴结肿大。有的发生麻痹症状。妊娠母牛流产。犊牛体温升高，全身衰弱、腹泻，一般呈慢性经过。

4. 猪 多发生于仔猪，体温升高到41℃以上。精神不振、步行无力、食欲不振，多有腹泻。有时咳嗽，很少死亡。

（二）宰后检验

1. 兔 兔的急性败血症不见明显病理变化。病程较长的病例，可见到脾脏肿大，成暗红色，有点状白色病灶；肝脏充血、肿大，点状白色病灶；肺充血、肝变；骨髓有坏死病灶。

2. 绵羊 可见颈部、咽背、肩胛前及腋下淋巴结肿大，有时出现化脓灶；脾和肝常见有结节；肺呈纤维素性肺炎；心外膜有出血点。

3. 牛 肝有变性或坏死灶。

4. 猪 可见体表淋巴结肿大、化脓，肺脏常呈现支气管肺炎，肝、脾等器官有时可见灰白色散在坏死灶。

（三）安全处理

确诊为土拉杆菌病的病畜、胴体及副产品均做销毁处理。

八、丹毒丝菌病

丹毒丝菌病（Erysipelothrix rhusiopathiae disease）是由红斑丹毒丝菌（*Erysipelothrix rhusiopathiae*）引起的一种人畜共患的急性、热性传染病。主要发生于猪，人和其他家畜、家禽及一些鸟类和鱼也可感染。猪感染后称猪丹毒（Swine erysipelas），主要表现为急性败血型和亚急性疹块型，也有的为慢性关节炎或心内膜炎。

人感染后称"类丹毒"，主要是通过损伤的皮肤或黏膜感染，也可通过食肉感染。

（一）宰前检疫

1. 急性败血型 体温升高41~43℃，呈稽留热，间有呕吐，离群独卧，排干硬粪便、并附有黏液；发病1~2d，皮肤上出现红斑，其大小不等，形状不同，耳、腹及腿内侧较多见，指压时褪色。

2. 亚急性疹块型 特征性症状是在颈、肩、胸、腹、背及四肢等处皮肤上出现圆形、方形、菱形或不规则形的红色疹块（图3-3），疹块稍高出皮肤表面，边缘部分呈灰紫色，疹块脱落后体温下降，病猪转而痊愈。病猪有的出现皮肤坏死，症状恶化而死亡。

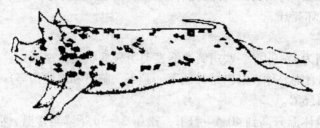

图3-3　疹块型猪丹毒皮肤病变

3. 慢性型 四肢关节，特别是腕关节、跗关节常发生关节炎，时间长后关节变形。慢性心内膜炎型病猪消瘦、贫血、衰弱、喜卧，呼吸急促、心跳加快、听诊有心脏杂音。有的病猪皮肤成片坏死脱落，也有耳壳或尾巴甚至蹄壳全部脱落的。

（二）宰后检验

1. 急性败血型 胴体的耳根、颈部、胸前、腹壁和四肢内侧等处皮肤上，见有不规则的鲜红色斑块，指压褪色。红斑可相互融合成片，微隆起于皮肤表面。全身淋巴结充血、肿胀，呈红色或紫红色。脾肿大明显，质地柔软，呈樱桃红色。肾脏肿大淤血，呈暗红色，皮质部可见大小、多少不等的小点状出血。肺充血、水肿。心包积液，心冠脂肪充血发红，心内外膜点状出血，胃肠黏膜呈急性卡他性或出血性炎症变化。

2. 亚急性疹块型 疹块部的皮肤和皮下结缔组织充血并有浆液浸润和出血。有的疹块坏死脱落，留下灰色的疤痕。内脏病变同败血型。

3. 慢性型 主要病变是在二尖瓣上有菜花状赘生物（图3-4）。四肢关节变形、肿大或粘连，腕关节和跗关节内有黄色浆液性分泌物，其中常混有白色絮状物。

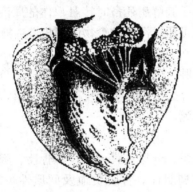

图3-4 慢性猪丹毒疣性心内膜炎

（三）鉴别诊断

急性猪丹毒应注意与猪瘟、猪巴氏杆菌病相区别。

1. 败血型猪丹毒与猪瘟的鉴别

（1）皮肤红斑 猪瘟为出血斑点，指压不褪色；猪丹毒为充血性红斑，指压褪色。此外，败血型猪丹毒更有表现为全身皮肤发红者，而猪瘟则不见。

（2）淋巴结变化 猪瘟淋巴结在被膜下及小梁沿线出血，切面呈大理石样花纹；猪丹毒淋巴结充血肿大，呈紫红色，伴发斑点状出血。

（3）肾脏变化 猪瘟时肾多呈贫血状态，密发点状出血；猪丹毒肾常因淤血而呈暗红色，肿大，散发点状出血。

（4）脾脏变化 猪瘟脾脏肿大不明显，常于脾边缘见有暗红色出血性梗死灶；猪丹毒脾肿大，呈樱桃红色，不见梗死灶，切面在脾白髓周围可见红晕。

（5）胃肠的变化 猪瘟的病变主要在大肠，小肠的变化轻微，肠型猪瘟，在大肠黏膜（回肠末端、盲肠、结肠）见有轮层状溃疡；而猪丹毒的病变在胃和十二指肠，表现急性出血性卡他性炎。

2. 猪丹毒与猪巴氏杆菌病的鉴别

猪丹毒不呈现巴氏杆菌病时的纤维素性胸膜肺炎，而巴氏杆菌病时脾脏通常不肿大，亦无丹毒时脾脏的其他特征性变化。

本病确诊均需进一步作细菌学检查、动物接种和血清学检查，对慢性、亚急性丹毒丝菌病诊断有一定意义，常用的方法有血清凝集试验、血清培养凝集试验、补体结合试验和荧光抗体试验等。

（四）安全处理

（1）宰前发现急性猪丹毒，捕杀、销毁。宰后发现的，胴体、内脏和血液销毁处理。

（2）其他的类型猪丹毒，胴体及副产品化制处理。

九、钩端螺旋体病

钩端螺旋体病（Leptospirosis）是由钩端螺旋体（*Leptospira*）引起的一种人畜共患的自然疫源性传染病。在家畜中主要发生于猪、牛、犬、马、羊次之。家畜急性病例的临床特征为发热、黄疸、贫血、水肿、血红蛋白尿、出血性素质、流产及皮肤和黏膜的坏死等。

人的钩端螺旋体病主要由于肢解病死畜时接触尸体的尿液而感染，或间接接触病畜和带菌动物的排泄物而感染，也可通过污染的食物由消化道感染。

（一）宰前检疫

患畜体温升高，贫血，水肿，出现黄疸和血红蛋白尿。鼻镜干燥，唇和齿龈呈现坏死性溃疡，耳、颈、背、腹下、外生殖器官等处皮肤坏死脱落。有些病例可发生溶血，眼结膜潮红或黄染，皮肤黄染或坏死。

（二）宰后检验

比较特殊的病变是皮下组织、全身黏膜、肌肉、骨骼、胸腹膜及内脏均呈黄色。皮肤坏死，肝脏肿大，胆囊充满黏稠胆汁。肾脏贫血及间质性炎，慢性经过以肾脏变化为特征。脾脏中度肿大。血液稀薄，久不凝固。肺水肿，心脏、肠等脏器常有出血点。

确诊本病可采取血液、尿液作病原的暗视野直接镜检或采肝脏、肾脏等病料制片后姬姆萨染色镜检或镀银染色镜检或者分离培养和动物接种。血清学检查常用的方法有凝集溶解试验、补体结合试验和间接荧光抗体试验、ELISA等。

（三）安全处理

（1）处于急性期发热和表现高度衰弱的病畜，扑杀、销毁。

（2）宰后确认为本病，胴体已黄染的，胴体和内脏销毁处理。

（3）宰后未见黄疸或黄疸病变轻微，胴体和内脏化制处理，肝脏销毁处理，皮张消毒处理。

十、李斯特菌病

李氏杆菌病（Listeriosis）是由单核细胞增多症李氏杆菌（*Listeria monocytogenes*）引起的人畜共患的散发性传染病。动物中可感染羊、牛、猪、兔和禽等。家畜主要表现为脑膜炎、败血症和孕畜流产，家禽和啮齿动物则表现为坏死性肝炎和心肌炎。

人因皮肤损伤部分直接接触病畜分泌物或食用病畜肉而感染。人畜感染后主要表现脑膜脑炎、败血症、心内膜炎和单核细胞增多症。

（一）宰前检疫

症状不一致，典型病例以中枢神经症状为主，沉郁、厌食、虚弱、昏迷、体温升高等。随后出现转圈运动，或游泳样动作。猪发生败血型时，体温升高，皮肤发绀，肠炎。神经型有脑膜脑炎的表现，共济失调，寒战，阵发性痉挛。

（二）宰后检验

病变通常不明显，且无特征性。出现神经症状的有脑膜充血，脑组织水肿、充血甚至出血。有的病例脑内有软化灶。败血症变化表现为心外膜、肾包膜、腹膜和肠黏膜的出血。肝和心肌有坏死灶以及皮下组织黄染。

（三）鉴别诊断

应注意与脑包虫病、伪狂犬病、猪传染性脑脊髓炎等相区别。

最后确诊除组织学检查外，需进行细菌分离培养和动物接种试验。

（四）安全处理

确诊为李氏杆菌病的病畜、胴体、内脏及其他副产品均做销毁处理。

十一、沙门氏菌病

沙门氏菌病（Salmenellosis）是由沙门氏菌属（*Salmonella*）细菌引起的人畜多种疾病的总称，本病对幼畜有较大危害性，常表现为败血症或胃肠炎。某些菌型能在动物和人类之间交叉感染，并且是引起人类食物中毒的主要病原之一，在公共卫生上有重要意义。

（一）宰前检疫

1. 猪沙门氏菌病　又称猪副伤寒。急性病例多为败血症型表现，发热、呆钝和虚弱，有时四肢内收，匍匐在地，耳朵、腹部和股内侧皮肤先呈朱红色，后为蓝红色。亚急性和慢性病例较为多见，以坏死性肠炎为特征，病猪瘦弱、贫血，长期腹泻，粪便呈糊状，有恶臭味，粪内混有白色肠黏膜小片或纤维素性渗出物。

2. 牛沙门氏菌病　犊牛主要表现为胃肠炎、关节炎或肺炎，又称犊牛副伤寒。成年牛多为慢性感染或带菌者，妊娠母牛可发生流产。成年牛患急性败血症时，常表现体温升高，精神委顿，食欲废绝，随后发生腹泻，排出恶臭并含有黏液、血液及假膜的粪便。

3. 羊沙门氏菌病　表现与猪、牛沙门氏菌病相似，母羊可发生流产。

4. 马沙门氏菌病　主要表现是孕马流产、幼驹发生败血症、关节炎及支气管肺炎，公马睾丸炎或前胸、阴囊、关节脓肿。

（二）宰后检验

1. 猪　急性病例多为败血症表现，耳根、胸前和腹下皮肤呈青紫色或有紫红色斑点，全身浆膜有点状出血，胃肠道卡他性炎症。亚急性和慢性病例可见胴体脱水，消瘦。肠道病变多集中在回肠和大肠部，局灶性或弥漫性纤维素性坏死性炎症，形成糠麸样假膜和溃疡；脾脏肿大；肠系膜淋巴结肿大、灰红色，呈髓样肿胀。

2. 牛　急性型主要是出血性胃肠炎变化，肠浆黏膜点状出血、或黏膜上覆有假膜，成年牛胃肠黏膜潮红，常有出血或覆有假膜，脾脏高度肿大而柔软，肠系膜淋巴结肿大，切面点状出血。慢性型的主要病变是肺脏呈卡他性、化脓性肺炎。肝脏有灰白色坏死性结节。有时跗关节及肘关节也有炎症变化。

3. 羊　主要呈出血性卡他性胃肠炎变化。

4. 马　无特异性变化，流产时可见胎膜水肿、增厚。表面附有糠麸样物及出血点，有时胎儿呈败血症变化。

（三）鉴别诊断

猪副伤寒应与猪瘟、猪痢疾所引起的坏死性肠炎相区别。牛副伤寒应与类症相似的牛球虫病、牛大肠杆菌病等相区别。羊沙门氏菌性流产应与羊地方性流行性流产相区别。

确诊须采取病畜血液、脾脏、肝脏、淋巴结等病料进行沙门氏菌的分离和鉴定。

（四）安全处理

病畜、胴体及副产品化制处理。

十二、巴氏杆菌病

巴氏杆菌病（Pasteurellosis）是多杀性巴氏杆菌（*Pasteurella multocida*）引起的一种畜禽、野生动物和人共患的传染病。急性病例以败血症和出血性炎症为特征，所以又名出血性败血症，简称"出败"。慢性病例常表现为皮下结缔组织、关节、脏器的局灶性化脓性炎症。屠畜中以牛、猪和绵羊发病较多。人患本病较少见，多由动物咬伤、抓伤所致。

（一）宰前检疫

1. 猪巴氏杆菌病（猪肺疫）

（1）最急性型　常无明显症状常突然发病而迅速死亡。病程稍长者可见体温升高（41~42℃），食欲废绝，咽喉部肿胀，有热痛，呼吸极度困难、呈犬坐姿势，皮肤和可视黏膜发绀，口鼻流出泡沫等，最后窒息死亡。

（2）急性型　主要表现纤维素胸膜肺炎症状。体温升高，咳嗽，有鼻漏和脓性结膜炎，耳根和四肢内侧有红斑。最终可因窒息而死或转为慢性。

（3）慢性型　病猪主要表现慢性肺炎或慢性胃肠炎症状。

2. 牛巴氏杆菌病（牛出血性败血症）

（1）败血型　病牛精神沉郁，体温升高，呼吸、脉搏加快，食欲废绝，反刍停止，眼结膜潮红，流泪，粪便粥样和带血。

（2）水肿型　具有全身症状，可见咽喉部、颈部、垂肉和胸前部的皮下组织有明显的炎性水肿。水肿有时也见于会阴部和四肢。病牛呼吸困难，呻吟，流涎，黏膜和皮肤发绀。

（3）肺炎型　以纤维素性胸膜肺炎为主。病牛呼吸困难，伴有痛苦的咳嗽。流出泡沫状或脓样鼻液。胸部叩诊有浊音区和痛感，听诊有明显的啰音和摩擦音。

3. 羊巴氏杆菌病

（1）急性型　急性病例以胸膜肺炎和肠炎为主，表现体温升高，精神沉郁，呼吸加快，咳嗽，眼结膜潮红且有黏液分泌物，食欲废绝，便秘或拉稀，有时排血样便，颈、胸部水肿。重者常因腹泻虚脱而死亡。

（2）慢性型　慢性病例以慢性胸膜肺炎和肺炎症状为主，多见于成羊，表现消瘦，不食，咳嗽，呼吸困难，有黏液脓性鼻液，有时颈部和胸下部水肿。排稀臭便。

（二）宰后检验

1. 猪　最急性型可见咽喉及其周围组织明显的出血性浆液性炎症，颌下、咽喉头和颈部皮下呈胶冻样，有多量淡红色略透明的水肿液流出。颌下、咽后和颈部淋巴结明显发红、肿大，切面多汁，并有出血点。全身浆膜、黏膜散布有点状出血。

急性型和慢性型以典型的纤维素性肺炎为特征。肺炎病变主要见于尖叶、心叶和膈叶的前部，严重的可波及整个肺叶。肺脏有大小不等的肝变区，颜色从暗红、灰红到棕绿色不等，眼观呈大理石样花纹。胸膜也发生浆液性纤维素性炎症，附有黄白色纤维素性伪膜，胸腔积有含纤维蛋白凝块的浑浊液体。病程长的，肺炎区往往可见更大的坏死灶，肺胸膜增厚，并与肋胸膜、心包发生纤维性粘连，肺脏淋巴结肿大、充血和出血，有时可见化脓性坏死炎症变化。

2. 牛　败血型可见全身黏膜、浆膜均散布点状出血。心脏、肝脏、肾脏等实质器官变性。全身淋巴结发红、肿大，切面有出血点，胸腔、腹腔和心包腔蓄积多量混有纤维素的渗出液。

水肿型的主要病变是头、颈、胸前部等处皮下水肿部位见黄色胶样浸润，有淡黄色稍浑浊的液体流出。颌下、咽后、颈部以及纵隔淋巴结显著肿胀、充血，上呼吸道黏膜表现卡他性炎症变化。有时全身浆膜、黏膜也散布点状出血。

肺炎型以纤维素性肺炎和胸膜炎变化为主。其病变同猪巴氏杆菌病。

3. 羊　常见颈部和胸下部水肿，皮下有浆液浸润和小点状出血。胸腔积有淡黄色混有纤维素的渗出液。肺水肿、淤血，伴有肝变。胃肠道黏膜呈出血性炎症，其他器官可见水肿、淤血和出血。病程长的，可见纤维素性胸膜肺炎和心包炎。肝有坏死灶。

（三）鉴别诊断

牛巴氏杆菌病的败血型与水肿型应与炭疽、气肿疽、恶性水肿区别；肺炎型应与牛传染性胸膜肺炎区别。猪肺疫应注意与猪瘟、猪丹毒、炭疽、恶性水肿相区别。

根据本病的典型症状与病变，可以作出诊断。确诊有赖于细菌学检查，必要时，做分离培养和小鼠接种试验。

（四）安全处理

病畜、胴体、内脏与血液，化制处理。

十三、放线菌病

放线菌病（Actinomycosis）又称大颌病（Lumpy jaw），是由牛放线菌（*Actinomyces bovis*）、伊氏放线菌（*Actinomyces Israelii*）、林氏放线菌（*Actinomyces lignieresi*）引起的一种慢性化脓性肉芽肿性传染病，以头、颈、颌下和舌形成放线菌肿为特征。主要通过损伤的黏膜和皮肤感染，牛、猪较常见，羊较少见，人也可被感染。

（一）宰前检疫

1. 牛放线菌病　常见下颌骨、唇、舌、齿龈、头部的皮肤和皮下组织及肺部发病。以下颌骨多见，发病部出现界限明显的放线菌肿块，初硬有痛感，后无痛，皮肤破溃后流出带有硫磺样颗粒的脓汁，可形成瘘管。在头部、颈、颌下等部软组织出现无热无痛的硬结，突出于皮表，局部皮肤增厚、脱毛，有时破溃流脓。唇、舌染病时，有采食和咀嚼困难等症状，病久则舌硬肿，有"木舌病"之称，如波及咽喉及呼吸道时则呼吸困难、咳嗽、口鼻不洁、流涎，有恶臭味等。

2. 猪放线菌病　主要发生于乳房和耳壳。乳房肿大、变硬，常形成溃疡和瘘管。耳壳部常见明显肿大和增厚。

3. 羊放线菌病　多发生于舌间或唇、下颌、乳房、肺等处。病羊病灶部皮下组织含有坚硬结节，破溃后形成瘘管，排出脓液。病羊采食困难，消瘦。

（二）宰后检验

受害器官和组织形成结节样增生物或脓肿。下颌骨放线菌肿表现下颌骨肿胀，骨质疏松，常见有黄绿色的硫磺颗粒状脓汁流出。舌放线菌肿可见舌背沟出现小结节和糜烂，坚硬如木板状。乳房的一部分或全部变为坚硬的肿块，乳头缩短或继发坏疽。猪耳放线菌肿，切开可见有小坏死灶，内含放线菌块。

本病确诊需作病原的鉴定。可取病灶部位的新鲜脓汁用生理盐水稀释，取硫磺样颗粒，置载玻片上，加1滴15%氢氧化钾溶液，覆以盖玻片，稍用力挤压，镜下可见排列成放射状的菌丝。若病料经革兰氏染色，如见中央为革兰氏阳性的密集菌丝体，周围菌丝呈紫红色，为牛放线菌的特征。

（三）安全处理

病畜、胴体、内脏及其他副产品，化制处理。

十四、猪 II 型链球菌病

猪链球菌病（Swine Streptococcosis）是由溶血性链球菌（*Swine streptococcus suis*）引起的人畜共患病。临床表现为败血症、关节炎、脑膜炎及化脓性淋巴结炎等多种病症。由猪 II 链球菌（*Swine streptococcus suis serotype* II）引起的猪链球菌病，发病率、死亡率高，危害大；人可因与病猪或死猪接触和食入病猪肉感染本病。

（一）宰前检疫

猪 II 型链球菌病常表现急性败血型，发病急，体温升高达 41~42℃，呈稽留热，精神沉郁，食欲减少或废绝，喜饮水，呼吸困难，黏膜发绀，眼结膜潮红，口鼻流出红色泡沫样液体，耳部、四肢下端、腹下皮肤呈红紫色，有的背部皮肤出现广泛性充血、潮红，有的出现运动共济失调、后躯拖地、倒地四肢呈游泳状、磨牙、昏睡等脑膜脑炎症状。病程短者几小时死亡，病程长者 1~5d 死亡。

（二）宰后检验

血液凝固不良，胸、腹下和四肢皮肤有紫斑或出血斑，心脏、肝脏、脾脏有不同程度的出血，胃及小肠黏膜有不同程度的充血和出血，颌下、腮腺、腹股沟浅淋巴结肿胀、出血或化脓，脑膜充血、出血，气管内充满淡红色泡沫，浆膜腔、关节腔有维生素性渗出物。

（三）安全处理

病畜、胴体、内脏及副产品化制处理。

十五、坏死杆菌病

坏死杆菌病（Necrobadllosis）是由坏死杆菌（*Fusobacterium necrophorum*）引起的哺乳动物和禽类的一种慢性传染病。临床上以皮肤、黏膜坏死性炎症或溃疡为特征。若病原扩散，可使全身组织和内脏形成转移性坏死灶。人可经皮肤、黏膜创伤而感染。

（一）宰前检疫

1. 猪坏死杆菌病 主要有坏死性皮炎、坏死性口炎、坏死性鼻炎、坏死性肠炎等几种类型，其中以坏死性皮炎较多见。其特征是体侧、臀部、颈部及四肢的体表皮肤和皮下组织发生坏死、溃烂。患病部位可见脱毛、硬肿和囊状坏死灶，灶腔内积有恶臭的灰黄色脓性物质。少数严重病例，坏死性病变常深达肌肉、腱、韧带和骨骼。病灶发生于耳部和尾部，常引起耳部肿大和尾巴脱落。

2. 牛、羊坏死杆菌病 多表现腐蹄症状。病畜跛行，蹄冠、蹄踵、趾间等处有炎性肿胀，有的发生脓肿甚至皮肤坏死。严重病畜可见蹄壳脱落。有些病例可发生坏死性口炎、坏死性子宫炎及坏死性阴道炎等。牛还发生肝脏肿大、有坏死灶，切开时有脓汁流出。

（二）宰后检验

多数患病动物除体表有上述宰前变化外，其内脏器官中有转移性坏死灶，如牛、羊的坏死性化脓性胸膜炎、坏死性肝炎。猪的坏死性肠炎常与猪瘟、猪副伤寒等并发。

确诊本病可采取病、健交界处组织，制成涂片，用碱性复红美蓝或石炭酸复红染色、镜检。也可接种家兔做动物试验，同时进行细菌分离培养。

（三）安全处理

胴体和内脏作化制处理，皮张消毒处理。

十六、恶性水肿

恶性水肿（Malignant edemn）是由腐败梭菌（*Clostridium septicum*）为主引起的家畜和人的一种创伤性急性传染病。临床特征是创伤及其周围呈现气性炎性水肿，并伴有毒血症。马和绵羊较多见，牛、猪和山羊较少见。本病在人类感染称为气性坏疽。

（一）宰前检疫

绵羊感染后病程短，往往未见气性炎性水肿就死亡，病羊虚弱，呼吸困难，有时表现腹痛、腹泻、腹部臌胀、昏迷等症状。若经消化道感染腐败梭菌和诺维氏梭菌，病羊无任何症状而突然死亡，尸体迅速胀气，口鼻流出血样带泡沫的液体。

猪和牛在被感染的创伤周围有时远离创伤出现弥漫性气性肿胀，并迅速向周围蔓延。肿胀初期坚实，有热痛感，后变为无热痛，触之有捻发音。随后体温升高至41~42℃，精神沉郁，呼吸困难，心脏衰弱，有时腹泻，粪便恶臭。牛、羊在分娩时感染本病，则表现阴唇肿胀，阴道黏膜发炎，会阴部和腹下部呈现气性炎性水肿，阴道排污秽的红褐色恶臭液体。猪感染的另一种病型是快疫型，常经胃黏膜感染，死亡较快。

（二）宰后检验

可见水肿部皮下和肌间结缔组织有大小不等的出血点，有红黄色乃至暗红色液体浸润，含有气泡，具酸臭味。病变部肌肉松软呈煮肉样，容易撕裂，严重的呈暗红色或暗褐色。局部淋巴肿大，实质器官变性，肺充血、水肿，心肌浊肿，心包腔积液。因分娩而感染的，子宫水肿，黏膜上被覆有污秽的粥状物；盆腔结缔组织和阴道周围组织明显水肿，并有气泡，局部淋巴结水肿。猪有时还发生胃型恶性水肿，胃壁显著增厚，硬似橡皮，形成所谓"橡皮胃"。胃黏膜潮红、肿胀，有时出血，黏膜下和浆膜下结缔组织以及肌间有淡红色酸臭并混有气泡的浆液浸润。肝脏含有气泡。由水肿梭菌（诺维氏梭菌）为主引起的猪恶性水肿，肝脏变化明显，可见高度气性肿胀，体积增大，呈青铜色，弥漫在肝小叶内的气泡凸出肝表面，肝切面呈多孔海绵状。

（三）鉴别诊断

牛、羊恶性水肿要注意与气肿疽、炭疽等区别。猪恶性水肿要注意与仔猪水肿病、巴氏杆菌病等区别。

确诊本病可采取病灶水肿液和病变脏器，尤其是肝脏浆膜面制成触片，染色后镜检，可见到长丝状菌体，即可与类症的疾病区别。必要时，作病原体厌氧分离培养和鉴定。也可用荧光抗体技术进行快速、特异的检测。

（四）安全处理

确认为恶性水肿的病畜或胴体和内脏及其他副产品均做销毁处理。

十七、破伤风

破伤风（Tetanus）又名强直症，是由破伤风梭菌（*Clostridium tetani*）引起的一种人畜共患的急性、创伤性、中毒性传染病。临床特征是病畜全身肌肉或某些肌群呈现持续性的痉挛，对外界刺激的反射兴奋性增高。各种动物都能发生破伤风，人也有较高的易感性。

（一）宰前检疫

临床表现为全身骨骼肌的强直性痉挛和反射兴奋性增高。两耳竖立，鼻孔张大，眼球不能运动，眼睑半闭，瞬膜明显外露，牙关紧闭，头颈伸直，背腰发硬，活动不自如，腹部紧缩，尾根翘起，四肢强直，状如木马状，进退转弯困难。猪、牛、羊多横卧在地，四肢僵直，对刺激敏感。

（二）宰后检验

宰后无特征性剖检病变，仅有肺充血、水肿，实质器官变性，骨骼肌和心肌有变性坏死灶，躯干和四肢的肌间结缔组织有浆液性浸润，并有小出血点。

（三）安全处理

胴体、内脏，化制或销毁处理。

十八、猪传染性水疱病

猪水疱病（Swine vesicular disease，SVD）又称猪传染性水疱病，是由猪传染性水疱病病毒（Swine vesicular disease virus，SVDV）引起的急性传染病。特征为蹄部、口腔、鼻端和腹部乳头周围皮肤发生水疱。自然流行中仅感染猪，不感染其他动物，人有感染性。

（一）宰前检疫

本病可分为典型、温和型和亚临床型（隐性型），特征在蹄冠、蹄叉、蹄底等部形成水泡，融合破溃，行走艰难，严重者卧地不起，蹄壳脱落。有时在鼻端、舌面、乳房上也形成水泡或烂斑。全身症状为精神沉郁，食欲减退或停食，肥育猪显著掉膘。

（二）宰后检验

主要是蹄部、鼻盘、唇、舌面，有时在乳房出现水泡。个别病例在心内膜有条状出血斑。

（三）鉴别诊断

要注意与口蹄疫、水疱性口炎、水疱性疹等区别。口蹄疫和水疱性口炎不仅感染猪，而且牛、羊、马均可感染。但水疱性疹只感染猪。

确诊需做病毒中和试验、动物接种试验和病原特性检验。

（四）安全处理

（1）宰前发现猪水疱病时，扑杀、销毁。

（2）宰后发现猪水疱病时，胴体、内脏及其他副产品销毁处理。

十九、狂犬病

狂犬病（Rabies）是由狂犬病病毒（Rabies virus）引起的一种人和所有温血动物共患的急性接触性传染病，俗称疯狗病。又称"恐水症"。临床特征是神经兴奋和意识障碍，继之局部或全身麻痹而死。

（一）宰前检疫

有犬咬史。主要表现为对外界反应过敏，精神兴奋，异常狂暴。摇尾、嘶鸣或哞叫，攻击其他动物或人。抑郁型精神沉郁，躲在暗处，吞咽困难，唾液增多，恐水，最后麻痹而死。

（二）宰后检验

无特殊病变。尸体消瘦，有咬伤、裂伤，常见口腔和咽喉黏膜充血或糜烂，胃内空虚或有多种异物，如木片、石块儿、破布、鬃毛等，胃肠黏膜充血、出血或糜烂。中枢神经实质和脑膜肿胀、充血或出血。

病理组织学检查，于大脑海马角或小脑神经细胞内发现内基（Negri）氏小体。此外，还可采用荧光抗体检查法。血清学检查的方法有中和试验、补体结合试验、酶联免疫吸附试验等。

（三）安全处理

（1）宰前发现狂犬病时，扑杀、销毁。

（2）宰后发现狂犬病时，胴体、内脏及其他副产品销毁处理。

二十、伪狂犬病

伪狂犬病（Pseudorabies）是由伪狂犬病毒（Pseudorabies virus，PRV）引起的家畜和野生动物的急性传染病。牛、羊以发热、奇痒为主要症状，致死率极高。仔猪主要表现发热、兴奋不安和瘙痒等神经症状；成年猪表现呼吸道症状或呈隐性感染。也有人患本病的报道。

（一）宰前检疫

成年猪感染后，症状不典型，仅有呼吸道症状，多呈一过性发热、厌食、咳嗽等。母猪发生流产、死胎、木乃伊胎。仔猪主要表现为呼吸困难、发热、大量流涎、厌食、呕吐、腹泻、颤抖和抑郁，后运动失调，眼球振颤，狂奔性发作，间歇性抽搐，昏迷至死亡。

牛羊感染后，主要症状为奇痒，多从头部开始，有搔抓痕迹，脱毛，出血，流涎，病畜狂躁不安，磨牙，呼吸、心跳节律异常，继而衰弱，痉挛加剧，麻痹而死。

（二）宰后检验

神经症状明显的，可见脑膜充血、水肿，有出血点。若生前没有神经症状的，宰后一般无特殊病理变化，仅见体表擦伤及皮下组织胶样浸润。

（三）鉴别诊断

类症鉴别应注意与狂犬病、李氏杆菌病等区别。

确诊本病的方法很多，其中动物接种试验是一种简单易行又可靠的方法，用病料接种家兔后，注射部位发生奇痒。此外还可应用血清中和试验、酶联免疫吸附试验、琼脂扩散试验、免疫荧光技术和PCR技术等进行检查。

（四）安全处理

胴体、内脏及其他副产品化制处理。

二十一、牛海绵状脑病

牛海绵状脑病（Bovine spongiform encephalopathy，BSE）又名疯牛病（Mad cow disease），是由朊病毒（Prion，PrPsc）引起成年牛的一种致死性中枢神经系统疾病。以潜伏期长、病程缓慢且呈进行性、感觉过敏、共济失调、中枢神经系统的灰质形成海绵样空泡为特征。我国迄今未发现疯牛病临床病例。

（一）宰前检疫

牛海绵状脑病的潜伏期差异很大，从2年半至10年不等，发病初期症状轻微，无特异性，不易觉察，可有泌乳量减少及体重下降。此后病情逐渐加重，多在死前的1~6个月症状较明显，主要表现为中枢神经系统的异常，精神沉郁、行为反常，最常见的神经症状是恐惧，触觉和听觉高度敏感，有攻击行为，后肢运动失调。患病母牛有时低头而立，脖颈伸直，一耳向前，另耳朝后或正常。少数病牛头部和肩部肌肉震颤，伴发强直性痉挛，病牛虽无明显搔痒，但也不断摩擦臀部，致使皮肤破损、脱毛。后期因极度消瘦和全身衰竭导致摔倒和躺卧不起。最终衰竭死亡，病程从2周到6个月。

（二）宰后检验

牛海绵状脑病的肉眼变化不明显。病理组织学变化主要在中枢神经系统，其特征是脑灰质神经纤维网出现空泡和海绵状变化，双侧呈对称性分布。空泡样变化主要分布于延髓、中脑部中央灰质区、丘脑、下丘脑侧脑室、间脑。另外，在病变部的神经原细胞内可见类腊质（紫褐素）和明显的神经细胞变性及坏死。

牛海绵状脑病阳性标准为：灰质神经纤维网和神经元核周围出现空泡，双侧呈对称性分布。延髓间脑部神经实质空泡发生率高，因此可根据延髓单切片建立诊断。将牛海绵状脑病的可疑牛静注高浓度的巴比妥酸盐溶液使其致死后，尽快取出全脑，并放在约8L 10%福尔马林固定液中。用石蜡包埋延髓间脑部，制作5μm厚切片，经HE染色后，检查特征性的海绵状变化和神经元空泡。此外，可用电镜负染技术观察病牛脑组织提取液中的异常纤维（SAF），对牛海绵状脑病的确诊也非常重要。目前已研制出PrP特异的单克隆和多克隆抗体，可应用于免疫印迹和免疫组化法以特异性地检测PrPsc。

（三）安全处理

（1）患牛或疑似感染牛一律扑杀、销毁，采取强制性预防和控制措施。

（2）禁止食用病牛或疑似病牛的可食部分。

（3）禁止使用病牛或疑似病牛肉生产的骨肉粉、油脂及被其污染的饲料用产品。

（4）对处理病例过程中发生的外伤，用次氯酸钠彻底洗净。

二十二、莱姆病

莱姆病（Lyme disease）是一种新近发现的人畜共患病，能感染牛、羊、马等多种动物。病原体为伯氏疏螺旋体（Borrelia burgobr，Bb），通常以硬蜱为传播媒介，在人和动物中广泛流行，属自然疫源性疾病。本病于1975年在美国康涅狄格州的莱姆镇被发现，以此得名。

（一）宰前检疫

蜱叮咬动物时，病原随蜱唾液进入皮肤，也可随蜱的粪便污染创口而进入体内，经3~32d潜伏期，病菌在皮肤中扩散，形成皮肤损害。病菌侵入血液后，引起发热，四肢关节肿胀疼痛以及神经系统、心血管系统和肾脏受损的相应症状。

1. 牛 体温升高，精神沉郁，动作呆板，跛行，关节肿胀、疼痛。奶牛产奶量减少，早期怀孕母牛发生流产。有些出现心肌炎、肾炎和肺炎症状。

2. 马 低热，精神沉郁，嗜眠，消瘦，被蜱叮部位高度敏感。间歇性跛行或步态异常。蹄叶炎，肢关节肿胀，肌肉压痛，四肢僵硬，不愿走动，有些病马出现脑炎症状，大量出汗，头颈倾斜，尾麻痹，吞咽困难，无目的游走。妊娠马容易发生死胎和流产。

3. 犬 发热，食欲不振，嗜眠，关节肿胀、疼痛、跛行和四肢僵硬，局部淋巴结肿胀，有的出现心脏功能障碍、脑炎症状、肾炎症状及眼部疾患。

（二）宰后检验

患有关节炎动物，关节囊变厚、关节腔变小，少数可发生膝关节增生性侵蚀性滑膜炎，并伴有血管增生、骨及软骨的侵蚀等慢性损害，心肌或心包囊炎，有些动物发生脑膜炎。

必要时可用荧光抗体技术、酶联免疫吸附试验、免疫印迹法等进行确诊。

（三）安全处理

胴体和内脏化制处理。

二十三、附红细胞体病

附红细胞体病（Eperythrozoonosis）是由附红细胞体（*Eperythrozoon*）寄生于红细胞表面、血浆所引起的一种人畜共患病。有人称之为黄疸性贫血病、赤兽体病、红皮病等，附红细胞体的分类学地位目前尚有争议。该病分布范围广，感染宿主多，以猪附红细胞体病最为严重。

（一）宰前检疫

以断奶仔猪，特别是被阉割后几周的仔猪容易被感染。急性期临床表现包括贫血，轻度黄疸，高热达42℃，精神不振，皮肤发绀或暗红，以胸腹下、四肢和耳廓更加严重。慢性型主要表现消瘦，生长缓慢，结膜苍白，有的出现荨麻疹或病斑型变态反应（即皮肤有大量瘀斑）。肥育猪急性型主要表现体温升高，厌食，贫血，结膜黄染，皮肤发紫，病猪逐渐消瘦。

（二）宰后检验

主要表现血液稀薄、呈淡红色、不易凝固。全身性黄疸。肺有出血斑或小叶性肺炎。肝脏肿大、变性、呈土黄或棕黄色。脾脏肿大、变软，肾脏有出血，膀胱黏膜黄染出血。

（三）诊断

根据典型的临床症状和病理变化，不难作出初步诊断。确诊需查到病原。可通过血液样品加生理盐水稀释后的直接检查或血液涂片染色检查，如镜下见到呈环形、逗点状、杆状或颗粒状的附红细胞单体附着红细胞中央或边缘呈链状寄生，有的使红细胞变形呈齿轮状、星芒状、菠萝状等不规则形状，即可确诊。血清学方法可用补体结合试验、间接血凝试验、荧光抗体技术、双抗体夹心ELISA、PCR等确诊本病。

（四）安全处理

胴体和内脏化制处理。

第二节　其他传染病

一、猪瘟

猪瘟（Swine fever）又名猪霍乱（Hog cholera），是由猪瘟病毒（Hog cholera virus，HCV）引起的一种猪的急性、热性、败血性传染病。以高热稽留和小血管壁变性引起的广泛出血、梗死、坏死和高的死亡率等为特征。猪瘟病毒对人虽无致病性，但常有沙门氏菌继发感染，成为人类细菌性食物中毒的原因之一。

（一）宰前检疫

1. 最急性型　急性败血病症状，突然发病，高热稽留，皮肤和黏膜发绀，有出血点。

2. 急性型　此型最为常见。病猪精神高度沉郁，体温升高至41℃以上，食欲减退，寒战，背拱起，后肢乏力，步态蹒跚，重症全身痉挛。两眼无神，眼结膜潮红，口腔黏膜发绀或苍白。在耳、鼻、腹下、股内侧、会阴等处可见紫红色出血斑点。先便秘后腹泻。公猪阴鞘内积有恶臭尿液。

3. 亚急性型　症状较急性型缓和。体温升高，扁桃体、舌、唇及齿龈出现溃疡。身体多处皮肤见有出血点。

4. 慢性型　病猪消瘦，便秘与腹泻交替出现，腹下、四肢和股部皮肤有出血点或紫斑。

5. 非典型猪瘟　又称温和型猪瘟，其症状、病变、病程不典型，流行过程缓慢，死亡率较低，常发生继发感染。如皮肤常无出血点，腹部皮肤多见淤血和坏死。有的病例可见耳部及尾部皮肤坏死。

（二）宰后检验

1. 最急性型　黏膜、浆膜和内脏有少量出血斑点，但无特征性病理变化。

2. 急性型　全身皮肤，特别是颈部、腹部、股内侧、四肢等处皮肤，有暗红或紫红的小点出血或融合成出血斑。脂肪、肌肉、浆膜、黏膜、喉头、胆囊、膀胱和大肠也有出血点。全身大部分淋巴结呈出血性炎症变化，淋巴结肿大、暗红、质地坚实，切面外观大理石样。脾出血性梗死。肾脏苍白色，有暗红色出血点。胃肠黏膜潮红，散布许多小出血点。

3. 亚急性和慢性型　病变常见于肺和大肠，亚急性型肺切面呈暗红色，质地致密，间质水肿、出血，局部肺表面有红色网纹，慢性型肺脏表面有黄色纤维素，间质增厚，呈大理石样。肺脏、心包和胸膜发生粘连。大肠病变常见于结肠和盲肠，肠黏膜上有轮层状溃疡。

4. 非典型猪瘟　病理变化一般轻于典型猪瘟，如淋巴结水肿、轻度出血或不出血；肾出血点在病猪群中表现不一致；膀胱黏膜只有少数出血点；脾稍肿大，如有梗死灶，其病变程度轻微；回盲瓣很少有轮层状溃疡，最多发的病变是扁桃体肿胀、坏死。

（三）鉴别诊断

应注意与猪丹毒丝菌病、猪肺疫、猪弓形虫病和猪副伤寒相区别。

对典型猪瘟根据临床症状、病理变化和流行情况即可作出诊断。但对非典型猪瘟须进行实验室检验，如猪瘟免疫荧光抗体试验、兔体交互免疫试验、免疫酶染色试验和酶联免疫吸附试验等是临床上常用的诊断方法。

（四）安全处理

（1）宰前发现猪瘟的，扑杀、销毁。

（2）宰后发现猪瘟的，胴体、内脏及其他副产品销毁处理。

二、猪痢疾

猪痢疾（Swine dysenlery，SD）又称猪血痢、出血性痢疾、猪密螺旋体痢疾等，是由猪痢疾蛇形螺旋体（*Serpuina hyodysenteaie*）引起的猪的一种严重的肠道传染病，其特症是严重的黏液性出血性下痢和大肠黏膜卡他性出血性、坏死性炎症。

（一）宰前检疫

1. 最急性型　病程仅数小时，表现急性剧烈腹泻或无腹泻症状而突然死亡。

2. 急性型　病猪体温升高，初排灰黄色的软粪或稀粪，继则混有黏液、血液及纤维素性碎片，粪便外观呈油脂样、蛋清样或胶冻状，色泽棕红或黑红。病猪迅速消瘦，弓腰缩腹，起立无力，极度衰弱，最后死亡或转为慢性。病程约1周。

3. 亚急性或慢性型　病情较轻、病期较长。表现为下痢，黏液和坏死组织碎片增多，血液较少。病猪进行性消瘦，生长发育迟滞。

（二）宰后检验

特征病变在大肠回盲结合部。急性病例为卡他性出血性大肠炎，病变部肠壁肿胀，黏膜充血和出血，肠内容物充满黏液和血液。病程长的出现坏死性炎症，黏膜表面有点状坏死和灰黄色膜状物，坏死常限于表层。

（三）鉴别诊断

本病应与猪伤寒、猪传染性胃肠炎、猪流行性腹泻、仔猪白痢、仔猪红痢、猪肠腺瘤病等疾病相区别。

确诊需做实验室检查，如镜检法观察猪密螺旋体；还可做病原分离培养鉴定和血清学检查，常用的血清学方法有微量凝集试验、酶联免疫吸附试验等。

（四）安全处理

确诊为猪痢疾的病猪、胴体及副产品，均做销毁处理。

三、猪支原体性肺炎

猪支原体肺炎（Mycoplasmal pneumonia of swine）又称猪气喘病或猪地方流行性肺炎，是由猪肺炎支原体（*Mycoplasma pneumonia*）引起的一种慢性接触性呼吸道传染病。主要症状是咳嗽和气喘，病变特征是融合性支气管肺炎。

（一）宰前检疫

1. 急性型　主要见于新疫区新感染的猪群，主要症状是呼吸困难，严重时张口伸舌，呈犬坐式腹式呼吸，多因窒息死亡。也可由急性转为慢性。

2. 慢性型　常见于老疫区的架子猪、育肥猪和后备母猪，明显特征是夜间、清晨、运动和吃食时发生持续性咳嗽、气喘，呈腹式呼吸。体温正常，食欲变化不明显。

（二）宰后检验

病变主要在肺脏，在肺的尖叶、心叶、中间叶和膈叶的前部有融合性支气管肺炎变化；肺的病变部界限分明，通常左右两肺病变对称发生；病肺呈肉样红色或灰红色，俗称肉样变，或很像胰脏的颜色（胰样变）或"虾肉变"。支气管淋巴结甚至纵膈淋巴结呈急性或慢性增生性淋巴结炎，淋巴结肿大、多汁，呈黄白色。

确诊本病可用间接血凝试验，也可以做 X 光检查。

（三）安全处理

（1）确认为猪支原体肺炎的病变肺脏化制或销毁。胴体和其他内脏化制处理。

（2）并发其他传染病的，可按相应法规结合处理。

四、猪繁殖与呼吸综合征

猪繁殖与呼吸综合征（Porcine reproductive and respiratory syndrome，PRRS）又名猪蓝耳病，是由猪生殖和呼吸综合征病毒（PRRSV）引起的一种高度接触性传染病，以成年猪生殖障碍、早产、流产、死产、死胎、木乃伊及产弱胎增多和仔猪呼吸道症状为特征。

（一）宰前检疫

本病初次发生往往呈急性经过，急性发病期过后，出现慢性和亚临床感染。急性发病期表现为厌食、发热、无乳症、昏睡，有时出现皮肤变色、呼吸困难、咳嗽，这些症状不同阶段猪的表现不同。

1. 母猪 表现精神沉郁，食欲减退或废绝，咳嗽，呼吸困难。妊娠母猪发生早产，后期流产、死产、胎儿木乃伊化、个别母猪的双耳、腹部、尾部及外阴皮肤呈现青紫色或蓝紫色斑块，双耳发凉。

2. 仔猪 1月龄内仔猪表现出典型的临床症状。体温40℃以上，呼吸困难，有时呈腹式呼吸，食欲减退或废绝，腹泻，背毛粗乱，后腿及肌肉震颤，共济失调，渐进消瘦、眼睑水肿。刚出生的仔猪耳朵和躯体末端皮肤发绀。患病仔猪成活率明显降低，耐过仔猪长期消瘦、生长缓慢。

3. 育肥猪 表现轻度的类流感症状，呈现暂时性的厌食及轻度呼吸困难。如病情加重，可出现高热、腹泻、肺炎及眼肿胀或结膜炎。少数病例表现咳嗽及双耳背面、边缘及尾部皮肤出现深青紫色斑块。

公猪发病率低，症状表现厌食、呼吸加快、咳嗽、消瘦、昏睡及精液质量下降，一般无发热现象，极少公猪出现双耳皮肤变色。

（二）宰后病变鉴定

间质性肺炎是本病最常见的病变，剖检见母猪肺水肿、肾盂肾炎和膀胱炎。母猪流产的死胎及出生后不久死亡的弱仔猪，可见头部水肿，眼结膜水肿，耳郭、头、颈部发绀，肠淋巴结肿大、斑状出血，胸腹腔积水。育肥猪可见肺水肿和胸膜肺炎。

（三）安全处理

（1）宰前发现的，扑杀、销毁。

（2）宰后发现的，胴体、内脏及其他副产品销毁处理。

五、牛瘟

牛瘟（Rinderpest）是由牛瘟病毒（Rinderpest virus）引起的主要发生于牛的一种急性、烈性、败血性传染病，俗称烂肠瘟、胆胀瘟。

（一）宰前检疫

潜伏期为3～9d。典型特征性症状是口腔黏膜的变化。初期流涎，口角、齿龈、颊内面和硬腭黏膜呈斑点状或弥漫性潮红，以后形成一层均匀的灰色或灰黄色假膜，极易脱落，露出形状不规则、边缘不整的出血烂斑，胃肠内也有同样病变。病畜排出稀糊状污灰色或褐棕色具恶臭的粪便，有时带血和脱落的黏膜。眼结膜潮红，眼睑肿胀，流出浆液至脓性分泌物。鼻孔内流出浆液性至浓性分泌物，有恶臭。鼻黏膜充出血，鼻镜干并附有黄色痂皮，痂皮脱落后露出易出血的溃疡面。非典型症状一般轻微，有的皮肤和乳房出现小点状出血，股内、会阴和口鼻周围的皮肤有丘疹和脓疱，干后形成棕黄色痂皮块。

（二）宰后检验

主要病变是消化道。口腔黏膜，特别是唇内侧、齿龈、舌下、舌侧面等处在弥漫性充血的背景上，见有结节或边缘不整齐的红色溃疡或糜烂，有的覆盖灰黄色麸皮样假膜。瓣胃中有大量干硬食物，瘤胃和瓣胃内可见出血和烂斑；真胃空虚，幽门区和皱襞处黏膜显著充血肿胀，常有麸皮假膜或具褐色痂皮的溃疡，小肠和直肠黏膜红肿，密布点状出血，黏膜上皮坏死，形成假膜。胆囊肿大2～3倍，充满胆汁，胆囊黏膜树枝状充血或出血，形成溃疡。心内外膜出血。

（三）安全处理

（1）宰前发现牛瘟时，扑杀、销毁。

（2）宰后发现牛瘟的，胴体、内脏及其他副产品销毁处理。

六、恶性卡他热

恶性卡他热（Malignant catarrhal fever）又名恶性头卡他（Malignant head catarrh）或坏疽性鼻卡他，是由恶性卡他热病毒（Malignant catarrhal fever virus）引起牛的一种急性、热性传染病。特征是持续发热、双侧角膜混浊、眼鼻卡他性分泌物增多，口鼻部坏死，口腔上皮溃疡和非化脓性脑膜脑炎。

（一）宰前检疫

病牛体温升高至41～42℃，呈稽留热，精神沉郁。典型病例几乎都是双眼同时患病，表现羞明、流泪，结膜充血，角膜浑浊，甚至发生溃疡。鼻镜糜烂，覆有干痂。鼻孔流出黏性或脓性发臭的分泌物，鼻黏膜高度潮红，有的覆有灰色易碎的纤维蛋白性假膜，剥落后露出溃疡面。口腔黏膜潮红，流涎，常见溃疡、污黄色坏死斑点和假膜。咽部发炎的，则表现吞咽和呼吸困难，亦可向下部发展，引起细支气管炎和肺炎。粪便先干后稀，有时混有血液或纤维蛋白碎片。多数病例出现神经症状，表现昏迷或兴奋。

（二）宰后检验

除上述具有诊断意义的眼、鼻腔、口腔的特征性病变外，可见头颈、皮下和肌肉出血和水肿；咽部、会咽及食管黏膜有糜烂或溃疡及充血、出血变化；心外膜小点状出血，肺脏常有急性支气管肺炎灶；真胃和肠黏膜有弥漫性充血、水肿，有的有小点状出血、糜烂；泌尿道黏膜潮红，有点状出血。全身淋巴结，尤以头颈部、咽部及肺淋巴结肿大、出血最为明显。脑膜充血和水肿，有时出血；镜检为非化脓性脑膜脑炎。

（三）鉴别诊断

若口腔黏膜和齿龈发生坏死，同时有严重肠炎时，必须同牛瘟、牛病毒性腹泻相鉴别。此外，还应注意与牛传染性角膜炎的区别：后者的病症只限于眼睛，可见眼结膜和角膜发炎、流眼、角膜浑浊；且多不见全身性的临床表现和病理变化。

根据流行特点、症状和病理变化可作出诊断。必要时进行确诊，可选择易感犊牛做动物试验。实验室血清学检查方法主要有中和试验、琼脂扩散试验等。

（四）安全处理

胴体、内脏化制处理。

七、副结核病

副结核病（Paratuberculosis）又名副结核性肠炎，是由副结核分枝杆菌（*Mycobacterium paratuberculosis*）引起的主要发生于牛的一种慢性传染病，本病的特征是顽固性腹泻和逐渐消瘦，肠黏膜增厚并形成皱襞。

（一）宰前检疫

主要症状是下痢，粪便恶臭。消瘦，贫血，泌乳减少或停止。身体各部出现水肿，下颌及胸垂部明显。

（二）宰后检验

胴体极度消瘦。空肠后段、回肠末端及回盲瓣区域的肠黏膜显著肥厚，一般可达正常的2～3倍，最严重部分可达10倍以上，形成明显的横行的脑回状皱襞，表面充血和出血。肠内容物稀臭，肠段淋巴结肿大、苍白和切面多汁。淋巴结粗大呈绳索状。

（三）鉴别诊断

本病应注意与肠结核、沙门氏菌病、肠道寄生虫病相区别。

确诊需进行病原学检查、血清学检查和变态反应检查。

（四）安全处理

胴体、内脏化制处理。

八、气肿疽

气肿疽（Gangraena emphyzematous）又称鸣疽，俗名黑腿病（Blackleg），是由气肿疽梭菌（*Clostridium chauvoei*）所致反刍动物的一种急性、热性、败血性传染病。特征是在肌肉丰满的部位发生气性肿胀，多伴发跛行。黄牛最易感，水牛、乳牛和绵羊的易感性较小，牦牛的易感性更小。在气肿疽疫区的猪，可呈零星散发。马属动物不感染。对人无危害性。

（一）宰前检疫

气肿疽通常见于3个月到4岁的牛，病牛体温高达41～42℃，反刍停止，多伴发跛行。在股、臀、肩、颈部等肌肉丰满的部位发生气性炎性水肿。肿胀部气体很快沿皮下及肌间向四周扩散，肿胀部皮肤干燥、紧张，呈紫黑色，触诊硬固，有捻发音，肿胀部附近淋巴结肿大，严重时肿胀部破溃，流出污红色带泡沫的酸臭液体。

（二）宰后检验

特征病变是在肌肉丰满的部位发生出血性气性炎性水肿，患部皮肤肿胀，按压有捻发音，切开病变部呈黑紫色，并流出带有气泡的酸臭味液体。从切面处可见因产生带气泡的液体导致肌纤维与肌膜之间形成的裂隙，患部肌肉横切面呈海绵状外观。患部周围淋巴结急性肿胀，呈浆液性淋巴结炎。其他病变如体腔积液，呈褐红色，胸膜、腹膜及心包膜上覆有灰红色纤维蛋白及胶冻状物。心肌变性，色淡且质脆，心内外膜出血。肺淤血、水肿。脾肿大。

（三）鉴别诊断

本病应注意与恶性水肿、炭疽、巴氏杆菌病相区别。

确诊需采取肿胀部位的肌肉、水肿液或肝脏、脾脏等做细菌分离培养和动物试验。

（四）安全处理

确认为气肿疽的病畜及其胴体、内脏、副产品，均做销毁处理。

九、牛传染性鼻气管炎

牛传染性鼻气管炎（Infectious bovine rhinotracheitis，IBR）又称为坏死性鼻炎、红鼻病等。由牛鼻气管炎病毒（Infectious bovine rhinotracheitis virus，IBRV）引起的急性接触性传染病。以上呼吸道炎症为特征，临床上表现高热、呼吸困难、鼻窦炎和上吸呼道炎症。还可引起生殖道感染、结膜炎、脑膜脑炎、流产和乳房炎等多种病型。

（一）宰前检疫

1. 呼吸道型　潜伏期 4～6d。病初高热 40～41℃，精神沉郁，拒食，有多量黏液性、脓性鼻漏。常因炎性渗出物阻塞鼻孔而发生呼吸困难。病畜流涎、咳嗽。鼻黏膜充血、出血并溃疡。鼻窦及鼻镜因组织高度发炎，露出充血的皮下组织，故又称"红鼻子病"，并出现结膜炎和流泪。

2. 生殖道感染型　潜伏期 1～3d。病初轻度发热，沉郁，无食欲，排尿频繁、疼痛不安。外阴和阴道黏膜充血肿胀，黏膜表面有灰白色病灶，随后发展成脓疱，呈颗粒状。严重时，黏膜表面被覆灰色假膜，并形成溃疡。孕畜流产。公牛则表现为龟头包皮炎，严重病例出现发热，阴茎和包皮上发生脓疱，包皮高度肿胀。

3. 脑膜脑炎型　主要见于犊牛，表现为兴奋、沉郁交替发生，惊厥，共济失调等。最后倒地、呈角弓反张。

4. 结膜炎型　多与上呼吸道型同时发生，引起角膜炎和结膜炎。表现角膜下水肿，其上形成灰色坏死膜，呈颗粒状外观，结膜表面形成灰色坏死假膜，呈颗粒样外观。眼、鼻流浆液脓性分泌物。

（二）宰后检验

呼吸道型病变主要是上呼吸道黏膜发炎，轻者黏膜充血、肿胀、有卡他性渗出物；重者有多量渗出物，鼻黏膜有少量坏死灶，上呼吸道上皮脱落，咽部、颈部淋巴结肿大。生殖道感染型的病变以阴道黏膜红肿，有脓疱形成，有黏脓性分泌物从外阴流出。公畜龟头包皮发炎，肿胀，上有脓疱。脑膜脑炎型呈非化脓性脑炎变化。

（三）鉴别诊断

本病应注意与牛流行热、牛病毒性腹泻－黏膜病、牛副流感、牛恶性卡他热等传染病相区别。

确诊要采取发热期病畜的鼻腔分泌物等做病毒分离与鉴定。血清学常采用的方法有中和试验、荧光抗体试验、间接血凝试验或酶联免疫吸附试验等。

（四）安全处理

确认为牛传染性鼻气管炎的病畜及其产品、副产品，均做销毁处理。

十、蓝舌病

蓝舌病（Bluetongue）是蓝舌病病毒（Bluetongue virus）所致反刍动物的一种虫媒传染病，特征表现为发热，白细胞减少，口腔、鼻腔和胃肠道黏膜充血、出血、糜烂和溃疡性炎症。绵羊对本病易感性很强，山羊和牛多为隐性感染或亚临床表现。

（一）宰前检疫

患病绵羊病初体温升高达40.5~41.5℃，稽留2~3d，此间病羊精神委靡、厌食。数日后唇、齿、龈、舌颊部黏膜充血、出血、淤血，部分病羊舌发绀呈青紫色，进一步发展是黏膜的糜烂或溃疡，并逐渐带有恶臭。鼻液增多，继而在鼻孔周围形成干痂，呼吸困难或引起鼾声。有的病羊的四肢甚至躯体两侧被毛脱落；有时蹄冠、蹄叶发炎，跛行。有些病例便秘或腹泻甚至带血。山羊病征与绵羊相似，但表现轻微。牛一般不表现症状，多为隐性感染。

（二）宰后检验

病变主要见于口腔、瘤胃、心脏、肌肉、皮肤和蹄部。口腔出现糜烂，舌、唇、齿龈和颊黏膜水肿。瘤胃、瓣胃黏膜及大网膜水肿、出血和溃烂。心内外膜、心肌、呼吸道、消化道和泌尿道黏膜都有小的出血点。皮下组织广泛性充血和胶冻样浸润，常见斑状疹块区，蹄冠充血或出血。

（三）安全处理

（1）宰前发现蓝舌病时，扑杀、销毁。

（2）宰后发现蓝舌病时，胴体、内脏及其他副产品销毁处理。

十一、羊快疫

羊快疫（Braxy；Bradsot）是由腐败梭菌（Clostridum septicum）引起的一种急性传染病。特征是发病突然，病程短促，真胃出血性、坏死性炎。本病以绵羊多发，山羊较少见。以6月龄至2岁的羊多发。

（一）宰前检疫

突然发病，常在症状出现前死亡，常常死于赶运放牧途中或圈舍内，且多为肥壮的羊只。有的病羊临死前有腹痛、臌气、磨牙和痉挛，病程数分钟至数小时。有些则表现离群独处，不愿走动，虚弱，食欲废绝，口鼻内流出带血泡沫，间或排粪困难，里急后重，粪团色黑而软，并夹杂黏液及脱落黏膜，甚至排蛋清样恶臭的稀粪。

（二）宰后检验

真胃和十二指肠黏膜充血、肿胀，并散在有出血斑点，黏膜下水肿，肠道内有大量气体。前胃黏膜常自行脱落，瓣胃内容物多干而硬。前躯皮下有血色胶样浸润，有时含有气泡。咽喉黏膜出血性胶样浸润，气管黏膜覆有血样黏液。肝脏肿大，质脆、土黄色如煮熟样。肾充血，个别病例有轻度软化现象。胸腹腔积有或多或少的红色浑浊液体。心包积液，色黄色，有时呈胶样。心内外膜有出血点，心肌脆弱，呈淡黄灰色，似煮熟样。全身淋巴结水肿。

（三）鉴别诊断

本病易与羊肠毒血症、炭疽相混淆，尤其是常与羊猝击混合感染，应注意区别。

本病的确诊需做病原学检查。

（四）安全处理

确认为羊快疫的病畜、胴体、内脏及其他副产品，均做销毁处理。

十二、羊肠毒血症

羊肠毒血症（Enterotoxaemia）又名类快疫，俗名软肾病，是由 D 型魏氏梭菌（Clostridium Perfringens type D）所致绵羊的一种急性毒血症。以突然发病、病程短促和死后肾脏软化为主要特征。

（一）宰前检疫

突然发病，表现不安，腹痛，间或腹泻，排出黄褐色水便。在濒死期，呼吸加快，全身肌肉颤抖，磨牙，倒地痉挛，翻滚，头后仰，鼻流白沫。

有的无症状死亡。病羊常死于放牧途中或圈舍内，且多为肥壮的羊只。

（二）宰后检验

死羊可见腹部膨大，真胃含有未消化的饲料。皮下及肌肉出血，无毛处见有暗红色斑点，胸腹腔、心包腔积液，心内外膜出血。特征性病变是肾脏软化，实质呈红色软泥状。肠黏膜特别是小肠回肠段黏膜出血严重，整个肠段内壁呈红色，有的还出现溃疡，故有"血肠子病"之称，也是本病的重要病理变化。肠系膜胶样浸润，肠系膜淋巴结急性肿大。肝脏肿大，呈灰土色，质地脆弱。脾肿大。全身淋巴结肿大，表面湿润，切面呈黑褐色。

确诊须依靠实验室检验回肠、肾脏或其他内脏是否分离到 D 型魏氏梭菌和在回肠内检出 ε 毒素。魏氏梭菌毒素的检查和鉴定可用小鼠、豚鼠或家兔进行中和试验。

（三）安全处理

确认为羊肠毒血症的病畜、胴体、内脏及其他副产品，均做销毁处理。

十三、山羊传染性胸膜肺炎

羊传染性胸膜肺炎（Caprine infectious pleuropneumonia）俗称"烂肺病"，是由丝状支原体山羊亚种（Mycoplasma mycoides subsp. capri）引起山羊特有的一种接触性传染病。其特征是高热、咳嗽、肺和胸膜发生浆液纤维素性炎，并继发肺组织肉变和坏死。

（一）宰前检疫

病羊体温升高，呼吸困难，咳嗽干痛，有浆液性、黏液性乃至带铁锈色鼻液。肺部叩诊多在一侧有浊音区，听诊呈支气管呼吸音和摩擦音。按压胸壁有痛感。高热稽留，痛苦呻吟，头颈伸直，背腰拱起。眼睑肿胀并有浆液性、黏液性或脓性分泌物。

（二）宰后检验

病变多局限于胸部。胸腔内积有多量黄色渗出液，暴露于空气后有纤维蛋白凝块沉淀。胸膜上附有疏松的纤维蛋白絮片，肺胸膜和肋胸膜发生粘连。肺脏病变表现为纤维素性肺炎，肺实质内出现坚硬的、淡红色或暗红色、大小不等的肝变区。支气管淋巴结和纵隔淋巴结肿大，切面多汁并有出血点。心包腔内积有混杂纤维素的黄色液体。脾脏肿大，断面呈紫红色。心脏、肝脏、肾脏等器官变性。胆囊扩张，充满胆汁。

（三）鉴别诊断

应注意与山羊巴氏杆菌病和传染性无乳症相区别。巴氏杆菌病虽有相似的肺部病变，但巴氏杆菌病全身性充血、出血、水肿等败血症病变更明显。传染性无乳症可侵害绵羊和山羊。肺部病变也明显，但最主要的是乳房有干酪样坏死，并且常有浆液性纤维蛋白性或化脓性关节炎和眼结膜炎、角膜炎。本病的确诊需做病原分离鉴定。

（四）安全处理

病畜、胴体及内脏，化制处理。

十四、马流行性淋巴管炎

马流行性淋巴管炎（Epizootic lymphangitis）又称假性皮疽（Pseudofarcy），是由假性皮疽囊球菌（*Histoplasma farciminosum*）所致马属动物的一种慢性接触性传染病。特征是皮下淋巴管和淋巴结发生化脓性炎症，并形成溃疡。

（一）宰前检疫

特征性变化是在病原菌入侵部位的肉芽肿性结节，以后继发脓性溶解，并形成溃疡。病变最常见于颈、胸、背及四肢，唇部、鼻翼、阴囊及乳房部也可能发生。

1. 皮肤结节　结节常发生在四肢、头部、颈部及胸侧部的皮肤表层、真皮层或皮下，呈豌豆大到鸡卵大，质地坚硬，有疼痛感。逐渐化脓、溃疡，溃疡底部凹陷，肉芽增生于溃疡部形成高出皮肤的蘑菇状生长物，上覆脓性分泌物，不易愈合。

2. 黏膜结节　多在鼻腔、口唇、眼结膜及生殖器官黏膜等处发生大小不等的黄白色或灰白色圆形或椭圆形结节。表面光滑干燥，边缘整齐。结节破溃后形成溃疡面。

3. 淋巴管肿胀及念珠状结节　在蔓延径途上的淋巴管，可发生淋巴管炎。受侵害的淋巴管变粗、变硬，呈弯曲的条索状肿胀，与周围组织常连接一起，不易剥离，切开时常有脓样物质流出。在淋巴管瓣膜处形成结节，沿淋巴管成为念珠状。结节破溃后形成蘑菇状溃疡；在四肢发生病变时，由于多数淋巴管发生炎症，使皮下结缔组织往往弥漫性增生变硬，从而出现所谓的"橡皮腿"。

（二）宰后检验

主要是在皮下淋巴管和淋巴结、皮肤和皮下结缔组织形成结节、脓肿和溃疡。

应注意与溃疡性淋巴管炎相区别。本病的确诊需做病原学和变态反应试验诊断。

（三）安全处理

确认为马流行性淋巴管炎的病畜或整个胴体及副产品，均做销毁处理。

十五、马传染性贫血

马传染性贫血（Equine infectious anemia，EIA）简称马传贫，是由马传染性贫血病毒（Equine infectious anemia virus）所致马属动物的一种慢性传染病。临床主要以发热为主的贫血、出血、黄疸、心脏衰弱、浮肿和消瘦等病症为特征。

（一）宰前检疫

体温呈稽留热或间歇热，贫血，结膜及黏膜苍白、黄染，有出血点，尤以舌下更为常见。心搏亢进，心律不齐，胸前、腹下及四肢水肿。食欲变化不大，急剧消瘦及易于疲劳，步态不稳。

（二）宰后检验

一般可见皮下胶样浸润及出血斑，血液稀薄，体腔积液。淋巴结特别是脾淋巴结和肠系膜淋巴结肿大，切面多汁，常有溢血。脾脏肿大，暗红色，切面呈颗粒状。肝肿大，色灰黄或暗红，切面有槟榔状花纹。心内外膜出血，心肌呈土黄色。肾灰黄色、肿大，散在有出血点。慢性型骨髓呈乳白色胶冻状。组织学变化，肝细胞变性，星状细胞肿大，血液涂片可见多量吞铁细胞。

（三）安全处理

（1）宰前发现马传染性贫血时，扑杀、销毁。

（2）宰后发现马传染性贫血时，胴体、内脏及其他副产品销毁处理。

第四章

屠畜常见寄生虫病的鉴定与处理

第一节 人畜共患寄生虫病

一、囊尾蚴病

囊尾蚴病（Cysticerosis）俗称囊虫病，是由绦虫的幼虫所引起的一种人畜共患寄生虫病。多种动物均可感染此病。人感染囊尾蚴时，在四肢、颈背部皮下可出现半球形结节，重症病人有肌肉酸痛、全身无力、痉挛等表现。虫体寄生于脑、眼、声带等部位时，常出现神经症状、头昏眼花、视力模糊和声音嘶哑等。人吃进生的囊尾蚴病肉，即可在肠道中发育成有钩绦虫（猪肉绦虫）或无钩绦虫（牛肉绦虫）。人患绦虫病时，身体虚弱、消化不良，经常下痢和腹痛，有时恶心和呕吐。所以本病在公共卫生上十分重要，是肉品卫生检验的重点项目之一。囊尾蚴病传播过程见图4-1。

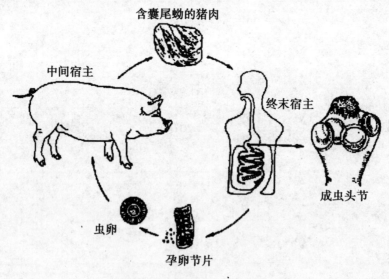

图4-1 囊尾蚴病传播过程

（一）检疫与检验

1. 猪囊尾蚴病 猪囊尾蚴病是寄生于人体小肠内的有钩绦虫（*Taenia solium*）的幼虫——猪囊尾蚴（*Cysticercus cellulosae*）在猪体内寄生所引起的疾病。

轻症的囊尾蚴病在临床上不易觉察，严重感染时才呈现症状，如患猪肩胛部增宽，臀部隆起，走路前肢僵硬，后肢不灵活，左右摇摆，似"醉酒状"，不爱活动，反应迟顿；如果寄生在舌部，则咀嚼、吞咽困难，舌根部见有半透明的小囊泡；寄生在咽喉，则声音嘶哑；寄生在眼球，则视力模糊；寄生在大脑，则出现痉挛，或因急性脑炎而突然死亡。

　　猪囊尾蚴多寄生于肩胛外侧肌、臀肌、咬肌、深腰肌、膈肌、心肌、脑部、眼球等部位，所以我国规定猪囊尾蚴主要检验部位为咬肌、深腰肌和膈肌，其他可检验部位为心肌、肩胛外侧肌和股内侧肌等。肌肉中有许多椭圆形白色半透明的囊泡，囊内充满液体，囊壁上有一个圆形粟粒大的乳白色头节，显微镜检查可见头节的四周有 4 个圆形吸盘和 2 圈角质小钩（图 4 - 2）。

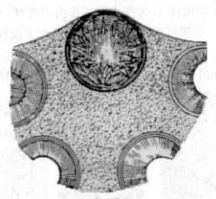

图 4 - 2　猪囊尾蚴头节的吻突小钩和吸盘

　　2. 牛囊尾蚴病　牛囊尾蚴病是寄生于人体内的无钩绦虫（*Taenia bovis*）的幼虫—牛囊尾蚴（*Cysticercus bovis*）在牛体内寄生所引起的疾病。牛感染囊尾蚴后一般不出现临床症状。

　　牛囊尾蚴与猪囊尾蚴外形相似，囊泡为白色的椭圆形，大小为 8mm × 4mm，囊内充满液体，囊壁上附着无钩绦虫的头节，头节上有 4 个吸盘，但无顶突和小钩，这正是与猪囊尾蚴的主要区别。囊尾蚴主要寄生在牛的咬肌、舌肌、颈部肌肉、肋间肌、心肌和膈肌等部位。我国规定牛囊尾蚴主要检验部位为咬肌、舌肌、深腰肌和膈肌。

　　3. 绵羊囊尾蚴病　绵羊囊尾蚴病是由绵羊带绦虫（*Taenia ovis*）的幼虫—绵羊囊尾蚴（*Cysticercus ovis*）在绵羊体内寄生所引起的一种疾病。人不感染此病。绵羊囊尾蚴对羔羊有一定的危害，严重者可引起死亡，但成年羊感染后症状不明显。

　　绵羊囊尾蚴主要寄生于心肌、膈肌，还可见于咬肌、舌肌和其他骨骼肌等部位。我国规定羊囊尾蚴主要检验部位为膈肌、心肌。绵羊囊尾蚴囊泡呈圆形或卵圆形，较猪囊尾蚴小。

　　（二）安全处理

　　（1）猪囊尾蚴患畜、胴体和内脏，销毁处理。

　　（2）牛囊尾蚴病患畜、胴体和内脏，化制处理。

二、旋毛虫病

　　旋毛虫病（Trichinosis）是由旋毛线虫（*Trichinella spiralis*）寄生于哺乳动物体内所引起的一种人畜共患寄生虫病。多种动物均可感染，屠畜中主要感染猪和狗。本病对人危害较大，人感染旋毛虫多与吃生猪肉、狗肉，或食用腌渍与烧烤不当的含有旋毛虫包囊的肉类有关。因此，本病在公共卫生上甚为重要。

（一）检疫与检验

动物感染旋毛虫后往往不显症状。严重感染者，初期食欲减退，呕吐、腹泻，以后幼虫移行时可引起肌肉炎症，出现肌肉疼痛、麻痹、运动障碍、声音嘶哑、发热等症状，有的表现眼睑和四肢水肿。

猪体内肌肉旋毛虫常寄生于膈肌、舌肌、喉肌、颈肌、咬肌、肋间肌及腰肌等处，其中膈肌部位发病率最高，并多聚集在筋头和肌肉表面。我国规定旋毛虫的检验方法是，自胴体两侧横膈肌脚各取一小块肉样，先撕去肌膜作肉眼观察。

1. 旋毛虫压片镜检法 顺肌纤维方向随机剪取米粒大肉样 24 块，进行压片镜检。肌旋毛虫包囊与周围肌纤维有明显的界限，镜下包囊内的虫体呈螺旋状（图 4-3）。被旋毛虫侵害的肌肉发生变性、肌纤维肿胀、横纹消失，甚至发生蜡样坏死。

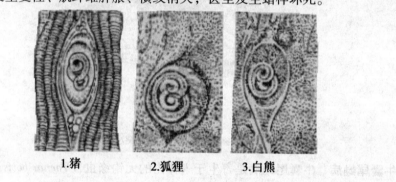

1.猪　　　　2.狐狸　　　　3.白熊

图 4-3　肌肉中旋毛虫的包囊

2. 旋毛虫的集样消化法 为提高旋毛虫的检验速度，可进行群体筛选，阳性者再逐头检验。即将 20~25 头屠宰肉尸为一组，从每头肉尸取 5~6g 膈肌肉样，样品混合后磨碎，在预热的消化液（人工胃液：胃蛋白酶消化液）中消化 3~4h，集虫之后镜检。此法适合于旋毛虫感染率低的国家和地区使用，可提高检出率，操作简便、快速、能适应现代化的屠宰加工的需要。

3. 鉴别诊断 旋毛虫包囊特别是钙化和机化的包囊，镜检时易与囊虫、住肉孢子虫及其他肌肉内含物相混淆，可从以下几方面加以区别：

（1）包囊与虫体形态 旋毛虫包囊壁是双层的，虫体通常呈螺旋状，也有呈"S"状或"8"字状者，蜷曲于折光性强的透明囊液中。钙化的包囊体积小，滴加 10% 稀盐酸将钙盐溶解后，可见到虫体或其痕迹。

囊虫的囊包为单层，囊液不清晰，不见有螺旋形虫体。虫体的钙化点比旋毛虫大，可达 2mm，滴加稀盐酸溶解后，可见到崩解的虫体团块和特征性的角质小钩。囊包周围形成厚的结缔组织膜。

住肉孢子虫的虫体呈灰色柳叶形，有时呈雪茄烟形或半月形，一般在 0.5~3mm，钙化多从虫体部开始，滴加 10% 稀盐酸溶解后不见虫体。钙化的虫体周围不形成结缔组织包膜，与其毗邻的肌纤维横纹不消失。

（2）机化与钙化 当旋毛虫包囊机化时，为了与其他周围增生有大量结缔组织的肌肉内含物相区别，于压片上滴加 2～3 滴甘油溶液，数分钟后镜检。经过处理的结缔组织包膜和包囊变为透明，内容物清晰可见。如为旋毛虫包囊，此时可见到活的、死的或崩解的暗色旋毛虫虫体残骸。

　　肌肉中其他钙化凝结物，具有各种不同的起源，大小不等，呈黑色团块，在其周围往往形成厚的结缔组织包膜。为了鉴别钙化的旋毛虫和这些非旋毛虫来源的钙化凝结物，须采用 10% 盐酸液处理后镜检，旋毛虫具有薄的包囊，而凝结物则围有厚的纤维性包膜。有时，当住肉孢子虫死亡后，由于虫体崩解产物的刺激，引起局部特殊肉芽组织增生，外观呈白色的小点，与包囊周围增生大量结缔组织的旋毛虫很难区别。在这种情况下，除用甘油进行透明处理外，还需要观察许多压片视野，一般总会看到存活的住肉孢子虫。

　　（二）安全处理
　　（1）患畜的整个胴体和内脏化制处理。
　　（2）皮张消毒处理。

三、孟氏裂头蚴病

　　孟氏裂头蚴病（Sparganosis mansoni）是孟氏双槽绦虫（*Spirometra mansoni*）的幼虫—裂头蚴（*plerocercoid*）寄生于猪、鸡、鸭、泥鳅、鲨鱼、蛙和蛇的肌肉中所引起的一种寄生虫病。成虫寄生于狗、猫等动物的小肠内。猪主要由于吞食了含有双槽蚴的蛙类和鱼类而感染，人的感染主要是吃了生的或半生不熟的含有裂头蚴的肌肉所致，也有因用蛙皮贴敷治疗而感染的。

　　（一）检疫与检验
　　猪轻度感染时不表现临床症状，严重感染时在寄生部位（如腹肌、肋间肌等）可见皮下发炎、水肿、化脓、坏死等局部症状。

　　孟氏裂头蚴为乳白色扁平的带状虫体，头似扁桃，伸展时如长矛，背腹各有一纵行吸沟，虫体向后逐渐变细，体长 1～100cm，偶尔可见长达 1～2m 的虫体。

　　主要寄生于猪的腹肌、膈肌、肋间肌等肌膜下或肠系膜的浆膜下和肾周围等处。宰后检验中最常于腹斜肌、体腔内脂肪和膈肌浆膜下发现，蟠曲成团，如脂肪结节状，展开后如棉线样，如寄生于腹膜下，虫体则较为舒展。寄生数目不等，严重感染者寄生数目可达 1 700 余条。

　　（二）安全处理
　　虫体较少时可经高温处理后出厂（场）；虫体数量过多的，化制或销毁处理。

四、弓形虫病

　　弓形虫病（Toxoplasmosis）又称弓浆虫病或弓形体病，是由龚地弓形虫（*Toxoplasma gondii*）所引起的一种人畜共患原虫病。猪、牛、羊、禽、兔等多种动物都可感染，各种家畜中以猪的感染率较高，在养猪场中可以突然大批发病，死亡率高达 60% 以上。人可因接触和生食患有本病的肉类而感染，所以本病对人畜健康和畜牧业带来很大的危害。弓形虫的传播过程见图 4-4。

　　（一）检疫与检验
　　急性感染病猪体温升高，一般可达 40.5～42℃，呈稽留热。呼吸困难，流水样或黏性鼻液、咳嗽、呕吐。耳翼、鼻端、下肢、股内侧、下腹部位出现紫红斑或点状出血。

　　宰后病变主要有肠系膜淋巴结、胃淋巴结、颌下淋巴结及腹股沟淋巴结肿大、硬结，质地较脆，切面呈砖红色或灰红色，有浆液渗出。急性型的全身淋巴结髓样肿胀，切面多汁，呈灰白色；肺水肿，切面间质增宽，有多量浆液流出，肝脏变硬，浊肿，有坏死点；肾表面和切面有少量点状出血。

　　确诊须进行病原检查、动物接种和免疫学诊断。

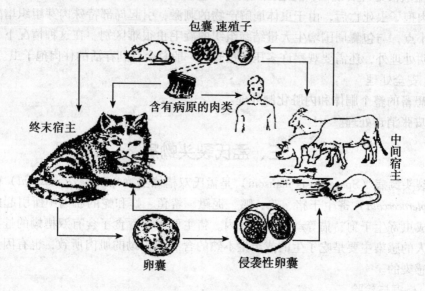

包囊　速殖子

含有病原的肉类

终末宿主

中间宿主

卵囊　　　　　侵袭性卵囊

图 4-4　弓形虫的传播过程

　　（二）安全处理
　　（1）胴体和内脏化制处理。
　　（2）皮张消毒处理。

五、棘球蚴病

　　棘球蚴病（Echinococcosis）又称包虫病（Hydatid disease），是由细粒棘球绦虫（*Echinococcus granulosus*）和多房棘球绦虫（*E. multilocularis*）的幼虫—棘球蚴（*Echinococcus cyst*）寄生于羊、牛、马、猪和人的肝脏、肺脏等器官中引起的人畜共患寄生虫病。家畜中以牛和绵羊受害最重。人感染后棘球蚴常寄生于肝脏和肺脏，对人危害很大。

　　（一）检疫与检验
　　轻度感染和初期感染不表现临床症状。严重感染时，病畜表现消瘦、咳嗽，右侧腹部膨大。肺部受累则连续咳嗽。

　　棘球蚴主要寄生于肝脏，其次是肺脏。肝脏、肺脏等受害脏器体积显著增大，表面凹凸不平，可在该处找到棘球蚴；有时也可在其他脏器如脾、肾、脑、皮下、肌肉、骨、脊椎管等处发现。切开棘球蚴可有液体流出形成腔洞（图 4-5），将液体沉淀，用肉眼或在解剖镜下可看到许多生发囊与原头蚴（即包囊砂）；有时肉眼也能见到液体中的子囊甚至孙囊。偶然还可见到钙化的棘球蚴或化脓灶。

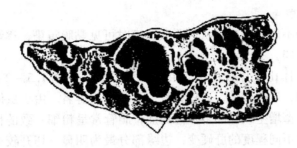

图 4 - 5　棘球蚴寄生的肝脏切面

（二）安全处理

（1）病变组织、器官，化制处理。

（2）皮张消毒处理。

六、住肉孢子虫病

住肉孢子虫病（Sarcocystosis）是由住肉孢子虫（Sarcocystis）寄生于肌肉间所引起的人畜共患寄生虫病。猪、牛、羊等多种动物均可感染。人也可患此病。

（一）检疫与检验

1. 猪住肉孢子虫病　猪严重感染时，表现不安，腰无力，并有肌肉僵硬和短时间的后肢瘫痪等症状。

猪住肉孢子虫体形较小，虫体长 0.5～5mm，主要寄生在舌肌、膈肌、肋骨间肌和咽喉肌等处。肉眼观察可在肌肉中看到与纤维平行的白色毛根状小体。显微镜检查虫体呈灰色纺锤形，内含无数半月形孢子。如虫体发生钙化，则呈黑色小团块。严重感染的肌肉、虫体密集部位的肌肉发生变性，颜色变淡似煮肉样。有时胴体消瘦，心肌脂肪呈胶样浸润等变化。

2. 牛住肉孢子虫病　牛严重感染的急性期可引起厌食、贫血、发热、消瘦、水肿、淋巴结肿大、尾端脱毛、坏死等症状。少数病牛出现角弓反张，四肢伸直，肌肉僵硬；孕牛可发生流产，甚至死亡。

牛住肉孢子虫主要寄生于食管壁、膈肌、心肌及骨骼肌，白色纺锤形，虫体大小不一，长 3～20mm 不等。

3. 羊住肉孢子虫病　羊的症状与牛相似。

羊住肉孢子虫主要寄生于食道，膈肌和心肌等处。呈卵圆或椭圆形，最大的虫体长达20mm，宽近 10mm。

（二）安全处理

整个胴体做化制或销毁处理。

七、岐腔吸虫病

岐腔吸虫病（Dicrocoeliasis）是由矛形岐腔吸虫（*Dicrocoelium lanceatum*）所引起的疾病，虫体寄生在牛、羊、猪、骆驼、马、鹿和兔等肝脏胆管和胆囊内。多与肝片吸虫混合感染。偶见于人。

（一）检疫与检验

轻度感染的动物不表现临床症状，严重感染时可见黏膜黄染，逐渐消瘦，水肿及腹泻等症状，最后逐渐衰弱。

矛形岐腔吸虫虫体比肝片吸虫小，虫体长 5～15mm，宽 1.5～2.5mm。扁平而透明，呈棕红色。前端尖细，后端较钝，表皮光滑，呈矛状故得名。由于虫体的机械刺激和毒素作用可见胆管轻度管壁增生或黏膜卡他性炎症，胆管常呈粗细一致的粗索状。病程延久或严重侵袭时，可导致不同程度的肝硬变，边缘部分最为明显。切开较大的胆管，可见虫体随胆汁流出。

（二）安全处理

将患病脏器做化制或销毁处理，其他部分不受限制出厂（场）。

八、卫氏并殖吸虫病

卫氏并殖吸虫病（Paragonimiasis）又称肺吸虫病，是由卫氏并殖吸虫（*Paragonimus westermani*）引起的一种人畜共患疾病。犬、猫、猪、牛、羊均可感染，但主要见于犬和猪，人也可感染本病，主要引起肺部损害，寄生于脑脊髓时可引起头痛、癫痫、瘫痪等。

（一）检疫与检验

病犬表现精神不振，阵发性咳嗽，因气胸而呼吸困难。虫体寄生于腹部时可引起腹痛和腹泻，寄生于脑部和脊髓时可引起神经症状。猪的症状与犬相似，但症状较轻。

卫氏并殖吸虫为红棕色卵圆形吸虫，形体扁平，背面较隆，长 7.5～16mm，宽 4～6mm，厚 2～4mm，很像一粒黄豆瓣。虫体常寄生在肺组织的小支气管附近，形成豌豆大或更大一些的暗褐色或灰白色结节，外围以结缔组织包囊。切开后流出许多铁锈色液体，包囊内虫体常成双存在。结节有时化脓或穿孔，形成脓疡或溃疡。

除肺脏之外，卫氏并殖吸虫也寄生于肝脏、脾脏、胰脏、胸腹膜和心包膜等处。

（二）安全处理

将患病脏器和组织化制处理，其他部分不受限制出厂（场）。

九、肝片吸虫病

肝片吸虫病（Fascioliasis hepatica）是牛、羊最主要的寄生虫病之一，由肝片吸虫（*Fascioia hepatica*）引起，虫体通常寄生于牛、羊、鹿和骆驼等反刍动物的肝脏胆管中，猪、马属动物及一些野生动物也可寄生。常因患畜消瘦而使胴体及其他畜产品（毛及乳）质量和产量显著降低，被屠宰家畜的肝脏因带有病变而废弃，严重感染时可引起大批死亡，从而给畜牧业生产带来经济损失。人亦有被寄生的病例报道。

（一）检疫与检验

轻度感染时无明显症状，感染数量多时（牛 250 条，羊 50 条以上）则可出现症状，但幼畜即使感染虫体很少时也可出现症状。病畜表现营养不良、消瘦、贫血，下颌间隙、颈下、胸部常有水肿。

肝片吸虫虫体扁平，外观呈柳叶状，自胆管取出时呈棕红色，固定后变为灰白色。虫体长 20～30mm，宽 5～13mm。牛、羊急性感染时，肝脏肿胀，被膜下有点状出血和不规整的出血条纹，慢性病例，肝脏表面粗糙不平，颜色灰白，部分胆管显著扩张，常突出于肝脏表面，呈白色或灰黄色粗细不匀的索状。切开肝脏可见胆管由于结缔组织极度增生而肥厚，胆管壁变硬，胆管内壁粗糙，管腔内流出污褐色或污绿色黏稠的液体，其中含有虫体。胆管发生慢性增生性炎症和肝实质萎缩、变性，导致肝硬化。

（二）安全处理

将患病脏器化制或销毁处理，其他部分不受限制出厂（场）。

十、姜片吸虫病

姜片吸虫病（Fasciolopsiasis）是由布氏姜片吸虫（*Fasciolopsis buski*）引起的一种人畜共患疾病。以猪多见，偶见于狗和野兔。人亦可感染发病。

（一）检疫与检验

患病幼猪精神沉郁，低头，流涎，消化不良，生长发育迟缓，皮毛干燥，失去光泽，贫血，消瘦，腹痛，腹泻，粪便混有黏液，眼皮和腹部水肿。患猪小肠发炎，常有弥漫性出血、溃疡和坏死。

新鲜的姜片吸虫为肉红色，很肥厚，是吸虫类中最大的一种，形似斜切的姜片，故称姜片吸虫。固定后呈灰白色。成虫长 20～75mm，宽 8～20mm。体表有小刺。腹吸盘较大，在虫体的前方，与口吸盘十分靠近。两条肠管弯曲，但不分支，伸达虫体后端。

（二）安全处理

（1）病变轻微时，将病变部分割除，其他部分不受限制出厂（场）。

（2）病变严重者，整个脏器化制处理。

十一、华枝睾吸虫病

华枝睾吸虫病（Clonorchiasis）是由后睾科枝睾属的华枝睾吸虫（*Clonorchis sinensis*）寄生于猪胆管内所引起的一种吸虫病。除猪感染寄生以外，也可寄生于人、狗等动物肝脏胆管及胆囊内，可使肝脏肿大并导致其他肝病变，是一种重要的人畜共患寄生虫病。所以本病在公共卫生上十分重要。

（一）检疫与检验

多数动物为隐性感染，常不表现临床症状。严重感染时，主要表现消化不良，食欲减退，腹泻，贫血，水肿，消瘦，甚至腹水。

华枝睾吸虫虫体扁平呈叶状，前端稍尖，后端较钝，体表光滑，虫体长 10～25mm，宽 3～5mm。由于虫体机械性刺激引起胆管和胆囊发炎，管壁增厚，消化机能受到影响。严重感染时，虫体阻塞胆管，使胆汁分泌障碍，并出现黄疸现象。寄生时间久后，肝脏结缔组织增生，引起肝硬化。胆囊肿大，胆管变粗，胆汁浓稠，呈草绿色。切开肝脏胆管和胆囊，有许多虫体。

（二）安全处理

将患病脏器化制或销毁，其他部分不受限制出厂（场）。

十二、舌形虫病

舌形虫病（Linguatuliasis）是由节肢动物门五口虫目（Pentastomida）的一类寄生虫引起的一种人畜共患寄生虫病，常见种为锯齿舌形虫（*Linguatula serrata*）。人和多种动物均可感染。

（一）检疫与检验

舌形虫在靠近口的部位有两对钩。幼虫有 2~3 对短腿，稚虫与成虫相似，无腿。成虫不侵害肉用动物，多见于蛇、鸟、狗和猫的呼吸道内。

由幼虫和稚虫引起的肉用动物（如马、绵羊、牛、兔）病变主要见于肠系膜淋巴结，表现为体积增大、变软和水肿，切开后有时可在其腔隙中发现长 4~6mm 的乳白色的幼虫。当慢性经过时在淋巴结内可发现由针头大至豌豆粒大的浅灰或淡绿色的坏死结节，质地柔软或干酪样。镜检时，在病灶内可以发现完整的幼虫或稚虫或其角质钩。

同样的坏死结节，有时也见于肺脏、心脏、肝脏、肾脏等器官。有些病灶不一定含虫体。

（二）安全处理

（1）将病变淋巴结切除化制，胴体和内脏不受限制出厂（场）。

（2）如在心脏、肺脏、肝脏、肾脏等器官内发现带虫病灶时，应将病变器官化制。

第二节　其他寄生虫病

一、细颈囊尾蚴病

细颈囊尾蚴病（Cysticercosis tenuicollis）是由泡状带绦虫（*Taenia hydatigena*）的幼虫—细颈囊尾蚴（*Cysticercus tenuicollis*）寄生于多种动物体内所引起的一种常见寄生虫病。成虫寄生在犬、狼等肉食兽的小肠内，幼虫寄生于猪、黄牛、绵羊、山羊等多种动物。

（一）检疫与检验

成年动物感染后一般无临床症状。但对羔羊、仔猪危害较重。幼虫在肝脏移行时，羔羊表现不安、不食、流涎、腹泻和腹痛等症状，甚至发生死亡。幼虫到达腹腔和胸腔后可引起腹膜炎和胸膜炎。

细颈囊尾蚴主要寄生于大网膜、肠系膜、肝脏、肺脏部位，俗称水铃铛。呈囊泡状，黄豆大或鸡蛋大，大小不等，囊壁乳白色，囊泡内含透明液体。眼观囊壁上有一个不透明的乳白色结节，即其颈部及内凹的头节所在。翻转结节的内凹部，能见到一个相当细长的颈部与其游离端的头节，头节上有 4 个吸盘和由 26~46 个角质小钩组成的一个双排齿冠。

急性病例，可见到肝脏肿大，肝表面有许多小结节和出血点，实质中能找到虫体移行的虫道。慢性病例，肝脏局部组织色泽变淡呈萎缩现象，肝浆膜多发生纤维素性炎症。肠系膜和肝脏表面有大小不等的包囊，有时可见腹腔脏器粘连。

虫体寄生部位，形成较厚的包膜，包膜内虫体死亡、钙化；重者可形成一皮球形硬壳，破开后可见到许多黄褐色的钙化碎片，以及淡黄色或灰白色头颈残骸。

（二）安全处理

将患病脏器化制或销毁，其他部分不受限制出厂（场）。

二、肺线虫病

肺线虫病（Lungworms disease）是由各种肺线虫寄生于支气管、细支气管内引起的一种慢性支气管肺炎。牛、羊、猪均可感染，羊和猪较为严重。严重感染时，引起肺炎，且能加重肺部其他疾病的危害。

（一）检疫与检验

1. 猪肺线虫病 又称猪肺丝虫病或猪后圆线虫病，由长刺后圆线虫（*Metastrong elongatus*）和复阴后圆线虫（*M. pudendotectus*）寄生引起。

轻度感染时症状不明显，但影响生长发育。严重感染时，有强力阵咳，呼吸困难，特别在运动或采食后表现明显，食欲减退或废绝，贫血。即使痊愈，生长仍缓慢。

虫体呈丝线状，寄生于猪的支气管，细支气管和肺泡。肉眼病变一般不明显。在肺膈叶腹面边缘有楔状肺气肿区，支气管增厚、扩张，靠近气肿区还有坚实的灰色小结，小支气管周围呈淋巴样组织增生和肌纤维肿大。支气管内有虫体和黏液（图4-6）。

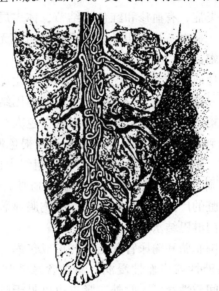

图4-6 肺支气管内的肺线虫

2. 羊肺线虫病 也叫羊网尾虫病或肺丝虫病。是丝状网尾线虫（*D. filaria*）（大型肺线虫）和原圆线虫（*Protostrongylus*）（小型肺线虫）寄生在羊的气管和支气管引起的。

病羊主要表现咳嗽，严重感染时，呼吸急促，流鼻涕，干涸后在鼻孔周围形成痂皮。

病理变化为尸体消瘦，贫血、支气管和中膈淋巴结肿大。支气管内含有黏性至黏脓性甚至混有血液的分泌物团块，团块中有大量的成虫、幼虫和虫卵。支气管黏膜混浊肿胀、充血，并有小点状出血；支气管周围发炎，并有不同程度的肺膨胀不全和肺气肿。虫体寄生部位的肺表面稍隆起，呈灰白色，触诊有坚硬感，切开可见有虫体。

3. 牛肺线虫病 又称牛网尾线虫病，是胎生网尾线虫（*Dictyocaulus viviparus*）寄生于牛的气管和支气管引起的。

病牛最初出现的症状为咳嗽，初为干咳，后变为湿咳，流鼻涕，消瘦，贫血，严重者发生肺气肿，呼吸困难。

病理变化为肺气肿，肺门淋巴肿大，有时胸腔积液。肺脏肿大，有大小不一的块状肝变。尸体剖检在大小支气管可见虫体堵塞。虫体呈乳白色，细长如粗棉线，长40~80mm不等。

（二）安全处理

将患病脏器化制或销毁，其他部分不受限制出厂（场）。

三、肾虫病

肾虫病（Kidney worm disease），又名猪冠尾线虫病（Stephanurosis），是由有齿冠尾线虫（*Stephanurus dentatus*）寄生于猪的肾盂、肾周围脂肪和输尿管壁等处引起的一种线虫病。本虫无需中间宿主，多以感染幼虫经消化道或皮肤感染。幼虫在体内移行过程中，可使许多器官特别是肝脏和肺脏受到损害。本病分布广泛，对养猪业，尤其是对种猪场危害很大。

（一）检疫与检验

病初，病猪的皮肤出现炎症，有血疹和红色小结节，体表局部淋巴结肿大。以后食欲不振，精神委靡，逐渐消瘦，贫血，被毛粗乱。最后病猪后肢无力，跛行，不能站立，拖地爬行。严重者多因极度衰竭而死亡。

尸体消瘦，皮肤上有丘疹或小结节，淋巴结肿大。经消化道重度感染的猪只，呈现急性损伤性肝炎、肝出血和形成脓肿，甚至发生肝硬变。肝淋巴结急性肿胀，肝门结缔组织水肿并常被染成淡红色或灰褐色。肝实质和肝表面有灰白色大小不等的结节，中心为出血灶，从较大的结节中可以找到幼虫。沿门静脉分枝常有红褐色瘤样的小血栓，小心切开，可在黑褐色血栓中找到幼虫，长0.5~1cm。在肝门结缔组织中也可见到较大的带虫包囊。肺脏受到侵袭时，在胸膜下肺小叶间常见暗红色条状出血灶，撕开后，可找到灰白色幼虫。严重侵袭时，常导致肺脏的广泛性出血和炎症，肺胸膜显著增厚，肺气肿。病灶中的虫体也常发生钙化死亡。肺门淋巴结水肿。

肾虫最终在肾脏、肾周围脂肪和输尿管壁定居并形成包囊。这些包囊常带有瘘管与输尿管相通，周围结缔组织浆液性或出血性浸润，囊内含脓液和虫体，这种包囊也见于肾盂。有时引起化脓性肾炎和间质性肾炎。此外，肾虫也可见于膈肌和脊椎骨周围组织，甚至皮下结缔组织。

（二）安全处理

病变器官和组织做化制或销毁，其余部分不受限制出厂（场）。

四、盘尾丝虫病

盘尾丝虫病（Onchocerciasis）是由盘尾属（*Onchocerca*）中的多种线虫寄生于牛、马的肌腱、韧带和肌间引起的一种寄生虫病。

（一）检疫与检验

虫体盘曲在结缔组织中，形成虫巢，引起局部皮肤肥厚，间或造成脓肿及瘘管。不同虫种寄生部位不同，症状也有差异。颈盘尾丝虫引起颈韧带肿胀或鬐甲瘘，微丝蚴能引起周期性眼炎。网状盘尾丝虫引起屈腱和球节系韧带发炎，严重时有跛行。吉氏盘尾丝虫在皮下形成结节。

虫体呈长线形，头部构造简单；角皮上除有横纹外，另有呈螺旋状的角质嵴，但常在虫侧部中断。常见种有：颈盘尾丝虫（*O. cervicalis*），雄虫长6~7cm，雌虫长约30cm，寄生于马的颈韧带和鬐甲部。网状盘尾丝虫（*O. reticulata*），雄虫长达27cm，雌虫可达

75cm，寄生于马的屈肌腱和前肢的球节悬韧带。吉氏盘尾丝虫（*O. gibsoni*），雄虫长3.0～5.3cm，雌虫长14～19cm，寄生于牛的体侧和后肢的皮下结节内。

以在患部检出虫体、虫体的片段或幼虫为诊断根据。

（二）安全处理

病变组织化制或销毁，其余部分不受限制出厂（场）。

五、食道口线虫病

食道口线虫病（Oesophagostomiasis）是食道口属线虫（*Oesophagostomum*）的幼虫及其成虫寄生于肠壁与肠腔引起的一种寄生虫病。由于有些食道口线虫的幼虫阶段可以使肠壁形成结节，故又称结节线虫病。各种家畜均可感染，但以反刍动物多见。

（一）检疫与检验

严重感染时病畜消化不良，发生结节性肠炎而表现腹泻，消瘦，发育障碍。

1. 牛、羊食道口线虫病的病原 哥伦比亚食道口线虫（*O. columbianum*），寄生于绵羊、山羊、水牛的结肠或小肠；微管食道口线虫（*O. venulosum*）寄生于绵羊、山羊和骆驼的结肠；粗纹食道口线虫（*O. asperum*）寄生于绵羊、山羊的结肠；辐射食道口线虫（*O. raaiatum*）寄生于牛的结肠；甘肃食道口线虫（*O. kansuensis*）寄生于绵羊的结肠。

2. 猪食道口线虫病的病原 有齿食道口线虫（*O. dentatum*），长尾食道口线虫（*O. longicaudum*）、短尾食道口线虫（*O. brevicaudum*）及华氏食道口线虫（*O. watanabei*），皆寄生于结肠。

这些食道口线虫的幼虫侵入肠壁引起黏膜发炎，局部形成结节，其大小2～5mm不等，内含淡绿色脓汁或呈干酪样，陈旧的结节往往钙化。成虫能分泌毒素，引起肠黏膜的卡他性炎，有时还形成溃疡。

（二）安全处理

将病变组织化制或销毁，其余部分不受限制出厂（场）。

六、鄂口线虫病

鄂口线虫病（Gnathostomiasis）多因猪吃进含刚棘鄂口线虫（*Gnathostoma hispidum*）幼虫的鱼和蛙类而引起的一种寄生虫病。由于虫体寄生于猪的胃内，故又称猪胃线虫病。

（一）检疫与检验

轻度感染时不表现任何症状。严重感染时，病猪呈剧烈的胃炎症状，食欲不振，呕吐，营养不良。

刚棘鄂口线虫的新鲜虫体呈淡红色，表皮菲薄，可透见体内的白色生殖器官。头部突出呈球状，其头部具有一钩与体部分开，虫体前部略粗，向尾部逐渐变细。雄虫长15～25mm，雌虫长22～45mm。鄂口线虫多寄生于猪的胃底部黏膜面，虫的头部深深的陷入黏膜下，引起局部肿胀及炎症。虫数多少不等。

（二）安全处理

将患病脏器做化制处理，其余部分不受限制出厂（场）。

七、猪浆膜丝虫病

猪浆膜丝虫病（Serofilariasis in swine）是由双瓣科浆膜丝虫属的猪浆膜丝虫（*Serofilar-*

ia suis）引起的一种线虫病。虫体主要寄生于猪的心脏浆膜下。

（一）检疫与检验

患猪一般不表现临床症状，严重感染引起心脏病变时，可影响心脏功能而出现相应症状。

虫体呈丝状，乳白色，细似毛发。成虫寄生于猪的心脏、子宫阔韧带、肝脏、胆囊、胃、膈肌、腹膜、胸膜以及肺动脉基部等部位浆膜淋巴管内。

虫体常寄生于心外膜淋巴管内，造成心脏表面呈现病变。最为常见的病变是圆形或卵圆形灰白色结节或弯曲的条索，界限分明，质地坚实，切面灰黄色，干燥，常有死亡或钙化的虫体残骸，数量多少不等，大小不一。病变严重的，心外膜往往因纤维性肥厚而呈现乳斑状或绒毛状，甚至与心包粘连。

其他器官和胸腹等处也有寄生，但较少见。

（二）安全处理

将患病脏器做化制处理，其余部分不受限制出厂（场）。

八、前后盘吸虫病

前后盘吸虫病（Paramphistomiasis）是前后盘科各属的多种前后盘吸虫（*Paramphistomus*）引起的疾病。成虫寄生于牛、羊等反刍兽的瘤胃和胆管壁上，一般危害不严重。但大量幼虫在移行过程中寄生于真胃、小肠、胆管和胆囊时，可引起较严重的疾病，甚至导致死亡。

（一）检疫与检验

病畜表现为顽固性下痢，粪便呈粥样或水样，常有腥臭。食欲减退，精神委顿，消瘦，贫血，颌下水肿，黏膜苍白，最后极度衰弱，卧地不起，常因衰竭而死。

前后盘吸虫因其种属很多，虫体大小亦因种类不同而有差异，小的虫体长仅几毫米，大的虫体长可达20多毫米。虫体深红色、粉红色、有的呈乳白色。圆柱状，或梨形、圆锥形等。有两个吸盘，口吸盘位于虫体前端，腹吸盘很发达位于虫体后端，大于口吸盘。有些虫体具有腹袋；有的口吸盘连有一对突出袋。角皮光滑，缺咽和食道，有两个肠管，睾丸多数分叶，常位于卵巢之前。卵黄腺发达，位于虫体两侧。如图4-7所示鹿前后盘吸虫（*Pramphistomum cervi*）成虫。童虫在移行阶段，可见于真胃、十二指肠、胆管和胆囊中，剖检可见尸体消瘦，黏膜苍白，腹腔内含有淡红色的液体，有时在腹腔渗出液中甚至肾盂内也可发现幼小的虫体。真胃幽门部的黏膜有出血点和黏液。

（二）安全处理

将患病脏器做化制处理，其余部分不受限制出厂（场）。

九、球孢子虫病

球孢子虫病（Globidiosis）又称贝诺孢子虫病（Besnoitosis），是贝诺球孢子虫（*Globidium besnoitia*）或贝氏贝诺孢子虫（*Besnotia besnoiti*）所致牛、马、羊和骆驼的一种慢性寄生虫病。其特征是皮肤过度增生肥厚而表现为慢性皮炎、脱毛、皲裂，因此又名厚皮病。本病不但可降低皮、肉质量，而且还可引起母牛流产，公牛精液质量下降，对养牛业发展危害较大。

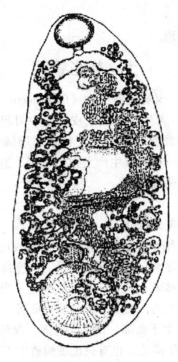

图4-7　鹿前后盘吸虫

（一）检疫与检验

本病在临床上可分为三期。发热期体温升高至40℃以上，病牛畏光，常躲在暗处，被毛失去光泽，腹下、四肢发生水肿，步伐僵硬。反刍缓慢或停止，有时下痢，常引起流产。颈浅和髂下淋巴结肿大。流泪，巩膜充血，角膜上布满白色隆起的虫体包囊。鼻流浆液性、脓性带血鼻液。咽喉受侵害时发生咳嗽。约5~10d后转为脱毛期。主要表现为皮肤显著增厚，失去弹性，被毛脱落，流出浆液性血样液体。晚期在肘、颈和肩部发生硬痂，水肿消退。这一病期持续15~30d转入干性皮脂溢出期，在此期间发生过水肿部位的被毛脱落，皮肤上生一层厚痂。病畜乏力无神，极度消瘦。

贝诺球孢子虫寄生于牛的皮肤、皮下结缔组织、筋膜、浆膜、呼吸道黏膜及眼结膜、巩膜等部位。虫体形成包囊，包囊为宿主组织所形成，故称为假囊。假囊呈灰白色，圆形，细砂粒样，散在、成团或串珠状排列。直径为100~500μm。囊壁由两层构成，内层薄，含有许多扁平的巨核；外层厚，呈均质而嗜酸性着染，囊内无中隔。假囊中的滋养体为新月状或香蕉状，一端尖，另一端圆，核偏中央。

患部皮肤粗糙，被毛稀少，弹性消失，厚而坚硬，出现皱褶，严重者呈格子状，类似大象皮肤。在头部、四肢、背部、臀部、股部、阴囊、腰部等处，可见皮下结缔组织和表层肌间结缔组织增生肥厚，其中有许多灰白色圆形砂粒样的坚硬球孢子虫小结节，外有结缔组织包囊。严重病例，除全身皮下结缔组织外，在浅表肌层、大网膜、舌、喉头、气管和支气管黏膜、肺以及大血管内壁和心内膜上可见到寄生性结节。

确诊本病，可在皮肤病变部切取一小块或刮取皮肤深部组织，压片后镜检有无假囊或滋养体。宰后检查，在皮下、喉头、声带、软腭、鼻腔等黏膜上，有散在大量白色的圆形包囊，并由包囊中检查出香蕉状的滋养体。

（二）安全处理

整个胴体做化制或销毁处理。

十、蠕形螨病

蠕形螨病（Demodicidosis）又称毛囊虫病（Demodectic mange）或脂螨病，是由蠕形螨科中的各种蠕形螨（*Demodex*）寄生于毛囊或皮脂腺中引起的一种寄生虫病。各种家畜各有其固有的蠕形螨寄生，但彼此互不感染。犬和猪蠕形螨病较为多见，羊、牛也常有此病。患蠕形螨病的牛皮和猪皮，在制革生产上很不适用，造成很大经济损失。寄生于人体的有毛囊蠕形螨和皮脂蠕形螨两种。

（一）检疫与检验

本病以引起皮脂腺—毛囊炎为特征。

1. 猪蠕形螨病　多发生于细嫩皮肤的毛囊、皮脂腺或皮下结缔组织中。一般先发生于眼周围，鼻部和耳基部，而后逐渐向其他部位蔓延。病变部出现针尖、米粒甚至核桃大小的白色的囊。囊内含有很多蠕形螨、表皮碎屑及脓细胞。当细菌感染严重时，成为单个的小脓肿。有的患病皮肤增厚，不洁，凸凹不平且覆有皮屑，并发生皲裂。

2. 牛蠕形螨病　一般多发生于头部、颈部、肩部、背部或臀部，形成针尖至核桃大小的白色小囊瘤，内含粉状物或脓样液。也有只出现鳞屑而不形成疮疖的。

切开皮肤结节或脓疱，取其内容物作涂片镜检。蠕形螨细长，似蠕虫状，呈半透明乳白色，一般体长 0.25～0.3mm，宽约 0.04mm。虫体分为头、胸、腹三个部分。头部具有蹄铁状口器（又称假头），口器由一对须肢、一对螯肢和一个口下板组成；胸部有四对短粗的足；腹部长，表面具有明显的环形皮纹。如图 4-8 所示猪蠕形螨。

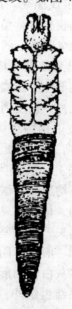

图 4-8　猪蠕形螨

（二）安全处理

（1）轻度感染者，切除病变皮肤化制或销毁，其余部分不受限制出厂（场）。

（2）严重感染且皮下组织有病变者，剥去病变皮肤并切除病变组织后高温处理。

十一、牛皮蝇蛆病

牛皮蝇蛆病（Hypodermiasis）是由牛皮蝇（*Hypoderma bovis*）和纹皮蝇（*H. lineatum*）的幼虫寄生于牛的背部皮下所引起的一种寄生虫病。

（一）鉴定

幼虫在皮下组织穿行时，可引起瘤状肿及蜂窝织炎，致使皮肤隆起、粗糙不平或形成许多硬结节。最后虫体进入皮下组织，形成较大的硬结节。这种结节通常开口于皮肤表面，常引起化脓和瘘管，挤压结节，成熟的虫体便自行脱出并流出脓液。

幼虫形体大小不一，成熟者较粗大，呈棕褐色，前端略尖，无口钩，后端较齐，有两个气门板，体表有疣状凸起。幼虫在食道壁穿行时，可引起食道壁发炎。剥皮后，可见局部皮下有虫体通道及黄绿色脓液。

（二）安全处理

切除患部组织及食道化制或销毁，其余部分不受限制出厂（场）。

第五章

组织器官病变及肿瘤的检验与处理

第一节　局限性和全身性组织病变的检验与处理

一、出血性病变与处理

（一）出血性病变

肌肉组织和器官的出血性病变是一种十分常见的病理变化。由于发生出血的原因不同而影响着肉品的卫生质量和商品的外观形象。在进行肉品卫生评价时首先要查明出血发生的原因，根据不同情况进行处理。

1. 机械性出血　多是由于运输、驱赶等机械性损伤所造成，可发生于四肢、躯干或身体的其他部位，多呈局限性出血性浸润，鲜红或暗红色，同时伴有皮肤损伤、肌肉撕裂或骨折等。出血局部的淋巴结由于阻留和吞噬红细胞也呈鲜红或暗红色。

2. 病原性出血　由于病原微生物及其毒素的作用，使血管特别是毛细血管、小动脉、小静脉的通透性增强，红细胞外渗所致。尤其是各种传染病引起的出血，常呈渗出性出血性变化。这种出血常在皮肤、浆膜、黏膜、实质器官、皮下、肌肉及脂肪组织中发生，而且是多处发生，呈鲜红色或暗红色点状、斑状或条纹状，多数情况下还伴有淋巴结的病理变化。病原性出血的时间，可根据鲜红→暗红→紫红→微绿→浅黄的颜色变化顺序来判断出血时间。出血的表现因疾病不同而不同，猪瘟时，皮肤、皮下脂肪、肌间、心外膜、喉头、膀胱黏膜、胆囊黏膜、肾脏等处发生广泛的出血斑点，特别是全身淋巴结发生出血性炎症。猪链球菌时，全身的出血性变化与猪瘟相似，但淋巴结的出血则与猪瘟不同，不是暗红色或黑红色，而是黄红色。鸡传染性法氏囊病，除法氏囊的特征性病变外，其胸肌、腿肌和翅肌中有明显的条纹状出血斑块。鸡卡氏白细胞虫病时，肺脏和肾脏严重出血，往往在肾脏的包膜下形成巨大的血肿，在胸肌中有圆形的点状出血，出血点中心往往有一灰白色针尖到针头大的小点（巨型裂殖体）。

3. 窒息性出血　为缺氧所致。主要见于颈部皮下、胸腺和支气管黏膜。表现为静脉怒张，血液呈黑红色，有数量不等的暗红色淤点和淤斑。

4. 电麻出血　为电麻不当所致，如电麻时电压过大、持续时间过长等，在实质器官和骨骼肌的个别部分，可见有多量的新鲜的放射状出血，以肺出血为多见，尤其是在肺膈叶背缘的肺胸膜下有散在的或密集成片的出血变化，其次是头颈部淋巴结、唾液腺、脾被膜、肾脏、心外膜、椎骨和颈部结缔组织。淋巴结的出血以边缘出血多见，但淋巴结不肿大。可区别于传染性出血。

5. 呛血　屠宰动物时，采用切颈法放血时刺破气管，动物死前深呼吸，血液被吸入气管和肺内所致。呛血多见于肺叶的背侧，呈规则的放射状红色区，切面可见气管、支气管中有条索状凝血块。

（二）处理

（1）外伤、骨折等引起的新鲜出血，其淋巴结没有炎症变化的，切除全部血浸组织和水肿组织，胴体无限制出厂（场）。

（2）广泛性出血和水肿，且淋巴结出现炎症时，胴体和器官化制或销毁。

（3）呛血和电麻引起的出血，轻微的，胴体和器官无限制出厂（场）；严重的，废弃出血部分和呛血肺，其余部分不受限制出厂（场）。

（4）由传染病或中毒引起的出血，按原发病处理。

二、组织水肿的病变与处理

（一）组织水肿的病变

宰后检验时常发现皮下、肌间、肾周围脂肪组织、网膜、肠系膜等部位发生水肿。水肿组织表现为明显肿胀、松软、湿润、灰白或灰黄色半透明胶冻样，切面有大量液体流出。水肿发生的原因是多方面的，处理时依据发生的原因适当处理。

猪咽炭疽时，颈部、颌下发生广泛的黄红色胶冻样水肿；猪肺疫时，颈部、颌下也发生类似的变化；牛创伤性心包炎和羊的肝片吸虫病时，都会发生颈部、颌下水肿。鸡缺乏微量元素硒和维生素 E 时，胸部、腹下发生淡绿色胶冻样水肿。猪患肠毒血症性大肠杆菌病（又称猪水肿病）时，头部、眼睑、面部、结肠肠系膜、胃壁等处发生特征性的水肿。此外，局部炎症、外伤可引起局部性水肿。心脏、肝脏、肾脏发生功能障碍时可引起全身性水肿。营养不良、恶病质状态时也会发生全身性水肿。

（二）处理

发生水肿时，首先应排除炭疽，查明原因，如系传染病引起的水肿，按原发病处理。

（1）创伤性水肿时，仅销毁病变组织即可。

（2）皮下水肿，肾脂肪囊、内膜、肠系膜及心外膜的脂肪组织发生脂肪胶样萎缩时，要检查肌肉有无病变。肌肉无病变，经有效高温处理后出厂（场），同时伴有淋巴结肿大、水肿，放血不良，肌肉松软等现象的，整个胴体化制或销毁。

（3）后肢和腹部发生水肿时，应仔细检查心脏、肝脏、肾脏等脏器，如有病变，经有效高温处理后出厂（场）。

三、败血症的病变与处理

（一）败血症的病变

败血症（Septicemia）是机体感染各种病原微生物后，当其抵抗力极度降低时，病原微生物迅速侵入血液，大量繁殖产生毒素，造成全身广泛组织损伤和中毒的病理过程。

败血症可分为非传染性败血症和传染性败血症。前者是由于创伤感染或经脐带或产道感染引起，也常因局部化脓性炎症扩散转移而引起脓毒败血症。这一类败血症的病原体是一些非传染性病原微生物，如链球菌、双球菌、葡萄球菌、化脓棒状杆菌、绿脓杆菌等。传染性败血症是由传染性病原微生物引起的，如炭疽杆菌，多杀性巴氏杆菌、大肠杆菌、猪瘟病毒、新城疫病毒、传染性法氏囊病病毒以及某些原虫等。多数传染病往往以败血症的形式表现出来，如炭疽、猪瘟、猪链球菌病、鸡新城疫、兔瘟、梨形虫病等。在肉品检验中以传染性败血症最常见，是检验的主要内容。

死于败血症的动物，除了原发病的特征性病理变化外，还有一些共同的病变。败血症共同的变化是：全身性广泛出血，如皮肤、浆膜、黏膜、皮下、肌间、实质器官等处有鲜红或暗红色的出血斑点，脾脏及全身淋巴结出现充血、炎症细胞浸润或网状内皮细胞增生，从而导致体积增大。当化脓菌侵入血液生长繁殖，并在器官组织内引起多发性脓肿时，即形成脓毒败血症。

（二）处理

（1）由传染病引起的败血症，按传染病的性质处理。

（2）由非传染病引起的败血症，病变轻微，肌肉无变化的，高温处理后出厂（场）；病变严重或肌肉有明显变化的，化制处理。

（3）脓毒败血症胴体销毁处理。

四、蜂窝织炎的病变与处理

（一）蜂窝织炎的病变

蜂窝织炎是指在皮下或肌间疏松结缔组织发生的一种弥漫性化脓性炎症。发生部位常见于皮下、黏膜下、筋膜下、软骨周围、腹膜下及食道和气管周围的疏松结缔组织。严重时，能引起脓毒败血症。检验时可根据淋巴结、心脏、肝脏、肾脏等器官的充血、出血和变性变化，以及胴体放血程度、肌肉变化等进行判断。

（二）处理

（1）病变已全身化的，整个胴体化制处理。

（2）若全身肌肉正常，经有效高温处理后出厂（场）。

五、脂肪组织坏死的病变与处理

（一）脂肪组织坏死的病变

脂肪坏死（Fat necrosis）是脂肪组织的一种分解变质性变化。宰后检验时可发现，多见于牛、羊、猪。根据发生原因可分为三种类型：

1. 胰性脂肪坏死 主要见于猪。是由于胰腺发炎、导管堵塞或遭受机械性损伤，胰脂肪酶游离出来分解胰腺间质及其附近肠系膜的脂肪组织，有时波及网膜和肾周围的脂肪组织。病灶外观呈细小而致密的无光泽的浊白色颗粒状，有时呈不规则的油灰状，质地变硬，失去正常的弹性和油腻感。

2. 营养性脂肪坏死 最常见于牛和绵羊，偶见于猪。其发生一般与慢性消耗性疾病（结核病、副结核病等）有关，但也见于肥胖牲畜的急性饥饿、消化障碍（肠炎、创伤性胃炎、肠胃堵塞）或其他疾病（肺炎、子宫炎）。不论何种原因引起，变化的本质是体脂利用不全，即脂肪分解的速度超过了脂肪酸转变的速度，导致部分脂肪酸沉积在脂肪组织中。病变可发生于全身各部位的脂肪，但以肠系膜、网膜和肾周围的脂肪最常见。病变脂肪暗淡无光，呈白垩色，质地明显变硬，病变初期，脂肪组织内有许多散在的淡黄色坏死点，如撒上的粉笔灰，以后这些坏死点逐渐扩大、融合，形成坚实的坏死团块或结节。

3. 外伤性脂肪坏死　常见于猪的背部皮下脂肪组织。由于机械性损伤使组织释放出脂肪酶，将局部脂肪分解所引起。坏死脂肪呈白垩质样团块，坚实无光，有时呈灰油状。这种变化的脂肪对周围组织有刺激作用，常引起周围组织发炎，有时积聚了炎性渗出物，会误认为脓肿或创伤性感染。切开病变部位，可见有黄色或白色的油灰状渗出物，或者渗出物很少，主要是慢性炎症引起的结缔组织增生。如有外伤存在，渗出物可从坏死的局部流出体外。

（二）处理

（1）脂肪坏死轻微，无损商品外观的，不受限制出厂（场）。

（2）脂肪坏死明显，将病变部切除化制处理，胴体不受限制出厂（场）。

（3）由传染病引起者，按原发病处理。

六、脓肿的病变与处理

（一）脓肿的病变

脓肿是一种局限性化脓性炎症，一般都有结缔组织包膜。可发生于皮下、肌间、内脏器官、网膜和肠系膜等处，大小不等。由于动物种类和感染的化脓菌不同，脓液的颜色和性状也不同。在检验时发现脓肿要考虑脓毒败血症的问题，尤其当发现无包囊，周围有炎症反应的新脓肿时，更应如此考虑。脓毒败血症是体内某一器官化脓性炎症的脓性栓子经血液循环扩散转移所致，因此，往往在体内形成许多转移性化脓灶，特别是当内脏器官、肠系膜、网膜等处发现多个脓肿时肯定是脓毒败血症。其原发病灶可能存在于头面部、四肢、子宫、乳房等处。体表及浅表淋巴结的局限性化脓性炎症，多是外伤感染所致。

肝脓肿多见于牛，脓肿可分布于肝实质的各个部位，尤以膈膜面为多。脓肿可能单个存在，有时候也可能数目很多，致使肝脏仅存留些实质的残余，且肿得很大。脓肿的大小由小豌豆至人头大不等。多数情况下，脓肿的脓液是浓稠的，无气味，但是，来自网胃创伤性脓肿的脓液，往往带有强烈难闻的气味。这种脓肿通常具有较厚的结缔组织包囊。肝脓肿的起源多种多样，可发生一般的脓毒血症、肠道微生物的侵入、犊牛脐炎、各种蠕虫的死亡等。此外，肝脓肿的发生还常与原发性或继发性副伤寒感染有关。但在多数情况下，脓肿的病原仍然是不明的。据观察，肝脓肿往往发生于用酒糟和油渣（糖渣）肥育的牛。

猪下颌区的脓肿，多由创伤感染所致。当颌下淋巴结结核继发链球菌或马棒状杆菌感染时，于其中也可形成脓肿，检验时应注意鉴别。

（二）处理

（1）局部形成有包囊的脓肿，切除脓肿区及其相邻组织，其余部分不受限制出厂（场）。

（2）如果脓肿不可能切除或数量多，将整个器官化制处理。

（3）多发性新鲜脓肿或脓肿具有不良气味的，整个器官或胴体化制处理。

第二节 器官病变的检验与处理

一、肺脏病变的检验与处理

（一）肺脏的病变

肺脏是发病较多的器官，除多种传染病和寄生虫病可在肺上引起特定的病变外，在肺上还可见到各种形式的病变，如肺呛血、肺呛水、各种肺炎等。

1. 肺电麻出血 电麻不当所致屠体出血以肺脏最为显著。一般常出现在膈叶背缘的肺胸膜下，呈散在性，有时密集成片，如喷血状，鲜红色，边缘不整。

2. 肺呛水 屠宰时，将未死透的猪放入汤池，汤池水被猪吸入肺内引起。呛水区多见于肺的尖叶和心叶，有时波及膈叶。其特征是肺极度膨胀，外观呈浅灰色或淡黄色，肺胸膜紧张而有弹性，剖开后见有温热、混浊的水样液体溢出。支气管淋巴结无任何变化。

3. 肺呛血 屠宰时三管（食管、气管、血管）齐断法，血和胃内容物流入肺内引起。多局限肺膈叶背缘。

4. 支气管肺炎 其病变多发生于肺的尖叶、心叶和膈叶的前下部。发炎的肺组织坚实，病灶部表面因充血而呈暗红色，散在或密集有多量粟米大、米粒大或黄豆大的灰黄色病灶。切面也呈暗红色，在小叶范围内密布灰黄色粟粒大、米粒大或黄豆大的岛屿状炎性病灶。

5. 纤维素性肺炎 病变特征为肺内有红色肝变期、灰色肝变期的肝变病灶，肺胸膜和肋胸膜表面有纤维附着并形成粘连。

6. 坏疽性肺炎 肺组织肿大，触摸坚硬，切开病变部可见污灰色、灰绿色甚至黑色的膏状和粥状坏疽物，有恶臭味。有时病变部因腐败、液化而形成空洞，流出污灰色恶臭液体。多由肺内进入异物引起。

7. 化脓性肺炎 病变特点是在支气管肺炎的基础上，出现大小不等的脓肿。

（二）处理

（1）电麻出血肺，不受限制出厂（场）。

（2）肺呛水、肺呛血，局部割除化制处理。

（2）其他病变肺，化制或销毁。

二、心脏病变的检验与处理

（一）心脏的病变

1. 心肌炎 心肌呈灰黄色似煮肉状，质地松软，心脏扩张。局灶性的，在心内膜和心外膜下可见灰黄色或灰白色斑块或条纹。化脓性心肌炎时，在心肌内有散在的大小不等的化脓灶。

2. 心内膜炎 最常见的是疣状心内膜炎，以心瓣膜发生疣状物为特征，其次是溃疡性心内膜炎，其特征是在病变部瓣膜上出现溃疡。

3. 心包炎 最常见的是牛创伤性心包炎，心包囊极度扩张，其中沉积有淡黄色纤维蛋白或脓性渗出物，具有恶臭。慢性病例，心包极度增厚，与周围器官发生粘连，形成"绒毛心"。而非创伤性心包炎，常为单一发生或并发于其他疾病，如结核性心包炎。而猪肺疫、猪瘟常发生浆液性、纤维素性心包炎。

4. 心内、外膜出血　常见于各种急性传染病和某些中毒病。电麻引起的心脏出血，常见心外膜有散在、新鲜出血小点。

5. 心冠脂肪胶样萎缩　由于长期营养不良，慢性胃肠炎或寄生虫性贫血引起。表现为冠状沟脂肪呈淡土粉色，半透明胶状。

除以上变化外，心脏的变化还有脂肪浸润（肥胖病）、心肌肥大、肿瘤等。

（二）处理

（1）心肌肥大、脂肪浸润、慢性心肌炎而不伴有其他器官的变化，无限制出厂（场）。

（2）其他心脏病变，心脏一律化制或销毁。

（3）创伤性心包炎时，胴体高温处理。

三、肝脏病变的检验与处理

（一）肝脏的病变

除疫病的特定病变外，肝脏的主要病理变化如下：

1. 肝脂肪变性　多见于缺氧、发热、中毒以及某些传染病的过程中。表现肝脏肿大，被膜紧张，呈现不同程度的淡黄色或土黄色，质地松软而脆，切面有油腻感，此称为"脂肪肝"。如肝脂肪变性且合并黄疸时，色泽呈柠檬黄；若肝脂肪变性同时又有淤血时，肝脏切面由暗红色的淤血部和黄褐色的脂变部交织掺杂形成类似槟榔切面的花纹，此称为"槟榔肝"。

2. 饥饿肝　由饥饿、长途运输、惊恐奔跑、挣扎和疼痛等因素引起的，不伴有胴体和其他脏器异常变化。特征是肝呈黄褐色或土黄色，但体积不肿大，结构质地无变化。

3. 肝淤血　轻度淤血，肝脏实质正常。淤血严重的，呈蓝紫色，包膜紧张，肿胀，切开肝实质，有较多深紫色血液流出。

4. 肝坏死　多见于牛肝。大多数是坏死杆菌感染所致。肝表面和实质散在榛实大或更大一些的凝固性坏死灶，呈灰色或灰黄色，质地脆弱，切面结构模糊，周围常有红晕。

5. 肝硬变　多种病因使肝细胞变性、坏死，继而引起肝细胞的结节状再生和结缔组织广泛增生（纤维化），从而使肝脏变形、变硬。

萎缩性肝硬变时，一般肝体积缩小，被膜增厚，质地变硬，色灰红或暗黄，肝表面呈颗粒状或结节状，称为"石板肝"。肥大型肝硬变时，肝体积增大 2～3 倍，质地坚实、表面平滑或略呈颗粒状，称为"大肝"。

6. 肝中毒性营养不良　为全身性中毒或感染的结果，各种家畜都可发生，但以猪多见。形态表现随病期不同而异。病变初期似脂肪肝，随后在黄色背景上出现散在红色岛屿状或槟榔样斑纹，肝脏体积缩小，质地柔软。如病程转入慢性经过，因结缔组织增生和肝实质再生，质地变硬，导致肝硬变。

7. 寄生虫性病肝　以牛、羊、猪多见。如有棘球蚴和细颈囊尾蚴寄生时，肝脏表面散发绿豆大至黄豆大黄白色结节，或散在黄豆大至鸡蛋大的圆形半透明的棘球蚴和细颈囊尾蚴囊泡嵌入肝组织，有的形成花纹斑以及肝包膜炎。肝脏如有蛔虫移行时，可形成乳白色斑纹，即"乳斑肝"。

（二）处理

（1）脂肪肝、饥饿肝以及轻度的肝淤血和肝硬变，无限制出厂（场）。

（2）"槟榔肝"、"大肝"、"石板肝"、中毒性营养不良肝及脓肿肝、坏死肝，一律化制或销毁。

（3）寄生虫性病变，按原发病处理。

四、脾脏病变的检验与处理

（一）脾脏的病变

1. 急性脾炎 脾较正常增大2~3倍，有时达5~110倍，质软，切开后白髓和红髓分辨不清，脾髓呈黑红色，如煤焦油样，常见于一些败血性传染病。

2. 坏死性脾炎 脾脏不肿大或轻度肿大，主要变化在脾小体和红髓内均可见到散在性的小坏死灶和嗜中性粒细胞浸润。见于出血性败血病，如鸡新城疫、禽霍乱。

3. 脾脏脓肿 常见于马腺疫、犊牛脐炎、牛创伤性网胃炎等。

4. 脾脏梗死 常发生于脾脏边缘，约扁豆大，常见于猪瘟。

5. 慢性脾炎 脾体积稍大或较正常较小，质地较坚硬，切面平整或稍隆突，在深红色的背景上可见白色或灰黄色增大的脾小体，呈颗粒状向外突出，此称为细胞增生性脾炎。主要见于慢性猪丹毒、猪副伤寒、布鲁氏菌病等。在结核和鼻疽病时，尚可见到结核结节和鼻疽结节。

6. "屠宰脾" 脾脏充血肿大，而猪体和淋巴结都正常，细菌检验属阴性。

（二）处理

凡具有病理变化的脾脏，一律化制或销毁。

五、肾脏病变的检验与处理

（一）肾脏的病变

除特定传染病和寄生虫病引起的肾脏病理变化外，在屠宰检验中还可常见到肾囊肿、肾结石、肾梗死、肾盂积水、肾脓肿、各种肾炎和肿瘤等。

（二）处理

除轻度的肾结石、肾囊肿、肾梗死，可修割局部病变后食用外，其他各种病变的肾一律化制处理。

六、胃肠病变的检验与处理

（一）胃肠的病变

胃肠可发生各种类型的病理变化，如各种炎症、糜烂、溃疡、坏疽、结核、肿瘤、粘连性腹膜炎等。

猪宰后检验常发现肠壁和淋巴结含气泡，称"肠气肿"。如果气体串入黏膜下层，可在肠壁上见到多发性大小不等的气泡。本病的发生可能与吸收肠内容物中的气体有关。

（二）处理

处理时除将肠气肿的肠道放气后可供食用外，其他病变胃肠一律化制或销毁。

第三节　肿瘤的检验与处理

一、畜禽常见肿瘤的检验

肿瘤（Tumour）是一类种类繁多，原因复杂，以细胞异常生长为特征的病变，也是危害较大的疾病。由于畜禽肿瘤种类繁多，生长方式和生长部位不同，其外观形态、大小、色泽差异很大，最终鉴定必须通过组织学检查，以判断是何种肿瘤和它的良恶性质。

大多数肿瘤呈现出肿块，也有少数不形成肿块的肿瘤。有的瘤体内形成有囊腔并含有液体内容物。有些弥漫型肿瘤不形成明显的肿块，肿瘤细胞仅在组织器官内呈浸润性生长，使病变组织器官变硬，体积增大。

一般生长在身体或器官表面的良性肿瘤多呈结节状、息肉状或乳头状，瘤体表面光滑；发生于深层组织的良性肿瘤一般为近于圆形的结节状。良性肿瘤通常有较厚的包膜，切面呈灰白色或乳白色，质地较硬，与周围正常组织有明显的分界。良性肿瘤瘤体可能长得很大。

一般恶性肿瘤呈蟹足浸润生长，多呈菜花样或形状不规则的结节状，无明显的包膜或包膜不完整，较薄，瘤体表面凹凸不平，有的瘤体表面有出血、坏死、溃疡及裂隙等现象，切面实质呈灰白色或鱼肉样，质地较嫩，均匀一致或呈分叶状。恶性肿瘤一般体积不大。

然而，宰后检验是在高速流水生产线上进行，不可能对发现的病理变化都作组织切片检查，只能就眼观变化作出判断，提出处理意见，这就要求卫检人员不断提高自己的理论知识和肉眼识别病变以及各种肿瘤的能力。近年来，屠宰卫生检验中已发现的畜禽肿瘤见表5-1。

表5-1　较常见的畜禽肿瘤

畜别	常见肿瘤	已发现的肿瘤
猪	肝癌、淋巴肉瘤、纤维瘤、肾细胞瘤、平滑肌瘤	腺癌、腺瘤、平滑肌肉瘤、网状细胞肉瘤、鳞状细胞癌、鼻咽癌、脂肪瘤、黏液瘤、卵巢颗粒细胞瘤、肾上腺嗜铬细胞瘤、毛细血管瘤、神经纤维瘤、黑色素瘤等
牛	淋巴肉瘤、肝癌、腺癌、纤维瘤、纤维肉瘤	脂肪瘤、肾母细胞瘤、白血病、膀胱瘤、移行细胞癌、平滑肌瘤、肾上腺皮质瘤、神经纤维瘤、间皮细胞瘤、嗜铬细胞瘤、嗜银细胞瘤、网状细胞肉瘤、血管外皮瘤、鼻咽癌、骨瘤、皮肤乳头状瘤、巨滤泡性淋巴瘤、血管内皮瘤等
羊	肺腺瘤样病	皮肤乳头状瘤、黑色素瘤、肝癌、软骨瘤、淋巴细胞肉瘤、胸腺瘤、鳞状上皮细胞瘤等
兔	肾母细胞瘤、间皮瘤	腺癌、未分化癌、睾丸胚胎性瘤、畸胎瘤、黏液囊肿
鸡	马立克氏病、白血病、肾母细胞瘤、卵巢腺瘤、肝癌	腺癌、平滑肌瘤、纤维瘤、黏液瘤、腺瘤、网状细胞肉瘤、睾丸间皮细胞瘤、卵巢颗粒细胞癌、纤维肉瘤、中肾癌、淋巴瘤、脂肪瘤、神经纤维瘤、间皮细胞瘤、横纹肌瘤等
鸭	腺癌、肝癌	肾母细胞瘤、腺瘤、肝母细胞瘤、恶性间皮细胞瘤等
鹅	淋巴肉瘤	纤维瘤

畜禽常见肿瘤及眼观变化如下：

（一）乳头状瘤

属良性肿瘤，各种动物均可发生，反刍动物多发。多发部位为皮肤、黏膜等。根据间质成分的多少可分为硬性乳头状瘤和软性乳头状瘤。前者多发生于皮肤、口腔、舌、膀胱及食道管等处，含纤维成分较多，质地坚硬。后者多发生于胃、肠、子宫、膀胱等处的黏膜，含纤维成分较少，细胞成分较多，质地柔软，易出血。

乳头状瘤因外形呈乳头状而得名。大小不一致，一般与基底部正常组织有较宽的联系，也有的肿瘤与基底组织只有一短而细的柄相连，表面粗糙，有时还有刺样突出。生长于牛皮肤或外生殖器（阴茎、阴道）的纤维乳头状瘤，常呈乳头状或结节状，有时呈菜花样凸起于皮肤或阴道黏膜，表面因外伤而发生出血。

（二）腺瘤

发生于腺上皮的良性肿瘤。腺上皮细胞占主要成分的，称为单纯性腺瘤；间质占主要成分的，称为纤维腺瘤；腺上皮的分泌物大量蓄积，使腺腔高度扩张而成囊状的，则称囊瘤或囊腺瘤。腺瘤眼观呈结节状，但在黏膜面可呈息肉状或乳头状，多发生于猪、牛、马、鸡的卵巢、肾脏、肝脏、甲状腺、肺脏等器官。

（三）猪鼻咽癌

我国华南地区多发，患猪生前经常流浓稠鼻涕，有时发生衄血，鼻塞，面颊肿胀，逐渐消瘦。剖检见鼻咽顶部黏液增厚粗糙，呈微细凸起或结节状肿块，苍白、质脆、无光泽、有时散布小的坏死灶。结节表面和切面有新的疤痕。患鼻咽癌的猪往往同时伴发副鼻窦癌。

（四）鸡食管癌

多发生于6月龄以上鸡的咽部和食管上段，食管中、下段很少发生。外观呈菜花样或结节状，有时呈浸润性生长，使局部黏膜增厚。肿瘤表面易发生坏死，呈黄色或粉红色。坏死周围黏膜隆起、外翻、增厚，切面灰白、质硬、颗粒状。

（五）纤维瘤

发生于结缔组织的良性肿瘤，由结缔组织纤维和成纤维细胞构成，常发生于皮肤、皮下、肌膜、腱、骨膜以及子宫、阴道等处。根据细胞和纤维成分的比例，可分为硬性纤维瘤和软性纤维瘤。

硬性纤维瘤含胶质纤维较多，细胞成分较少，故质地坚硬。多呈圆形结节状或分叶状，有完整的包膜，切面干燥，灰白色，有丝绢样光泽，并可见纤维呈编织状交错分布；软性纤维瘤含细胞成分多，胶质纤维较少，质地柔软，有完整的包膜，切面淡红色，湿润。发生于黏膜上的软性纤维瘤，常有较强的系带与基底组织连接，称为息肉。

（六）纤维肉瘤

发生于结缔组织的恶性肿瘤。各种动物均可发生，最常发生于皮下结缔组织、骨膜、肌膜、腱，其次是口腔黏膜、心内膜、肾脏、肝脏、淋巴结和脾脏等处。外观呈不规则的结节状，质地柔软，切面灰白，鱼肉样，常见出血和坏死。

（七）鸡卵巢腺癌

多发生于成年母鸡，两岁以上的鸡发病率最高。病鸡呈进行性消瘦，贫血、食欲减退、产蛋减少或不产蛋，腹部膨大，下垂，行走时状如企鹅。剖检时可见腹部有大量淡黄色混有血液的腹水，卵巢中有灰白色、无包膜、坚实的肿瘤结节，外观呈菜花样，有些呈半透明的囊泡状，大小不等，灰白或灰红色，有些发生坏死。也可见残存的变性的坏死卵泡。卵巢腺癌可在腹腔其他器官（胃、肠、肠系膜、输卵管等）浆膜面形成转移癌瘤，外观呈灰白色、坚实的结节状或菜花样。

（八）原发性肝癌

原发性肝癌可见于牛、猪、鸡和鸭，往往呈地区性高发。主要是由于黄曲霉毒素慢性中毒所致。由肝细胞形成的称肝细胞性肝癌，由胆管上皮细胞形成的称胆管上皮细胞性肝癌。

猪的原发性肝癌，可分为巨块型、结节型和弥漫型。巨块型肝癌较少见，在肝脏中形成巨大的癌块，癌块周围常有若干个卫星性结节。结节型最常见，特征是在肝组织形成大小不等的类圆形结节，小的仅有几毫米，大的可达数厘米，通常在肝脏各叶中同时存在多个结节，切面呈乳白色、灰白色、灰红色、淡绿色或黄绿色，与周围组织有明显的分界。弥漫型不形成明显的结节，癌细胞弥漫地浸润于肝实质，形成不规则的灰白色或灰黄色斑点或斑块。

（九）肾母细胞瘤

肾母细胞瘤又称肾胚胎瘤，是幼龄动物常见的一种肿瘤，最多见于兔、猪和鸡，也见于牛和羊。兔和猪的肾母细胞瘤多数为一侧肾脏发生，少数为两侧性。常在肾脏的一端形成肿瘤，大小不等，小的如小米或绿豆大，一般呈圆形或分叶状，白色或黄白色，有薄层完整的包膜，肾实质受压迫而使肾脏萎缩变形。切面结构均匀，灰白色，肉瘤样，有时有出血和坏死。偶见肺脏和肝脏有转移瘤形成。

剖检可见肿瘤的外形和大小出入很大，小的呈淡红色结节状，或呈淡黄色分叶状，大的可占据大部分肾脏，或呈巨大的肿块，仅以细的纤维柄蒂与肾脏相连。肿瘤切面成灰红色，其中散在灰黄色的坏死斑点，偶见钙化灶。有时大的肿瘤形成囊状，囊泡大小不等，含有澄清的液体，切面呈蜂窝状。

（十）黑色素瘤

动物多发的黑色素瘤大多为恶性瘤——恶性黑色素瘤，是由成黑色素细胞形成的肿瘤。各种动物均可发生，但老龄的淡毛色的马属动物最多见，其次是牛、羊、猪和犬。原发部位主要是肛门和尾根部的皮下组织，呈圆形的肿块，大小不等。切面呈分叶状，深黑色的肿瘤块被灰白色的结缔组织分割成大小不等的圆形小结节。此瘤生长迅速，瘤细胞可经淋巴和血液转移，在盆腔淋巴结、肺脏、心脏、肝脏、脾脏、胸膜、脑、眼、肌肉、阴囊、骨髓等全身组织器官形成转移瘤。

二、患肿瘤畜禽肉的安全处理

宰后检验对肿瘤病畜禽肉的安全处理，一般是根据胴体的肉质状况、肿瘤的良恶性质、是否扩散转移、单发或多发来进行评价。

（1）一个脏器上发现有肿瘤时，如果胴体不瘠瘦，且无其他明显病变的，患病脏器化制或销毁，其他脏器和胴体经高温处理；胴体瘠瘦或肌肉有变化的，胴体和脏器化制或销毁。

（2）两个或两个以上脏器被检出有肿瘤病变，其胴体、内脏全部化制或销毁。

（3）经确诊为淋巴肉瘤或白血病的畜禽，不论肿瘤病变如何，其胴体和内脏等一律销毁处理。

第六章

家禽的屠宰加工卫生与检验

第一节 家禽的宰前检验

家禽的宰前检验，是屠宰加工过程中的一个重要环节，它对提高食品质量，保证消费者安全和防止家禽疫病散播，都具有很大意义。

一、家禽的宰前管理

（一）家禽的宰前休息管理

家禽一般休息 24~48h，即可达到宰前休息管理的目的。

（二）家禽的宰前停食管理

宰前停食的时间取决于家禽的种类和屠宰加工方式，鸡、鸭一般停食 12~24h，鹅一般停食 8~16h。加工全净膛和半净膛的光禽时，停食时间一般为 12h 左右；加工不净膛的光禽时，停食时间可适当延长，但不宜过长，以免引起骚动，影响肉的品质。在停食期间，应给予充分饮水至宰前 3h 为止，有时为了尽快使胃肠内容物排出，可在饮水中加入 2% 的硫酸钠。

二、家禽的宰前检疫

（一）家禽宰前检疫的程序

1. 入厂（场）验收 当家禽运到屠宰加工企业以后，动物检疫人员应先向押运员索取家禽产地动物防疫监督机构签发的检疫证明，了解产地有无疫情和途中病死情况，并仔细查看禽群，核对家禽的种类和数量。如无检疫证明或检疫证明超过有效期（3d），或证物不符以及发现有病死家禽时，检疫人员必须认真查明疑点，待查明原因后按有关规定进行处理。经入场验收认为合格的家禽，准予卸载，并进行宰前饲养管理。

2. 入场查舍 入场验收合格的家禽，在宰前饲养管理期间，检疫人员应经常入禽舍，对禽群进行静态、动态和饮食状态等的观察，发现漏检的或新发病的禽只及时处理。

3. 送宰检验 经宰前管理后的家禽，为了最大限度地防止病禽进入屠宰加工车间，在送宰之前需再进行详细的临床检查，检查合格后出具准宰证明，送往屠宰车间屠宰。

（二）家禽宰前检疫的方法

家禽的宰前检疫对保证产品质量和防止疫病扩散是一个非常重要的环节，因此必须做好宰前检疫工作。家禽的宰前检疫包括群体检查和个体检查两个步骤，一般以群体检查为主，个体检查为辅，必要时进行实验室诊断。

1. 群体检查　家禽的群体检查一般以笼或舍作为一群来进行检查，通过对禽群进行静态、动态、饮食状态的观察以判定家禽的健康状况。

（1）静态检查　在不惊扰禽群的情况下，观察家禽在自然安静状态下的情况。主要观察禽群的精神、呼吸、站立、羽毛、冠、髯、天然孔等有无异常。

（2）动态检查　靠近禽群，将家禽轻轻哄起，观察家禽的反应情况和行走姿态有无异常。

（3）饮食状态检查　在饲喂时观察禽群的采食和饮水是否正常，顺便观察粪便的情况。

健康家禽全身羽毛丰满整洁，紧贴体表而有光泽，泄殖孔周围和腹下绒毛洁净而干燥。两眼明亮有神，口、眼、鼻洁净，冠、髯鲜红发亮，对周围事物反应敏感，行动敏捷，勤采食，不时发出咯咯声或啼叫，经常撩起尾羽与鼓动翅膀，常用喙梳理羽毛，休息时往往头插入翅下，并且一肢高收。呼吸均匀，粪便呈浅黄色半固体状。

病禽精神委顿，闭目缩颈，冠、髯苍白或青紫、肿胀，口、鼻、眼有分泌物，翅、尾下垂，羽毛蓬松无光泽，离群独居，行动迟缓，不喜采食，有灰白色、灰黄色或灰绿色的稀便，泄殖孔周围和腹下绒毛潮湿不洁或沾有粪便，呼吸困难，有喘息音。

2. 个体检查　经群体检查被剔除的病禽和疑似病禽，应逐只进行详细的个体检查。其检查方法包括看、听、摸、检四大要领。

检疫人员用左手自禽体后方向前握持两翅根部，将家禽提起。先观察头部的冠、髯，看有无肿胀、苍白、发绀和痘疹等异常现象；看口、眼、鼻是否洁净，有无异常分泌物等；再用右手的中指抵住咽喉部，并用拇指和食指夹压两颊部，使禽口张开，观察口腔内有无过多黏液，黏膜是否出血，咽喉部有无灰白色假膜等病理变化。将家禽适当举高，俯耳于家禽头颈部听其呼吸音有无异常，必要时用右手的拇指和食指捏压喉头和气管，观察能否诱发咳嗽。看羽毛是否松乱，有无光泽，重点看肛门周围和腹下绒毛是否潮湿不洁，有无粪便沾污；掀开被毛，检查皮肤，观察皮肤的色泽，有无痘疹、坏死、肿瘤、结节等。用手触摸嗉囊，检查其充实度和内容物的性质，是否空虚、积液、积气、积食；再触摸胸部和腿部肌肉，检查其肥瘦程度；触摸关节，检查是否肿胀。必要时将家禽夹在左腋下，左手握住两腿，将温度计插入泄殖腔，测其体温。

鸭则夹于左臂下，以左手托住锁骨部，用右手进行个体检查。鹅体较重，不便提起，一般按倒就地检查。检查的顺序是头部、天然孔、食管膨大部、皮肤、肛门，以及检测体温。

三、家禽宰前检疫后的处理

（一）准宰

经宰前检疫确认健康合格的家禽，由动物检疫人员出具准宰证明，送往屠宰加工车间屠宰。

（二）急宰

经检查确认为患有或疑似患有一般性疾病的家禽，应出具急宰证明，送往急宰间急宰。如患有鸡痘、鸡传染性喉气管炎、鸡传染性支气管炎、传染性法氏囊病、禽霍乱、禽伤寒、禽副伤寒、球虫病等疫病的家禽应急宰。

（三）禁宰

经检查确认家禽患有危害严重的疫病时，应采取不放血的方法捕杀后销毁。如患有禽流感、鸡新城疫、鸡马立克氏病、小鹅瘟、鸭瘟等疫病的家禽应禁宰，采用不放血的方法扑杀后销毁。

（四）死禽的处理

在运输车、船和禽舍内发现的死禽，大都因病而死，一律销毁，不准食用，并及时查明原因，以确定同群禽处理方法。与疫病患禽同群的家禽，根据疫病的性质与传染情况不同，迅速屠宰或做其他处理。被病禽污染的场地、设备、用具，应进行严格消毒。

第二节　家禽屠宰加工卫生与检验

一、屠宰加工工艺的卫生监督

（一）致昏

家禽个体虽小，但好挣扎，加之头颈的扭曲，两翅的煽动，极易造成车间的污染。此外，因过度挣扎会造成肌糖原的消耗，影响宰后肉的成熟。所以，在放血前应予以致昏。致昏的方法很多，目前多采用电麻致昏法。

国内用于家禽的电麻器，常见的有两种。一种是呈"Y"型的电麻钳，在叉的两边各有一电极。当电麻器接触家禽头部时，电流即通过大脑而达到致昏的目的。另一种为电麻板，是在悬空轨道的一段（该段轨道与前后轨道断离）接有一电板，而在该段轨道的下方设有一瓦楞状导电板。当家禽倒挂在轨道上传送，其喙或头部触及导电板时，即可形成通路，从而达到致昏的目的。致昏时，多采用单相交流电，在 $0.65 \sim 1.0A$、$80 \sim 105V$ 的条件下，电麻时间为 $2 \sim 4s$。

（二）刺杀与放血

常用的刺杀放血方法有以下几种：

1. 颈动脉颅面分支放血法　该方法是在家禽左耳后方切断颈动脉颅面分支，其切口鸡约为 1.5cm，鸭、鹅约为 2.5cm，放血时间应在 2min 以上。

本法操作简单，放血充分，也便于机械化操作，而且开口较小，不会造成大面积污染，能保证胴体较好的完整性，故目前大多数采用这种放血方法。

2. 三管切断法　即在家禽的喉部，横切一刀，在切断颈动脉、颈静脉的同时，也切断了气管和食管。

该法操作简便，放血较快，但因切口较大，不但有碍商品外观，而且容易造成污染，影响商品的耐藏性。所以该法不适用于规模化的屠宰加工厂，为我国民间习惯采用的方法。

3. 口腔放血法　用一手打开口腔，另一手持一细长尖刀，在上腭裂后约第二颈椎处，切断任意一侧颈总静脉与桥状静脉连接处。抽刀时，顺势将刀刺入上腭裂至延脑，以促使家禽死亡，并可使缩毛肌松弛而有利于脱毛。用本法给鸭放血时，应将鸭舌扭转拉出口腔，夹于口角，以利于放血流畅，避免呛血。

本法放血效果良好，能保证胴体外观的完整性。但是操作较复杂，不易掌握，稍有不慎，容易造成放血不良，有时也会造成口腔及颅腔的污染，不利于禽肉的保藏。

无论采用上述哪种方法，都应有足够的放血时间，保证放血良好，并使屠禽彻底死亡后，再进入浸烫与煺毛工序。

（三）煺毛

目前机械化家禽屠宰加工厂，在屠宰加工时，先烫毛再煺毛。

烫毛时，要严格掌握浸烫水温和浸烫时间，防止烫生或烫老，要根据家禽的品种、年龄和季节而定，一般肉仔鸡浸烫水温为58~60℃，淘汰蛋鸡浸烫水温为60~62℃，鸭、鹅为62~65℃，浸烫水温必须严格控制，水温过高会烫破皮肤，使脂肪熔化，水温过低则羽毛不易脱离。浸烫时间主要根据家禽的品种、年龄和季节而定，一般控制在1~2min。要保持烫池内水的清洁，最好使用流水或每2h更换一次热水，以免浸烫水污浊而污染禽体。未死透或放血不良的禽尸，不能进行烫毛，否则会降低商品价值。

浸烫后一般采用机械煺毛，未煺净的残毛（尤其是小毛）在清水池中用手拔干净。为降低劳动强度，提高生产效率，有些屠宰场在机械煺毛后，先用食用蜡脱去大部分残毛，再用人工清除残毛。

（四）净膛

煺毛后应立即净膛。

1. 净膛的方式

（1）全净膛　从胸骨至肛门中线切开腹壁或从右胸下肋骨开口，将脏器全部取出，同时去除嗉囊。仅保留肺、肾。

（2）半净膛　由肛门周围分离泄殖腔，并于扩大的开口处将全部肠管拉出，其他脏器仍保留在体腔内。

（3）不净膛　脱毛后的光禽不作任何净膛处理，全部脏器都保留在体腔内。

2. 净膛时的卫生要求

（1）在加工全净膛和半净膛时，拉肠管前应先挤出肛门内粪便，不得拉断肠管和扯破胆囊，以免粪便和胆汁污染胴体。体腔内不得残留断肠和应除去的脏器、血块、粪便及其他异物等。

（2）在加工全净膛和半净膛时，内脏取出后应与该胴体放在一起进行检验。

（3）在加工不净膛光禽时，宰前必须做好停食管理，适当延长停食时间，尽量减少胃肠内容物，以利于保存。

（五）胴体的修整

1. 干修　用洁净的海绵或毛巾擦去颈部和体腔内的血水。用刀、剪将胴体表面的碎屑和余水除去，修整颈部和腹部的游离缘，割除伤痕、化脓灶、斑点、淤血部以及游离脂肪。修除残余内脏和生殖器官。

2. 湿修　采用具有一定压力的净水冲刷胴体，将附着在胴体表面的毛、血、粪等污物尽量冲洗干净。湿修时全自动生产线是用洗禽机进行清洗，清洗效果很好。半自动生产线是将净膛后的胴体放在清水池中清洗，要注意勤换池水，以免胴体被水中微生物污染。

修整好的胴体要达到无血、无粪、无毛、无污物、具有良好的商品外观。修割下来的肉屑或弃物，按卫生要求分别处理，严禁乱扔乱放。

（六）内脏的整理

内脏经检验后立即送往内脏整理车间整理，不得积压。如果为全净膛，分离出的心和肝脏须收集在专门的容器内。分离的肌胃，要在专门点剖开，清除内容物，撕掉角质膜，将肌胃与角质膜分开收集。腺胃和肠收集在一起。

内脏整理间要保证充足的供水，及时将初步整理的心脏、肝脏、肌胃、肌胃角质膜等清洗。洗净后的内脏应迅速包装和冷却，并及时销售或进一步加工，腺胃和肠可加工成饲料。

二、家禽的宰后检验

家禽的宰后检验与家畜的宰后检验不同，一是由于家禽淋巴系统的组织结构特殊，鸭、鹅仅在颈胸部和腰部有少量淋巴结，鸡无淋巴结，因而家禽不论是内脏检验还是胴体检验，均不剖检淋巴结。二是家禽的加工方法与家畜不同，有全净膛、半净膛与不净膛之分。对全净膛者检查内脏和体腔，对半净膛者，一般只能检查胴体表面和肠管。对不净膛者只能检查胴体表面。

（一）胴体检查

1. 判断放血程度 煺毛后视检皮肤的色泽和皮下血管（特别是翅下血管、胸部及鼠蹊部血管）的充盈程度，以判断胴体放血程度是否良好。放血良好的光禽，皮肤为黄色或淡黄色，有光泽，看不清皮下血管，肌肉切面颜色均匀，切断面无血液渗出。放血不良的光禽，皮肤暗红色或红紫色，常见表层血管充盈，皮下血管显露，胴体切断口有血液流出，肌肉颜色不均匀。放血不良的光禽应及时剔出，并查明原因。

2. 检查体表和体腔

（1）体表检查 首先观察皮肤的色泽，色泽异常者可能是病禽或放血不良的禽体，同时注意皮肤上有无结节、结痂、疤痕（鸡痘、马立克氏病）；其次观察胴体有无外伤、水肿、化脓及关节肿大。

（2）体腔的检查 对于全净膛的光禽，须检查体腔内部有无赘生物、寄生虫及传染病的病变，还应检查是否有粪污和胆汁污染；对于半净膛的光禽，可由特制的扩张器由肛门插入腹腔内，张开后用手电筒或窥探灯照明，检查体腔和内脏有无病变和肿瘤。发现异常者，应剖开检查。

3. 检查头部和肛门

（1）鸡冠和肉髯 注意有无肿胀、结痂（鸡痘）和变色，若鸡冠和肉髯成青色和黑色，应注意是否为新城疫或禽流感。

（2）眼 观察眼球有无下陷。注意虹膜的颜色、瞳孔的形状、大小以及有无锯齿状白膜或白环（眼型马立克氏病），眼睛和眼眶有无肿胀，眼睑内有无干酪样物（鸡传染性鼻炎、眼型鸡痘）。

（3）鼻孔和口腔 观察其清洁度，注意有无分泌物或干酪性假膜（鸡传染性鼻炎、眼型鸡痘）。

（4）咽喉和气管 观察有无充血和出血，有无纤维蛋白性分泌物或干酪性渗出物（鸡传染性喉气管炎、鸡痘）。

（5）肛门 观察肛门的清洁度，注意是紧闭还是松弛，有无炎症。

（二）内脏检验

对于全净膛加工的家禽，取出内脏后应全面仔细进行检验。半净膛者只能检查拉出的肠管。不净膛者一般不检查内脏。但在体表检查怀疑为病禽时，可单独放置，最后剖开胸腹腔，仔细检查体腔和内脏。

1. 肝脏　观察其色泽、形态和大小，是否肿大，软硬程度有无异常，有无黄白色斑纹和结节（鸡马立克氏病、鸡白血病、鸡结核病），有无坏死斑点（禽霍乱），胆囊有无变化。

2. 脾脏　观察是否有出血、充血、肿大、变色，有无灰白色或灰黄色结节等。

3. 心脏　注意心包膜是否粗糙，心包腔是否有积液，心脏是否有出血、形态变化及赘生物等。

4. 胃　剖检肌胃，剥去角质层（鸡内金），观察有无出血、溃疡；剪开腺胃，轻轻刮去腺胃内容物，观察腺胃黏膜乳头是否肿大，有无出血和溃疡（鸡新城疫、禽流感）。

5. 肠道　视检整个肠管浆膜及肠系膜有无充血、出血、结节，特别注意小肠和盲肠，必要时剪开肠管检查肠黏膜。

6. 卵巢　观察卵巢是否完整，有无变形、变色、变硬等异常现象（卵黄性腹膜炎）。

第三节　家禽重要疾病的鉴定与处理

一、禽流感

禽流行性感冒（Avian influenza）简称禽流感，又称为鸡瘟或真性鸡瘟（Pestis avium；Fowl plague），或称欧洲鸡瘟，是由 A 型流感病毒（Influenza virus A）引起的禽类的一种急性、热性、高度接触性传染病。其临床特征是高热，呼吸困难，头颈水肿、发绀和腹泻。可发生于家禽和野生禽类，鸡和火鸡易感性最高，鸭、鹅很少感染。该病发病急骤、传播迅速、可引起鸡和火鸡的大批死亡。高致病性禽流感为人畜共患传染病（《人畜共患传染病名录》2009）、一类动物疫病（《中华人民共和国动物防疫法》2008）。

（一）宰前检验

高致病性禽流感常呈暴发流行，流行初期的病例可不见明显症状而突然死亡。症状稍缓和者可见精神沉郁，体温升高，食欲废绝，头翅下垂，鼻分泌物增多，常摇头，企图甩出分泌物，严重的可引起窒息。病鸡流泪，颜面浮肿，冠和肉髯肿胀、发绀、出血、坏死，脚鳞变紫，下痢，轻度到严重的呼吸道症状，包括咳嗽、打喷嚏、啰音和呼吸困难等。有的还出现歪脖、跛行及抽搐等神经症状。蛋鸡产蛋停止。发病率和死亡率可达100%。

低致病力毒株感染的临床症状较复杂，其严重程度随感染毒株的毒力、家禽品种、年龄、性别、饲养管理状况、发病季节和鸡群健康状况等情况不同而有很大差异，可表现为不同程度的呼吸道症状、消化道症状、产蛋量下降或隐性感染等。病程长短不一，不继发其他病原体感染时病死率较低。

（二）宰后检验

特征性病变是口腔、腺胃、肌胃角质膜下层和十二指肠出血。颈胸部皮下水肿。胸骨内面、胸部肌肉、腹部脂肪和心脏均有散在性的出血点。腿部可见充血、出血，脚趾肿胀，伴有淤斑性变色。头部青紫，眼结膜肿胀、有出血点。口腔及鼻腔积有黏液，并混有血液。头部眼周围、耳和肉髯水肿，皮下有黄色胶样液体。肝脏、脾脏、肾常见灰黄色小坏死灶。肾脏肿胀，有尿酸盐沉积。卵巢和输卵管充血或出血，产卵鸡见卵黄性腹膜炎。

低致病性禽流感主要表现为呼吸道及生殖道内有较多的黏液或干酪样物，输卵管和子宫质地柔软易碎。个别病例可见呼吸道、消化道黏膜出血。

（三）鉴别诊断

禽流感应与鸡新城疫、禽霍乱、传染性喉气管炎、传染性支气管炎、传染性鼻炎和慢性呼吸道病等区别，确诊需要通过病毒分离鉴定或血清学检测。

（四）安全处理

（1）宰前发现禽流感时，采用不放血的形式扑杀、销毁。

（2）宰后发现禽流感时，胴体、内脏和副产品均销毁处理。

二、禽副伤寒

禽副伤寒（Fowl paratyphoid）是由鼠伤寒沙门氏菌（*Salmonella typhimurium*）、肠炎沙门氏菌（*S. enteritidis*）、鸭沙门氏菌（*S. anatum*）等沙门氏菌引起的传染病。其特征为呼吸困难、下痢、抽搐等。各种家禽和野禽均易感。食用带菌的禽肉可引起人的沙门氏菌食物中毒。

（一）宰前检验

1. 急性型　多见幼禽，鸭发病特别普遍和严重。病禽表现精神沉郁，嗜眠，怕冷，头和翅膀下垂，羽毛蓬乱，有结膜炎和角膜炎。常挤在较暖和的地方，不愿行走。食欲减退或消失。口渴，便秘，继而下痢，粪便初为粥状，后呈黑色液状，肛门周围羽毛常被粪便污染。呼吸困难，常见痉挛性抽搐，头向后仰，病鸭常很快死亡。

2. 慢性型　多见于成年禽，病禽表现极度消瘦和血痢，有时呈现抽搐，转圈，轻瘫，甚至麻痹，间或关节肿大，出现跛行。

（二）宰后检验

1. 急性型　肠黏膜出现出血性卡他性炎，盲肠黏膜有坏死灶。肝脏肿大，土黄色，质脆，表面散在大小不等灰白色坏死点。胆囊肿大，黏膜充血，充满深绿色黏性胆汁。

2. 慢性型　可见病禽极度消瘦，脱水，肠黏膜坏死，肝脾肿大，肺有卡他性或纤维素性肺炎，卵泡变形、发炎，有时继发腹膜炎。

（三）安全处理

病禽、胴体、内脏及副产品化制或销毁。

三、禽伤寒

禽伤寒（Fowl typhoid）是由鸡伤寒沙门氏菌（*Salmonella gallinarum*）引起的一种主要发生于鸡和火鸡的禽类败血性传染病。主要特征是体温上升，排黄绿色粪便。多发生于成年鸡，鸭、鹅也可感染。病原菌有时可引起人的食物中毒。

（一）宰前检验

病禽精神沉郁，体温升高，食欲减退或消失，口渴喜饮。离群独立，羽毛蓬乱，头翅下垂，冠和肉髯苍白。下痢，粪便呈黄绿色或褐黄色粥状物。

（二）宰后检验

常见肝、脾充血肿大，肝呈淡褐色或青铜色，质脆，表面时常有散在性的灰白色粟粒状坏死点，胆囊充满胆汁而膨大。肾脏呈显著的充血、肿大，表面有细小坏死灶。心包积液，心脏扩张，表面有粟粒样坏死灶，心肌变性。卵泡出血、变形，常因卵泡破裂而导致腹膜炎。公鸡睾丸常有病灶。肺和肌胃可见灰白色小坏死灶。肠呈出血性卡他性炎症，肠内容物因含有多量胆汁而呈淡黄绿色。通常以小肠病变较严重。

（三）安全处理

同禽副伤寒。

四、禽霍乱

禽霍乱（Fowl cholera）亦称禽巴氏杆菌病，是由多杀性巴氏杆菌（*Pasteurella multocide*）引起的一种急性败血性传染病。急性型特征为突然发病、下痢，呈现急性败血症状，发病率和死亡率均高。慢性型肉髯水肿，关节发炎。各种禽类均有易感性，家禽中以鸡、鸭、鹅最为易感，火鸡亦可感染。

（一）宰前检验

临床症状分为最急性、急性和慢性三型。

1. 最急性型 见于流行初期，较肥或高产的禽容易发生，病禽突然不安、倒地挣扎、翅膀扑动几下，迅速死亡，或未见明显异常死于窝中。种鸡群中公鸡的死亡率高于母鸡，病程几小时。

2. 急性型 禽精神委顿，嗜睡，羽毛蓬乱，翅下垂，弓背缩头，呆立一隅。食欲不振或废绝，口渴，呼吸困难，从口鼻流出淡黄色泡沫状黏液，冠及肉髯青紫，肉髯肿胀。常发生剧烈腹泻，粪便灰黄色或铜绿色，有时混有血液。病鸭有拍水表现，常因呼吸困难而张口呼吸，并常摇头，故有"摇头瘟"之称。常于1~3d内痉挛或衰竭死亡。

3. 慢性型 多发于流行后期，病禽精神委顿，日渐消瘦。以慢性肺炎、慢性呼吸道炎和慢性胃肠炎较多见。冠及肉髯显著肿大，苍白。常见关节肿大，甚至化脓，跛行。严重者鼻流黏液，鼻窦肿大，喉部蓄积分泌物，影响呼吸。病程可达数周。

（二）宰后检验

1. 最急性型 常见不到明显的病变，仅见心冠状沟部有针尖大的出血点，肝脏有细小的灰黄色坏死灶。

2. 急性型 可见各处黏膜、浆膜及皮下组织呈现不同程度的出血点，胃肠道特别是十二指肠严重的急性卡他性或出血性肠炎，内容物带血，心外膜有程度不同的出血，心冠和纵沟部的出血最为多见，往往血点密布，呈喷射状，心包扩张，蓄积较多的混有纤维素的淡黄色液体。肺充血，水肿，表面有出血点。肝脏肿大，柔软，呈棕色或棕黄色，质地脆弱，表面和切面散布针尖大至针头大灰黄色或灰白色坏死灶。

3. 慢性型 除上述部分病变外，鼻腔、鼻窦及上呼吸道内有黏液，公鸡肉髯水肿，内有干酪样物。关节炎病例关节肿大，关节腔内积有炎性渗出物或干酪样物。尚可见纤维素性坏死性肠炎、气囊炎及腹膜炎。内脏的特征病变是纤维素性坏死性肺炎、胸膜炎和心包炎。

（三）安全处理

病禽、胴体、内脏及副产品化制或销毁。

五、禽结核病

禽结核（Avian tuberculosis）是由禽结核分枝杆菌（*Mycobacteriun aviun*）引起的一种禽的慢性消耗性传染病。特征是消瘦、贫血。主要发生于鸡，也可传染于人。

（一）宰前检验

病初症状不明显，食欲虽正常但表现为进行性消瘦，体重减轻，精神委顿，贫血，冠、肉髯及可视黏膜苍白，羽毛蓬乱，翅下垂，不喜运动，极度消瘦，胸骨显露。部分病鸡可能有顽固性下痢（肠结核）或跛行（骨结核）。产蛋减少或停止。

（二）宰后检验

结核病变最多见于肠道、肝脏、脾脏、骨骼和关节，结核结节大小不一，一般由针头大到粟粒大。肝和肠的结节可达豌豆大，且突起出于器官表面。结核结节常呈灰白色或淡黄色，切开时见有结缔组织包囊，很少钙化。肠结核有时可形成溃疡。鸭结核病灶则多限于肺脏和肾脏，肠和肠系膜次之。常见粟粒大透明小结节或融合为豌豆大至榛子大或橄榄果大小的干酪样病灶。

（三）安全处理

确认为禽结核的病禽做化制或销毁处理。

六、鸡新城疫

鸡新城疫（Newcastle disease of chicken，ND）又名亚洲鸡瘟，是由新城疫病毒（Newcastsle disease virus，NDV）引起的一种急性、热性、败血性、高度接触性传染病。主要特征是高热、呼吸困难、严重下痢、神经障碍、黏膜和浆膜出血以及消化道黏膜坏死。主要是侵害鸡和火鸡，鹌鹑和鸽也可轻度感染。

（一）宰前检验

自然感染的潜伏期一般为 3~5d，根据病程长短分为最急性、急性和慢性三型。

1. 最急性型 突然发病，常无特征症状而迅速死亡。往往头天晚上饮食活动如常，翌晨发现死亡，多见于流行初期和雏鸡。

2. 急性型 常以呼吸道症状开始，继而下痢。常表现为体温升高 43~44℃，食欲和饮水突然减少，精神不振，离群呆立，缩颈闭眼，鸡冠肉髯呈现紫色，翅翼及尾下垂似昏睡状态。咳嗽，呼吸困难，有黏液性鼻漏，嗉囊内积有大量液体，倒提时从口中流出大量酸臭的暗灰色液体；母鸡产蛋下降，产软皮蛋、小蛋和褪色蛋；鸡常伸头，张口呼吸，并发出"咯咯"的喘鸣声或尖锐的叫声，排黄白或黄绿色粪便或混有少量血液，后期粪便呈蛋清样。在病的后期，因病毒侵害神经而引起扭脖及抽搐等神经症状。至最后体温下降，在昏迷中死去，死亡率达 90% 以上，病程 2~5d。1 月龄内的雏鸡病程短，症状不明显，死亡率高。成年鸡则病程长，死亡率较小鸡低。

3. 慢性型 常见于成鸡和流行后期。初期症状如同急性型，但较轻微。突出表现神经症状，如偏头、扭脖、站立不稳、转圈运动、共济失调以至翅膀麻痹瘫痪。病程达 3 周，多数以死亡告终。

4. 非典型　近几年还出现了由弱病毒株感染引起的非典型症状的鸡新城疫。其临床症状及病理变化均不典型，但成年鸡产蛋量明显下降，并有明显死亡，常继发细菌感染。

（二）宰后检验

本病的主要病理变化是全身黏膜和浆膜出血、坏死，尤其以消化道和呼吸道为明显。腺胃黏膜水肿，其乳头或乳头间有鲜明的出血点，或有溃疡和坏死。肌胃角质层下也常见有出血点。小肠、盲肠发生出血性坏死性炎症并常见覆有假膜的溃疡，盲肠和扁桃体普遍有出血。喉头和气管黏膜充血或有小出血点。肺脏充血，气囊增厚。心尖和心冠有出血点。产蛋母鸡的卵巢和输卵管显著充血。

（三）安全处理

（1）宰前发现鸡新城疫时，扑杀、销毁。

（2）宰后发现鸡新城疫时，胴体及副产品，均做销毁处理。

七、鸡马立克氏病

鸡马立克氏病（Marek's disease of chicken，MD）是马立克氏病毒（Marek's disease virus，MDV）所致鸡的一种以淋巴样细胞增生为特征的肿瘤性疾病。主要表现为病鸡的外周神经、性腺、虹膜、各种脏器、肌肉和皮肤单核细胞浸润。病鸡常见消瘦、肢体麻痹，并常有急性死亡。主要发生于18周龄以下接近性成熟的小鸡。几周龄的幼鸡病程更为急剧。

（一）宰前检验

按症状分为神经型（古典型）、内脏型（急性型）、眼型及皮肤型。

1. 神经型　主要侵害外周神经，病鸡表现运动障碍，一侧或两侧肢体进行性麻痹为特征。表现为患翅或患腿拖拉在地，或两腿前后分开呈劈叉状；两腿同时受害的，则倒地不起。一些病例头颈歪斜，呼吸困难，嗉囊胀大。当颈部神经受损，表现为视力障碍，甚至失明。

2. 内脏型　常侵害幼龄鸡，死亡率高，主要表现为精神委顿，进行性消瘦，闭眼，嗜睡，极度贫血，冠和肉髯苍白或黄染。病程较短，常突然死亡。

3. 眼型　发现于一眼或两眼，虹膜受损，甚至失明。虹膜增生褪色，瞳孔收缩，边缘不整，似锯齿状。

4. 皮肤型　皮肤上可见大小不等灰白色肿块或结节，有时形成以毛囊为中心的疥癣样小结节，并有结痂，有时可在肌肉上形成肿瘤。

（二）宰后检验

1. 神经型　常为一侧臂神经、坐骨神经或内脏大神经增粗（有的肿大2~3倍），呈灰白色或黄白色，因水肿、变性而呈半透明状，神经干的横纹消失，偶见大小不等的黄白色结节，使神经变得粗细不均匀。脊神经节增大，病变蔓延至相连的脊髓组织中。

2. 内脏型　常见性腺、脾脏、肝脏、肾脏、肠管、肾上腺、骨骼等发生淋巴细胞瘤性病灶。比正常的大数倍，颜色变淡，或出现不一致的淡色区。在器官的实质内呈灰白色的肿瘤结节，小的如粟粒大，大的直径数厘米，结节的切面平滑，呈灰白色。卵巢病变最为常见，显著肿大，形成很厚的皱褶，外观似脑回状。腺胃和肠管壁增厚、坚实，从浆膜或切面均可见到肿瘤性硬结节病灶。肌肉形成小的灰白色条纹以至肿瘤结节。法氏囊常见萎缩，无肿瘤性结节形成，这一点与鸡淋巴细胞性白血病相区别。

3. 眼型 虹膜的正常色素消失，呈圆形环状或斑点状以至弥漫的灰白色，所以俗称鸡白眼病或灰眼病。

4. 皮肤型 与宰前检查所见相同。

（三）安全处理

确认为鸡马立克氏病的病禽及其整个胴体、副产品，均做销毁处理。

八、鸡淋巴细胞性白血病

鸡淋巴细胞性白血病（Avian lymphoid leukosis）是反转录病毒科的禽白血病病毒（Avian leucosis virus，ALV）所致鸡的一种慢性肿瘤性疾病。其特征为淋巴母细胞增生形成肿瘤。自然发病多见于 14 周龄以后，以性成熟期的鸡发病率最高。

（一）宰前检验

本病无特征性症状，仅见冠和肉髯苍白，皱缩，偶有发绀。食欲不振或废绝，部分病鸡有下痢和腹部膨大现象，触诊时常可摸到肿大的肝脏。

（二）宰后检验

本病常侵害肝脏、脾脏和法氏囊，其他器官如肾脏、肺脏、性腺、心脏、胃肠系膜及骨髓等也可能受到损害，出现大小和数量不等的肿瘤病变。根据肿瘤的形态和分布，可分为结节型、粟粒型、弥漫型和混合型 4 种类型，其中以弥漫型最为常见。

1. 弥漫型 病变器官呈弥漫性增大，如肝脏可增大数倍（故称大肝病），质地脆弱，色泽灰红，表面和切面散在着白色颗粒状病灶，肝脏外观呈大理石样。

2. 结节型 多呈球形扁平隆起，单个或大量散布于器官表面和实质，直径 0.5～5cm。形状虽似结核结节，但质地柔软，切面光亮。

3. 粟粒型 多为直径不到 2cm 的小结节，均匀分布于整个器官的实质，肝脏尤为多见。

4. 混合型 兼有上述 3 种类型病变的特征。

（三）鉴别诊断

本病与内脏马立克氏病相似，在检验时应注意鉴别。

（四）安全处理

病鸡其整个胴体、副产品一律做化制或销毁处理。

九、鸡传染性法氏囊病

鸡传染性法氏囊病（Infectious bursal disease of chicken，IBD）又称腔上囊炎，或传染性囊病，是双 RNA 病毒科的传染性法氏囊病病毒（Infectious bursal disease virus，IBDV）所致鸡的一种急性高度接触性传染病。主要症状为腹泻、寒战、极度虚弱，死亡率高。剖检以机体脱水、肌肉出血、法氏囊肿大出血为特征。主要危害中雏鸡和青年鸡。火鸡和鸭也能自然感染。

（一）宰前检验

潜伏期为 2～3d，早期症状是鸡有自啄肛门现象，饮水量增加，随后发生下痢，排淡白色或淡绿色稀粪，在粪便中混有白色尿酸盐，肛门周围的羽毛被粪便污染或沾污泥土，随着病程的发展，饮食欲减退，精神沉郁，病鸡常畏寒打堆在一起，不愿走动。逐渐消瘦，步态不稳，头下垂，眼睑闭合，羽毛蓬松而无光泽，脱水，最后极度衰竭而死亡。发病一周后，病死鸡数明显减少，康复鸡只往往生长发育不良。若发病后期继发鸡新城疫，则死亡率会有所增高。

（二）宰后检验

病死鸡脱水，胸肌和腿肌有条状或斑状出血，各处脂肪组织和皮下均可见到点状出血，肌胃与腺胃交界处有溃疡和出血斑，十二指肠、腺胃和泄殖腔的黏膜上常有出血性病变，肾脏肿大、苍白。输尿管扩胀，有的在输尿管腔内贮存有尿酸盐。

最特征性的病变在法氏囊，法氏囊肿大，外被黄色透明的胶冻物，内褶肿胀、出血，内有炎性分泌物或黄色干酪样物。感染后期法氏囊萎缩。

（三）安全处理

病鸡、胴体及内脏化制或销毁。

十、鸡传染性支气管炎

鸡传染性支气管炎（Infectious bronchitis of chicken，IB）是由冠状病毒科鸡传染性支气管炎病毒（Infectious bronchitis virus，IBV）所致鸡的一种急性高度接触性呼吸道传染病。其特征是病鸡咳嗽、喷嚏和气管发生啰音。在雏鸡还可出现流鼻液、拉白稀粪。产蛋鸡出现产蛋率下降和畸形蛋增多。30d内的鸡极易感染，6周龄以上的小鸡和成年鸡也可感染发病。

（一）宰前检验

本病特征为一旦感染，迅速波及全群。病鸡有明显的呼吸道症状，呼吸时有啰音或喘鸣音。发病雏鸡精神不振，常聚集到热源处，羽毛松乱，翅下垂，流泪、流涕。雏鸡发生肾型传染性支气管炎时，发病初期有2~4d的轻微呼吸道症状，随后呼吸道症状消失，出现表面上的"康复"，一周左右进入急性肾病阶段，出现零星死亡。病鸡羽毛逆立，精神委靡，排米汤样白色粪便，鸡爪干瘪。

产蛋鸡发病后，表现为气管有啰音，咳嗽和喘息。产蛋率下降，并产软壳蛋、畸形蛋或粗壳蛋。蛋质量差，蛋白稀薄呈水样，蛋黄与蛋白分离及蛋白黏着于壳内膜上。一般不出现下痢，但被侵害肾脏的毒株感染时，可引起肾炎和肠炎，常见急剧下痢。

（二）宰后检验

主要病变是气管、支气管、鼻腔和窦内有浆液性、卡他性和干酪样渗出物。育雏期患过呼吸道型传染性支气管炎的产蛋鸡输卵管发育受阻、变细、变短或成囊状，致使成熟期不能正常产蛋。

肾型鸡传染性支气管炎可见肾脏肿大、苍白、输尿管扩张、有白色尿酸盐沉着，直肠和泄殖腔内也有大量白色尿酸盐沉着。

（三）安全处理

病鸡、胴体、内脏及副产品化制或销毁。

十一、鸡传染性喉气管炎

鸡传染性喉气管炎（Infectious laryngotracheitis of chicken，ILT）是由传染性喉气管炎病毒（Infectious laryngotracheitis virus，ILTV）所致鸡的一种急性接触性呼吸道传染病，其特

征是呼吸困难，咳嗽，常可见咳出含有血液的渗出物。剖检可见喉部和气管黏膜肿胀、充血、出血，有时附着黄色干酪样物。本病传播迅速，产蛋量下降，并导致死亡率增加。本病传播快，病死率较高。

（一）宰前检验

急性患鸡的特征性症状是鼻孔有分泌物和呼吸时发出湿性啰音，继而咳嗽和喘气。很多病鸡精神委顿，蹲伏于地上或栖架上。严重病例则呈现明显的呼吸困难，吸气时张嘴伸头，做尽力吸气的姿势，喘气时可听到喷嚏和痉挛性的咳嗽，间或喷出带血的黏液或凝固的血液。由于过量的炎性渗出物和血液在咽喉、气管或鸣管积聚，常使鸡窒息死亡。检查口腔时，可见喉部黏膜上有淡黄色干酪样物附着，不易擦去。病鸡迅速消瘦，鸡冠发紫，有时排绿色稀粪。最后衰竭而死亡。症状较轻者仅见生长迟缓，产蛋减少，流泪，结膜炎，眶下窦肿胀，持续性鼻液分泌增多。

（二）宰后检验

主要病变见于气管和喉部组织。病初黏膜呈黏液性炎症，至中后期发生黏膜变性、坏死和出血，常覆有黄白色纤维素性干酪样假膜。有时喉部和气管完全被渗出物所充满。有的病例见脱落的上皮组织和血凝块。炎症也可扩散到支气管、肺脏和气囊。有时鼻腔和眶下窦黏膜可见卡他性炎或纤维素性炎，黏膜充血、肿胀，时有点状出血和大量渗出物。产蛋鸡卵巢异常，出现软卵泡、出血卵泡等。在轻症病例，只见眼睑及眶下窦上皮肿胀和充血。

（三）安全处理

病鸡、胴体及内脏化制处理。

十二、鸡传染性贫血

鸡传染性贫血（Infectious anemia of chicken）是由鸡传染性贫血病毒（Infectious anemia virus，IAV）所致鸡的一种传染病。鸡是本病毒的唯一感染者，所有年龄的鸡都可感染，自然发病主要见于 2～4 周龄鸡，有混合感染时发病可超过 6 周龄。特征是再生障碍性贫血，全身淋巴组织萎缩，导致免疫抑制、皮下和肌肉出血及死亡率增高。

（一）宰前检验

鸡传染性贫血病毒感染后唯一的特征性症状是贫血症，感染后 14～16d 达到高峰，病鸡精神委顿，食欲减退，发育受阻，鸡冠、肉髯及可视黏膜苍白，皮肤出血，有的皮下出血，可继发坏疽性皮炎。血液学检查，红细胞和血红蛋白明显降低，白细胞和血小板减少。

（二）宰后检验

肌肉、内脏器官苍白，血液稀薄。胸腺萎缩或完全退化。骨髓萎缩是最特征性的病变，表现为骨髓脂肪化，呈淡黄色。部分病例法氏囊萎缩。肝脏肿大，发黄或有坏死斑点，腺胃黏膜出血。严重者肌肉和皮下出血。

本病的确诊需进行病毒分离和血清学试验。

（三）安全处理

病鸡、胴体、内脏及副产品化制或销毁。

十三、禽痘

禽痘（Avian pox）是由禽痘病毒（Avian pox virus）所致鸡和火鸡的一种急性、热性、高度接触性传染病。鸭和鹅偶尔可感染。通常分为皮肤型和白喉型。皮肤型特征性症状是皮肤尤其是头部皮肤产生丘疹和疱疹，继而结痂、脱落；白喉型特征性状为口腔或咽喉黏膜的纤维素性坏死性炎症，常形成假膜。皮肤型病例的死亡率较低，且易恢复。白喉型常因呼吸困难而易窒息死亡，有较高的死亡率。

（一）宰前检验

本病潜伏期4～10d。根据病毒侵害部位不同分为皮肤型、黏膜型、混合型、偶见败血型。

1. 皮肤型　以头部皮肤，或腿、翅、泄殖腔周围皮肤形成一种特殊的痘疹为特征。病初在无毛和少毛部位，特别是冠、肉髯和眼睑、耳及口角等处皮肤开始生成灰白色小结节，突出于皮肤表面，随后迅速扩大如豌豆大小的痘疹，并融合结痂，痂皮脱落后，留下白色疤痕。重症病鸡（特别是仔鸡）可能出现精神委顿，食欲消失，体重减轻，甚至死亡。产蛋鸡产蛋减少。

2. 黏膜型　又称白喉型。多发生于小鸡和青年鸡，病初呈鼻炎症状，在口腔、咽喉等处黏膜形成灰白色小结节，以后迅速增大并融合在一起，表面形成一层黄白色干酪样的假膜，假膜不易脱落，故称白喉。撕去假膜可露出出血的溃疡面。随后假膜逐渐扩大和增厚，堵塞在口腔和咽喉部位，引起病禽呼吸和吞咽困难。死亡率较高。

3. 混合型　冠、肉髯、眼睑及皮肤上出现痘疹，同时口腔也发生白喉样病变。

4. 败血型　比较少见。以严重的全身症状开始，继而发生肠炎，病鸡多迅速死亡，或者转为慢性腹泻而死。

（二）宰后检验

除具有典型的皮肤和黏膜的痘斑外，口腔黏膜的病变有的可蔓延到气管、食道和肠。肠黏膜有小出血点，体腔内积有浆液性渗出物。肝脏、脾脏和肾脏肿大。心肌有的呈实质变性。组织学检查可见病变部位皮肤的上皮细胞内有胞浆内包涵体。

（三）鉴别诊断

应注意白喉型伪膜与传染性喉气管炎伪膜的相互区别。白喉型的伪膜形成是由黏膜表面隆起而逐渐变为伪膜，伪膜与黏膜紧密相连，剥离困难，剥离后则其下部出现溃疡面。传染性喉气管炎的伪膜是由黏膜的分泌物形成，同黏膜面没有紧密连接，容易剥离，剥离后的下部黏膜正常。

（四）安全处理

病鸡、胴体及内脏化制或销毁。

十四、鸭瘟

鸭瘟（Duck plague）又名鸭病毒性肠炎，俗称"大头瘟"，是由鸭瘟病毒（Duck plague virus）引起的一种急性、热性、败血性、接触性传染病。特征是发热、两脚麻痹无力、下痢、流泪。部分病鸭头部肿大，口腔、食道和泄殖腔黏膜有坏死假膜或溃疡。肝小点出血和坏死。

（一）宰前检验

发病初期，体温升高至43℃，高热稽留，食欲减少或消失，饮水量增加。羽毛松乱，离群独处。神经麻痹导致两翅下垂，两腿麻痹无力，行走困难，严重者卧地不起。特征症状是流泪、眼睑水肿，分泌脓性渗出物使眼睑黏着，严重者眼睑黏膜有小出血点或溃疡。部分病例头颈水肿，故俗称"大头瘟"。病鸭呼吸困难，叫声嘶哑，下痢，排绿色或白色稀粪，泄殖腔充血、水肿、外翻，甚至有黄绿色伪膜。

（二）宰后检验

全身皮肤、浆膜和黏膜有出血斑点，头颈皮下胶样浸润，口腔和喉头有不易剥离的伪膜。最典型的是食管黏膜有纵行排列的灰黄色假膜覆盖或小出血斑点。肠黏膜出血、充血，泄殖腔黏膜坏死、结痂，假膜不易剥离，黏膜上有出血斑点和水肿。产蛋鸭卵泡增大、破裂引起腹膜炎。肝表面和切面均可看到针尖至小米粒大的灰白色坏死小点。胆囊黏膜充血、溃疡。肾脏肿大，有小点出血。

本病的确诊需进行病毒的分离鉴定和中和试验。Dot – ELISA 可快速诊断。

（三）安全处理

确认为鸭瘟的病禽进行扑杀，病禽及其产品、副产品，均做销毁处理。

十五、球虫病

球虫病（Coccidiosis）是由艾美耳球虫属（*Eimeria*）中的一些球虫引起的一种地方性急性流行性原虫病。主要侵害幼鸡，其他禽类如鸭、鹅、火鸡、鸽、鹌鹑、雉等均可感染发病。病鸡表现为消瘦、贫血和血痢，生长发育严重受阻。

（一）宰前检验

早期症状是全身衰弱，精神委顿，病鸡喜欢拥挤成堆，两翅下垂，羽毛蓬乱，闭眼嗜睡。特征性症状是下痢，便中带血。严重者死亡。

青年鸡和成年鸡仅少数鸡有临床表现。冠和肉髯苍白，食欲不振，形体瘠瘦，羽毛蓬乱，产卵量减少，间歇性下痢，两腿无力或瘫痪。

（二）宰后检验

内脏变化主要发生在肠管，病变部位和程度与球虫的种别有关。

柔嫩艾美耳球虫主要侵害盲肠。盲肠球虫病鸡病变主要是盲肠显著肿大，呈棕红或暗红色，肠壁增厚，质地坚实，黏膜呈现出血性卡他性坏死性炎，肠内充满凝血块或混有血液的坏死物。

堆型艾美耳球虫主要侵害十二指肠。肠壁发炎增厚，苍白色，失去弹性。有时在浆膜上可见到白色小斑点，黏膜发炎、粗糙，覆有黏液性渗出物。

（三）安全处理

病鸡、胴体及内脏化制处理。

十六、组织滴虫病

组织滴虫病（Histomoniasis）又名盲肠肝炎（Infectious enterohepatitis），俗称黑头病，是火鸡组织滴虫（*Histomoas melcagridis*）所致禽类的一种急性原虫病。火鸡最易感，以2周龄到3~4月龄的幼鸡最易感染，成年鸡感染后病情较轻。以肝脏的坏死灶和盲肠溃疡为主要特征。

（一）宰前检验

病鸡精神委顿，食欲减退或废绝，羽毛蓬乱，无光泽，两翅下垂，身体蜷缩，畏寒，嗜睡。下痢，粪便呈淡黄色或淡绿色，严重者粪便带血色，甚至排出大量血液。后期由于循环障碍，病鸡的头部皮肤和冠发绀，呈蓝紫色或暗黑色，故有"黑头病"之称。

（二）宰后检验

病变主要在盲肠和肝脏。多见一侧盲肠发生严重的出血性炎，盲肠内充满血液。典型的病例表现为盲肠肿大，肠壁肥厚变硬，形似香肠。切开肠管可见干酪样栓子堵塞在肠内，使肠内容物切面呈同心层状，中心是黑红色血凝块，周围为灰白色或淡黄色的渗出物和坏死物。剥离栓子后，肠管只剩下菲薄的肠壁浆膜层，其黏膜层和肌层均被破坏。肠黏膜表面可见坏死和溃疡。盲肠溃疡可使肠壁破裂，引起腹膜炎。急性病例，可发生出血性盲肠炎变化。

肝脏大小正常或肿大，肝脏的表面可见大小不等的散在或密发圆形、不规则形淡黄色或黄白色坏死斑点，坏死斑点中心稍凹陷，边缘稍隆起，周围常有红晕环绕。有时有许多小坏死斑点连在一起呈花环状或成大片状的溃疡区。

（三）安全处理

病鸡、胴体及内脏化制处理。

第七章

家兔的屠宰加工卫生与检验

第一节 家兔的宰前检验

一、家兔的宰前管理

（一）休息管理

进入屠宰场的家兔，应按其产地、品种和体型的大小分群饲养。饲养圈不宜过大，每群以25m² 面积存放200～300只为宜。家兔由于环境的改变和在运输途中所产生的应激反应，正常生理机能受到抑制或破坏，抵抗力降低。因此，在宰前饲养过程中必须限制家兔的活动，保证充分休息，以消除疲劳，减少应激。经长途运输的家兔，宰前休息时间一般为24～48h，即可达到宰前休息的目的。

（二）停饲管理

家兔宰前应停食，以清除胃肠道内容物，便于屠宰加工。停食时间应视具体情况而定，一般不超20h。停食期间应供给饮水，直到临宰前2～3h停水，以利于放血，改善肉质，延长兔肉保存时间。

二、家兔的宰前检疫

（一）家兔宰前检疫的程序

1. 入场验收 家兔从外地运到屠宰加工企业时，检疫人员应先向押运员索取产地的动物检疫证明，认真核对只数，如有不符必须要查明原因，然后对兔群进行视检，剔除有明显病症和重伤的个体。发现患有传染病的兔群，根据疾病的种类按有关规定处理。

2. 入场检疫 入场后的家兔，在验收圈中休息4～8h后进行一次检查，以便及时发现病兔，做到病、健隔离。

3. 送宰检疫 家兔在饲养圈休息和停食管理后，送宰之前应进行检疫，以便最大限度地发现并剔出病兔，做到病、健分宰。对检疫后临床健康的家兔，开具送宰证明。

（二）家兔宰前检疫的方法

家兔宰前检验中的健康检查是以感官检查为主，必要时辅以体温测定，一般分为群体视检和可疑病兔重点检查两步。

1. 群体视检 安静地接近兔圈（笼），仔细观察兔群。

（1）家兔神态及对环境的反应 健康家兔双眼明亮有神，眼角干净无分泌物；被毛浓密、光顺；神态活泼、敏感，动作迅速，见人接近时立即逃避；病兔则反应迟钝，行动迟缓。

（2）家兔的采食情况　健康家兔食欲好，咀嚼动作迅速，病兔则食欲较差或食欲废绝。口腔有病的家兔往往垂涎，前胸乃至前肢下端被毛潮湿。

（3）家兔的呼吸情况　健康兔呼吸正常，无咳嗽、喷嚏等现象，鼻周洁净；病兔则鼻周脏污，有的有干痂。

（4）家兔粪便　正常家兔粪球圆粒状，光圆、滑润、匀整。腹泻的家兔粪便一般都较软，肛门和后肢的被毛被稀便严重污染。

（5）有无圈（笼）亡兔尸　如发现圈（笼）亡兔尸，应立即送检验室剖检，找出死亡原因。

2. 个体检查　群体视检时发现的可疑病兔，应立即隔离，进行重点检查。

观察家兔的外表，着重检查口腔、眼睛、耳朵、鼻孔、被毛、肛门、趾爪等部位的情况。必要时进行肛门测温。

（1）体表　应着重检查被毛是否蓬乱、稀疏、脱落斑块；皮肤有无丘疹、化脓或结痂，体表淋巴结，尤其是颌下淋巴结是否肿胀。

（2）体态　重点检查站立和运动姿势是否正常，有无神经症状，如头颈歪斜或肢体麻痹。

（3）眼　眼睑有无肿胀，眼结膜是否黄染或贫血，是否潮红，有无脓性分泌物。

（4）鼻腔　有无黏性、脓性分泌物。

（5）阴部　肛门周围和后肢被毛有无粪便污染，母兔阴道是否有脓性分泌物。

三、家兔宰前检疫后的处理

（一）准宰

凡经检疫认为健康，肥度合格的家兔，准予送宰。

（二）禁宰

确诊患有严重动物传染病或人畜共患病的家兔，如兔病毒性出血症、野兔热、兔魏氏梭菌病等禁止屠宰，应采取不放血的方法扑杀后销毁。

（三）急宰

凡患有一般性疾病或有外伤的家兔，应送急宰车间进行急宰。

（四）缓宰

经检查无显著病症的可疑病兔，须隔离观察；怀孕兔和瘦弱兔均应留养。

第二节　家兔屠宰加工卫生与检验

一、屠宰加工工艺的卫生监督

家兔的屠宰（slaughter）方法很多，现代化的屠宰场都采用机械流水作业，用空中吊轨移动来进行兔的屠宰与加工，降低劳动强度，提高工作效率，减少污染机会，保证肉质的新鲜卫生。小型肉兔加工厂屠宰时多采用手工操作，但宰杀过程大体相同。家兔的宰杀过程包括致昏、放血、剥皮、截肢、去尾、剖腹取内脏等过程。

（一）致昏

（1）**电击法**　目前已为各兔肉加企业所广泛采用，常用的是长柄钳形电麻器和转盘式电麻器，一般采用电压 70V、电流 0.75A、电麻时间 2~4s，通电部位为两侧耳根稍后。电麻不得过度，否则会造成放血不良，兔肉质量降低。

（2）**机械击昏法**　紧握兔两后腿提起，使兔头下垂，用木棒猛击其后脑部，使其昏厥后屠宰。此法用于小型兔屠宰场和家庭屠宰。棒击时需迅速熟练，否则，不仅达不到击昏的目的，而且还会因兔挣扎发生危险。此外，头部棒击部位有淤血，影响兔头的深加工。目前很少应用。

（二）放血

现代化兔肉加工企业多采用机械转盘刀割头放血，这种方法可减轻劳动强度，提高工效，并防止兔毛飞扬和兔血飞溅。有的兔肉加工企业采用将兔体倒挂后切断颈部动、静脉血管放血法，这也是一种比较好的方法。

目前常用颈部放血法，家兔电麻击昏后，倒挂垂直放血，割断颈部的血管和气管进行放血，放血时间以 2~3min 为宜，一般不能少于 2min。注意放血必须彻底。放血是否充分，对兔肉的品质和耐藏性起着决定性的作用。放血充分的兔肉，含水量少，保存时间长。放血不充分的兔肉，肉色发红，色泽不美观，肉中含水分多，胴体内残余的血液易导致细菌繁殖，影响储存时间和肉的品质。

（三）剥皮

1. 尽快剥皮　剥皮过晚不但不易剥离，而且容易撕破皮肤或皮张带肉。剥皮宜采用脱袜式。

大型机械化屠宰厂多用链条剥皮机。中小型屠宰加工厂可采用半机械化剥皮法，即先用手工操作，从后肢膝关节处平行挑开兔皮剥至尾根，再双手紧握兔皮的腹背部剥至前腿处（应防止挑破腿肌和撕裂胸腹肌），然后把尾部兔皮夹入剥皮机进行剥皮。

广大农村和小型兔肉加工厂多采用手工操作剥皮，采用袋剥法，即先将兔后肢吊在金属挂钩上，用剥皮刀呈环状切开两后肢跗关节处的皮肤，再从左至右沿股内侧，经尾根处划开皮肤，沿此刀线剥离两后肢皮肤至尾根，再一刀断尾，将整个皮套向头部方向顺势拉下，此法又称套脱褪皮法。剥皮时应细心剔除附在板皮上的脂肪和肌肉，不能划伤板皮，以免影响板皮等级。不能让皮肤表面污物和肛门、阴部中的内容物污染胴体。

2. 防止污染　在剥皮过程中，凡是接触过皮毛的手和工具，不得再接触胴体，以防止兔肉受到污染。家兔在剥皮前需用冷水湿裆，以防兔毛飞扬。但不要喷湿挂钩和被固定的兔爪，以免污染胴体。

（四）截肢去尾

在腕关节稍上方截断前肢，从跗关节稍上方截断后肢，从第一尾椎处去掉兔尾（包括尾根）。在尾根前部骨盆腔后部有鼠蹊腺和直肠腺，分泌物具有特殊腥味，须采用圆环形切刀剔除，以免影响兔肉品质。这一工序有些厂家采用机械进行，既长短一致，又没有碎骨，也不沾飞毛。手工操作时应注意四肢都截整齐，切忌长短不一。

（五）开膛与净膛

1. 开膛　开膛下刀要深浅适度，避免割破胃、肠而造成胴体污染。自骨盆腔开始，从腹部正中线剖开腹腔。

2. 净膛　摘取胃肠和膀胱。摘取胃肠，应以手指按住腹壁及肾脏，以免脂肪与肾脏连同胃肠一并扯下。然后再割开横膈膜，以手指伸入胸腔抓住气管，将心、肺、肝取出。

在家兔屠宰加工生产过程中粪便是沙门氏菌的主要传播因素，因此工作人员在剖腹操作时要细心熟练，一旦开破胃肠，要及时将该兔胴体自流水线取下，另行处理，手和刀具应经清洗消毒后再行操作，避免污染流水线。

（六）修整

除去胴体上污染的血污、残脂、污秽等，达到洁净、完整和美观的商品要求。加工整理过程在整个屠宰过程十分重要，又最易忽视的过程，特别是小型屠宰厂。

1. 擦去胴体残留血液　用洁净海绵或毛巾擦去颈部血水，用"T"字形擦血架擦去体腔内残留的血水。用真空泵吸出血水最为理想，可避免胴体受到污染。

2. 修割胴体

（1）修除残余内脏、生殖器官，耻骨附近的腺体和结缔组织；修除血脖肉、胸腺和胸腹内的大血管；修除体表各部位明显的结缔组织；从骨盆处挤出后腿大血管内残留的血水。

（2）背部、臀部及腿部外侧等主要部位的外伤必须修割，但不得超过两处，每处面积不超过$1cm^2$。其他部位外伤也应修割掉，其面积可适度放宽。

（3）修割掉暴露在胴体表面的脂肪，特别是背部的两条脂肪应修割掉，以防贮存时脂肪氧化变质。

家兔的胴体一般不采用湿修方法，否则体表难以形成干膜，不耐保藏。修整加工时胴体应单层摆放，不得积压，最多不得超过2层。

（七）冷却包装

修整后的胴体应立即包装，然后在$0 \sim 5℃$冷库放置$2 \sim 4h$冷却，夏季可通风冷却，直至胴体表面形成一层干膜为止。冷却后于$-20℃$冷库内冷冻处理。

二、家兔的宰后检验

家兔的宰后检验，通常以感官检验为主，必要时再做实验室检验。检验时常借助于齿镊和外科尖头剪刀，避免用手接触胴体和内脏。检验者应遵循一定的检验程序，养成习惯，以防止在流水线生产快速的检验中遗漏应检项目。

（一）胴体检验

为了保证产品质量，必须逐个细心检查，最好在初检后再复检一次。

1. 观察兔肉颜色和判定放血程度　首先检查胴体的外观，观察肌肉的色泽是否正常，判断放血是否完全。正常的兔肉为淡粉红色，如呈深红色，则为老龄兔；如果兔肉呈暗红色，则是放血不全的表征，用刀横断肌肉时，切面往往渗出小血滴；脂肪黄染而疑似黄疸时，可剪开背、臀部深层肌肉和肾脏，观察肌肉和肾盂的色泽。

2. 检查胸腹腔　以左手持镊子固定左侧腹部肌肉，右手持剪，将右侧腹肌撑开，暴露出胸腹腔，检查胸腹腔内有无炎症、出血、化脓、结节病变，有无寄生虫寄生。同时观察留在胴体上的肾脏有无病变（正常兔肾呈棕红色）。

3. 检查体表和淋巴结　检查体表时，首先观察四肢内侧有无创伤、脓肿。再视检各部主要淋巴结有无肿胀、出血、化脓、坏死、溃疡等病变。如果发现多处淋巴肿大，尤其是颈部、颌下、腋下、腹股沟淋巴结呈深红色并有坏死病灶者，应考虑野兔热和坏死杆菌病。

（二）内脏检验

1. 腹腔脏器的检验

（1）胃　观察胃的浆膜、黏膜有无充血、出血及炎症（注意巴氏杆菌病）。

（2）肠　观察盲肠蚓突和圆小囊浆膜下有无散发性和弥漫性灰白色小结节或肿大（如伪结核）；注意小肠黏膜是否有许多灰白色小结节（如肠球虫病），盲肠、回肠后段和结肠前段浆膜、黏膜有无充血、水肿或黏膜坏死、纤维化（泰泽氏病）。

（3）脾脏　观察脾脏的大小、硬度、色泽，注意有无充血、出血、结节、硬化等病变。脾脏肿大，有大小不一、数量不等的灰白色结节的，若其切面有淡黄色或灰白色较硬的干酪样坏死并有钙化灶，则为结核病。

（4）肝脏　注意肝脏的硬度、大小、色泽，有无脓肿及坏死病灶，胆囊、胆管有无病变或寄生虫寄生。如肝脏表面有针尖大小的灰白色小结节，应考虑沙门氏菌病、泰泽氏病、野兔热、李氏杆菌病、巴氏杆菌病、伪结核病；巴氏杆菌、葡萄球菌、支气管败血波氏杆菌感染时，肝脏常有脓肿，患肝球虫病时，肝脏实质有淡黄色、大小不一、形态不规则、一般不突出于表面的脓性结节（必要时可剖开胆管，取胆管内容物制压片，镜检卵囊）。

（5）肾脏　观察肾脏有无充血、出血、变性及结节。如果肾脏一端或两端有突出于表面的灰白色或暗红色、质地较硬、大小不一的肿块，或在皮质部有粟粒大至黄豆大小的囊泡，内含透明液体，则是肿瘤或先天性囊肿的病变。要特别注意检查兔的肾母细胞瘤。

（6）子宫和腹腔　注意子宫和腹腔有无积脓，表面有无纤维蛋白性附着物（巴氏杆菌病、葡萄球菌病），并检查有无寄生虫（如多头蚴病、棘球蚴病、豆状囊尾蚴病）。

2. 胸腔脏器的检验

（1）肺脏　注意肺的形态、色泽、硬度有无变化，肺和气管有无炎症、水肿、出血、化脓、结节等病变。

（2）心脏　注意心包腔有无积液，心脏表面有无粘连或纤维蛋白渗出物附着，心肌有无充血、出血、变性等病变。

第三节　家兔常见疾病的鉴定与处理

一、兔巴氏杆菌病

兔巴氏杆菌病（Rabbit pasteurellosis）是由多杀性巴氏杆菌（*Pasteurella multocide*）引起的各种类型疾病的总称。临床上表现传染性鼻炎、地方流行性肺炎、中耳炎、结膜炎、子宫脓肿、睾丸炎、脓肿病灶及全身败血症等形式。家兔对多杀性巴氏杆菌十分敏感，常大批发病和死亡。

（一）宰前检疫

1. 急性败血型　病兔体温升高至41℃以上，精神委顿，不食，呼吸急促，鼻腔流出浆液性、脓性分泌物，下痢，死前出现战栗、痉挛、抽搐等神经症状。病程1~3d，有的不显症状突然死亡。

2. 亚急性型　此型多为慢性型恶化而来。主要表现为肺炎和胸膜炎，体温稍升高，食欲减退，呼吸困难，鼻腔内有黏液或脓性鼻涕，常打喷嚏，关节肿胀，眼结膜发炎，消瘦。

3. 传染性鼻炎型 鼻腔流出浆液、黏液、脓性分泌物，常打喷嚏，咳嗽，呼吸困难，并有鼻塞音。鼻孔周围被毛潮湿、缠结、蓬乱，甚至脱落，常有分泌物形成的结痂。常可继发结膜炎、角膜炎、中耳炎等。

4. 地方流行性肺炎型 精神沉郁，食欲不振，咳嗽，衰弱，消瘦，常因败血症而死亡。

5. 脓肿型 体温升高，食欲不振，身体多部位形成脓肿，大小不等，位于深层组织的内脏脓肿不易诊断，当脓肿转移时可导致脓毒败血症而死亡。

6. 结膜炎型 主要表现眼睑中度肿胀，结膜发红，在眼睑处经常有浆液性、黏液性或黏液脓性分泌物存在。炎症转为慢性时，红肿消退，而流泪经久不止。

（二）宰后检验

1. 急性败血型 上呼吸道黏膜充血、出血，并有多量分泌物，肺脏充血、出血、水肿，膈叶尤其严重，心包积液，心内外膜有出血斑点。肝脏变性，并有许多坏死小点，脾脏和淋巴结肿大、出血，小肠黏膜充血和出血。胸腹腔有淡黄色渗出液。

2. 亚急性型 肺充血、出血或有脓肿，胸腔有渗出液，胸膜和肺脏表面常有纤维蛋白性渗出物附着。鼻腔和气管黏膜充血、出血并有黏稠的分泌物，肺脏淋巴结充血肿大。

3. 传染性鼻炎型 鼻腔内积有多量的鼻液，鼻黏膜充血，鼻窦和副鼻窦黏膜红肿。

4. 地方流行性肺炎型 肺内有实变、脓肿或灰白色小结节以及膨胀不全病灶，胸膜及心包膜常有纤维渗出物，胸腔积液。

5. 脓肿型 体表皮下可见大小不等的脓肿。肝脏、肺脏、心脏、肌肉、乳腺或其他器官和组织等也可能有脓肿。

6. 结膜炎型 多为两侧性，眼睑中度肿胀，结膜发红，分泌物常将上下眼睑粘住。

（三）安全处理

病兔、胴体、内脏及副产品化制或销毁处理。

二、兔病毒性出血症

兔病毒性出血症（Rabbit viral hemorrhagic disease，RHD）俗称"兔瘟"，是由兔病毒性出血症病毒（Rabbit viral hemorrhagic disease virus，RHDV）引起的一种急性、高度接触性传染病，临床上以体温升高，全身实质器官出血为主要特征。该病常呈暴发性流行。发病率及致死率极高。

（一）宰前检疫

1. 最急性型 多发生在流行初期。患兔无明显临床症状，突然死亡，死后从鼻孔中流出带泡沫的血液。

2. 急性型 病兔精神沉郁，食欲减退或废绝，渴欲增加，不爱活动，被毛无光泽，体温升高达41℃以上，发病后12～18h死亡。死前表现短时间兴奋、挣扎等神经症状，然后倒地做游泳样动作，全身抽搐，发出惨叫声而死亡。有的头向后仰，有的头扭向一侧。死前肛门松弛，肛门周围被毛有淡黄色黏液污染，粪球外附有淡黄色胶样物。死后鼻孔流出泡沫状血液。

3. 慢性型 体温升高至41℃，食欲不振，渴欲增加，被毛粗乱，迅速消瘦，排胶陈样粪便。少数 3～5d 内死亡，多数能耐过，呈隐性感染状态。

（二）宰后检验

病理变化以全身实质器官淤血、水肿和出血为主要特征。最显著的特征是呼吸器官和肝脏、心脏、肾脏等的出血。喉头、气管黏膜严重淤血和出血，气管环最明显，气管内有泡沫状血液，形成所谓"红气管"。肺脏表面与肺实质散在出血斑点，外观呈花斑状。肾脏淤血、肿大，暗红色，呈"大红肾"。肝脏淤血、肿大，呈深红乃至紫红色，质脆易碎，小叶间质增宽，表面有淡黄色或灰白色条纹，生殖器官和消化道也有明显的出血性病变。脾脏肿大、瘀血，呈兰紫色，切面结构模糊，实质易刮脱。

确诊可用血凝和血凝抑制试验等检测病毒和抗体。

（三）安全处理

病兔、胴体、内脏及副产品销毁处理。

三、兔结核病

兔结核病（Rabbit tuberculosis）是由结核分枝杆菌（*Mycobaterium tuberculosis*）引起的一种慢性传染病。

（一）宰前检疫

患兔消瘦，衰弱，有厌食表现，眼结膜苍白。患肺结核时，常有咳嗽、喘气和呼吸困难；患肠结核时，主要表现为腹泻。

（二）宰后检验

眼观往往可见胴体消瘦和各器官的淡褐色以至灰色的坚实结节。结节大小不一，通常存在于肺脏、胸膜、心包、支气管淋巴结、肠系膜淋巴结、肾脏及肝脏，而较少见于脾脏。结节中心呈干酪样坏死，外面包裹一层纤维性包膜。肺内结节有时互相融合而成腔洞。患肠结核时，小肠、盲肠蚓突和大肠的浆膜面含有稍凸起、坚实、大小不等的病变区，有的出现灶状溃疡。

（三）安全处理

（1）宰前发现结核病时，扑杀、销毁。

（2）宰后发现结核病时，胴体、内脏及副产品销毁处理。

四、兔泰泽氏病

兔泰泽氏病（Tyzzer's disease）是毛样芽胞杆菌（*Bacillus piliformis*）引起的一种兔病，特征为患兔严重下痢，排水样或黏液样粪便，严重脱水和迅速死亡。肝多发性灶样坏死、出血性坏死性肠炎。主要发生于 7～12 周龄仔兔，断乳前或成年兔也可感染发病。

（一）宰前鉴定

病兔精神沉郁，食欲废绝，剧烈腹泻，粪便呈褐色浆糊或水样，并有腹胀。一般在出现临床症状后 12～48h，因严重脱水而死亡。

（二）宰后鉴定

盲肠、回肠后段和结肠前段的浆膜充血，并散布点状出血，盲肠壁因水肿而增厚。盲肠和结肠内积有褐色水样内容物，盲肠黏膜充血，粗糙并呈颗粒状外观。在回肠与盲肠以及盲肠与结肠的连接处附近的黏膜也有类似的变化，但通常较轻微。慢性病例，有广泛坏死部位的肠段常因纤维化而发生肠腔狭窄。肝脏肿大呈灰黄色，表面和切面密布粟粒大到蚕豆大，黄白色或灰白色坏死灶，有的可融合成大片的坏死灶。心肌内可见有宽 0.5～2mm、长 4～8mm 的灰白色条纹或坏死灶。

确诊需在肝脏和肠的病变部及其周缘的细胞内检出毛样芽胞杆菌。

（三）安全处理

病兔、胴体及内脏化制处理。

五、兔球虫病

兔球虫病（Coccidiosis）比较多见。幼兔多为急性型，成年兔常为慢性型。分肝球虫病、肠球虫病、混合型球虫病。在屠宰检验中兔肝球虫病最为常见。

（一）宰前检疫

病兔消瘦，贫血，被毛粗乱无光泽，食欲减退或废绝。

1. 肠型球虫病　顽固性下痢，粪便污染肛门周围。由于肠管胀气，膀胱充满尿液，常引起腹部膨胀，尿频或常作排尿姿势，尿色黄而混浊。有时突然倒下，四肢痉挛抽搐，很快死亡。

2. 肝型球虫病　触摸肝肿大，并有痛感，腹腔积水，眼结膜和口腔黏膜黄染。后期出现顽固性腹泻，甚至痉挛或麻痹。

3. 混合型球虫病　兼有肠型、肝型症状。

（二）宰后检验

1. 肠型球虫病　胴体消瘦，肠腔充满气体和褐色糊状或水样内容物。最常受侵害的是十二指肠，表现肠壁增厚，黏膜潮红、肿胀，散布点状出血，被覆多量黏液，呈急性出血性卡他性炎。慢性经过时，肠黏膜呈灰色，肠壁肥厚，在盲肠，尤其蚓突黏膜常见细小的黄白色、含虫体的硬性结节，有时形成脓性坏死性病灶。采用病变肠黏膜涂片镜检，可发现大量球虫卵囊，肠系膜淋巴结肿胀，膀胱积有黄色浑浊尿液。慢性病例，骨骼肌颜色变淡，血液稀薄。

2. 肝型球虫病　严重病例胴体消瘦，黏膜贫血或黄染。肝脏肿大，表面和切面散数量不等、大小不一、形状不定、稍微突出、淡黄色或灰白色脓样结节病灶，切开后见脓样或干酪样物质，压片镜检可见大量球虫卵囊，有些慢性病例，因肝细胞萎缩，结果肝脏体积缩小，质地变硬。此外，胆囊常肿大，胆汁浓稠，色暗，含多量脱落的上皮细胞屑，有时也可发现球虫卵囊。

3. 混合型球虫病　兼有以上两种类型球虫病的病理变化，只是病变更为严重。

（三）安全处理

胴体及内脏化制或销毁处理。

六、兔梭菌性腹泻

兔梭菌性腹泻（Clostridial diarrhea in rabbits）又称兔产气荚膜梭菌病，是由 A 型产气荚膜梭菌（*C. perfringens type A*）引起的兔的一种急性、致死性传染病。特征为剧烈腹泻、水样粪便，迅速死亡。

（一）宰前检疫

最明显的症状是急剧下痢，濒死前呈水泻，稀粪污染臀部和后腿，有特殊腥臭味。病兔体温一般偏低，精神委顿，食欲废绝，消瘦，脱水，大多数出现水泻的当天或次日死亡，少数可拖1周，极个别的拖1个月最终死亡。

（二）宰后检验

剖开病兔腹腔可嗅到特殊臭味。胃底黏膜脱落，有溃疡灶。小肠内充满气体，肠壁菲薄透明，并有弥漫性充血和出血。肝质脆。脾深褐色。膀胱积有茶色尿液。

通过细菌分离培养、动物接种和对流免疫电泳等实验室检查，可获得确诊。

（三）安全处理

确诊为兔梭菌性腹泻的病兔或整个胴体及副产品，均做销毁处理。

七、兔葡萄球菌病

兔葡萄球菌病（Staphylococcosis in rabbits）是由金黄色葡萄球菌（*Staphylococcus aureus*）引起的家兔的一种常见传染病。主要表现为内脏器官、肌肉和皮下组织化脓。

（一）宰前检疫

可见患兔头、颈、背、腿等部的皮下形成一个或几个脓肿，大小不一，一般由豌豆大至鸡蛋大，破溃后流出浓稠的干酪状或乳油样脓液。乳房局部皮肤呈紫红色或蓝紫色，有硬实或柔软脓肿。

（二）宰后检验

在皮下、心脏、肺脏、肝脏、脾脏等内脏器官以及肌肉、睾丸、附睾、子宫和关节等处有脓肿。多数情况下，内脏脓肿常被结缔组织包囊包裹，脓汁呈乳白色奶油状。乳房和腹部皮下结缔组织化脓，脓汁呈乳白色或淡黄色油状。胸腹腔积脓，浆膜有纤维蛋白附着。确诊需进行细菌学检验。

（三）安全处理

胴体和内脏化制或销毁处理。

八、兔伪结核病

兔伪结核病（Rabbit pseudotuberculosis）是由伪结核耶尔森（*Yersinia pseudotuberculosis*）引起的兔的一种慢性消耗性传染病，又称兔耶尔森氏菌病。腹泻是常见的症状，剖检病变主要是内脏器官、特别是肠系膜淋巴结肿大，并有干酪样坏死病灶。本病多呈散发性流行。伪结核耶尔森菌可引起人的淋巴结炎、阑尾炎和败血症。

（一）宰前检疫

1. 急性败血型　少数病例呈急性败血型经过，病兔体温升高，呼吸困难，精神沉郁，拒食，很快死亡。

2. 慢性型　病兔常无明显的临诊症状，多数表现食欲不振，被毛松乱而无光泽，消瘦，有时出现腹泻，最后可衰竭死亡。

（二）宰后检验

1. 急性败血型　可见肝脏、脾脏、肾脏严重瘀血，肿胀，肠壁充血明显，肺脏和气管黏膜充血，肌肉呈暗红色。

2. 慢性型　其主要病变见于蚓突和圆小囊。蚓突肥厚粗大，呈小香肠状，圆小囊肿大变硬，浆膜下有散在或密集的灰白色、淡黄色乳脂样或干酪样的小结节。有些病例可见肠系膜淋巴结肿大，并有灰白色干酪样坏死灶；有些病例脾脏显著肿大变硬，呈紫红色，表面布满芝麻至豌豆大小的灰白色乳脂样或干酪样结节。此种结节有时也见于肾脏、肝脏、肺脏、胸膜及其他部位的淋巴结。

（三）安全处理

胴体和内脏化制或销毁处理。

第八章

肉与肉制品的卫生检验

第一节　肉品学概论

一、肉的概念

广义上讲，凡是适合人类作为食品的动物有机体的所有组成部分都称之为肉。食品工业和商品学中，肉的概念是指去皮、毛、头、尾和内脏后的胴体（Carcass），又称为白条肉（Carcass meat），包括肌肉、脂肪、骨、软骨、筋膜、神经、血管和淋巴结等多种成分。而将头、蹄（爪）、尾、内脏统称为副产品（Byproduct）或称为下水（Offal）。在肉制品行业，肉的概念指肌肉及其中的各种软组织，不包括骨及软骨组织。在食品学中，肉类食品包括畜禽的肌肉、脂肪、结缔组织、内脏及其制品。

肉类食品是最富有营养的动物性食品之一，是供给人体必需氨基酸、必需脂肪酸、无机盐和维生素的重要来源。肉类食品的吸收率高，滋味鲜美，饱腹感强，含有多种风味物质，不但营养丰富，而且可以烹调成各种各样的菜肴，色、香、味俱全，是食用价值很高的食品。我国传统饮食中，以食用猪肉为主，其次是牛肉、羊肉、禽肉和兔肉，少数地区也食用马、骡、驴、骆驼、狗和蛇等动物的肉。

肉类食品一直是人类的主要食品之一，随着生活水平的提高，肉类食品在饮食结构中所占比重越来越大。但是，由于肉类含有丰富的营养物质，极易腐败不耐储存，除部分新鲜肉可直接供食用外，大部分需要进行冷藏或加工成各种肉制品以供食用。

二、肉的形态结构

肉由肌肉组织、脂肪组织、结缔组织和骨组织等组成，这些组织在肌肉中所占的数量和比率，因动物种类、品种、性别、年龄、肥度及用途不同而有差异，在一定程度上决定肉的商品价值和食用价值。

（一）肌肉组织

肌肉组织是肉的重要组成部分，也是最有食用价值的部分，包括骨骼肌、平滑肌和心肌。各种畜禽的肌肉平均占活重的27%～44%，或占胴体重的50%～60%。肌肉组织在畜禽体内分布很不均匀，通常家畜的臀部、肩胛部和腰部的肌肉丰满，家禽则以胸肌和腿肌最发达。肌肉组织含有较多的肌红蛋白，肌红蛋白的含量决定肌肉的颜色。

（二）脂肪组织

脂肪组织是决定肉品质量的第二位因素，存在于畜禽身体的各个部分，由退化的疏松结缔组织和大量脂肪细胞积聚而成。脂肪多储积在皮下、肾脏周围和腹腔内，也贮存于肌肉间和肌束间，使肌肉的横断面呈所谓"大理石"外观，肌间脂肪能改善肉的滋味和品质。畜禽品种和种类不同，其脂肪的分布也不同，在体内含量变动较大，占胴体重的2%～40%。

脂肪的颜色随动物的种类、品种及饲料中植物色素而异，如猪和山羊的脂肪为白色，其他畜禽的脂肪多带有黄色；夏季动物因吃青草多，脂肪稍显黄色，冬季则变白色。脂肪的比重、熔点、凝固点等理化指标以及脂肪在胴体中的分布与动物的品种、个体、饲料有关，如肾脏周围脂肪较皮下和腹腔脂肪的熔点高；喂蔬菜的猪，其脂肪熔点较喂谷类的低。

（三）结缔组织

结缔组织由无定形基质及纤维组成，包括腱、血管壁、肌鞘、韧带及肌肉组织的内外膜等，一般占胴体重的9.7%～12.4%。分布在机体的各个部位，起连接、保护、支持的作用。

结缔组织的纤维为胶原纤维及弹性纤维，以胶原纤维为主的结缔组织主要分布在肌膜、肌束膜、肌间和皮下以及脂肪中的结缔组织支架。以弹性纤维为主的结缔组织主要分布于韧带和血管壁。

结缔组织纤维属于硬性非全价蛋白，具有坚硬、难熔、不易消化的特点，营养价值较低，适口性也差。因此，含结缔组织越多的肉，其质量就越低。

（四）骨组织

肉中骨骼的含量，取决于畜禽的种类、品种、年龄和肥度等。一般骨骼所占胴体重的比率为：牛肉15%～20%、犊牛肉25%～50%、羊肉8%～17%、羔羊肉17%～35%、猪肉12%～20%、鸡肉8%～17%、兔肉12%～15%。

骨骼由外部的骨密质和内部的骨松质构成，骨骼内腔和骨松质里充满骨髓，骨髓越多营养价值越高。骨骼中一般含5%～27%的脂肪和10%～32%的骨胶原，其他成分为矿物质和水。故熬煮骨骼时能产生大量的骨髓油和骨胶。骨髓油具有很高的营养价值，可增加肉汤的滋味，并使之具有凝固性。

三、肉的化学组成

肉的化学组成包括水、蛋白质、脂肪、矿物质、碳水化合物和维生素等。这些物质的含量，因动物种类、品种、年龄、个体、畜体部位及营养状况而异。但各种动物完全除去脂肪的精肉，其化学组成大体相近，组成成分大致如下：

精肉 { 水分72%～80% ; 固体20%～28% { 有机物21%～24% { 蛋白质16.7%～21.5% ; 脂类0.4%～3.5% ; 其他0.99%～3.72% } 无机物0.8%～1.8% }

（一）蛋白质

蛋白质约占肌肉成分的18%，含有赖氨酸、精氨酸、亮氨酸等人体必需的氨基酸，被称为全价蛋白，因而肉类具有丰富的营养价值。

蛋白质在酶和细菌的作用下易发生分解，产生氨、胺类、硫化氢、硫醇、吲哚、粪臭素等物质，使食品具强烈臭味，降低了食品的营养价值。此外，在食品加工过程中，蛋白质及其分解产物对食品的色、香、味和质量均有一定影响。肉品中蛋白质的状态及含量多少，不仅关系食品的质量，也关系到人体的健康。

（二）脂类

肉中的脂类由甘油三酯、游离脂肪酸、卵磷脂、胆固醇等组成，是人类膳食组成中的重要营养成分之一。脂肪的热值高，每千克脂肪在体内可产热 37 656J（9 千卡），比蛋白质和碳水化合物提供的热多 1 倍以上，是体内贮存能量和供给能量的主要物质。腹腔脂肪可保护脏器免受机械损伤，皮下脂肪可隔热保温、减少体内热量散失。脂肪供给人体必需脂肪酸，并且是脂溶性维生素（维生素 A、维生素 D、维生素 E、维生素 K 等）的含有者和传递者，可促进脂溶性维生素的吸收。脂肪遍布于机体的各种组织器官，脂肪可作为机体组织生长和修复的原料，参与新组织的生长及旧组织修复，因此，人体必须经常摄取脂肪或能形成脂肪的原料。脂肪与蛋白质结合生成的脂蛋白，在调节人体生理机能和完成体内生化反应方面具有重要作用。脂肪能改善食品的感官性状，增加细腻感和润滑感，富于脂肪的食品可延长在胃肠中的停留时间，增加饱腹感。

脂肪是食品的重要成分之一，大多数动物性食品和若干植物性食品都含有脂肪和类脂化合物。常见的动物性食品又以猪肉含脂肪较多。人体中的脂肪来源一般直接取自食物，尤其是动物性食品。因此，食品中脂肪含量多少，是衡量食品质量的一项指标，同时也关系到人体的健康。摄入过量脂肪时，多余的脂肪将在体内积存下来，可致肥胖与动脉粥样硬化等，对人体健康将产生不良影响。为了了解食品的质量与卫生状况，改善食品组成，控制不同人群的食品脂肪含量，以及实现动物性食品生产过程中的质量管理，均需对食品中脂肪的含量及其变化情况进行测定。

（三）碳水化合物

肉中的碳水化合物含量小于1%，以糖原形式存在。畜禽屠宰前休息越好，放血时挣扎越少，糖原消耗越少，肌糖原含量越高。肌糖原含量对肉的成熟具有非常重要的作用。糖原消耗多，酵解产酸少，致使肉不能发生正常的成熟过程，肉的 pH 值偏高，肉不耐保存，且品质低、口感差。

（四）矿物质

肉中矿物质含量稳定，占鲜肉重的1%，与肌肉的功能和宰后品质变化有一定关系。包括钾、钠、钙、镁、硫、磷、铁、氯、铜、锌、锰等，其中以钾、磷、硫、钠含量较多，是人体需要的常量和微量元素。

肉中矿物质易被消化吸收。矿物质具有调节机体主要生理机能的作用，如肌肉的伸缩性、神经的应激、血液酸碱平衡、组织渗透压等，还是构成机体组织特别是骨骼和牙齿的主要成分。

（五）维生素

肉中含维生素数量虽少，但种类多。以水溶性维生素居多，脂溶性较少。肉类中的维生素主要是 B 族维生素，如硫胺素、核黄素和尼克酸等，此外泛酸、B_6、叶酸、生物素及 B_{12} 等都有一定含量。肝脏是各种维生素最集中的器官，维生素 A 和维生素 D 含量极多，也含有多量的 B 族维生素。禽肉中维生素 E 的含量较高，由于维生素 E 具有抗脂肪氧化作用，所以禽肉比畜肉不易腐败。肉在加工过程中，因加热、氧化、酸碱度、酶、水分、辐射等都因素作用均会破坏维生素，造成维生素的损失，但冷冻时维生素的损失率极低。

（六）含氮浸出物和无氮浸出物

在肌肉中除含有上述成分外，还有一类能用沸水从磨碎的肌肉中提取的物质，包括多种有机物和无机物，这些统称为浸出物，其中含氮物质叫含氮浸出物，包括各种氨基酸、肌酸、磷酸肌酸、胆碱、亚黄嘌呤、组胺、肌肽等。这些物质可溶于盐水，不被三氯乙酸沉淀，说明不是蛋白质，而是含氮物的复合物，又称为非蛋白质含氮物，含量约占肌肉的1.5%，这种物质能够增强消化腺的分泌功能，促进消化活动，可增加肉的香味，使之味道鲜美，含氮浸出物越多，味道越好。传统"老汤"中含氮浸出物是增味的主要成分。经反复融冻的肉，因含氮浸出物流失过多，香味消失。

浸出物中除了含氮浸出物外，还有无氮浸出物，主要是麦芽糖、葡萄糖、动物淀粉、琥珀酸、乳酸等。

（七）水分

水分是肌肉中含量最多的成分，约占肌肉的70%，与肌肉品质、滋味和组织状态有一定的关系。肉中的水分以结合水、游离水形式存在，结合水以氢键与蛋白质、多糖结合，不能被微生物利用。游离水存在于肌肉细胞和组织中，能自由运动，可被微生物利用，因此影响肉的保藏。肉品中的水分随环境条件而改变，有时吸湿，有时散湿。通常用水分活性（Aw）来反映水分与食品的结合程度及被微生物利用的有效性，水分活性是指食品中水分，在密闭容器中的蒸汽压（P）与相同条件下纯水蒸汽压（P_0）之比，即 $Aw = P/P_0$。任何食品的 Aw 值都在 0~1，新鲜肉、鱼的 Aw 值为 0.98~0.99，而酵母菌为 0.88，霉菌为 0.80，嗜盐菌为 0.75，耐干霉菌为 0.65，故在贮存肉或其他食品时，把 Aw 值降低在 0.6以下对防止微生物繁殖是有利的。经过冻结的肉品，游离水形成冰晶，其水分活性降低，从而抑制了微生物繁殖。

（八）色素

除了肉本身的色素之外，还包含有毛细血管中的血色素。肉本身的色素包括脂溶性的胡萝卜素、胡萝卜素醇，水溶性的核黄素，细胞色素及肌红蛋白等。血色素（也称血红蛋白）并不是肌肉本身的色素，而是血液中的色素，其含量高低影响肉的色泽。

总之，肉类是营养价值很高的食品，除了可供给人类大量的全价蛋白质、全价脂肪酸、无机盐及维生素外，还具有吸收率高、耐饥饿、适口性好和适于制作多种佳肴等优点。肉的消化吸收率在95%以上，牛肉较高，猪肉、羊肉、鸡肉次之。禽肉中含氮浸出物比畜肉多，所以禽肉味美；老禽肉的含氮浸出物较幼禽肉多，因此老鸡汤比幼鸡汤更鲜美。

四、肉食用价值

（一）食用价值

肉的化学组成决定了肉的营养价值。肉中蛋白质含量较高（18%左右），蛋白质是生命活动的物质基础，是构成一切细胞和组织结构的重要成分。肉类蛋白质中必需氨基酸含量高，利用率也高，几乎与鸡蛋接近。用 FAO 暂订的蛋白质评分模式评价，认为肉中蛋白质是利用率很高的优良蛋白质。虽然肉中矿物质含量不平衡，成酸元素偏高，不是钙的良好来源，但是骨组织中含有较多的钙和磷，血液和肝脏含有较多的铁，更重要的是肉中矿物质的生物有效性优于植物性食品。肉中维生素虽然含量不多，但是大部分 B 族维生素的良好来源。内脏实质器官含有维生素 A 和维生素 D，特别是肝中含维生素 A、维生素 D 较丰富，这些都能保证肉类食品的营养价值。肉中脂肪以饱和脂肪酸含量较高，卵磷脂较少，溶点较高。除羊脂外，其他动物脂肪消化率较高。有人认为肉中胆固醇含量较高，实际上除肝脏等内脏以外，肉中所含胆固醇并不高，如瘦肉胆固醇含量约 70mg/100g，而蛋黄中胆固醇高达 1 700mg/100g。肥肉中胆固醇含量要比瘦肉多 1/3 ~ 1/2。肉中含有一定的脂肪，可以提高肉的适口性，增加肉的风味。脂肪产热量多，且能提高蛋白质消化吸收率。

总之，肉是营养价值很高的食品，能给人类提供丰富的营养素，适合制作多种佳肴，对各种年龄（婴儿除外）的人都有很高的营养价值。

（二）食疗价值

传统医学研究认为，多种动物肉具有保健功能。猪肉性味平和，具有滋阴润燥之功效，可以治疗燥咳、便秘。鸡肉温中益气，补精添髓；牛肉性味甘平，补脾胃，益气血，强筋骨，是养胃、滋补佳品。羊肉性味甘温，益气补虚，温中散寒，属于温补食品。鱼肉健脑益智，鱼的脑髓中的 DHA（二十二碳六烯酸）被称为脑黄金。

肉含有丰富的营养物质，非常适于微生物的生长繁殖，在加工、运输、贮藏、销售等过程中，容易被微生物污染而引起腐败变质。因此，为了确保肉品的质量，必须做好肉品卫生检验工作。

第二节　肉新鲜度的卫生检验

一、肉在保藏过程中的变化

宰后胴体在组织酶和外界微生物的作用下，发生僵直、成熟、自溶、腐败等一系列变化。在僵直和成熟阶段，肉是新鲜的，自溶现象的出现标志着腐败变质的开始。

（一）肉的僵直

肉的僵直（Meat rigor mortis）系畜禽屠宰后，由于肌肉中肌凝蛋白凝固、肌纤维硬化，所产生的肌肉僵硬挺直的过程。肉的僵直又称肉的僵硬，是动物宰后随着肌糖原无氧酵解的进行，肌纤维发生强直性收缩，使肌肉失去弹性，变得僵硬的过程或现象。

1. 肉僵直的机理　动物死亡后血液循环停止，肌肉组织氧气供应中断，肌糖原发生无氧酵解产生乳酸，致使肉的 pH 值下降，经过 24h，pH 值从 7.0 ~ 7.2 降至 5.6 ~ 6.0。但当乳酸达到一定浓度时，分解糖原的酶类即逐渐失去活性，无机磷酸化酶的活性大大增强，促使三磷酸腺苷分解，形成磷酸，pH 值继续下降至 5.4。一般肉类在 pH 值为 5.4 ~ 6.7 时即可发生僵硬。

僵直的原因是 ATP 的供给急剧减少。在正常有氧情况下，每个葡萄糖单位氧化生成 39 个 ATP，而无氧条件下，只能生成 3 个 ATP，ATP 的减少使肌纤维的肌质网体崩裂，其内部保存的 Ca^{2+} 释放出来，肌浆中的 Ca^{2+} 浓度增高，促使粗丝中的肌球蛋白 ATP 酶活化，更加快 ATP 的分解和减少，因而促使 Mg - ATP 复合体的解离，催化仅有的 ATP 裂解，释放肌肉收缩所需的能源，粗丝中的肌球蛋白和细丝中的肌动蛋白结合形成肌动 - 肌球蛋白。这一过程与活体肌肉收缩相似，但由于 ATP 的供应不断减少，这种反应是不可逆的，引起肌纤维永久性的收缩，因而肌肉表现为僵直。

2. 僵直肉的性状及特点 僵直期的肉呈酸性环境，pH 值下降至 5.4 左右。肌纤维强韧，保水性低，肉质坚硬、干燥，肉汁变得不透明，不易咀嚼和消化。不仅风味不佳而且保水性也低，加工肉馅时黏着性差，食用价值及滋味都比较差。

3. 肌肉僵直的影响因素 僵硬出现的迟早和持续时间的长短与动物的种类、年龄、环境温度、动物生前状态和屠宰方法等因素有关，通常始于宰后 2～8h，经过一段时间后，开始软化，解除僵直。

4. 肉僵直的解除（解僵） 肌肉僵直达到顶点后保持一定时间，其后肌肉又逐渐变软，解除僵直状态。解除僵直的时间因动物种类、肌肉的部位以及其他外界条件不同而异，在 2～4℃贮藏的肉类的解僵时间，鸡肉为 2d，猪肉、马肉为 3～5d，牛肉为 7～8d。肉的僵直时间越长，保持新鲜的时间也越长。温度越低，僵直保持时间也越长。未经解僵的肉类，肉质欠佳，咀嚼时有如硬橡胶感，不仅风味欠佳，而且保水性低，加工肉馅时黏着性差。经充分解僵的肌肉质地变软，加工产品风味佳，保水性提高，适于加工各种肉类制品。关于解僵的机理至今尚未清楚。

（二）肉的成熟

肉的成熟（Meat ripening）系肌肉在内源性酶的作用下，糖原减少、乳酸增加，肉质变软多汁的过程。这种变称为肉的成熟，也叫后熟。即肌肉僵直过后，变得柔软嫩化，具有弹性，切面富有水分，具有愉快的香气和滋味，且易于煮烂和咀嚼，这种食用质量得到改善的过程叫做肉的成熟。这种肉称为成熟肉。

1. 成熟肉的性状及特点

（1）肉呈酸性反应、保水性升高 肉呈酸性环境，pH 值降低，随时间的延长，pH 值开始慢慢上升，pH 值较僵硬期略有回升，肌肉保水性提高。

（2）肉表面形成干膜、切面湿润、肉汤澄清透明 渗出表面的肌清暴露在空气中，和肌膜结合形成很薄的干膜，有羊皮纸样感觉。干膜的形成可防止微生物的侵入和减少干耗。成熟肉的酸性 pH 值，破坏了肉中蛋白质的胶体状态，蛋白质聚积成凝固块，亲水性下降，促进水分的溢出，所以切面多汁。酸性环境使可溶性肌凝蛋白中的 Ca^{2+} 游离到溶液中，使可溶性蛋白变为不溶性蛋白，所以炖煮时肉汤澄清。

（3）肉质柔软、嫩化、口味改善 酸性介质可增大肌细胞和肌间结缔组织的渗透性、Ca^{2+} 的游离使渗透压改变，使固着在肌纤维束上的结缔组织、肌间结缔组织疏松、胶原纤维软化，在成熟肉的稍后期，组织蛋白酶将肌肉中的蛋白质分解为小分子肽、氨基酸和核苷酸，致使蛋白质结构松软，结果使肌肉变得柔软新嫩，易于煮烂和咀嚼，并具有特殊的香气和鲜味。尤其是核苷酸在成熟过程中，核苷酸嘌呤碱中的亚黄嘌呤和肌浆蛋白中的谷氨酸，是改善肉风味的主要物质，能增加肉的香味。肉在食用之前，原则上都需经过成熟过程来改进其品质，尤其牛、羊肉的成熟，对提高其风味是非常必要的。

2. 肉成熟的影响因素 肉中糖原含量与肉的成熟密切相关。动物宰前休息不足或过于疲劳，肌肉中的糖原含量少，成熟过程将延缓甚至不出现，而影响肉的品质。肉的成熟速度和程度也受温度、湿度等环境因素的影响。一般而言，随着温度的升高，成熟过程加快，但较高的温度可促进微生物的生长繁殖，故一般采用低温成熟的方法，温度 0～2℃，相对湿度 86%～92%，空气流速为 0.1～0.5m/s，完成时间需要 3 周左右，从开始到 10d 左右约 90% 成熟，因此，10d 以后肉的商品价值高。在 3℃ 的条件下，小牛肉和羊肉的成熟分别需要 3d 和 7d。为了加快肉的成熟，在 10~15℃ 条件下存放，只需 2~3d 即可完成。为了防止微生物的生长繁殖，可用杀菌灯照射表面。成熟的肉应立即冷却到接近 0℃ 后冷藏，以保持其商品品质。

（三）肉的自溶

肉的自溶（Meat autolysin）系肌肉在内源性酶的作用下，出现肌肉松弛、色泽发暗、变褐、弹性降低、气味和滋味变劣的现象。即肉在不合理保藏条件下，由于组织蛋白酶活性增强而发生的组织蛋白强烈分解的过程。

1. 肉自溶的条件 如果肉的保藏不当，如未经冷却即行冷藏，或长时间堆放内部热量不能及时散出，则会引起组织蛋白分解。内脏中的组织蛋白酶较肉中含量丰富，且组织结构适于酶类活动，故内脏存放时比肌肉更易发生自溶。宰前过劳和疾病尤其是急性传染病，自溶进行的快且彻底。

2. 自溶肉的性状及特点 肉的自溶过程主要是蛋白质的分解，分解产物除氨基酸外，还有硫化氢、硫醇等有不良气味的挥发性物质，一般没有氨或含量极微。当硫化氢与血红蛋白结合，形成含硫血红蛋白（H_2S-Hb）时，肌肉、脂肪等呈现不同程度的暗红色或暗绿色，因此，肉的自溶又称变黑。另一方面，由于蛋白质分解生成粪臭素、吲哚等挥发性物质，使肉带有酸臭味，所以又叫臭酸性发酵。自溶肉的特征是肌肉松软，缺乏弹性，肉色暗淡无光，呈褐红色、灰红色或灰绿色，带有酸味，或具有强酸味和发酵气味，并呈强烈的酸性反应。硫化氢试验阳性，氨反应阴性。

由乳酸杆菌类和球菌类微生物引起的酸性酵解与自溶相似，但以肉中形成酸性酵解产物为特征。酸性发酵可暂时地抑制腐败菌的生长，但不能抵抗霉菌，所以会出现霉菌及酵母菌的生长和霉解。酸性酵解的特征是肌肉呈淡灰白色、组织软化，有不愉快气味，并呈强酸性反应（pH 值 5.4~6.6），印片法检查可发现有球菌和杆菌存在。

肉的自溶不同于腐败，自溶过程只分解蛋白质至形成可溶性氮与氨基酸为止，即分解至某种程度达到平衡状态不再分解。自溶是承接或伴随成熟过程而发展的，两者之间没有严格界限，自溶和腐败之间也无绝对界限。

3. 自溶肉的卫生评价 当肉因自溶而具有强烈的异味并严重发黑时，则不宜食用；如轻度变色、变味，则可将肉切成小块，置于通风处，驱散其不良气味，修割变色的部分，经过高温处理后可食用。

（四）肉的腐败

肉的腐败（Meat taint）系肌肉中蛋白质和非蛋白质的含氮物质，被有害微生物分解，引起的肌肉组织的破坏和色泽变化，产生酸败气味，肉表面发黏的过程。即肉在成熟和自溶阶段的分解产物，在微生物酶的作用下，进一步脱氨、脱羧产生更低级的产物，生成硫化氢、甲烷、硫醇、氨等一系列的分解过程称之为肉的腐败（Spoilage）。

肉在成熟和自溶阶段的分解产物，为腐败微生物的生长繁殖提供了良好的营养物质。在环境适宜时，微生物大量繁殖，在腐败菌产生的蛋白分解酶的作用下，肉中的蛋白质被分解为氨基酸，进一步分解形成吲哚、甲基吲哚、酚类、腐胺、尸胺、酪胺、组胺、色胺以及各种含氮的酸和脂肪酸类等，最后形成硫化氢、硫醇、甲烷、氨及二氧化碳等。

腐败过程被认为是变质中最严重的形式，因为腐败分解的产生的腐胺、硫化氢、吲哚和甲基吲哚具有强烈的恶臭味，尤其是肉尸在厌氧条件下，核蛋白、磷蛋白、磷脂等含磷

化合物分解产生 H_3PO_4，继续分解产生 H_3P，具有强烈臭味。胺类还具较强的生理活性，如酪胺具有强烈的收缩血管、升高血压作用，组胺能引起血管扩张。尸胺、腐胺等胺类化合物即所谓尸毒，非经口注入体内可引起机体死亡，而口服时产生中毒作用的证明很少。有人认为所谓尸毒中毒的原因，主要是由腐败肉中的细菌毒素引起。尸毒耐热，100℃ 1~5h 才能破坏。

在食品卫生工作中所说肉的腐败，还包括肉中脂类、糖类等物质在微生物作用下的分解作用，如类脂质在脂酶的作用下，磷脂分解为脂肪酸、甘油、过氧化物、H_3PO_4、胆碱，胆碱分解为甲胺、二甲胺、三甲胺等甲胺物质以及蕈毒碱、神经碱。三甲胺转化为氧化三甲胺，具有明显的鱼腥臭味，使肉的味道改变。

1. 肉腐败的原因 肉类腐败的原因，主要是微生物的作用，只有被微生物污染，并且具有微生物生长繁殖的条件，腐败过程才能发生和发展。

引起肉腐败的细菌主要有假单胞菌属、小球菌属、梭菌属、变形菌属、芽胞杆菌属等，还有可能伴有沙门氏菌和条件致病菌的大量繁殖。入侵的细菌种类常随着腐败过程的发展而更替，腐败初期蛋白质分解只限于表面，以球菌的繁殖为主，常见的嗜氧性球菌为白色葡萄球菌、化脓性链球菌、八链球菌，其次是杆菌，如变形杆菌、枯草杆菌、马铃薯杆菌等。随着腐败向深部蔓延，球菌减少，以杆菌为主，在厌氧条件下主要有腐败梭状芽胞杆菌、产气荚膜杆菌、厌氧巨双杆菌等。这种交替现象有时不按上述规律出现，与保藏时的条件有关，温度较高时杆菌容易繁殖，温度较低时球菌容易繁殖，细菌侵入肉深部的速度与细菌的种类有关。肉腐败时，细菌数目大量增加，每克腐败肉中所含细菌总数有 1 亿多个。

2. 肉腐败的过程 在一般情况下，肉的腐败分解曲线如图 8-1 所示，呈 S 型，即从开始到 A 点，分解很慢，经过一定时间，到达 A 点以后，分解速度加快，其产物生成量几乎呈直线上升，经过一定时间到达 B 点时，分解产物几乎不再增加，分解达到平衡状态。这条曲线与细菌增殖曲线线型相似。一般肉在腐败时，分解产物量到直线上升的 A 点时，其挥发性盐基氮总量为 20~40mg/100g，此界限常与人们用感官方法觉察到的初期腐败状况相符合。对肉采取任何杀菌手段，应尽量在 A~B 阶段以前。

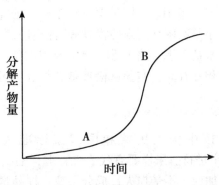

图 8-1 肉的腐败分解曲线

影响肉腐败速度的因素有肉的含水量、pH 值、温度以及细菌污染程度等。

3. 腐败肉的特征 细菌引起肉类腐败变质，随环境条件、物理和化学因素不同而异。一般在好气状态下，细菌活动主要使肉出现黏质或变色，在厌气状态下，则呈现酸臭和腐败现象。

4. 腐败肉的卫生评价 肉在任何腐败阶段，对人都是有危险的。不论是参与腐败的细菌及其毒素，还是腐败分解形成的有毒物质，都能引起人的中毒和疾病。因此腐败变质的肉应禁止食用。

二、肉新鲜度的检验

从感官性质、腐败分解产物的特性和数量以及细菌的污染程度等三个方面来进行肉的新鲜度检验，采用单一的方法往往不能作出正确合理的评价。因为肉的腐败变质是一个渐进性过程，生理生化反应及其复杂，同时还受多种因素的影响，因此，只有采用感官检查和实验室检查相结合的方法，才能比较客观地对其变质的性质或卫生状态作出准确判断。

（一）感官检查

肉在腐败变质过程中，组织成分的分解首先使肉品的感官性质发生改变，如强烈的臭味，异常的色泽，黏液的形成，组织结构的崩解或其他异味等。因此，借助人的嗅觉、视觉、触觉、味觉来鉴定肉的卫生质量，通过检查肉的色泽、组织状态、黏度、气味、眼球（禽肉）、煮沸后肉汤等，来鉴定肉的卫生质量，在理论上是有根据的，而且简便易行，很有实用价值。

按照《肉与肉制品卫生标准的分析方法》（GB/T5009.44—2003）规定的方法进行检验，感官指标应符合《鲜（冻）畜肉卫生标准》（GB 2707—2005）的规定，无异味、无酸败味。各种肉类的感官指标应符合 GB/T 9959.2—2008《分割鲜、冻猪瘦肉》、GB/T 9960—2008《鲜、冻四分体牛肉》、GB/T 17238—2008《鲜、冻分割牛肉》、GB/T 9961—2008《鲜、冻胴体羊肉》、GB/T 17239—2008《鲜、冻兔肉》、GB 16869—2005《鲜、冻禽产品》的规定。

（二）实验室检验

肉新鲜度的感官检查虽然简单易行、灵敏准确，但此种检查方法有一定的局限性。因为人的感觉器官虽然巧夺天工，可不能洞幽入微。如眼睛只能分辨 1/10mm 以上的物体，嗅觉也有一定限度，如有毒气体二氧化硫的浓度达到 1~5mg/kg 时人才能嗅到气味，当浓度达 10~20mg/kg 时才会咳嗽、流泪。实际情况复杂多样，处在腐败初期的肉，外观上没有明显的变化特征，或者由于某些附加因素使得外表可能被某种现象掩盖，仅由感官检查而难以得出结论。因此在许多情况下，除了进行感官检查以外，尚须进行实验室检查，并且尽可能将二者相互联系和相互补充。实验室检查是必须且不可或缺的检查手段，包括理化检验和细菌学检验。

1. 理化检验

理化检验的采样，应按中华人民共和国国家标准《肉与肉制品取样方法》（GB 9695.19—2008）的规定进行。采样要有代表性，取样后要及时将样品送实验室，运输过程中必须保证样品完好加封，不受损失，成分不变。样品送到实验室后，应尽快分析处理，易腐易变样品应置冰箱或特殊条件下贮存，以保证不影响分析结果。

（1）挥发性盐基氮（TVB-N）的测定 蛋白质分解产生的碱性含氮物质氨、伯胺、仲胺、叔胺等与肉腐败过程中同时分解产生的有机酸结合，形成盐基氮（$NH_4^+ -R-$）而聚积在肉中，因其具有挥发性，因此称为挥发性盐基氮（Total volatile basic - nitrogen，简称 TVB – N）。肉品中所含挥发性盐基氮的量，随着腐败过程的进行而增加，与腐败程度呈正相关关系，故肉中总挥发性盐基氮的含量是衡量肉品新鲜度的重要指标之一。

测定方法：按《肉与肉制品卫生标准的分析方法》（GB/T5009.44—2003）规定的方法，采用半微量定氮法和微量扩散法测定。

我国食品卫生标准规定鲜（冻）猪肉、牛肉、羊肉、兔肉、禽肉的 TVB – N 均为≤15mg/100g。

（2）氨的检验　肉品变质过程中蛋白质分解产生的氨和胺盐等物质统称为粗氨。随着肉品腐败变质程度的加重，粗氨的含量逐渐增加。因此，可用粗氨含量来检验肉品的新鲜程度，但不能作为绝对指标。动物在正常状况下，肌肉含有少量氨，并以谷胺酰胺的形式贮积于组织中，谷胺酰胺的含量直接影响测定结果。另外，屠畜疲劳时肌肉组织中氨的含量可能比正常时增大 1 倍，因此，屠畜的宰前状况也间接地影响测定结果。肉在冷库冷藏时，可能吸收一些氨，也会影响结果的判定。

测定方法：纳氏（Nessiers）试剂法。

新鲜肉中粗氨含量应在 20mg/100g 以下，当其含量在 20~30mg/100g 时，可认为处于腐败初期，如无感官变化应立即食用；含量在 31~45mg/100g 时，应有条件食用并立即消费；含量在 46mg/100g 以上则不能食用。

（3）pH 值（氢离子浓度）的测定　测定肉浸液的 pH 值可以作为判断肉品新鲜度的参考指标之一。屠宰动物生前肌肉的 pH 值为 7.1~7.2，屠宰后由于肌肉中肌糖原酵解，产生大量乳酸。三磷酸腺苷（ATP）亦分解产生磷酸。乳酸和磷酸的逐渐聚积，使肉的 pH 值下降，如宰后 1h 的热鲜肉，其 pH 值可降至 6.2~6.3，经过 24h 后可降至 5.6~6.0。此 pH 值在肉品工业中叫做"排酸值"，它能一直维持到腐败分解前。所以新鲜肉的肉浸液，其 pH 值一般在 5.8~6.2 范围之内。

肉腐败过程中，由于蛋白质在细菌酶的作用下，被分解为氨和胺类化合物等碱性物质，因而使肉逐渐趋于碱性，pH 值增高，可达到 6.7 或 6.7 以上。由此可见，肉的 pH 值可以反映肉的新鲜程度。但是，屠畜宰前过度疲劳、虚弱或患病等情况下，肉的 pH 值较高。另外，肉类进行冷处理的程度和施行的方法不同，以及不同的腐败分解过程，也影响肉 pH 值的变化。

测定方法：pH 试纸法、比色法和 pH 计测定法。其中以 pH 计测定法较为准确，操作简便。《肉与肉制品 pH 测定》（GB/T9695.5—2008）规定用 pH 计测定法。

判定标准：新鲜肉（一级鲜度）pH 值为 5.8~6.2；次新鲜肉（二级）pH 值为 6.3~6.7；变质肉 pH 值为 6.8 以上。

（4）硫化氢试验　在组成肉类的氨基酸中，有一类含巯基（–SH）的氨基酸。在肉腐败分解的过程中，含硫氨基酸在细菌产生的脱巯基酶作用下发生分解，放出 H_2S。因此测定 H_2S 的存在与否，可以判断肉品的新鲜程度。

测定方法：乙酸铅试纸法。

在完全新鲜的肉中（特别是猪肉）也时常发现含有硫化氢，这是由于动物生前肝脏中产生并通过血液运送到肌肉组织中。而在腐败肉里因受含巯基氨基酸的限制，并不始终都含硫化氢。因此，当肉发生腐败时，仅用一种检查方法往往不能得出正确结果，必须运用进行多个指标检查，根据 pH 值测定、粗氨检验、过氧化物酶试验、硫化氢测定和球蛋白沉淀试验等指标的测定结果进行综合判定。

（5）球蛋白沉淀试验　肌肉中的球蛋白在碱性环境中呈可溶解状态，在酸性条件下呈不溶状态。新鲜肉呈酸性反应，因此肉浸液中无球蛋白存在。而腐败的肉，由于大量有机碱的生成而呈碱性，球蛋白溶解在肉浸液中，腐败程度越重，溶液中球蛋白的量就越多。因此，可根据肉浸液中有无球蛋白和球蛋白的多少来检验肉品的新鲜程度。

测定方法：采用重金属离子沉淀法。一般用硫酸铜沉淀法，也可采用乙酸沉淀法。

动物宰前患病或过度疲劳，宰后的肉呈碱性反应，可使球蛋白试验呈阳性结果。

（6）过氧化物酶试验　正常动物机体中含有过氧化物酶，并且这种过氧化物酶只存在于健康动物的新鲜肉中，肉放置时间长，过氧化物酶含量会降低。当肉处于腐败状态时，尤其是当动物宰前因某种疾病使机体机能发生高度障碍而死亡或被迫施行急宰时，肉中过氧化物酶的含量减少，甚至全无。因此，对肉中过氧化物酶的测定，不仅可以检验肉品的新鲜程度，而且能推测屠畜宰前的健康状况。

检验方法：联苯胺试剂法。

2. 细菌学检验　肉的腐败是由于细菌大量繁殖导致蛋白质分解的结果，故检验肉的细菌污染情况，不仅是判断其新鲜度的依据，也能反映生产、运输和销售过程中的卫生状况。常用的检验方法有细菌菌落总数（cfu）测定、大肠菌群最近似数（MPN）测定、致病菌检验及触片镜检法。

（1）采样及送检　应按中华人民共和国国家标准《食品微生物检验　肉与肉制品检验》（GB/T4789.17—2003）规定的方法采样和送检。

①生肉与脏器检样　如系屠宰场屠宰后的畜肉，可于开膛后，用无菌刀取两腿内侧肌肉各150g（或劈半后采取两侧背最长肌各150g）；如系冷藏或售卖之生肉，可用无菌刀取腿部肌肉或者其他部位的肌肉250g。检样采取后，放入灭菌容器，立即送检。如条件不允许时，最好不超过3h，送检时应注意冷藏，不得加入任何防腐剂。检样送往化验室应立即检验或放置冰箱暂存。脏器根据试验目的而定。

②禽类（包括家禽和野禽）　采样鲜、冻家禽采取整只，放灭菌容器内。带毛野禽可放清洁容器内，立即送检。

③生肉和脏器检样的处理　先将检样表面消毒（沸水内烫3～5s或烧灼消毒），再用无菌剪子剪取检样深层肌肉25g，放入灭菌乳钵内，用灭菌剪子剪碎，加灭菌海砂或玻璃砂研磨，研碎后加灭菌生理盐水225ml，混匀，即为1∶10稀释液。

④鲜、冻家禽检样的处理　先将检样进行表面消毒，用灭菌剪或刀去皮，剪取肌肉25g（一般可从胸部或腿部剪取）。

⑤棉拭采样法与处理　检验肉禽及其制品受污染的程度，一般可用板孔5cm²的金属制规板压在受检物上，将灭菌棉拭稍沾湿，在板孔5cm²的范围内揩抹多次，然后将板孔规板移压另一点，用另一棉拭揩抹，如此共移压揩抹10次，总面积为50cm²，共用10支棉拭，每支棉拭在揩抹后立即剪断或烧断，投入盛有50ml灭菌水的三角瓶或大试管中，立即送检。检验时先充分振摇，吸取瓶、管中的液体作为原液，再按要求做10倍递增稀释。

检验致病菌时，不必用规板，直接在可疑部位用棉拭揩抹即可。

（2）检验方法　菌落总数（cfu）的测定按GB/T 4789.2—2010方法进行，大肠菌群最可能数（MPN）测定按GB/T 4789.3—2010方法进行，致病菌的检验见GB/T 4789.4—

2010、GB/T 4789.10—2010 等各有关致病菌的检验。

各种肉类微生物指标应符合 GB/T 9959.2—2008《分割鲜、冻猪瘦肉》、GB/T 9961—2008《鲜、冻胴体羊肉》、GB 16869—2005《鲜、冻禽产品》、GBT 17238—2008《鲜、冻分割牛肉》、GB/T 17239—2008《鲜、冻兔肉》的规定。

第三节　冷冻肉的卫生检验

肉是一种易于腐败变质的食品，其腐败变质的原因，除了物理、化学原因外，最主要的是由于细菌在其中生长繁殖的结果。采用冷加工的方法处理新鲜肉，可以阻止其中有害细菌的生长繁殖。细菌生长繁殖需要一定的温度、水分和养分。因此，若能切断水分的供应，降低温度至不适宜细菌生长的温度，便能阻止细菌的生长。当冷加工的温度接近于组织液的冰点以下时，通常可保藏 25～30d，而用低于组织液冰点的温度冷加工或保藏时，通常可保藏 6～12 个月，有时可长达 1.5～2 年。

由于地区、季节、居民消费习惯等差异，使肉类及其制品的生产具有一定的季节性。因此，冷加工的肉类可以较长时间的保持原来的新鲜状态，对调剂市场的供求，保障供应，扩大商品交流起着重要作用。

一、肉类冷加工的基本原理

（一）低温对微生物的作用

肉类在加工和贮藏过程中极易受到微生物的污染，这是造成肉类腐败变质的重要原因之一。微生物和其他生物一样，只能在一定的温度范围内才能生长繁殖，这个温度范围的下限最低温度叫做微生物的零度温度。在零度温度以下生物酶活性处于被抑制状态，代谢基本停滞。多数生物的零度温度在 0℃ 左右。一般的腐败菌和致病菌在 10℃ 以下时，生长繁殖就显著被抑制，达 0℃ 附近时发育非常缓慢。当温度达冻结状态时，细菌就慢慢地死亡。但细菌与霉菌、酵母菌相比，细菌的生物零度温度较高，霉菌和酵母菌的较低。研究发现，霉菌的孢子在 -8℃ 时也能发芽，酵母菌在 -2.3℃ 也能出芽，还有的酵母在 -9℃ 亦能缓慢地发育。耐低温的细菌在 -5～0℃ 或 -10℃ 左右才达到生物零度温度。

肉在冷冻后，肉内的水分冻结形成冰晶。-10℃ 时，约有 94% 的水分结冰。在结冰情况下，细菌的生活过程受到了阻抑，也有部分细菌因其本身的水分结冻，从而破坏了菌体内部结构而不能再恢复其活力。但是低温对细菌的致死作用微弱，特别是一些耐低温细菌，一旦温度和水分恢复到适宜状态，又可在肉中恢复其生长繁殖能力。在实践中发现，经过较长时间冻结冷藏的肉品，其杂菌总数常较结冻前为少，但是，仍有相当多的耐低温细菌并未被冻死，在解冻以后，这些细菌又很快繁殖，杂菌数又有所增加。例如沙门氏杆菌在 -163℃ 可存活 3 天，结核杆菌在 -10℃ 的冻肉中可存活 2 年，炭疽杆菌在低温下也可存活。因此，冷冻方法不能作为带菌病畜肉无害化处理的手段。

在高温冷库（即库温 0～-3℃）中，许多细菌仍可生长繁殖。例如，在 0℃ 下冷却的副产品中，可检出下列各种细菌：非产色细菌约占 90%，细球菌占 6%，黄色菌占 3%，假单胞菌占 1%。调查发现，上述四类细菌经常在冷库中出现，而大肠杆菌和变形杆菌抗寒力较弱，存放时间稍久即可逐渐死亡。肉毒梭菌在 10℃ 时即失去形成芽胞的能力，但其毒素仍然存在。霉菌的耐寒性较强，在 −6 ~ −2℃下仍可生长。所以，在卫生条件较差的高温库、冷却库、甚至低温库中，霉菌会生长繁殖。湿度升高，可促使霉菌生长，特别是墙壁、天花板和库内潮湿污秽时，更易生霉。

总之，冷冻可以抑制大多数微生物生长，但要掌握微生物在低温下的生长规律，加强卫生管理，正确地运用冷加工方法，使其在肉类加工中发挥积极作用。

（二）低温对酶的作用

肉品在保存过程中，肉中的一些酶类和微生物产生的酶类共同影响肉品内部的生化反应过程。肉中的酶类很多，酶的作用受多种条件制约，其中主要是温度。每一种酶均有各自作用的最适温度范围，各种酶活性的最适温度在 37 ~ 40℃，低温会使酶的活性显著下降，通常温度每下降 10℃，其活性减弱 1/2 ~ 1/3。当温度降低到 0℃，酶的活性大部受到抑制，接近 −20℃左右时，酶的活性全部被抑制，这是低温冷冻能够长期保藏肉类的主要原因之一。

屠宰后的动物肉所发生的一系列变化，如僵直、成熟、脂肪氧化等过程，都取决于酶的活性强度，特别是含有高度不饱和脂肪酸的鱼肉，很容易受酶的作用产生变化，因此，这类产品多在 −30 ~ −25℃的低温下保藏以防止氧化。在较低温度下保藏肉类，其变质的速度会大大地减慢。但是低温对酶活性的作用，仅是部分被抑制，而不是完全停止。此外，酶对低温的感受性不像高温那样敏感，即使在极低的温度下也不会完全停止，例如脂肪酶在 −35℃尚不失去活性，糖原酶在同样条件下也有分解作用，甚至达 −79℃下不被破坏。因此，在冷藏条件下酶的活性虽然受到削弱，但仍保持一定的活性，催化作用并非完全停止，所以，在目前我国冷藏温度不低于 −18℃的条件下，酶的活性并未完全停止，只是作用缓慢而已。由此低温贮藏的肉类，具有一定的冷藏期限。

二、肉的冷冻加工及卫生要求

用降低温度的办法来阻止或延迟新鲜肉在贮藏期间的变化，以延长其贮存期限，这一方法称为鲜肉的冷冻加工。肉的冷加工，根据其加工程度和肉的温度状态不同，可分为肉的冷却、肉的冻结和冻结肉冷冻贮藏。

（一）肉的冷却

肉的冷却（Chilling）是指将刚刚屠宰解体后的胴体（热鲜肉），用人工致冷的方法使其最厚处的深层温度达到 0 ~ 4℃的过程。这种经过冷却后的肉称为冷却肉。

1. 肉冷却的意义

（1）冷却可以降低肉中酶的活性，降低微生物的生长繁殖速度，延长肉的僵直期和成熟期。刚屠宰后的动物肉，由于其中发生一系列的生物学变化，放出一定量的僵硬热，加上屠宰加工过程中肉中温度的升高，使肉的温度可达 40℃左右，这样的温度正是酶和微生物繁殖的适宜温度，因此，为减弱酶的活性，延缓肉的僵直期和微生物在肉表面的生长繁殖速度，必须在一定时间内使肉的温度迅速下降，使微生物和酶的活性在极短的时间内减弱到最低限度。

（2）表面形成干膜、减少干耗、阻止微生物的生长繁殖。在冷却环境中肉的内层温度与表面温度相差较大，表面水分蒸汽压很高，促进表层水分蒸发，含水量由原来的 70% ~ 80%下降到 50%左右，使冷却肉表面形成干膜。这层薄膜具有一定的致密度和坚固性，在以后的冷却保藏或冻结保藏中不仅能减少水分的蒸发而减少干耗，而且亦能阻止微生物的侵入和在肉表面的繁殖。

（3）冷却延缓了肉的理化和生化变化过程，阻止了肉的颜色变化，使肉保持新鲜色泽，有效地保持其新鲜度，使脂肪凝固，防止氧化。而且香味、外观和营养价值基本没有变化。

（4）肉的冷却也是肉成熟和冻结前的预处理，以符合加工各类肉制品的原料要求。

2. 肉冷却的卫生要求

（1）冷却室在入货前应保持清洁，必要时进行消毒。

（2）吊轨上的胴体应保持 3~5cm 的间距，不能相互紧贴；轨道上每米的负载定额为，牛的胴体 2~3 片，约 200kg，猪为 3~4 片，羊为 10 片（双轨 10~20 片）。

（3）不同肥度等级、不同种类的肉类要分别冷却，确保在相近时间内及时冷却完毕。如同一等级而体重又有显著差异的，应将大的吊挂在靠近风口处，以加快冷却。

（4）在平行轨道上，按"品"字形排列，以保证空气流通。

（5）在整个冷却过程中，应尽量减少开门和人员出入，以维持稳定的冷却温度和减少微生物的污染。

（6）在冷却室内安装紫外线灯，功率平均 $1W/m^2$，每昼夜连续或间隔照射 5h。

（7）控制温度、湿度和空气流速。冷却室未进货之前温度保持 -3℃左右，进货结束之后，库内温度应维持 0℃左右进行冷却。空气的相对湿度大致可分为两个阶段，总时间的前 1/4 维持在 95% 以上为宜，后 3/4 时间维持在 90%~95%，临近结束时 90% 左右。空气流速一般不超过 2m/s，或每小时换 10~15 个冷库容积的空气为宜。

当以整个劈半胴体进行冷却时，必须注意按胴体的重量和肥度调配，在同一库房中应先把最重的和最肥的胴体入库冷却，并放在温度最低和空气流通的地方。

在空气温度为 0℃左右的自然条件下，各类畜禽肉及其副产品的冷却持续时间稍有不同，牛肉半胴体 24h，猪肉半胴体 24h，羊肉胴体 18h，副产品 24h，禽体 12h。

3. 肉冷却的方法　目前国内外采取的冷却方法主要有一段冷却法、两段冷却法、超高速冷却法和液体冷却法四种。

（1）**一段冷却法**　在冷却过程中只有一种空气温度，0℃或略低。国内的冷却方法是，进肉前冷却库温度先降到 -3~-1℃，肉进库后开动冷风机，使库温保持在 0~3℃，10h 后稳定在 0℃左右。开始时相对湿度为 95%~98%，随着肉温下降和肉中水分蒸发强度的减弱，相对湿度降至 90%~92%，空气流速为 0.5~1.5m/s。猪胴体和四分体牛胴体约经 20h，羊胴体约 12h 后，大腿最厚部位中心温度达到 0~4℃。

（2）**两段冷却法**　第一阶段，空气的温度相当低，冷却库温度多在 -15~-10℃，空气流速为 1.5~3m/s，经 2~4h 后，肉表面温度降至 -2~0℃，大腿深部温度在 16~20℃左右。第二阶段，空气的温度升高，库温为 -2~0℃，空气流速在 0.5m/s，10~16h 后，胴体内外温度达到平衡，4℃左右。两段冷却法的优点是干耗小，周转快，质量好，切割时流汁少。缺点是易引起冷缩，影响肉的嫩度，但猪肉皮下脂肪较丰富，冷缩现象不如牛、羊肉严重。

（3）**超高速冷却法**　库温在 -30℃，空气流速为 1m/s，或库温在 -25~-20℃，空气流速 5~8m/s，大约 4h 即可完成冷却。此法能缩短冷却时间，减少干耗，缩减传送带的长度和冷却面积。

（4）**液体冷却法**　以冷水或冷盐水（氯化钠、氯化钙溶液）为介质采用浸泡或喷洒的方法进行冷却。本法冷却速度快，但肉必须包装，否则会造成肉中可溶性营养物质的流失，因此应用受到限制。禽类冷却多采用此法。

冷却肉不能及时销售时，应移入贮存间进行冷藏，根据国际制冷学会易腐食品冷藏的推荐条件规定，冷却动物肉保藏温度和贮存期限如表 8 - 1。

冷却肉的保藏指经过冷却后的肉类在 0℃左右的条件下进行保藏。冷却肉保藏的目的，一方面完成肉的成熟过程，另一方面可短期保藏。因此，在一定条件下冷却肉的保藏仍是一种重要的保藏手段。如能短期内加工处理的肉类，不应冻结冷藏，因为经冻结后再解冻的肉类，由于干耗、解冻后肉汁的流失等都比冷却肉损失大。

表 8 - 1　冷却肉的保存时间

品种	温度（℃）	相对湿度（%）	预计贮藏期（d）
牛肉	-1.5~0	90	28~35
羊肉	-1~0	85~90	7~14
猪肉	-1.5~0	85~90	7~14
腊肉	-3~-1	80~90	30
腌猪肉	-1~0	80~90	120~180
去内脏鸡	0	85~90	7~11

（二）肉的冻结

肉的冻结（Freezing）是指肉中水分部分或全部变成冰，肉深层温度降至 -15℃以下的过程。这种肉称为冻结肉或冷冻肉。冷冻的作用在于减少肉中的游离水，并造成不适合细菌生长的温度，因此这种方法能有效地阻止细菌的生长繁殖。经过冻结的肉，其色泽、香味都不如鲜肉或冷却肉，但是，它能较长期保存，调节市场需求，并适于长途运输，所以仍被世界各国广泛采用。

1. 肉的冻结方法　有两步冻结法、一次冻结法和超低温一次冻结法。

（1）**两步冻结法**　鲜肉先行冷却，而后冻结。冻结时，肉应吊挂，库温保持 -23℃，如果按照规定容量装肉，不到 24h，便可使肉深部的温度降至 -15℃。这种方法能保证肉的冷冻质量，鲜肉经过产酸，肉质鲜嫩，味道鲜美，但需冷库空间较大，结冻时间较长。

（2）**一次冻结法**　肉在冻结时无需经过冷却，只需经过 4h 风凉，使肉内热量略有散发，沥去肉表面的水分，即可直接将肉放进冻结间，吊挂在 -23℃下，冻结 24h 即可。这种方法可以减少水分的蒸发和升华，减少干耗 1.45%，结冻时间缩短 40%，但牛肉和羊肉会产生冷缩现象。该法所需制冷量比两步冻结法约高 25%。

（3）**超低温一次冻结法**　将肉放入 -40℃冷库中，很快（10h 即可）使肉温达到 -18℃。冻结后的肉色泽好，冰晶小，解冻后肉的组织与鲜肉相似。由于此法设备条件较高，我国目前尚未广泛采用。

2. 冻结过程　冻结过程中，当温度降低到冰点时，肉中的游离水开始结晶，由结晶核

（结晶中心）形成结晶冰（水分子聚集在晶核的周围组成结晶冰的晶格排列），最后形成大的冰晶体（冰晶体从小到大）。肉在 −23℃下进行快速冻结，组织液和肌细胞的细胞质同时结冻，形成的冰晶小而均匀，许多超微冰晶都位于肌细胞内。肉解冻后，大部分水分都能被再吸收而不致流失。所以快速冻结较理想。整个冻结过程分三个阶段。

（1）第一阶段 从肉的初温冷却到冰点。肉内的液体，包括组织液和肌细胞的细胞质，都呈胶体状态，由于其冰点较水低，当温度达到 −1.5 ～ −1℃时，开始形成冰晶。

（2）第二阶段 温度从冰点降至 −5℃，有60% ～80%的水分形成冰晶。

（3）第三阶段 温度从 −5℃继续下降，结冰量很少，快速降到冷藏温度。

（三）肉的冷冻贮藏

冻结后的肉要放入冷藏库内冻藏（Frozen storage），才能长期保存。目前，我国冻结肉主要有两种类型，一种是半胴体（1/2 猪肉或 1/4 牛肉胴体）和整个胴体（羊肉）；另一种是分割肉的塑料袋小包装，用瓦楞纸箱冻结的规格形式。虽然目前主要是胴体，但从发展方向看，小包装将不断增加。

1. 冷冻肉的保存期 冷冻肉的保存期与保藏温度直接相关，与入库前肉的质量、种类、肥度等因素也有一定关系。在同一条件下，各类肉保存期的长短，依次为牛肉、羊肉、猪肉、禽肉。国际制冷学会规定的冻结肉类的保藏期见表 8 − 2。

表 8 − 2 冻结肉类的保藏期

品种	保藏温度（℃）	保藏期（月）	品种	保藏温度（℃）	保藏期（月）
牛肉	− 12	5 ～ 8	猪肉	− 29	12 ～ 14
牛肉	− 15	8 ～ 12	猪肉片（烤肉片）	− 18	6 ～ 8
牛肉	− 24	18	碎猪肉	− 18	3 ～ 4
包装肉片	− 18	12	猪大腿肉（生）	− 23 ～ − 18	4 ～ 6
小牛肉	− 18	8 ～ 10	内脏（包装）	− 18	3 ～ 4
羊肉	− 12	3 ～ 6	猪腹肉（生）	− 23 ～ − 18	4 ～ 6
羊肉	− 18 ～ − 12	6 ～ 10	猪油	− 18	4 ～ 12
羊肉	− 23 ～ − 18	8 ～ 10	兔肉	− 23 ～ − 20	<6
羊肉片	− 18	12	禽肉（去内脏）	− 12	3
猪肉	− 12	2	禽肉（去内脏）	− 18	3 ～ 8
猪肉	− 18	5 ～ 6	油炸品	− 18	3 ～ 4
猪肉	− 23	8 ～ 10			

2. 冷藏冻肉的卫生要求

（1）对冻结肉类应注意掌握安全贮藏期，执行先进先出的原则，并经常进行质量检查，一般3个月检查1次。

（2）冻藏时，一般采用堆垛的方式，节省库房容积。堆垛时，肉垛与墙壁之间应有一定距离，垛间要留有 1.2 ～ 1.5m 的通道。堆码的方法应本着安全、合理的原则安排货位和堆码的高度，提高单位容积的堆码数量，并保证堆码牢固、整齐，便于盘点，进出库方便。堆垛时，不论有无包装，垛底应使用枕木垫起，不得与地面直接接触，便于通风。冻结肉类堆放越紧越好，对猪肉的堆放密度应不低于450kg/m³，牛肉420kg/m³，羊的胴体350kg/m³。堆码时要注意卫生，不得污染产品。

（3）严格控制冷藏室的温度、湿度和空气流速。要求肉的中心温度达到 - 18 ~ -15℃，库温低于 -18℃并保持恒温，一般情况下温度升降幅度不得超过1℃，在大量出库时一昼夜升温不得超过4℃。由于库温远远低于冰点，所以湿度通常保持在95%以上。空气的流速以自然循环为好，因为目前我国包装肉类较少，大多数为胴体，如风速太大会增加干耗。

（4）外地调运的冻结肉，肉中心温度如低于 -8℃可直接入库，高于 -8℃的须经过复冻再入库。经过复冻的肉，在色泽和质量方面都有变化，不宜久存。

（四）冻结肉的解冻

冻结肉类在加工或食用前必须经过解冻。解冻是冻结的可逆过程，为了融化冻结的冰晶需要一定热量，冰晶融化形成的水又尽可能的被肉吸收。解冻过程中流失的汁液越少，肉品的质量越佳。根据解冻媒介不同，解冻方法分为空气解冻、流水解冻、真空解冻、微波解冻和蒸汽冷凝解冻等。

1. 空气解冻　利用空气和水蒸气的流动使冻肉解冻。分为缓慢解冻和室温解冻两种。

（1）缓慢解冻　缓慢解冻是一种合理、实用的解冻方法。解冻开始时，空气解冻间的温度为0℃左右，相对湿度为90% ~92%，随后温度升高，18h后，温度升至6 ~8℃，并降低其相对湿度，使肉表面很快干燥。3 ~5昼夜，肉的内部温度达到2 ~3℃。解冻后的肉，再吸收水分，基本恢复鲜肉的性状。该方法解冻需要较多的场地、设备和较长的时间。

（2）室温解冻　空气解冻在室温下进行，如在20℃时，用风机送风使空气循环，一般1昼夜即可完成解冻。过快的解冻，会使部分水分及可溶性营养物质流失，影响解冻肉的品质。

2. 流水解冻　利用流水浸泡的方法使冻肉解冻。这种方法造成冻肉中可溶性营养物质流失，又容易被微生物污染，肉的色泽和质量都受到影响。这种方法虽有许多弊病，但由于条件所限，仍有许多单位采用。

3. 真空解冻　利用低温蒸汽的冷凝潜热使冻肉解冻。将冻肉挂在密封的钢板箱中，用真空泵抽气，当箱内真空度达到94kPa时，密封箱内40℃的温水就产生大量低温水蒸气，使冻肉解冻。一般 -7℃的冻肉在2h内即可完成解冻，而且营养成分流失少，解冻肉色泽鲜艳，没有过热部位。真空解冻是一种较好的解冻方法，但这种方法需要大量的设备和能量，不适合用于大批量冻肉的解冻。

4. 微波解冻　利用微波射向冻肉引起肉内分子震动或转动，而产生热量使冻肉解冻。一般频率915MHz的微波穿透力较理想，解冻速度也快。但微波解冻耗电量大，费用高，易出现局部过热现象，不能应用于大批量的解冻。

5. 蒸汽冷凝解冻　向解冻室内吹入蒸汽，在30 ~40℃热风中解冻1h时，使肉表面温度达到20℃，然后停止吹入蒸汽，只用风机吹风，使室温降到20℃，解冻后期换吹冷风，抑制细菌繁殖。一般 -16 ~ -15℃的冻肉，6 ~8h即可完成解冻。

三、冷冻肉的卫生检验

为了保证冻肉的卫生质量，无论是在冷却、冻结、冻藏过程中，还是解冻及解冻后，都必须进行卫生监督与管理。因此，无论是生产性冷库还是周转性冷库，必须配备卫生检验人员，健全检验制度，做好各种检验记录，并对冷库进行卫生管理。

（一）生产性冷库鲜肉的接收与检验

生产性冷库是肉类联合加工厂的一个组成部分。畜禽肉除了当日上市鲜销和卫生检验不合格者外，其余部分都要经过生产性冷库进行冷冻加工。由于鲜肉的质量直接关系到冷冻加工后冻肉的质量，故生产性冷库的兽医卫生检验非常重要。

鲜肉在入库前，卫生检验人员要事先检查冷却间、结冻间的温度和湿度，查看库内工具，如挂钩、撑档、冷藏盘、吊轨滑轮和库内小车的卫生情况，防止有尘污、铁锈和滴油等现象。库壁和管道上的结霜要清扫，冷却间内不应有霉菌生长。

入库的鲜肉应盖有清晰的检验印章。凡是因传染病可疑而被扣留的肉尸，应存放在加锁的隔离冷库内，不得进入生产性冷库。肉在冷却间和结冻间要吊挂，胴体之间要保持一定距离。内脏必须清洗后平摊在冷藏盘内，不得堆积在大容器内冷加工，以免压在下层的脏器变质。禁止有气味的商品和肉混装，以防吸附异味。冷库内的温度要按规定保持稳定，冷加工持续的时间也要根据畜禽肉种类的不同按规定进行。

（二）冻肉调出和接收时的检验

从生产性冷库调出冻肉时，卫生检验人员要进行监督、检查冻肉的冷冻质量和卫生状况，检查车辆的清洁卫生状况，待装好车、关好车门后加以铅封，然后开具检验证明，即可放行。

周转性冷库的卫生检验人员在冻肉到达时，要检查铅封和检验证明书，并进行质量检验。在敲击试验中发音清脆、肉温低于 $-8\ ℃$ 的为冷冻良好；发音低哑钝浊，肉温高于 $-8\ ℃$ 的为冷冻不良。检验人员还应查看印章是否清晰，冻肉中有无干枯、氧化、异物异味污染、加工不良、腐败变质和疾病漏检等情况，并将检查结果填写入库检验原始记录表和商品处理通知单。入库记录表应记明车船号、到埠时间、卸货时间、发货单位、品名、级别、数量、吨位、肉温、质量情况及存放冷库的库号和货位号。冻肉堆码完毕后应填写货位卡，注明品名、等级、数量、产地、生产日期和到货日期等。对于冷冻不良的冻肉要立即进行复冻，并填写进库商品给冷通知单，通知机房给冷。复冻的产品要尽快出库，不得久存。对于不卫生的冻肉要提出处理意见，分别处理，并做好记录，发出处理通知单，不准进入冷库。

（三）冻肉在冷藏期间的检验

（1）在冷藏期间，卫生检验人员要经常检查库内温度、湿度、卫生情况和冻肉质量情况。发现库内温度、湿度有变化时，要记录好库号和温度、湿度，同时抽检肉温，查看有无软化、变形等现象。已经存有冻肉的冷藏间，不再装鲜肉或软化肉，以免原有冻肉发生软化或结霜。冷藏期间加装鲜肉不仅影响冻肉质量，同时也会破坏库房建筑结构。

（2）冷藏间内要严格遵守行先进先出的原则，以免因贮藏过久而发生干枯和氧化。靠近库门的冻肉易氧化变质，要注意经常更换。

（3）注意各种冷藏肉的安全期，对临近安全期的冻肉要采样化验，分析产品质量，防止冻肉干枯、氧化或腐败变质。根据我国商业系统的冷库管理试行办法，各种肉的冷藏安全期见表8-3。

表8-3　各种产品的冷藏安全期

品名	库房温度（℃）	安全期（月）
冻猪肉	-18 ~ -15	7 ~ 10
冻牛、羊肉	-18 ~ -15	8 ~ 11
冻禽、冻兔肉	-18 ~ -15	6 ~ 8
冻鱼肉	-18 ~ -15	6 ~ 9

卫生检验人员在检查后，填报冻肉质量月报表。表格内容应包括库号、货位号、品名、生产日期、入库日期、数量、吨数、产地、质量情况等内容。

（四）冻肉的检验

解冻肉的检验方法同新鲜肉的检验。分为感官检验、理化检验和微生物学检验三方面。

（五）低温保藏肉异常现象及处理措施

1. 发黏　多发生于冷却肉，由于吊挂冷却时胴体相互接触，降温较慢，通风不良，导致细菌在接触处生长繁殖，在肉表面形成黏液样物质，手触之有黏滑感，甚至起黏丝，并发出陈腐气味。发黏肉处于早期阶段，尚无腐败现象时，经洗净风吹后发黏消失，可以食用，或修割去除表面发黏部分后食用；若有腐败现象则不能食用。

2. 异味　异味是指腐败以外的污染气味，如鱼腥味、氨味、汽油味等。若异味较轻，修割后做煮沸试验，无异常气味者，可供制作熟肉制品。

3. 脂肪氧化　凡畜禽生前体况不佳，加工卫生不良，冻肉存放过久或日光照射等影响，脂肪变为淡黄色、有酸败味者称为脂肪氧化。若氧化仅限于表层，可将表层修割化制处理，深层经煮沸试验无酸败味者，可供加工食用。脂肪氧化严重的冻肉化制处理。

4. 发霉　霉菌在肉表面生长形成白色或黑色斑点，白色斑点多在表面，很像石灰水点，抹去后不留痕迹，可供食用。黑色斑点一般不易抹去，有时侵入深部，如黑色斑点不多，可修割去除斑点部分后供食用。有时也可在肉表面形成不同色泽的霉斑。若发霉同时具有明显的霉败味或腐败现象，则不能食用。

5. 深层腐败　常见于股骨附近的肌肉，多数是由厌氧芽胞菌引起的。由于宰后冷却不及时、散热不好，深部肌肉受大量繁殖的腐败菌作用而变质。这种腐败由于发生在深部，检验时不易发现，必要时可采用扦插法检查。深层腐败肉禁止食用，可做化制处理。

6. 干枯　冻肉存放过久，特别是反复融冻，使肉中水分丧失过多而造成干枯。外观肌肉色泽深暗，肉表层形成脱水的海绵状。轻度干枯者，应切除表层干枯部分后食用；干枯严重形如木渣者，味同嚼蜡，营养价值低，则不能食用。

7. 发光　在冷库中常见肉上有磷光，这是由发光杆菌引起。肉有发光现象时，一般没有腐败菌生长；有腐败菌生长时，磷光便消失。发光的肉经卫生处理后可供食用。

8. 变色　肉的变色是生化作用和细菌作用的结果，某些细菌生长后分泌水溶性或脂溶性色素，使肉呈黄、红、紫、绿、蓝、褐、黑等各种颜色，变色的肉若无腐败现象，进行卫生清除和修割后加工食用。一旦发生腐败，禁止食用。

9. 氨水浸湿　冷库跑氨后，肉被氨水浸湿，解冻后肉的组织如有松弛或酥软等变化则应废弃。如程度较轻，经流水浸泡，用纳氏法测定，反应不明显的可供加工复制。

四、冷库的卫生管理

冻肉的卫生检验与冷库的卫生管理是相辅相成的两项工作。做好冷藏库的卫生管理工作，不仅能保证冷冻肉品的卫生质量，而且能降低干耗，减少霉变和鼠害，延长冷库的使用期限。

（一）冷库建筑设备的卫生

冷库是冷冻加工肉品和保藏冻肉的场所。其建筑设备的卫生与肉品污染有很大关系，在选择冷库地址时要远离污染源，在修建冷藏库时要符合下述卫生要求：

1. 防鼠　冷藏库地基要打深，并用石头和混凝土浇铸。库内墙壁应有 1m 高的护墙铁丝网，每个冷冻间的门口要准备好挡板，便于防鼠灭鼠。

2. 防霉　高温库的内墙应用防霉涂料涂布，以防霉菌生长和繁殖。

3. 设备卫生　吊轨应刷油漆，以防生锈落屑，滑轮加油要适量，以免油污滴在肉上。冷藏库内所用架子、钩子、冷藏盘、小车等要用不锈钢材料或镀锌防锈材料制作。

4. 安全　应有防火、防漏电、防跑氨和报警等设施。

（二）保持冷库的卫生

防止肉品落地，不得踩踏冻肉。坚持先进先出，冷库中的过道要经常清扫，地面上的碎肉、碎油等及时清理干净。

（三）冷库的消毒与除霉

冷库经常进出食品，极易被微生物污染。卫生不良的冷库会发出不愉快的气味。因此，定期进行消毒、除霉非常重要。每年应彻底消毒 1~2 次。

冷库消毒除霉之前，首先做好准备工作，将库房内肉品全部搬空，升高温度至 -2℃，用机械方法清除地面、墙壁、顶板上的污物和排管上的冰霜，有霉菌生长的地方应用刮刀或刷子认真清除，然后用火烧掉。精心选择好冷库内除霉的药物，禁用剧毒药物。常用的消毒药有：

1. 烧碱（氢氧化钠）　用 2%~3% 的水溶液喷洒和洗刷地面、垫板等。使用热碱水消毒效果更好。

2. 漂白粉　取有效氯含量为 25%~30% 的漂白粉，配成 10% 水溶液，澄清后，取上清液，按 40ml/m³ 喷雾消毒。

3. 次氯酸钠　可用 2%~4% 的次氯酸钠溶液，加入 2% 的碳酸钠，在库内喷洒消毒。

4. 乳酸　用量按 10ml/m³，并加入等量热水，置蒸汽炉或搪瓷盘内，加热蒸发气体熏蒸消毒。乳酸可做蒸汽或喷雾消毒，使用方便，毒性低，安全，但对霉菌杀灭力较差。

5. 福尔马林　用量按 15~25ml/m³，加入等量的热水，置蒸汽炉或搪瓷盆中加热蒸发气体熏蒸消毒，也可以加等量的高锰酸钾，使其自行蒸发熏蒸消毒。消毒时必须密闭库门，经 12~24h 后打开库门通风排气，以排出福尔马林的刺激性气味，使用时要注意安全。

6. 过氧乙酸　用 5%~10% 的水溶液，按 0.25~0.5ml/m³，用超低容量喷雾器喷雾，除霉杀菌均有一定效果。

（四）冷库的灭鼠

灭鼠对冷库卫生具有重要意义。鼠类不仅能破坏冷库隔热结构、沾污食品，还能传播疾病。目前冷库内灭鼠的方法主要有机械灭鼠、化学药物灭鼠及 CO_2 气体灭鼠。机械灭鼠一般效率不高。化学药物效果较好，但所用药物均有毒性，使用时应特别谨慎。化学药物中以敌鼠钠效果较好，配法是先将药物用开水溶化成 5% 溶液，然后按 0.025% ~ 0.05% 浓度与食饵混匀即成。CO_2 气体灭鼠的方法是将 CO_2 通入密闭的冷库内，浓度为 25%，CO_2 的用量为 $700g/m^3$ 库容，24h 即可达到灭鼠目的，同时也具有杀菌功能。CO_2 无毒且效果显著，无需将肉品取出或做特殊堆放，也不需改变保藏的温度，是一种理想的灭鼠方法。

第四节　熟肉制品的卫生检验

熟肉制品是指用畜禽肉为主要原料，经过选料、初加工、切配以及蒸、煮、酱、卤、烧烤等加工处理制成的直接可以食用的肉类加工制品。熟肉制品主要有烧烤肉类、灌肠类、酱卤肉类、肴肉、肉松等。

1. 烧烤肉类　系指用畜禽肉经过配料、腌制、烧烤而成的熟肉制品。

2. 灌肠类　系指以鲜（冻）畜肉经切碎，调味、加入辅助材料灌入肠衣后经煮熟而成的熟肉制品，包括干香肠、香雪肠、红肠、肉肠等。

3. 酱卤肉制品　系指以以鲜（冻）畜禽肉和可食副产品放在加有食盐、酱油（或不加）、香辛料的水中，经预煮、浸泡、烧煮、酱制（卤制）等工艺加工而成的酱卤系列肉制品。

4. 肴肉　系指精选猪腿肉，加硝腌制，经特殊加工制成的熟肉制品。

5. 肉松　系指以畜禽瘦肉为主要原料，经修整、切块、煮制、撇油、调味、收汤、炒松、搓松制成的肌肉纤维蓬松成絮状的熟肉制品。

我国的熟肉制品种类繁多，风味各异，形成特有的风味，深受消费者欢迎。加工制作熟肉制品的主要目的是延长保藏期，增加食品的风味。熟制品是直接食用的食品，制作和检验时的卫生要求和卫生标准要比其他非熟制品严格。

一、熟肉制品的加工卫生

（一）原料卫生

1. 原料肉必须经兽医卫生检验合格　用于加工熟肉制品的原料肉必须来自健康畜禽，病畜禽肉、变质肉和不符合现行卫生标准的畜禽肉不得作为加工熟肉制品的原料。

2. 配料符合国家标准　用于加工熟肉制品的配料，必须符合相应的卫生质量标准，食品添加剂应符合我国《食品添加剂使用卫生标准》（GB 2760—2011）。凡有霉变或质量达不到卫生要求的配料，均不能用来加工熟肉制品。

3. 生产用水符合卫生标准　熟肉制品加工厂或肉品联合加工厂中的熟制品加工车间的生产用水，必须符合我国《生活饮用水卫生标准》GB 5749—2006。

（二）加工过程的卫生要求

1. 操作人员卫生　操作人员或加工生产人员应经常保持个人卫生，定期进行健康检查，凡肠道传染病患者及带菌者不得参加熟肉制品的生产和销售工作。

2. 原料整理与熟食制作用具应分别使用　严格执行生熟两案制，原料整理与熟制过程要分室进行，并要有专门的冷藏设备。制作用具应分别使用，防止交叉污染。

3. 加工过程应严格遵守操作规程　熟制过程中要烧熟煮透。发现有漏摘或残留的甲状腺、肾上腺及病变组织应予摘除和修割，发现带有腐败征象的部分也必须剔除。地板上不准堆放肉块、半成品或成品。

4. 半成品及成品应定期采样化验　熟肉制品经卫生检验人员检验合格后方可出厂。半成品或暂时不能出厂的成品要定期抽样化验。

5. 场所、工具、设备、容器及包装材料等要保持清洁卫生　凡接触、加工或盛放熟肉制品的用具、容器和设备，要求清洗干净，做到每使用一次消毒一次。场所和器具应定期清洁和消毒。

（三）产品保存、发送、接受时的卫生要求

1. 熟肉制品应及时销售，保藏应在0℃左右　除肉松、肉干等脱水制品外，要以销定产，随产随销，做到当天售完，隔夜者须回锅加热，夏季存放不得超过12h。若必须保存，要在0℃以下冷藏，不得超过2d。销售前应进行检验，以确保消费者的食用安全。某些销售前必须包装的产品（如西式火腿等），应在加工单位包装后方能出厂。

2. 熟肉制品发送和提取时，车辆、容器、用具保持卫生　专人负责对车辆、容器及包装用具等进行检查，运输过程中防止污染，须采用易于清洗消毒、没有缝隙的带盖容器装运，同时备有防晒、防雨设备。较长距离的运输必须用带有制冷设备的专用车辆。

3. 接纳熟肉制品时要严格验收　销售单位应严格要求，仔细验收，拒收不符合卫生要求的熟肉制品。销售时注意用具和个人卫生，减少污染。

二、熟肉制品的卫生检验

熟肉制品的卫生检验，以感官检查为主，定期或必要时进行理化检验和细菌学检验。检验方法按照《肉与肉制品卫生标准的分析方法》（GB/T5009.44—2003）规定进行检验。

（一）感官检验

熟肉制品的感官检查按照包括色泽、气味、软硬度、组织状态和卫生状态等，以判定有无变质、发霉、发黏、蝇蛆以及污物沾染等。熟肉制品的感官检查占有重要的地位。

（二）实验室检验

应定期进行细菌学检验和理化检验。

1. 细菌学检验　熟肉制品必须进行菌落总数（cfu）、大肠菌群最可能数（MPN）和致病菌的检验。检验方法参照《食品卫生微生物学检验 肉与肉制品检验》（GB/T 4789.17—2003）。

2. 理化检验　主要检验亚硝酸盐的残留量、水分含量、重金属含量、苯并（a）芘含量等。检验方法按 GB 5009.33—2010、GB 5009.3—2010、GB 5009.12—2010、GB 5009.27—2003 等规定进行。

3. 微生物毒素测定　在某些特殊情况下，有必要对微生物毒素进行检查。方法按有关食品安全法的操作规程进行。

（三）各类熟肉制品的卫生标准

《熟肉制品卫生标准》（GB 2726—2005）适用于以鲜（冻）畜禽肉为主要原料制成的

熟肉制品，其指标要求如下：

1. 感官指标 按 GB 2726—2005 要求无异味、无酸败味、无异物；熟肉干制品无焦斑和霉斑。GB/T 23586—2009 规定，酱卤肉制品感官要求，外形整齐，无异物；酱制品表面为酱色或褐色，卤制品为该品种应有的正常色；成淡适中，具有酱卤制品特有的风味；组织紧密；无肉眼可见的外来杂质。

2. 理化指标 按 GB/T5009 规定的方法检验，理化指标应符合（GB 2726—2005）（表8-4）规定；食品添加剂按 GB 2726—2005 规定执行。食品添加剂的品种及其使用量应符合 GB 2760—2011 的规定。

表 8-4 熟肉制品理化指标（GB 2726—2005）

项目		指标
水分（g/100g）		
肉干、肉松、其他熟肉干制品	≤	20.0
肉脯、肉糜脯	≤	16.0
油酥肉松、肉粉松	≤	4.0
复合磷酸盐[a]（以 PO_4^{3-} 计）（g/kg）		
熏蒸火腿	≤	8.0
其他熟肉制品	≤	5.0
苯并（a）芘[b]（μg/kg）	≤	5.0
铅（Pb）（mg/kg）	≤	0.5
无机砷（mg/kg）	≤	0.05
镉（Cd）（mg/kg）	≤	0.1
总汞（以 Hg 计）（mg/kg）	≤	0.05
亚硝酸盐含量		按 GB 2760 规定执行

注：a：复合磷酸盐残留量包括肉类本身所含磷及加入的磷酸盐，不包括干制品；b：仅限于烧烤和烟熏肉制品

3. 微生物学指标 微生物指标应符合表 8-5 的规定。

表 8-5 熟肉制品微生物指标（GB 2726—2005）

项目		指标
细菌总数（cfu/g）		
烧烤肉、肴肉、肉灌肠	≤	50 000
酱卤肉	≤	80 000
熏煮火腿、其他熟肉制品	≤	30 000
肉松、油酥肉松、肉松粉	≤	30 000
肉干、肉脯、肉糜脯、其他熟肉干制品	≤	10 000

（续表）

项目		指标
大肠菌群（MPN/100g）		
肉灌肠	≤	30
烧烤肉、熏煮火腿、其他熟肉制品	≤	90
肴肉、酱卤肉	≤	150
肉松、油酥肉松、肉松粉	≤	40
肉干、肉脯、肉糜脯、其他熟肉干制品	≤	30
致病菌（沙门氏菌、金黄色葡萄球菌、志贺氏菌）		不得检出

（四）卫生评价与处理

（1）熟肉制品中菌落总数、大肠菌群数不得超标，不得检出致病菌。微生物学检验指标不合格者一律不准上市销售。

（2）对亚硝酸盐含量超标的灌肠和肴肉、水分含量超标的肉松，不得上市销售。

（3）肉和肉制品中，包装破坏、外观受损者不得销售。

（4）凡有变质征象者，不得销售和食用。

第五节　腌腊肉制品的卫生检验

腌腊肉制品是以鲜肉为原料，利用食盐淹渍或加入适当佐料，经风晒做形等腌制加工而成。肉品腌制加工是利用食盐的防腐作用及腌渍和渗透作用，简便而有效地处理肉类，加工成各类制品的一种方法。主要的腌腊制品有如下品种：

1. 腊肉　系指将以鲜肉为原料，配以各种调味料，经腌制，烘烤（或凉晒、风干、脱水）、烟熏（或不烟熏）等工艺加工而成的生肉制品。

2. 咸肉　系指将鲜肉为原料，经食盐和其他辅助材料腌制，加工而成的生肉制品。

3. 腌制肉　系指以鲜（冻）畜禽肉（或带骨肉）、副产品为原料，配以食盐、调料、食品添加剂等辅料，经修整、注射（或不注射）、滚揉（或搅拌、斩拌）、腌制、切割（或成型）、包装、冷藏等工艺加工而成的生肉制品。

4. 中式香肠（腊肠、风干肠）　系指以畜禽等肉为主要原料，经切碎或绞碎后按一定比例加入食盐、酒、白砂糖等辅料拌匀，腌渍后充填入肠衣中，经烘焙或晾晒或风干等工艺制成的生干肠制品。

5. 中国火腿　用带皮、骨、爪的鲜猪后腿，经腌制、洗晒或风干、发酵等工艺而制成的具有独特风味的生肉制品。

6. 板鸭　系指将健康肥鸭宰杀去毛、净膛，经盐腌、复卤、晾挂而成的腌制品。

腌制加工既是肉类保藏的形式，也是改善肉制品风味的一种手段。腌腊制品中加入一定量的盐对微生物有一定的抑制作用，但有一些耐盐菌和嗜盐菌在高浓度甚至饱和盐水中仍能生长繁殖，因此，必须对腌腊肉品加工和保存过程实施必要的卫生监督和卫生管理。

一、肉品腌制加工方法

1. 干腌法　将食盐或盐硝混合物擦涂在肉表面，进行腌制肉的一种方法。如金华火腿。

优缺点：蛋白质损失少，耐贮藏；但水分丢失严重，肉厚时容易腌制不均。

2. 湿腌法　将食盐或盐硝混合物溶液进行进行腌制肉的一种方法。

优缺点：渗透快、腌制均匀；但水分含量高，不耐贮藏。

3. 混合腌法　先干腌一定时间，再放入盐水中湿腌。

优点：克服了干腌法水分丢失严重和湿腌不易存放的缺点。

二、腌腊肉制品的加工卫生

（一）原料肉必须卫生合格

原料肉必须是来自健康动物，并经兽医卫生检验合格的新鲜肉或冻肉。凡患有传染病、寄生虫病、放血不良、黄脂、红膘等病畜肉或性状异常肉，均不得作腌腊制品的原料，在原料整理时，应仔细割除残留的甲状腺、肾上腺等有害腺体。使用鲜肉原料时必须充分风凉，以免在盐渍之前自溶变质。冻肉原料的解冻应在清洁场所进行，切忌用火烤或汽蒸。

（二）确保辅佐料的卫生质量

（1）选用优质肠衣和膀胱外衣，应有弹性，无孔洞、污垢，色泽透明，凡有灰色、褐斑、严重污染及腐败变质的，禁止使用。人造纤维素肠衣，成本低，使用方便，加热过程中不受温度限制，生产规格化，是很好的肠衣替代品。

（2）使用洁白干燥、无杂质的食用盐，不得使用低质量食盐和工业用盐。

（3）使用硝酸盐和亚硝酸盐时要严格限制用量。硝酸盐能使腌腊制品保持鲜红的颜色，抑制肉毒梭菌的生长繁殖，但是在肉中能够形成亚硝胺类化合物，具有致癌作用。因此，我国食品卫生标准规定腌腊制品中硝酸盐或亚硝酸盐的最大使用量不得超过500mg/kg，肉制品中的残留量（以 $NaNO_2$ 计）不超过30mg/kg（《食品安全国家标准 食品添加剂使用标准》GB 2760—2011）。近年来研究证明，使用一氧化氮结合抗坏血酸，或者使用葡萄糖代替硝酸盐作为发色剂取得了良好效果。但这两种发色剂均无抑菌作用，特别是不能抑制肉毒梭菌的生长。

（4）各种辅佐料要清洁，无尘土、小虫和杂物等。

（三）保持腌制室和制品保藏室适宜的温度和清洁卫生

腌制室和制品保藏室室内温度应保持在 0 ~ 5℃。温度增高能使食盐的渗透作用加快，同时细菌繁殖速度也会加快，不待食盐全部渗入就已腐败。所有设备、机械、用具均应保持清洁。每天工作完毕，用热水清洗整个车间及各种用具，每5d 全面消毒一次。仓库力求清洁、干燥、通风，并采取有效的防蝇、防鼠、防虫、防潮、防霉措施。

（四）注意个人卫生

工作人员应定期检查身体，要求身体健康，肠道类疾病患者或带菌者及化脓性感染者，不准参加制作腌腊制品的工作。工作人员的工作服和手套应经常保持清洁。

三、腌腊肉制品的卫生检验

食盐抑制微生物生长和防腐作用有一定的限度，如果气温高、卫生条件差，原料肉处理不当，加工方法不当，食盐浓度不均匀等，均易造成腌腊肉变质。变质一般发生在深层用盐不均的部位。在腌制好的肉制品上细菌一般不适宜繁殖，但常有霉菌生长。

（一）感官检验

1. 感官检验方法　按 GB/T5009.44—2003 规定的方法检验。

在腌腊肉制品检验的生产实践中，总结出一套简便易行、效果确实的方法，即看、插、斩三步检查法。

（1）看　从表面和切面观察腌腊制品的色泽和硬度。方法是从腌肉桶（或池）内取出上、中、下三层有代表性的肉，察看其表面和切面的色泽和组织状态，是否有发霉、破裂、虫蚀，有无异物或黏液附着等现象。

（2）插　用特制竹签刺入制品的深部，检测腌肉深部的气味。一般多选择在骨骼、关节附近插入，拔出后立即嗅闻竹签带有的气味，评定是否有异味或臭味。在第二次插签前，擦去签上前一次沾染的气味或另行换签。当连续多次嗅检后，嗅觉可能麻痹失灵，故应稍作休息之后重新检验，以免误判。

整片腌肉常用五签法，插签的部位见图 8 - 2。第一签，从后腿肌肉（臀部）插入髋关节及肌肉深处。第 2 签，从股内侧透过膝关节后方的肌肉插向膝关节。第 3 签，从胸部脊椎骨上方朝下斜向插入肌肉。第 4 签，从胸腔肌肉斜向前肘关节后方插入。第 5 签，从颈椎骨上方斜向插入肩关节。

火腿通常用三签法，插签部位如图 8 - 3。第 1 签在蹄膀部分膝盖骨附近，插入膝关节处。第 2 签，在商品规格中所谓中方段，髋骨部分、髋关节附近插入。第 3 签，在中方与油头交界处，髋骨与荐骨间插入。

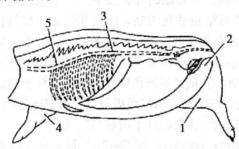

图 8 - 2　腌肉插签部位

风肉、咸腿等可参照上述方法进行。咸猪头可在耳根部分和额骨之间颞肌部以及咬肌外面插签。

当插签发现某处有腐败气味时，应立即换签，插签后用油脂封闭签孔以利保存。使用过的竹签应用碱水煮沸消毒。

（3）斩　当看、插初检发现有质量可疑时，用刀斩开进一步检查内部状况，或选肉层最厚的部位切开，检查断面肌肉与肥膘的状况，必要时还可试煮，品评熟腌肉的气味和滋味。

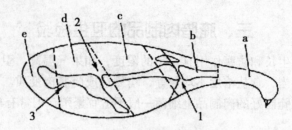

图 8-3 火腿插签部位
1、2、3分别代表第1、第2、第3签的位置及方向
a. 小爪；b. 蹄膀；c. 上方；d. 中方；e. 油头

香肠、香肚的检查，主要是观察外表有无变色、发霉、破裂及虫蚀等现象，再用手触检有无表面发黏、内部松软与胀气情况，然后纵向切开使之暴露最大面积，观察内部色泽、肥膘分布情况以及有无变质等现象，必要时剥去外皮检查，进一步了解组织状态或试煮品评其气味和滋味。若数量过多，一般可抽样 10%，先行感官检查，然后再从中抽样 1% 进行详细检查。

2. 腌腊制品常见的虫害 各种腌腊制品在保藏期间，特别是较干的或回潮发黏的制品，容易出现各种虫害，常见的有以下几种：

（1）酪蝇（*Piophila casei L.*） 是一种长约5mm 的小型有光泽的黑蝇，展翅飞翔时，其翅膀与身体成直角。幼虫呈白色，长约 10mm，尾端有一对较尖而微向上弯曲的凸起，它们大批出没于腌肉和火腿中，能跳跃 15～20cm，常称为火腿跳虫。蛹呈枣红色，体节不能活动。长 5～6mm，可存在于肌纤维间隙和地面缝隙，蛹和幼虫均能越冬。人若误食酪蝇蛆，可损害肠壁，引起下痢。

（2）火腿甲虫（*Necrobia rufipes De Geer*） 又称红足郭公虫或干肉虫，是一种小型发亮的蓝黑色甲虫，长6～7mm，有黑眼睛和腿及触角，触角的前五节为淡红黄色。末龄幼虫呈白色，长 10mm。幼虫可结茧并化为蛹。成虫和幼虫均能蛀蚀火腿等制品，成虫有时还能蛀蚀火腿木架。幼虫能在木架间隙内结茧越冬，在同种条件下成虫幸存者较少。

（3）红带皮蠹（*Dermestes lardarius L.*） 又名火腿皮蠹，俗称火腿鲣节虫，是一种淡棕黑色甲虫，在翅的基部有一宽的淡黄灰色横纹，温热条件下颇能飞行。末龄幼虫长 12～13mm，通常为淡棕色，背中央贯穿一淡棕色纵条纹，腹侧面为白色，靠近身体的末端有两根短刺，体表则有淡黑色长刺。主要蛀蚀干肉制品。

（4）白腹皮蠹（*Dermestes maculatus De Geer*） 是一种卵圆形黑褐色的小型甲虫，成虫长 9～20mm，腹面密生白毛，腹节与腹节间为淡褐色带。末龄幼虫长约 20mm，体表有束状长短毛，故又称毛虫。蛹长 7～8mm，乳白色或淡褐色。成虫以爬行为主，走动迅速，常难以越冬。幼虫抵抗力极强，2℃时仍不致死，气温转暖后能复苏。成虫和幼虫均能蛀蚀干蹄筋、火腿、腊肉等。

（5）火腿螨（*Ham mite*） 是一些极小的卵圆形软体生物，大小约 600μm×300μm，几乎没有颜色，常以乳白色点状或盐花状螨群出现于肉制品上，产卵繁殖速度极快，且常常蜕皮。于火腿及其木架缝隙中常见的有家嗜甜螨（*Glycyphagus domesticus De Geer*）、腐食酪螨（*Tyrophagus putrescentiae Schrank*）及中趺酪螨（*Tyrophagus dimidiatus Hermann*），它们也能侵害干酪，与人手接触时能引起皮炎。

此外还有火腿蝇（*Ham skipper*）等（图8-4）。

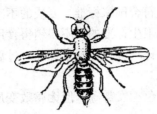

图8-4　火腿蝇（Ham skipper）

（二）实验室检验

腌腊制品中的微生物不易生存繁殖，主要是进行理化检验。检测指标主要有过氧化值、酸价、三甲胺氮、苯并（a）芘、有毒有害金属、亚硝酸盐和硝酸盐等。检验方法参照《肉与肉制品卫生标准的分析方法》（GB/T 5009.44—2003）、GB 5009.27—2003、GB 5009.3—2010、GB 5009.12—2010、GB 5009.33—2010等规定进行。

（三）卫生标准

《腌腊肉制品卫生标准》（GB 2370—2005）适用于以鲜（冻）肉为主要原料制成（未经熟制）的各类肉制品。主要安全指标要求如下：

1. 感官指标　无黏液、无霉点、无异味、无酸败味。

2. 理化指标　理化指标应符合表8-6的规定。

表8-6　腌腊肉品理化指标（GB 2370—2005）

项目	指标
过氧化值（以脂肪计）（g/100g）	
火腿	≤0.25
腊肉、咸肉、灌肠制品	≤0.50
非熏肉、烟熏板鸭	≤2.5
酸价（以脂肪计）（KOH）（mg/g）	
灌肠制品、腊肉、咸肉	≤4.0
非熏肉、烟熏板鸭	≤1.6
三甲胺氮（mg/100g）	
火腿	≤2.5
苯并（a）芘[a]（μg/kg）	≤5
铅（Pb）（mg/kg）	≤0.2
无机砷（mg/kg）	≤0.05
镉（Cd）（mg/kg）	≤0.1
总汞（以Hg计）（mg/kg）	≤0.05
亚硝酸盐含量（mg/kg）	按GB 2760的规定执行

注：a：仅适用于经烟熏的腌腊制品

（四）卫生评价

（1）腌腊肉品的感官指标应符合国家标准，变质的不准出售，应予销毁。

（2）亚硝酸盐含量超过国家卫生标准的，不得销售食用，作工业用或销毁。

（3）腌腊肉品的各项理化指标均应符合国家标准。过氧化物值等超标者，不得上市销售，如感官变化明显，应予销毁。

（4）凡表层有轻微发光、变色、发霉等，但无腐败变质现象的，可进行卫生清除或修割后食用。

（5）在香肠、香肚的肉馅中发现蝇蛆、鼠粪，在火腿、板鸭等深部严重虫蚀成蜂窝状者，应作工业用。

第六节　肉类罐头的卫生检验

罐头（Can）是将各种符合标准要求的原料经处理、分选、烹调（或不经烹调）、装罐、密封、杀菌、冷却而制成的一类罐藏食品。经上述处理，肉中的各种酶类全部破坏，所含微生物几近全部杀灭和抑制，基本上消灭了罐头内自溶、腐败、变质及脂肪氧化酸败的各种因素，因此，罐头食品能够长期保存，并能保持其特有的风味。罐藏加工既是一种加工方法，又是一种特殊形式的食品保藏方法。由于各类罐头食品便于携带、运输和贮存，节省烹调手续，能调节食品供应的季节性和地区性，尤其能满足野外勘探、远洋航海、登山探险、边防部队及矿山井下作业及旅游的特殊需要，备受消费者喜爱。

一、肉类罐头加工的卫生监督

肉类罐头的基本加工工艺流程是：原料验收（冻肉解冻）→原料处理→预热处理→装罐（加调味料）→排气→密封→灭菌→冷却→保温检验→包装。

（一）原料的验收与处理

1. 原料的验收　生产肉罐头的原料肉必须来自非疫区的健康畜禽，并经兽医卫生检验合格。病死畜禽肉、急宰畜禽肉、反复冻融肉、放血不良肉等均不能用于生产肉罐头。辅佐料也应符合国家有关规定标准，凡生霉、生虫及腐败变质者均不能用于制作罐头食品。生产用水应符合国家饮用水卫生标准。

2. 原料肉的处理　原料肉可以是热鲜肉，也可以是冷冻肉，不同种类的原料肉应分别处理。原料肉应保持清洁卫生，不得随地乱放或接触地面。原料进厂后要用流水清洗，清除尘埃和杂质。热鲜肉在制作罐头前，要经过冷却，防止肉的自溶与腐败。冷冻原料肉的洗涤可与解冻同时进行。经过处理的原料肉不得带有淋巴结、较大的血管、大片的组织筋膜、色素肉、奶脯肉、受伤肉、血刀肉、鬃毛、爪甲及变质肉等。在加工过程中，原料、半成品、成品等处理工序必须分开，防止互相污染。

（二）罐头容器的选择、处理和灌装

1. 选择　灌装容器一般有金属、玻璃和软罐头复合膜三种材料制成。罐头包装材料的共同要求是，应具有良好的机械强度、抗腐蚀性、密封性和安全无害。任何罐头容器，凡有沙眼、密封不严、锈斑者，不得使用。

（1）金属罐　最常用材料为马口铁，其次为铝材及镀铬薄钢板。马口铁为镀锡薄钢板，其镀锡的质量直接关系到罐头产品的卫生质量。一般要求镀锡中含铅量不得超过0.04％。焊锡应为低铅高锡焊料。肉类食品往往能与马口铁罐中金属作用产生硫化斑而影响外观和风味，因此，肉类罐头用的金属罐内壁表面常涂一层涂料。所用涂料必须抗腐蚀性强，无毒性，无异味，耐高温，能形成均匀连续的薄膜以及与镀锡表面有紧密的黏合力。此外，还有镀铬薄板（又称无锡钢板）、合金铝等材料。

（2）玻璃罐 玻璃的化学性质稳定，能保持食品的原有风味，便于观察内容物，可以多次重复使用，经济适用。但其机械性能较差，不能长期保持密封性。依照有关规定进行检查和清洗沥干后备用。瓶盖应和瓶口配套，玻璃罐及垫圈要符合卫生标准，密封性要好。若使用涂料和密封填料等应符合有关卫生标准。

（3）软罐头复合膜 一般由三层薄膜复合制成，其外层采用机械强度高、耐热、耐寒、耐水性能好，对外界气体隔绝性能优异的聚酯薄膜；内层采用密封性能好的酸性聚乙烯或聚丙烯薄膜；中间用防潮性能好，能隔绝光和气体的金属铝箔，也有的在铝箔与聚乙烯层之间再加一层聚酯薄膜。软罐头复合膜具有安全无毒、柔韧质轻、易开启、易传热等优点。软复合膜三层膜不能有缺损和破损。

2. 处理 检验合格的罐用清水洗净，高温消毒（沸水煮沸消毒或蒸汽消毒），沥干后备用。软罐头复合膜经紫外线杀菌消毒后备用。

3. 装罐 装罐是很重要的一个工艺环节，必须严格执行罐头加工的卫生制度，防止不合格肉装入容器，严格控制微生物的污染。

装罐包括装料（肉料、作料、汤汁）、称量和压紧三个步骤。装罐时，应随时剔出混入的杂物和不合格的肉块，并严格控制干物质的重量和顶隙高度。装罐后在罐内注入一定量的调味汤汁，既可达到调味目的，又能减少罐头空隙，有利于热传导，增强杀菌效果。保持罐内保留一定空隙，有利于罐头排气时形成一定的真空度。顶隙是指罐头容器顶部未被内容物占有的空间。要求顶隙高度是罐身高度的1/10为宜，以保持较好的真空度，增强杀菌效果。要注意保持密封口区的清洁，以保证密封质量，这对软罐头尤其重要。

（三）排气密封与灭菌

1. 排气密封 装罐后的罐头经过适当排气，即进行密封。排气是把罐头内部的空气排出，使密封后的罐内形成一定的真空度。

（1）排气的作用

①阻止需氧菌和霉菌的繁殖。

②防止加热灭菌时因空气膨胀而产生的罐盒变形和破损。

③减轻贮藏过程中氧对罐盒内壁的腐蚀作用。

④减轻因加热造成的内装食品色、香、味的变化。

⑤避免因加热而造成营养物质的破坏。

（2）排气方法

①利用真空封罐机，使罐内空气抽空并同时将罐密封。

②利用热水或蒸汽进行加热排气，趁热将罐口密封。该方法是中小企业常用的方法。

利用热水或蒸汽加热之后，罐内空气膨胀，排出部分空气，在高热状况立即将罐密封，使罐内外完全隔绝，当罐头冷却后，罐内便形成了一定程度的真空状态。

一般罐头的真空度规定不低于200mmHg，大型罐头的真空度不宜过高，否则容易发生瘪罐。罐头能否达到规定的真空度，取决于排气工序是否符合操作规程。排气加热时的水温应保持95℃，罐头内容物的中心温度必须达到75℃，加热持续时间应保持13～15min。

2. 灭菌　灭菌是罐头生产中的重要环节，关系着罐头质量和食用者的生命安全。由于罐内形成一定的真空度及酸碱度等条件，杀灭或抑制了残留细菌和芽胞的繁殖，破坏了食物中的酶，从而达到杀灭罐内的致病菌和腐败菌的作用，使罐头制品在长期保存中不致腐败变质。

生产中广泛使用的灭菌方法是加热灭菌。对于低酸性或非酸罐头食品，如肉类、鱼类、某些蔬菜等，一般采用高温灭菌法；而对酸度较高的水果类罐头，则采用低温（70～80℃）间歇多次灭菌法。

灭菌温度的控制以既能达到杀灭致病菌和致腐菌，又能保持罐头食品的优良品质为宜，尽量减少高温对罐头内容物形状、营养价值及消化率的影响。为此，必须严格控制罐头的灭菌时间和温度，以保证将细菌的芽胞完全杀灭。在生产实践中常用灭菌公式来表示罐头的灭菌时间，因此，应严格执行各种罐头规定的灭菌公式。一般肉类罐头的灭菌公式是：

$$\frac{15-60-20}{120} = \frac{时间（min）}{温度（℃）}$$

即由常温逐渐升温，在15min后温度达到120℃，保持此温度60min，然后在20min内降至常温。为了保证灭菌公式的正确执行，灭菌锅应装置自动记录压力、温度和时间的仪表，并定期检查其性能。

（四）保温试验

保温试验是在罐头生产结束时，对杀菌效果和产品质量的一种检查方法，以排除由于微生物生长繁殖而造成内容物腐败变质的可能。罐头放置在（36±1）℃条件下保温10d，通过敲击和观察，剔除膨听、漏汁及有鼓音之罐头。

所谓膨听指罐头的底和盖的铁皮中心部分凸起的现象，又称之为胖听。膨听一般由罐头内微生物繁殖产生大量气体所致，称为生物性膨听。除生物性膨听外，还有物理因素和化学因素引起的膨听，但多发生在出厂之后。物理性膨听多因装罐时盛装内容物过多，受热膨胀产生，或者罐内食品在低温下冻结膨胀而形成。化学性膨听主要由于金属罐受到酸性食品或汤汁的腐蚀产生气体而引起。漏汁是内容物流出罐头外的现象。鼓音多由排气不好或罐盒漏气，以致真空度不够所造成。如出现漏汁，即为漏气的明显征象。出现以上情况应开罐检查处理。

为了获得优质的罐头，在全面监督各个生产环节的同时，还必须加强生产车间的卫生管理，经常保持环境清洁，车间内不得积集残屑，不得有蚊、蝇和其他昆虫等进入。工作人员应注意个人卫生，遵守各项卫生制度，并定期进行健康检查。卫生检验人员必须按规定从每天的产品中抽样，作细菌学及其他规定项目的检查，随时注意检查生产操作卫生，并做好经常性的消毒工作。

二、肉类罐头的卫生检验

保温试验之后，虽然已将膨听、漏汁及有鼓音的罐头剔除，但为了确保产品质量和对消费者负责，其余成品在出厂之前和销售过程均应进行检验，检验项目包括感官检查、理化检验及微生物学检验。

（一）肉类罐头的卫生检验

1. 感官检验

（1）外观检验

①检查商标纸及硬印是否完整和符合规定，确认生产日期和保质期。

②观察罐盒的底和盖有无膨听现象，如有膨听现象，应确定是生物性膨听、化学性膨听还是物理性膨听。鉴别几种膨听的方法是进行37℃下保温试验和敲打试验。保温试验时若膨听程度增大，可能是生物性膨听；若膨听程度不变，则可能是化学性膨听；若膨听消失，则可能是物理性膨听。

③敲打试验，以木槌敲打罐头的盖面。良质罐头，盖面凹陷，发出清脆实音，不良质罐头，表面膨胀，发音不清脆，发出鼓音。

④撕下商标纸，观察罐盒外表是否清洁，接缝及卷边处有无漏气、汤汁流出、罐体有无锈斑及凹瘪变形等现象。

（2）密封性检查　将商标纸除去后，洗净，放入85℃的热水中3～5min，水面应高出罐头5cm。放置期间，如罐筒的任何部位出现气泡，即证明该罐头密封性不良。主要是检查卷边及接缝处有无漏气小孔。

（3）真空度测定　真空度是指罐头内外气压的压力差，以kPa或mmHg表示。排气和密封时温度越高，杀菌冷却后的真空度越高，一旦有微生物污染分解产气或铁皮被腐蚀产生氢气时，真空度会降低，有时发生胖听现象。因此，真空度检验不仅能鉴定罐头的质量优劣，而且也能检验排气和密封工序是否符合规定要求。罐头真空度要求：室温检查为24～50.66kPa（203～281mmHg）。检查时用真空表测定。

（4）容器内壁检验　观察装罐是否适度、顶隙的大小，观察罐身及底盖内壁镀锡层有无腐蚀和露铁、涂膜有无脱落现象，有无铁锈或硫化铁斑点，观察罐内有无锡粒和内流胶现象。容器内壁应无可见的腐蚀现象，涂料不应变色、软化和脱落，可允许有少量硫化斑存在。

（5）内容物检查

①组织形态检查　把罐头放入80～90℃热水中，加热到汤汁溶化后（午餐肉、凤尾鱼等不需加热），用开罐器打开罐盖，将内容物轻轻倒入搪瓷盘，观察其形态结构，并用玻璃棒轻轻拨动，检查其组织是否完整、块形大小和块数是否符合标准。鱼类罐头须检查脊骨有无外露现象，骨肉是否连接，鱼皮是否附着鱼体，有无黏罐现象。

②色泽检查　在检查组织形态的同时，观察内容物中固形物的色泽是否符合标准要求，然后将被检罐头的汤汁收集于量筒，静置数分钟后，观察其色泽和澄清程度。

③滋味和气味检查　先闻其气味，再品尝滋味，鉴定是否具应有的风味。

④杂质检查　用玻璃棒仔细拨动内容物，观察有无毛根、碎骨、血管、血块、淋巴结、草、木、沙石及其他杂质等存在。

⑤净重检查　擦净罐头外壁，称取罐头毛重，倒出罐内容物，将空罐清洗干净后称重，净重＝毛重－空罐。

⑥固形物检查　观察固形物的大小、组织状态，并称重。

2. 理化检验　肉类罐头种类较多，所需原料和加工工艺差别很大，所以理化检验项目不尽相同，一般包括重金属含量、亚硝酸盐残留量和苯并（a）芘等检测项目。检验方法按 GB 13100—2005 进行。

3. 微生物学检验 罐头食品微生物学检验要求达到商业无菌，检验方法按 GB/T 4789.26—2003 执行。要求进行致病菌检验，主要检验沙门氏菌属、志贺氏菌属、葡萄球菌、链球菌、肉毒梭菌、魏氏梭菌、李斯特氏菌等能引起食物中毒的病原菌。

（二）肉类罐头的卫生标准

1. 感官指标 我国食品卫生标准（GB 13100—2005）规定，罐头的感官指标为：容器密封完好，无泄漏、无胖听现象存在；容器内外表面无锈蚀，内壁涂料完整；无杂质。

2. 理化指标 肉类罐头理化指标应符合 GB 13100—2005（表 8 – 7）的规定；鱼类罐头理化指标应符合 GB 149390—2005（表 8 – 8）。

表 8 – 7　肉类罐头理化指标（GB 13100—2005）

项目	指标
无机砷（mg/kg）	≤0.05
铅（以 Pb 计，mg/kg）	≤0.5
锡（以 Sn 计，mg/kg）	
镀锡罐头	≤250
总汞（以 Hg 计，mg/kg）	≤0.05
镉（Cd，mg/kg）	≤0.1
锌（Zn，mg/kg）	≤100
亚硝酸盐（以 $NaNO_2$ 计，mg/kg）	
西式火腿罐头	≤70
其他腌制类罐头	≤50
苯并（a）芘[a]（μg/kg）	≤5

注：a：苯并（a）芘仅适用于烧烤和烟熏肉罐头

表 8 – 8　鱼类罐头理化指标（GB 149390—2005）

项目	指标
苯并（a）芘[a]（μg/kg）	≤5
组胺[b]（mg/100g）	≤100
铅（Pb）（mg/kg）	≤1.0
无机砷（As）（mg/kg）	≤0.1
甲基汞（mg/kg）	
食肉鱼（鲨鱼、旗鱼、金枪鱼、梭子鱼及其他）	≤1.0
非食肉鱼	≤0.5

（续表）

项目	指标
锡（Sn）（mg/kg）	
镀锡罐头	≤250
锌（Zn，mg/kg）	≤50
镉（Cd，mg/kg）	≤0.1
多氯联苯°（mg/kg）	≤2.0
PCB138（mg/kg）	≤0.5
PCB153（mg/kg）	≤0.5

注：a：仅适用于烟熏鱼罐头；b：仅适用于鲔鱼罐头；c：仅适用于海水鱼罐头，且以 PCB28、PCB52、PCB101、PCB118、PCB138、PCB153 和 PCB180 总和计

3. 微生物指标　罐头食品应符合商业无菌的要求。检验方法按照 GB/T 4789.26—2003 规定进行。

（三）卫生评价

（1）经检验符合国家标准规定的感官指标、理化指标、微生物指标要求，并在保质期内的罐头可以食用。

（2）膨听、漏气、漏汁的罐头应予废弃，如确系物理性膨听，则允许食用。

（3）外观有缺陷，如锈蚀严重，卷边缝处生锈、碰撞造成瘪凹等，均应迅速食用。

（4）开罐检查，罐内壁硫化斑色深且布满的，内容物有异物、异味等感官恶劣的均不得食用，应予废弃。

（5）良质罐头的顶隙不得超过罐高的 1/10，否则为"假罐"。

（6）良质罐头内容物的净重符合商标规定的重量，公差 ±5%，否则做不合格处理。

（7）良质罐头的固形物重与净重比例符合要求，否则做不合格处理。

（8）理化指标超过国家标准的罐头，不得上市销售，应予销毁。

（9）微生物检验发现致病菌的，一律禁止食用，应予销毁。

第七节　食用油脂的加工卫生与检验

一、生脂肪的理化特性

生脂肪又称贮脂，是指皮下、大网膜、肠系膜、肾周围等处的脂肪组织。大网膜和肠系膜上的脂肪称为花油；肾脏周围的脂肪称板油。脂肪组织在组织学上由结缔组织（网状纤维、胶原纤维、弹性纤维）和脂肪细胞组成。不同部位脂肪中结缔组织和脂肪细胞的比例不同，脂肪细胞含量不同，以板油中脂肪细胞含量最高。

（一）生脂肪的化学组成

生脂肪中含有甘油酯、水分、蛋白质、碳水化合物、维生素、胆固醇、类脂、矿物质等。其中甘油酯含量占 70%~80%，脂肪组织中的甘油酯是由多种饱和脂肪酸及不饱和脂

肪酸和甘油组成。生脂肪中饱和脂肪酸主要是硬质酸和软质酸；不饱和脂肪酸主要是油酸和亚油酸，其次是十六碳烯酸和二十二碳烯酸（DHA）等。动物性脂肪是人体必需脂肪酸的重要来源，研究发现，海水鱼脂肪中所含的二十五碳烯酸和二十六碳烯酸具有降低人血脂的功能，对防治人的心血管疾病有特殊效果。

（二）生脂肪的理化特性

生脂肪的理化特性主要取决于混合甘油酯中脂肪酸的组成。脂肪组织的熔点与凝固点与脂肪中不饱和脂肪酸的含量有关。不饱和脂肪酸含量高，熔点和凝固点较低。动物性油脂饱和脂肪酸的含量较高，植物性油脂中不饱和脂肪酸的含量较高，故动物性油脂的熔点高于植物性油脂的熔点。

动物性油脂中硬脂酸的含量不同，硬脂酸含量越高熔点越高。硬脂酸在牛脂肪中含量为25%，羊脂肪为25%～35%，猪脂肪为9%～15%。所以猪脂肪的熔点低于牛、羊脂肪熔点。

动物不同部位的脂肪熔点也不相同，板油的熔点较高，皮下脂肪的熔点较低，骨髓脂肪的熔点更低。通常熔点低的脂肪更容易被人体吸收。

脂肪中不饱和脂肪酸的含量通常以碘值表示，碘值越高，该脂肪的不饱和程度越高。一些不饱和脂肪酸如亚油酸、亚麻酸等是人体必需的脂肪酸，只能从脂肪中获取。

二、食用油脂的加工卫生

生脂肪通过炼制除去结缔组织及水分后所得的纯甘油脂叫油脂。

（一）食用油脂的加工卫生

（1）为了获得品质良好的食用油脂，必须缩短生脂肪的保存时间，迅速炼制食用油脂。

（2）供炼制食用油脂的生脂肪必须来自经检疫人员检验为健康的动物，生脂肪不应被任何污物所污染，不应夹杂任何非脂肪杂质，不符合感官要求的生脂肪不能作为食用油脂的原料，炼制用具要符合卫生要求等。

（3）工作人员必须身体健康，按卫生操作要求操作。

（二）油脂的变质

油脂变质的主要形式为水解和氧化。食用油脂在保存时，由于受日光、水分、温度、金属、氧及外界微生物的作用，又因动物油脂中基本不含天然的抗氧化剂，所以易氧化变质，发生硬化、水解、酸败，使油脂品质降低，甚至不能食用。

1. 水解作用 油脂在脂肪酶和有水存在条件下发生水解，水解为游离脂肪酸和甘油。游离脂肪酸的产生可以使油脂的酸价升高，气味和滋味发生异常。甘油溶于水中而流失，致使重量减轻。

2. 氧化作用 氧化作用包括脂化和氧化酸败。

（1）脂化 脂化也叫硬脂化，是油脂在光的催化下发生的一种氧化过程，结果产生羟酸并引起油脂熔点和凝固点增高，碘值降低和出现特殊的陈腐气味。

（2）氧化酸败 氧化作用在炼制后的油脂中较易发生，油脂的氧化过程通常称为酸败。酸败是在光线和氧气作用下，发生一系列的脂肪酸氧化水解的连续过程，有过氧化物产生。酸败也称脂肪的涩败。酸败的脂肪具有苦涩的味道和滋味，且具有毒性，不适宜食用，同时酸败作用能破坏脂溶性维生素。酸败有两种形式：

①醛化酸败：发生在不饱和脂肪酸，生成挥发性醛和醛酸。有强烈的臭味，可以致癌。

②酮化酸败：发生在饱和或不饱和脂肪酸，生成酮和酮酸。

脂肪水解时产生的甘油发生分解，可产生丙烯醛，进一步生成环氧丙醛。丙烯醛是带有强烈臭味和烧焦脂肪味的物质，环氧丙醛和低分子脂肪酸对人有害（可引起胃肠卡他），因此认为酸败的脂肪不可食用，只可作工业用。

为了延缓油脂氧化，常向油脂中加入适量的抗氧化剂，以保持其稳定。常用的油脂抗氧化剂有磷脂、维生素 E、丁基羟基茴香醚（BHA）、柠檬酸及磷酸、花椒等，但要严格控制使用剂量。

三、食用油脂的卫生检验

（一）感官检验

1. 生脂肪的感官检验　检验项目包括颜色、气味、组织状态和表面污染程度等。发生坏死病变的生脂肪，不得作为炼制食用油脂的原料。寄生有细颈囊尾蚴的肠系膜脂肪，摘除虫体后，脂肪可不受限制利用。各种动物的生脂肪感官检验指标见表 8 - 9。

表 8 - 9　生脂肪感官检验指标

项 目	良质生脂肪			次质生脂肪	变质生脂肪
	猪脂肪	牛脂肪	羊脂肪		
颜 色	白色	淡黄色	白色	灰色或黄色	灰绿色或黄绿色
气 味		正常		有轻度不愉快的气味	有明显酸臭味
组织状态	质地较软，切面均匀	质地坚实，切面均匀	质地较硬，切面均匀	质地、结构有异常	
表面污染度	表面清洁干燥，无粪便及泥土污染			表面有轻度污染	表面发黏，污染严重

2. 油脂的感官检查　检查项目包括色泽、气味、硬度和透明度。正常 15～20℃凝固态时呈白色，有光泽，细腻，呈软膏状，具有固有的香味及滋味；融化态时呈微黄色，澄清透明，无沉淀物。感官指标应符合《食用动物油脂卫生标准》（GB 10146—2005）的规定，无异味、无酸败味。

（二）实验室检验

1. 酸价的测定　酸价是指中和 1g 油脂中的游离脂肪酸所需氢氧化钾的毫克数。酸价是表示油脂分解和酸败的重要指标。按 GB/T5009.37—2003 中规定的方法进行测定。

2. 过氧化值测定　过氧化值是初期酸败的指标，指 100g 油脂中所含过氧化物从碘化钾中析出碘的克数。按 GB/T5009.37—2003 中规定的方法进行测定。

3. 过氧化物反应　过氧化物产生于酸败初期，这时可能还没有感官变化，因此过氧化物定性反应能够反映脂肪酸败的程度。其原理是：当有过氧化物存在时，过氧化物酶与之作用，释放出新生态氧，氧化指示剂愈创树脂使溶液变蓝。本反应阳性的油脂，如无酸败的感官特征，应立即销售利用，不应继续保存。

4. 席夫式（Scheiff）醛反应　油脂酸败所产生的醛与席夫式试剂（品红亚硫酸试剂）反应，生成有醌型结构的紫色，使溶液显紫红色。本反应相当灵敏，在油脂酸败的感官指标显现之前即能发现醛。良质油脂的醛反应应为阴性（−）。

5. 丙二醛测定［硫代巴妥酸（TBA）试验］　丙二醛值是油脂酸败的重要指标。按 GB/T5009.181—2003 中规定的方法进行测定。

食用动物油脂的理化指标应符合 GB 10146—2005（表 8-10）的规定。

表 8-10　食用油脂理化指标（GB 10146—2005）

项目	指标
酸价（KOH）（mg/g）	
猪油	≤1.5
牛油、羊油	≤2.5
过氧化值（g/100g）	≤0.20
丙二醛（mg/100g）	≤0.25
铅（Pb）（mg/kg）	≤0.2
总砷（以 As 计）（mg/kg）	≤0.1

6. 微生物检验　食用猪油的微生物指标检测按 GB/T 4789—2010 规定进行；微生物指标应符合 GB/T 8937—2006（表 8-11）的规定。

表 8-11　食用猪油的微生物指标（GB/T 8937—2006）

项目	指标
菌落总数/（cfu/g）	≤50 000
大肠菌群/（MPN/100g）	≤70
致病菌[a]	不得检出

注：a：致病菌指沙门氏菌、志贺氏菌及金黄色葡萄球菌、溶血性链球菌。

（三）食用油脂的卫生评价

以感官检验为主，结合实验室检验进行综合评定。凡是感官检验有明显酸败的，无论实验室检验结果如何，一律不能食用。

第九章

市场肉类卫生监督与检验

第一节　市场肉类监督检验的程序要点

根据《中华人民共和国动物防疫法》"国家对动物实行定点屠宰、集中检疫"的规定，对动物、动物产品的卫生管理和监督重点将在产地检疫和屠宰检疫。但是，一些屠宰点和个体肉品经营者，无视国家法律、法规，将病、死畜禽肉带入市场销售，还有的为了牟取暴利，给肉中掺水，这不仅损害了消费者的经济利益，而且对消费者的身体健康构成了很大的威胁。因此，为了保证上市肉类的卫生质量，杜绝肉源性食物中毒，保护人民的身体健康和保障畜牧业生产的健康发展，加强市场监督检验和管理特别是农贸市场肉类检疫和监督显得尤其重要。

一、市场监督与检验的目的、意义

市场是一种多渠道经营场所，是动物和动物产品集散的地方，货源复杂，很容易引起或造成交叉感染。市场监督与检验的目的是发现依法应当检疫而未经检疫或检疫不合格的动物、动物产品，发现患病畜禽和病害肉尸及其他染疫动物产品，以保护人体健康，防止疫情扩散。因此，搞好市场监督检验能有效防止未经检疫检验的动物、动物产品和患病动物、病害肉尸上市交易，同时能促进产地、屠宰、运输检疫工作的开展，最终达到保障人民身体健康，促进畜牧业经济发展的目的。

二、市场肉类的卫生监督

（一）市场肉品卫生监督检验机构

为了适应集市贸易日益繁荣的需要，在中小城市，应建有专门的市场肉品卫生监督检验站。该监督检验站应有病理学检验室、寄生虫和细菌镜检实验室、理化检验实验室、有条件的设有肉的无害化处理室（设有高温处理锅和保存检肉的冰箱）、废弃品的临时贮藏室、洗涤消毒室、工作人员办公室和休息室。在大城市，各区设有市场肉品卫生监督检验站，并另建有设备良好的中心化验室，包括病理学检验室、理化学检验室和细菌学检验室共三大部分，各区市场肉品卫生监督检验站在监督检查中遇到疑难问题时，可将肉品或采集的病料送到中心化验室检验；农牧地区较大的集镇，建有较简易的肉品卫生监督检验站，可进行病理剖检和简单的理化检验及细菌涂片镜检。

（二）肉品卫生监督检验站受理的检验对象

肉品卫生监督检验站受理的检验对象，包括活畜禽、各种屠宰畜禽的鲜肉、鲜禽（光禽）及其食用副产品（头、蹄、心、肝、肠胃等）、冻肉、冻禽等。

（三）肉品卫生监督检验站职责和要求

（1）查验有关证件，并对交易环境进行卫生监督，凡无有关证件或环境卫生不符合要求者，不得设点经营。

（2）按照有关规定，对上市肉类进行卫生监督检验和处理，凡病死、毒死、死因不明的畜禽肉以及未经检验或检验不合格的肉类，一律不准出售。

（3）对腐败变质、脂肪酸败、霉变、生虫、污秽不洁等性状异常以及运输过程中被农药、化肥污染的肉品，应彻底销毁。

（4）采取多种形式向肉品经营者宣传兽医卫生要求和经肉感染人的人畜共患病的危害性，提高他们的卫生意识，自觉抵制购入和销售病、死畜禽肉。

（5）肉类监督检验应坚持在站内集中进行，不得直接在交易地点进行，以免不能充分地实施检查或造成交叉污染。

（6）必须与当地畜牧兽医工作者保持经常联系，及时掌握产地畜禽疫病动态及屠宰检疫状况，做到心中有数，以防病肉上市。

三、市场肉类检查的程序要点

（一）查验证件

（1）查验经营者是否具有合法经营资格，即"经营许可证"。

（2）查验经营者健康证明，即"健康检查合格证"。

（3）查验动物防疫合格证，动物和动物产品检疫合格证。

（4）查验"食品卫生许可证"。

（二）被检肉的条件

（1）投放市场的动物产品要持有检疫合格证明、有胴体加盖的验讫印章或加封的检验标志。

（2）来自非定点屠宰的动物肉，必须连同头、蹄和内脏一起受检。

（3）受检肉不应小于胴体的1/4，肉块上应带有淋巴结。牛、羊、肉要求带有完整的脾脏受检；马属动物肉要求带有完整的头部、呼吸器官、肝脏和脾脏；禽肉、兔肉应为完整的胴体并连带头部。

（三）询问疫情

以启发询问的方式向货主调查了解疫情和屠宰情况。如屠宰动物的来源、产地有无疫情及疫病流行情况、畜禽宰前健康状况、是否在定点屠宰场屠宰和检验、运输方法等。这些情况对于判断病性、分析病理变化有着十分重要的意义。若屠猪购自旋毛虫疫区，监督检验时就要着重检查膈肌、腰肌；夏季炎热中暑后急宰的肥猪往往放血不良，但淋巴结却无病理变化；粗暴赶畜，宰后在体表留有伤痕和出血斑；宰前长期患病者，必然胴体消瘦，脂肪很少。所有这些都可为兽医卫生监督检疫人员分析判定提供一定的依据。

（四）胴体和内脏的检验

（1）观察胴体上验讫印章，凡涂改、伪造检疫证明者应进行补检或重检，对印戳不清、证物不符或超过有效期及未盖印章者的应按未经检验肉处理。

（2）对于来自定点屠宰场（站）并经过兽医卫生检验的肉类，首先应视检头、胴体和内脏的应检部位有无检验刀痕及切面状态，并检查"三腺"及局部组织病变是否被割除，以判定是否经过检验和证实其检验的准确性；其次观察胴体放血程度、宰杀部位组织状态、全身淋巴结性状和皮肤、皮下脂肪、胸腹膜及连带的内脏有无异常，以初步鉴定是否为健康畜禽肉或病死畜禽肉，必要时做病死禽畜肉的快速理化检测。在炎热的夏季应注意观察胴体和内脏的卫生状况，有无腐败变质，以了解肉新鲜度，必要时，在现场可做肉新鲜度的快速理化检测。

（3）当发现漏检、误检及有病、死畜禽肉或传染病可疑时，应进行全面认真的检查。

（4）未经检验流入市场的完整胴体，必须全面进行补检，检查的着重点是：①观察胴体的杀口状态和放血程度；②必检和可检淋巴结的状态；③胴体上皮肤、皮下组织、肌肉、胸腹膜、关节及连带的头蹄、内脏（对禽类还应注意冠、肉髯、嗉囊）等有无可疑的病理变化；④对猪肉还应检验旋毛虫。

未经检验的零散肉应着重检查：①肉的放血程度、卫生状况和新鲜程度；②皮肤和肌肉等有无异常；③肉中存留的淋巴结有无异常；④有无注水现象。

（5）对于牛羊及马属动物，当发现放血不良，并在皮下、肌间有浆液性或出血性胶样浸润时，必须补充检查炭疽。

（五）旋毛虫及囊尾蚴检验

详见第四章第一节。

（六）实验室检验

在可疑情况下，需进行一系列的实验室检验，包括细菌学检验和理化检验。检查主要采用细菌涂片镜检、放血程度检查、pH 值测定、硫酸铜肉汤反应、过氧化物酶反应等。

（七）盖印、登记和处理

经过监督、检验后认为合格的产品，均应发给市场兽医卫生检验证明并盖上特制的验讫印章；同时做好登记工作。登记内容包括：

（1）当天上市肉类的总体情况　主要登记当天上市肉类的品种和数量，以及屠宰检疫证明和肉的质量符合要求的情况。

（2）补检或重检情况　对当天上市肉类中不符合兽医卫生要求的进行补检或重检后，要进行详细的登记。

有条件利用的产品，应进行高温或其他无害化处理；不适于食用的肉品，应化制或销毁。所有的无害化处理工作均须在兽医卫生监督检疫人员的监督下进行。

第二节　性状异常肉的鉴定与处理

一、气味和滋味异常肉的鉴定与处理

（一）气味和滋味异常肉的鉴定

肉的气味和滋味，来源于肉中嗅感物质和味感物质，通常称为肉的风味。肉的气味和滋味异常，在动物屠宰后和保藏期间均可出现。引起的原因主要与动物生前长期饲喂某些带有浓郁气味的饲料、未去势或晚去势的公畜肉发出难闻的性气味、动物宰前被投予芳香类药物、动物的某些病理过程以及将胴体置于具有气味的环境里有关。

1. 性气味 性气味是公、母畜肉常发出的难闻气味（俗称膻气味）。未去势或晚去势的公畜肉，特别是公山羊肉和公猪肉，常发出难闻的性臭味。这种气味主要是 α - 睾丸酮和间甲基氮茚等物质引起的。这种气味随着去势时间的延长，而逐渐减轻或消失。一般认为肉的性气味在去势后 2~3 周消失，脂肪组织的性气味要在去势后 2.5 个月后才消失，而唾液腺（颌下腺和腮腺）的性气味消失得更晚些。因此，检查上述腺体在发现性气味肉上有实际意义。性气味可因加热使腥膻气味增强，因此可以用煮沸试验、烙烫等方法鉴定。

2. 饲料气味 动物生前长期饲喂带有浓郁气味的饲料，例如长时间饲喂鱼粉或鱼下脚料，其肉含有鱼粉的腥味。饲喂蚕蛹或蚕粪会有蚕的气味。饲喂苦艾、独行菜、萝卜、甜菜、芸香类植物、油渣饼及泔水等，均可使肉和脂肪具有饲料气味。屠宰前有适当的停喂阶段，可以减少异味残留。

3. 药物气味 屠宰前因治疗需要，屠畜被灌服或注射过具有芳香气味或其他异常气味的药物。如松节油、樟脑、乙醚、氯仿、克辽林等，可使肉带有药物气味。长期饲喂被农药污染的块根、牧草等，均能使肉带有相应农药的气味。

4. 病的气味 屠畜宰前患有某些疾病，可使肉带有特殊的气味。例如动物患坏疽性炎症或脓毒败血症时，肉常有脓性恶臭气味；患气肿疽或恶性水肿时，肉有陈腐的油脂气味；患泌尿系统疾病时，肉具有尿臭味；患酮血症时，有怪甜味；患胃肠道疾患时，肉具有腥臭味；砷制剂中毒的胴体有大蒜味；家禽患卵黄性腹膜炎，肉有恶臭味；患病动物屠畜胴体，肉具血腥味。

5. 附加气味 将肉置于具有特殊气味（如油漆、消毒药、烂水果、蔬菜、鱼虾、漏氨冷库、煤油等）的环境中，因吸附作用而使肉具有异常的附加气味。

6. 发酵性酸臭 新鲜胴体由于冷凉条件不好（挂得过密或堆迭放置），胴体间空气不流通，肉尸温度不易在短时间内降低，而引起自身产酸发酵，使肉质地软化，色泽深暗，带酸臭气味。

（二）气味和滋味异常肉的处理

（1）凡由于创伤性引起的脓毒败血症、气肿疽、恶性水肿以及毒物中毒、严重代谢病（如酮血病）等产生异味的胴体和内脏化制或销毁。

（2）饲料气味、性气味及其他因素引起的气味异常肉，如经通风处理仍有不良异味者进行化制或销毁；如仅是胴体的个别部位或器官保留不良气味者，将其废除，其余部分供食用。

二、色泽异常肉的检验与处理

（一）色泽异常肉的检验

一般肉的色泽主要依据于肌肉与脂肪组织的颜色来决定，它因动物的种类、性别、年龄、肥度、宰前状态等而有所差异。色泽异常肉的出现主要是病理因素（如黄疸、白肌病等）、腐败变质、冻结、色素代谢障碍等因素造成。

1. 红膘（Red fat）肉 红膘是由于皮下脂肪的毛细血管充血、出血或血红素浸润而使其呈现粉红色。一般认为与感染急性猪丹毒，猪肺疫和猪副伤寒，或者背部皮肤受到冷、热机械性刺激有关。急性猪丹毒和猪肺疫病例，除皮下脂肪发红外，皮肤也同时呈现红色。在这种情况下，应仔细检查内脏和主要淋巴结。

2. 黄脂（yellow fat）肉　黄脂肉俗称黄膘，是由于 β-胡萝卜素等沉着于脂肪组织引起脂肪组织明显黄染。表现为皮下或腹腔脂肪组织发黄、质地变硬、稍呈浑浊，而其他组织不发黄。一般认为是由于饲料因素或动物机体的色素代谢失调所引起，有的可能与遗传因素有关。

常用氢氧化钠—乙醚（亦可用优质汽油替代）法或硫酸法来区别黄疸与黄脂。必要时，进行褪色试验，即将胴体放室温下一昼夜后观察，如果是黄脂肉，黄色逐渐减轻或消退。

黄脂病（脂肪组织炎）（Yellow fat disease, Steatitis）是指动物（猪、犬）吃进含有强氧化作用的不饱和脂肪酸的饲料，例如鱼粉、鱼加工下脚料等，在脂肪细胞外形成棕色或黄色小滴状或无定形的既像脂又像蜡的"蜡脂质"（Ceroid），刺激脂肪组织发生的炎症。病变的脂肪组织呈暗黄色或棕色，有炎症反应，巨噬细胞中含有色素物质，可能形成异物巨细胞。蜡脂质不溶于脂溶性溶剂，染铁试剂不着色，有抗酸染色特征，H.E 染色呈嗜碱性反应。

3. 黄疸（Jallndice）肉　是由于动物机体发生大量溶血、某些中毒和传染病，导致胆汁排泄发生障碍，致使大量胆红素进入血液、组织液，将全身各组织染成黄色。黄疸从病因上可分为溶血性黄疸、实质性黄疸、阻塞性黄疸三种类型，其特征是不仅胴体脂肪组织呈现黄色，而且皮肤、黏膜、结膜、关节滑液囊液、组织液、血管内膜、肌腱、甚至实质器官，均呈现程度不同的黄色，尤其是关节滑液囊液、血管内膜、皮肤和肌腱的黄染，在黄疸与黄脂上的鉴别具有重要意义。黄疸肉有放置愈久颜色愈黄的特点。

4. 黑变病　又称黑色素异常沉着（Melanosis），是指黑色素异常地沉着于心、肝、肾、肺、胃肠道等正常无黑色素沉着的部位。常见于犊牛等幼畜或深色皮肤动物以及牛、羊的肝、肺、胸膜和淋巴结。病变器官呈黑色或褐色，组织切片中可见棕色球形黑色素颗粒。发生原因是多方面的，除先天性胚胎发育异常和黑色素细胞及酶的机能失调外，还与饲料种类、营养缺乏有关。皮肤或含有成黑色素细胞的其他部位可因受到阳光的辐照，被刺激的部位黑色素增加产生。黑色素无害，但影响商品的外观和品质。

5. 白肌肉（Pale soft exudative pork）　见第二章第三节屠畜的应激反应和运输性疾病。

6. 白肌病（White-muscle disease）　主要发生于幼龄动物，其特征是心肌和骨骼肌发生变性和坏死。病变常发生于负重较大的肌肉，主要是后腿的半腱肌、半膜肌和股二头肌，其次是背最长肌。发生病变的骨骼肌呈白色条纹或斑块，严重的整个肌肉呈弥漫性黄白色，切面干燥，似鱼肉样外观，常呈左右两侧肌肉对称性损害。组织学检查，可见肌纤维肿胀、断裂、溶解，为透明变性或蜡样坏死，甚至钙化。

白肌病发生原因，一般认为是缺乏维生素 E 和硒，或饲料中混入不饱和脂肪酸，阻碍维生素 E 的利用而引起的一种营养性代谢病。因为维生素 E 和硒都是动物体内的抗氧化剂，对细胞膜有保护作用。当其缺乏时，细胞膜受过氧化物毒害发生损伤，进而导致细胞发生变性、坏死。白肌病的发生还与土壤、饲料、植物中硒的含量以及动物品种等有关。

7. DFD 猪肉（Dark firm dry pork）　仅见于猪肉和牛肉。见第二章第三节屠畜应激反应和运输性疾病。

（二）色泽异常肉的处理

1. 红膘肉　凡确定为急性猪丹毒或猪肺疫的红膘猪胴体，应结合传染病处理规定进行处理。对冷、热机械刺激引起的红膘肉，轻者可局部修割处理，较严重的应高温处理。

2. 黄脂肉　饲料来源的黄脂肉，一般无碍于食用。如同时伴有其他不良气味者，则须化制或销毁。

3. 黄疸肉　在发现黄疸时，必须查明黄疸的性质，黄疸肉不能作食用，应化制或销毁。如系传染性黄疸，应结合具体疾病进行处理。

4. 黑变病　轻度沉着的组织和器官可以食用，经局部修割或废弃病变器官后，其余部分可供食用。较严重者应化制处理。

5. 白肌肉　见第二章第三节。

6. 白肌病　白肌病为一种营养代谢性疾病，若全身肌肉有变化时，胴体、内脏应做化制或销毁处理；病变轻微而局部病变的，经修割后，其余部分可高温处理。

7. DFD 猪肉　见第二章第三节。

三、消瘦肉和羸瘦肉

消瘦肉和羸瘦肉的共同特点是脂肪减少和肌肉萎缩，但其发生的原因则完全不同，因而卫生评价也有区别。

所谓羸瘦是指机体明显瘦小，但外表看来健康，没有明显的代谢障碍症状；皮下、体腔和肌间脂肪锐减或消失，肌肉组织萎缩，但器官和组织中不能发现任何病理变化。其发生原因是由于饲料不足或饲喂不合理而引起严重消耗的结果，且往往与牲畜的年老有关。消瘦则不然，其发生总是与某种病理过程有关。消瘦虽然同样见到脂肪减少和肌肉萎缩，但经常伴发其他变化。例如由急性发热病引起的快速消瘦，往往器官肿胀、变性、充血、出血，脂肪组织发红等变化；慢性消耗性疾病引起的严重消瘦时，肌肉色泽变淡、松弛、多水、无弹性，淋巴结肿大、多汁，肝、脾萎缩，皮下和肌间组织浆液浸润，脂肪沉积部位呈胶样水肿，骨髓呈胶冻样或红色半液化状态，且不充满骨髓腔。

此外，当牲畜长期饥饿而严重羸瘦时，由于机体的抗病能力降低，体内可能出现消瘦时的某些病理变化，并往往招致沙门氏菌的继发感染。因此严重羸瘦肉的牲畜的肉，应注意鉴别和进行细菌学检查。

起源于饥饿和年老的羸瘦肉，当内脏器官没有病理变化时，不受限制出厂。严重羸瘦的肉，必须进行沙门氏杆菌的检查，阴性者，迅速出厂利用；阳性者，须化制处理。具有明显症状的病理性消瘦肉，应做化制处理。

第三节　掺假肉和劣质肉的鉴定与处理

一、掺水肉的检验与处理

（一）畜禽肉掺水的途径与方法

临宰前向畜禽等动物活体内或屠宰加工过程中向屠体及肌肉内注水后的肉为掺水肉。

掺水的方法主要有两种：一是肉中直接注水，即在宰后不久用注射器连续给肌肉丰厚部位注水，或者将胴体在水中长期浸泡，或者往分割肉的肉卷中掺水，然后冷冻。二是肉中间接注水，即往活体动物的胃肠内连续灌水或屠宰前使畜禽摄入大量盐而自行大量饮水，然后再行屠宰；或者切开股动脉、颈动脉放血后，通过血管注水或向尚未死亡的畜禽心脏内注入大量的水，使之通过血液循环进入组织中。掺水肉不仅侵害了消费者的经济利益，使肉品营养价值和肉的品质降低，如果注入的水质不洁净，受到病原微生物的污染，还可能引发食源性疾病。

（二）掺水肉的特征

1. 感官特征

（1）掺水肌肉　掺水肌肉色泽变淡呈红色、质地柔软，弹性降低，表面湿润光亮呈多水状。将其放置，可见肉的接触面湿润，或有积水；悬挂时在其下端可见渗出的水分滴出。指压后留有复原缓慢或不能复原的凹陷，严重时凹陷处渗出水样液体。胸腹处明显肿胀，触压有波动感。肌肉横断面湿润或有水样液溢出。如掺水冻肉，刀切有冰渣感，严重的则有冰层。

（2）掺水内脏器官组织　当屠宰动物全身掺水后，其内脏器官呈不同程度的水肿现象。

①肺脏　体积增大，表面湿润光亮，呈淡红色，切面流出淡红色血水。

②肝脏　严重淤血，边缘增厚，切面流鲜红色血水。

③心脏　心冠脂肪湿润光亮，心脏血管怒张；纵切心脏，从切面上可见肌纤维肿胀，挤压时有液体流出。

④肾脏　体积增大，质柔软。肾盂部呈积液状。

⑤胃肠　黏膜充血、水肿，呈粉红色半透明外观，严重时，呈胶冻样，触压时有波动感。

⑥皮下和腹腔脂肪　轻度充血，呈粉红色，表面湿润，切面见小血管有血液流出。

2. 其他特征

（1）纸张黏附吸水试验　将约4cm×6cm卫生纸巾贴在待检样品（肉或脏器）的新切面上，观察纸张的吸水速度和黏着度与拉力。若掺水肉，纸巾一接触肉切面便很快被浸湿，黏着度和拉力均小；未掺水肉，则相反。

（2）燃纸试验　将适当大小的易燃纸片紧密贴附于待检可疑肉的断面，片刻后揭下纸片，用火点燃，观察燃着现象。若没有明火或不能点燃，说明纸上吸附了水，则有掺水之嫌；若出现略带蓝色明火，表明纸上吸附了油脂，说明肉未掺水。

（3）试纸条检验法　将定量滤纸剪成1cm×10cm长条，在待检肉新切口处插入1～2cm深，停留2～3min后，观察滤纸的被浸润程度。正常肉，只在插入部分滤纸条湿润，或湿润线越出插入部分不超过1mm。轻度掺水肉，滤纸条湿润超出插入部分2～4mm，且湿润均匀、速度快。严重掺水肉，滤纸条浸湿超出插入部分4～6mm。

以上检验方法简便实用，但要凭检验者的经验进行判断，必要时在确定屠宰放血良好的前提下，结合多项检验方法，可以提高判断的准确率。

（4）放大镜观察　可见肌肉组织中含有大量水样液体。正常肉的肌纤维分布均匀、结构致密。

（5）**显微镜观察** 可见肌纤维间的间隙增宽，并充满淡红或粉红色液体；肌纤维肿胀，排列松乱，严重者，常有肌纤维断裂。正常肉的肌纤维无断裂、无增粗或变细等变化。

（6）**熟肉率检验法** 称取待检精肉 0.5kg，加水 2 000ml，煮沸 1h 后捞出，冷凉后称熟肉重量，计算肉熟率。正常肉的熟肉率大于50%，而掺水肉小于50%。

（三）掺水肉的处理

（1）凡掺水肉，不论注入的水质如何，不论掺入何种物质，均予以没收，做化制处理。

（2）对经营者予以经济处罚，直至追究法律责任。

二、肉种类的鉴别

在肉类流通领域检疫监督中，鉴别肉的种类也是卫检工作者的一项职责。某些经营者受经济利益的驱使，以假充真，欺骗消费者。肉种类鉴别的重点是在牛肉和马肉，羊肉、猪肉和狗肉以及兔肉和禽肉之间；有时还需对肉制品中原料肉的比例和真伪进行鉴别。肉种类鉴别的方法，主要是依据肉的外部形态、骨骼和淋巴结的解剖学特征、肉的理化特性以及利用免疫学诊断等。其中肉的外部形态和骨的解剖学特征是鉴别肉种类最简便和最直接的方法，尤其是骨有其比较稳定的形态结构特征。

（一）外部形态学特征比较

各种动物肉及脂肪的形态学特征受品种、年龄、性别、阉割、肥育度、使役、饲料、放血度及屠畜应激反应等因素的影响，不可能始终如一，因此只能作为肉种类鉴别时的参考。

马肉，羊肉、猪肉与狗肉，兔肉与禽肉的外部形态学比较见表9－1、表9－2、表9－3、表9－4、表9－5。

表9－1 牛肉与马肉形态学特征的比较

肉种类	肌 肉			脂 肪		气 味
	色泽	嫩度	肌纤维性状	色泽和硬度	肌间脂肪	
牛肉	淡红色、红色、深红色（老龄牛），切面有光泽	质地坚实，有韧性，嫩度较差	肌纤维较细，眼观断面有颗粒感	黄色或白色（幼龄牛和水牛），硬而脆，揉搓时易碎	肌间脂肪明显可见，横断面呈大理石样斑纹	具有牛肉固有的气味
马肉	深红色、棕红色，老马肉更深	质地坚实，韧性较差	肌纤维比牛肉粗，切断面颗粒明显	浅黄色或黄色，软而黏稠	成年马少，营养好的马亦多	具有马肉固有的气味

表9-2　羊肉、猪肉与狗肉形态学特征的比较

肉种类	肌　肉			脂　肪		气　味
	色泽	质地	肌纤维性状	色泽和硬度	肌间脂肪	
绵羊肉	淡红色、红色或暗红色，肌肉丰满，肉黏手	质地坚实	肌纤维较细短	白色或微黄色，质硬而脆，油发黏	少	具有绵羊肉固有的膻味
山羊肉	红色、棕红色，肌肉发散，肉不黏手	质地坚实	肌纤维比绵羊粗长	除油不黏手外，其余同上	少或无	膻味浓
猪肉	鲜红色或淡红色，切面有光泽	肉质嫩软	肌纤维细软	纯白色，质硬而黏稠	富有脂肪，瘦肉断面呈大理石样	具有猪肉固有的气味
狗肉	深红色或砖红色	质地坚实	肌纤维比猪的粗	灰红色，柔软而黏腻	少	具有狗肉气味

表9-3　兔肉与禽肉形态学特征的比较

肉种类	肌　肉			脂　肪		气　味
	色泽	质地	肌纤维性状	色泽和硬度	肌间脂肪	
兔肉	淡红色或暗红色（老龄兔或放血不全）	质地松软	肌纤维细嫩	黄白色、质软	沉积极少	具有兔肉固有的土腥味
禽肉	呈淡黄、淡红、灰白或暗红等色，急宰肉多呈淡青色	质地实，较细嫩	纤维细软，水禽的肌纤维比鸡的粗	黄色、质甚软	肌间无脂肪沉积	具有禽肉固有的气味

表9-4　牛骨与马骨的比较

部位	牛	马
第一颈椎	无横突孔	有横突孔
胸骨	胸骨柄肥厚，呈三角形（水牛为卵圆柱形），不突出于第一肋骨，胸骨体扁平形，向后逐渐变宽	胸骨柄两侧压扁，呈板状，且向前突出，胸骨体的腹嵴明显，整个胸骨呈舟状
肋骨	13对，扁平，宽阔，肋间隙小。水牛更小	18对，肋骨窄圆，肋间隙大
腰椎	6个，横突长而宽扁，向两侧呈水平位伸出，以2~5最长，1~5横突的前角处有钩突。黄牛钩突不明显	6个，横突比牛短，3~4最长，后3个向前弯，无钩突
肩胛骨	肩胛冈高，肩峰明显而发达	肩胛冈低，无肩峰
臂骨	大结节非常大，有一条臂二头肌沟，三角肌粗隆没有马的发达	大、小结节的体积相似，有2条臂二头肌沟，三角肌粗隆发达

（续表）

部 位	牛	马
前臂骨	尺骨比桡骨细1/3，且比桡骨长。有2个前臂间隙，上间隙最明显	尺骨短，近端粗，远端尖细，附着于桡骨体的中部，只有一个前间隙
坐骨结节	黄牛、奶牛为等腰三角形，水牛为长三角形，外上方宽，有2个凸起，内下方窄，延为坐骨弓	只有1个结节，为上宽下窄的长椭圆形，由前上方斜向外，向后下方
股骨	无中转子和第三转子，小转子呈圆形突出	有中转手和第三转子，小转子呈嵴状
小腿骨	腓骨近端退化，只有一个小凸起（水牛只有痕迹），远端形成踝骨	腓骨比牛的大，呈细柱状，下端与胫骨远端的外踝愈合，有小腿间隙
掌（跖）骨	由2块骨（大掌骨和大跖骨）组成，背侧正中有一血管沟，另有一个不明显的小掌（跖）骨	由1块骨［大掌（跖）骨］组成，另在该骨的两侧有2个小掌（跖）骨
指（趾）骨	有2指（趾），每指（趾）有3节	有1指（趾），3节

表9−5　羊骨与猪骨、狗骨的比较

部 位	羊	猪	狗
寰椎	无横突孔	横突孔在寰椎可见，向寰椎翼后缘突出	有横突孔，寰椎翼前方有翼切迹
胸骨	无胸骨柄，胸骨体扁平	胸骨柄向前钝突，两侧稍扁呈楔形，胸骨体平比狗的短	胸骨柄为尖端向前的三角形，胸骨体两侧稍扁，略呈圆柱状
肋骨	13对，肋骨宽扁	14～15对，较厚而扁	肋13对，肋弯曲度大，细圆
腰椎	6枚，横突向前倾，末端变宽，棘突低宽	5～7枚，横突稍向下弯曲，稍前倾，棘突稍前倾，上下等宽	7枚，横突较细，微伸向前下方，棘突上窄下宽
肩胛骨	肩峰明显，无冈结节	肩峰不明显，冈结节异常发达，并向后弯曲	肩峰呈钩状，肩胛冈高，把肩胛骨外则分为对等的两部分；无冈结节
臂骨	大结节较直，比小结节高得多	大结节发达，臂二头肌沟深	骨干呈螺线形扭转，大小结节高度一致
前臂骨	比猪的直，微弯曲。尺骨比桡骨长且细得多	尺骨弯曲且比桡骨长，粗细相当。前臂间隙很小	较直，尺骨比桡骨长而稍细
股骨	大转子略低于股骨头，第三转子不明显，踝上窝浅	大转子与股骨头呈水平位，无第三转子，踝上窝不明显	大转子低于股骨头，无第三转子，无踝上窝
小腿骨	腓骨近端退化成1个小隆突，远端变为踝骨	胫骨和腓骨长度相等。小腿间隙贯穿全长，腓骨比胫骨细，上半部呈三菱形	胫骨和腓骨长度相等，但尺骨很细，上半部有较宽的小腿间隙

（二）淋巴结特征比较

主要用于区别马属动物和牛、羊。马属动物淋巴结是由多个大小不同的小淋巴结联结成的淋巴结团块，呈纽结状，切面色泽灰白或黄白。而牛、羊淋巴结是单个完整的淋巴结，多呈椭圆形或长圆形，切面往往有灰褐色的色素沉着。另外，不同动物淋巴结的位置、形态也有一定的鉴别意义。

（三）脂肪理化学特性的鉴定

各种动物脂肪中的饱和脂肪酸和不饱和脂肪酸的种类和数量不同，其熔点、凝固点温度和碘值的范围值也有所差异（表9-6），故通过测定脂肪的熔点、凝固点和碘值等有助于鉴别动物肉种类。测定脂肪熔点的简易方法有直接加热测定法和毛细管测定法。还可通过熔化后的脂肪滴，在凉水水面上显示凝结状态或碘溶液的显色反应来鉴别牛肉和马属动物肉。

表9-6　常见动物脂肪的碘值、熔点与凝固点温度

脂肪名称	熔点（℃）	凝固点（℃）	碘值	脂肪名称	熔点（℃）	凝固点（℃）	碘值
猪脂肪	34~44	22~31	46~77	牛脂肪	45~52	27~38	32~47
羊脂肪	44~55	32~41	31~47	水牛脂肪	52~57	40.5~49	19~30
狗脂肪	30~40	20~25	56~67	马脂肪	15~39	15~30	71~84

（四）免疫学诊断

免疫学鉴别方法较多，用于市场肉种类鉴别的方法，首推沉淀反应和琼脂扩散反应。前者是一种单相扩散法，即以相应动物的特异蛋白作抗原接种家兔，以获得特异抗体，再用这种已知的抗血清检测未知的肉样。后者是一种双相扩散法，不仅能检测单一肉种，还能同时与有关抗原作比较，分析混合肉样中的抗原成分，琼脂扩散反应在形成沉淀线之后不再扩散，并可保存作为永久性记录。另外对流免疫电泳、酶联免疫试验和放射免疫技术等也显示了其优越性。

三、公、母猪肉的鉴别

（一）公、母猪肉的鉴别

1. 性气味检查

由于公、母畜胴体散发出一种十分难闻的性气味（俗称"臊气"），公畜肉尤以公山羊肉的性气味较明显，以唾液腺、脂肪和臀部肌肉最明显。因而检查时可直接嗅检或用加热的方法来鉴别。

（1）煎炸试验　选取有代表性的检样进行油煎或油炸，以嗅其散发出的气味。

（2）烧烙试验　用烧热的烙铁按压于阴囊、腰部或下颌部组织，嗅其散发出的气味。

（3）煮沸试验　将待检样品剪成数小块放清洁容器中适当煮沸，从散发的热蒸气中嗅闻有无性气味。还可采取背部、腹腔或肾周围脂肪数小块放耐高温的塑料袋中，扎紧袋口，置沸水中，待脂肪熔化时，解开塑料袋口嗅其气味。

2. 肉的形态学检查

（1）未去势和晚阉的公母猪肉　形态特征主要显现于皮肤、皮下脂肪、肌肉以及其他方面。皮厚而粗糙，松弛而缺乏弹性，毛孔粗大，皮肤多皱襞尤以母猪的颈部和下腹部皮肤皱襞明显。皮下脂肪层薄,手感较硬,尤其是公猪的背脂;母猪的皮下脂肪呈青白色,皮与脂肪之间常见有一薄层呈粉红色,俗称"红线"。皮肤与脂肪结合疏松。肌肉色泽较深,呈深红色或暗红色,肌纤维粗长,纹路明显,肌肉横切面颗粒粗大、明显,肌间脂肪很少或缺乏;公猪的腹直肌特别发达,母猪的腹直肌往往筋膜化。

(2)公猪 胴体上位于髂骨和腹股沟管内口之间的睾丸提肌明显粗大,呈束状。

(3)老龄母猪 猪乳头粗大,发硬,乳头孔明显。乳腺组织发达,呈海绵状。

(二)处理

(1)经兽医卫生检验质量较好的母猪肉,允许上市挂牌标明销售。

(2)未生育的小母猪肉及初产母猪经去势肥育4个月后肉,可作鲜销。

(3)性气味较轻的公母猪肉,在割除筋腱、脂肪、唾液腺后,可作灌肠等复制品原料。

(4)公母种猪及晚阉猪不得用于加工鲜(冻)片猪肉和分割鲜(冻)猪瘦肉。

四、病死畜禽肉的检验与处理

兽医卫生监督检疫人员在对上市肉品进行监督检验时,应着重查明受监督检验的肉品是否来自患病的、濒死期急宰的或死后冷宰的畜禽。为此,须进行仔细的感官检查和剖检,不能确定时则需进行细菌学检查和理化学检验。

(一)感官检查

1. 放血部位的组织状态 健康活畜禽的胴体,由于组织血管的收缩,宰杀口外翻,切面粗糙,其周围组织有相当大的血液浸染区,有的深达0.5~1.0cm。而病畜急宰或病死后冷宰的畜禽肉,其宰杀刀口一般不外翻,切面平整,刀口周围组织稍有或全无血液浸染现象。如宰杀前经过治疗者,可在颈部注射处见到出血和药物浸润的痕迹。

2. 放血程度 健康畜禽,放血良好。牛、羊肉呈淡红或红色,脂肪洁白或淡黄色;猪肉呈淡红或鲜红色,脂肪洁白;禽肉呈淡黄或淡红色。胸腹膜下小血管不显露或隐约可见。肌肉切面无血液浸染区,挤压时无小血珠外溢。滤纸条插入部分轻微浸润。急宰、冷宰的畜禽,放血不良或严重不良。肌肉呈暗红色或黑红色,脂肪呈不同程度红染;胸腹膜下血管怒张,血管断端常有血珠渗出甚至形成血液浸染区。剥皮胴体皮下脂肪的表面有较多的小血珠。肝、脾、肺、肾等器官严重淤血,切面流出多量血液。滤纸条试验,血液浸润超出插入部分2~5mm。

3. 血液坠积情况 健康畜禽胴体无血液坠积现象。濒死期畜禽在急宰前通常较长时间的侧卧,由于重力引起的体内血液的下沉,卧地侧皮下组织和成对器官的卧地侧器官呈现紫红色血液坠积区,下沉的血液最初滞留于血管内,使血管呈树枝状淤血。病死后冷宰的牲畜,在其肉尸一侧的皮下组织、肌肉及浆膜,呈明显的坠积性淤血,可见血管怒张,血液浸润的组织呈大片紫红色区。在侧卧部位的皮肤上有淤血斑(又称为尸斑)。

4. 淋巴结的变化 濒死期急宰或冷宰畜禽胴体和脏器的淋巴结,通常肿大,呈玫瑰红色、紫红色或其他变化。尤其要注意检查与各种疾病特别是传染病性质相应的病理变化,如猪瘟的淋巴结呈急性出血性炎变化,猪支原体病的肺门淋巴结呈增生性炎变化。

5. 胴体和内脏的变化 濒死期急宰或冷宰畜禽胴体和内脏,通常会呈现全身性多器官组织的病理性变化,病程较长的畜禽更为明显。胴体的皮肤、皮下组织、肌肉、胸腹膜、淋巴结和各脏器及其相关淋巴结常有不同程度的病变。有些疾病甚至在上述部位出现具有启示性或特征性变化。

病、死禽类胴体宰后放血不良，皮肤呈红色、暗红色或淡蓝紫色，皮肤干枯，毛孔凸起，拔毛不净；冠和肉髯呈紫红色或青紫色，有的全部呈黑紫色；眼部污秽不洁，眼多全闭，眼球下陷；嗉囊（鸭、鹅为食道膨大部）发青紫、空虚瘪缩或有液体、体气；肛门松弛、污秽不洁；尸体消瘦，个体一般较小，肉尸一侧往往有坠积性淤血。

物理性致死的胴体，常可检查到致死的痕迹，如压痕、勒痕、皮肤破损、局部淤血、出血以及骨折、内脏破裂等变化。但应注意区别生前与屠宰加工中引起的变化，如生前骨折，骨折处局部组织常见血肿和肌肉撕裂与出血，而死后断骨则无此破裂性出血现象。

（二）细菌镜检

在感官检查和剖检时，一旦发现有病、死畜禽肉的迹象时，应立即采取病料，进行触片、染色、镜检，这在及时发现传染病病原，控制疫病传播范围和保障食肉安全方面，均具有重要意义。

1. 操作方法

（1）无菌操作取有病理变化的淋巴结、实质器官和组织，触片（每个检样制备2个以上的触片）。

（2）将干燥并经火焰固定的触片，经革兰氏染色液和美蓝染色液分别进行染色（亦可将自然干燥的组织触片，经瑞特氏法进行染色）。当怀疑为结核病时，可采用抗酸染色法染色。用普通光学显微镜的油镜进行检查。

2. 常见细菌的染色镜检特征

（1）炭疽杆菌　为革兰氏阳性大杆菌，菌体似砖块，菌端方形，呈单个或短链状端，特殊染色可见明显的荚膜。猪淋巴结触片中见到似砖块形的有荚膜的炭疽杆菌时即可确诊。

（2）红斑丹毒丝菌　为革兰氏阳性的一种纤细的小杆菌，菌形瘦长，直形或稍弯曲，单个、成对或成小堆，无芽胞和荚膜。

（3）巴氏杆菌　为革兰氏阴性的两极浓染的卵圆形小杆菌。当检查猪的病料时，镜检可以得到比较满意的结果，而检查牛羊的组织触片及慢性病例或腐败材料时，往往不易发现典型巴氏杆菌，故只作参考，确诊尚需进行细菌分离培养或动物试验。

（4）气肿疽梭菌　为革兰氏阳性菌，两端钝圆，多单个或成对存在，病变部肌肉涂片菌体呈杆状、纺锤状（梭形），芽胞位于菌体中央或偏向一端，不形成荚膜，周身有鞭毛。

（5）链球菌　为革兰氏阳性有荚膜的球菌，大小不一，多呈双球状或短链状排列。

（6）结核菌　经抗酸染色法染色后，结核菌染成鲜红色，其他细菌呈蓝色。

（三）理化检验

理化检验在病、死畜肉的鉴别上具有一定的辅助作用，虽然方法较多，但操作简单、易在市场肉类监督检验中应用且结果比较可靠的，主要有以下几种：

1. 放血程度检验　采用滤纸浸润法或愈创木脂酊反应法。

①滤纸浸润。放血不良则滤纸条被血样液浸润且超出插入部分2~3mm；严重放血不良则滤纸条被血样液严重浸润且超出插入部分5mm以上。

②愈创木脂酊反应。放血不全则数秒钟内肉片变为深蓝色，全部溶液也呈深蓝色。

2. 球蛋白沉淀试验　采用酸酸铜肉汤反应法。病死畜禽肉中组织蛋白质发生不同程度的分解，肉汤呈现明显浑浊、絮状或颗粒状凝聚乃至胶状。而健康新鲜肉则肉汤澄清透明或稍有浑浊，无絮状和（或）颗粒状凝聚物。

3. 过氧化物酶反应 采用联苯胺指示剂方法。健康新鲜肉中含有过氧化物酶，反应后的肉浸液呈蓝色或青绿色，而病死畜禽肉中过氧化物酶显著减少甚至缺乏，肉浸液则不出现上述颜色变化或反应片刻后呈淡青灰色。

4. pH 值测定 选用 pH 试纸比色法或电位法来测定被检肉浸液中氢离子浓度（pH）。健康新鲜肉的 pH 值为 5.8~6.5。病死动物肉的 pH 值通常在 6.5 以上。

5. 微生物毒素呈色反应 采用细菌毒素氧化呈色反应法。被检肉样中有细菌毒素时，提取液管呈蓝色或蓝绿色；如无细菌毒素时则呈玫瑰红色或红褐色（高锰酸钾试剂的颜色）。

（四）病、死畜禽肉的处理

（1）经检验确认系一般疫病急宰后的畜禽肉，可按《病害动物和病害动物产品生物安全处理规程》GB 16548—2006 进行有条件的利用。

（2）凡检出的除急宰畜禽肉以外的其他病、死畜禽肉，不准上市销售，应在严格卫生监督下，送指定地点化制或销毁。若检出一类动物疫病或烈性传染病（如口蹄疫、高致死性禽流感、炭疽等）时，应就近焚烧或湿化。对污染的一切场地、车辆、工具等进行消毒，并及时上报疫情，严密监视疫情动态。凡与病、死畜禽肉接触的人员，要接受个人卫生防护。

第四节 中毒畜禽肉的检验与处理

畜禽受毒物作用出现异常或致死冷宰而获得的肉（含药物毒杀的野生动物肉），称为中毒畜禽肉。食用中毒畜禽肉对人体的危害是多方面的，最为直接的危害是中毒畜禽肉中残留的毒物随着进食使人发生中毒。对中毒畜禽肉的兽医卫生鉴定和评价是比较困难的，因为引起中毒的原因复杂，尤其是经私人非法宰杀、药物毒杀后并剔去了内脏和胴体上可见病变，增加了检验的难度。因此，必须结合病史、宰前临床特征和流行情况，进行综合判断，当然最好是结合理化学分析。

一、中毒畜禽肉的检验

（一）宰前临床检查

1. 中毒情况的了解 了解情况可为检验提供线索。询问时态度要热情、诚恳，注意引导和启发，宣传国家《食品安全法》和有关法规，讲明食用中毒肉的危害性。详细了解饲喂的饲料种类和来源、保存方式和保存时间、调制方法和饲喂量；周围工业"三废"的排放情况；使用和接触农药、化肥的数量、程度和持续时间；兽药的种类、使用剂量、使用方法、疗程等；畜舍附近是否安放灭鼠药、消毒剂等；野生动物猎捕的方式，是否药物毒杀。了解发病及死亡情况，即发病时间、病程、发病后表现的症状和治疗经过、死亡头数、死亡后剖检的变化等。

2. 毒物及中毒症状 通过仔细询问和了解宰前临床症状，可大致推断属于哪类毒物中毒，如神经症状极为明显，表现为瞳孔散大或缩小；高度兴奋，痉挛，后躯不完全麻痹；

体温下降或正常；口黏膜干燥或流涎；拉稀或便秘、腹部膨胀者，可能为有毒植物中毒。消化障碍十分严重，表现为流涎，口黏膜充血，溃疡；可视黏膜贫血，黄染或污浊；腹痛，拉稀，粪便恶臭或混有血液；狂躁不安，后期精神沉郁者，可能为砷、汞等矿物毒中毒。呼吸紊乱，表现为发病急，死亡快、呼吸困难、可视黏膜发绀，鼻孔有泡沫状排出物，心功能衰弱者，可能为氰氢酸中毒或亚硝酸盐中毒。血尿、血红蛋白尿等泌尿系紊乱者，可能为蕨类、芥子油、乌头素中毒。然而，单靠临床病征的判定是非常有限的，而且货主（或畜主）提供的临床症状，在不同个体有很大差别。因此，必须进一步仔细了解内脏器官的病理变化情况，为中毒病综合判断提供有价值的依据。

（二）病理解剖学检查

1. 中毒胴体的变化　畜禽中毒的胴体多不具有形态学变化，更缺乏毒物所致的特征性或具有启示的病变，但某些毒物中毒可引起皮肤和肌肉组织显示明显病变，如猪急性黄曲霉毒素中毒，使全身皮下脂肪呈不同程度黄染；急性蕨中毒的体表各部可因注射、刺伤、撞击等引起皮下血肿；砷制剂中毒的胴体有大蒜的气味；铅中毒的皮下组织出血，肌肉苍白、柔软或呈煮肉状，骨关节面呈黄色；灭鼠毒引起全身皮下组织血管、外周组织出血，如果屠宰解体前间隔过长，因血液自溶而出现黄疸。此外，中毒畜禽肉在放血程度、杀口状态以及血液沉坠现象等方面，与病、死畜禽肉的变化基本相同。

2. 中毒动物肉内脏器官的变化　中毒动物的内脏病变，常常为中毒病的诊断提供有价值的依据。其主要特点是：

（1）中毒常常缺乏特征病变，多呈现一般性病理变化。常见中毒动物的肝、肾、肺、心乃至胃、肠等器官发生水肿、出血、变性、坏死等变化。如酒糟、棉籽饼等引起的饲料中毒，主要表现胃的黏膜炎症和心、肝、肾等器官损害；因毒芹、夹竹桃引起的植物毒中毒，前者表现以心脏为主的各器官组织出血为主要特点，后者主要表现皮下组织及内脏器官的出血。

（2）某些中毒性疾病具有明显的病变或特征性病变。如甘薯黑斑病中毒，肺呈典型的间质性肺气肿；砷、磷等毒物的慢性中毒，常见肝、肾、心等不同程度的颗粒变性与脂肪变性；腐蚀性毒物中毒引起消化道黏膜炎症，诸如潮红、肿胀、出血、黏膜脱落、溃疡、穿孔等；氰化物中毒初期，血液呈鲜红色，中毒后期血液呈暗红色；亚硝酸中毒血液呈黑红色，或咖啡色且凝固不良；食盐中毒可见到脑灰质软化，脑膜充血或水肿；慢性蕨中毒，膀胱黏膜水肿、出血，膀胱肌变性，有的甚至伴有膀胱黏膜肿瘤的形成或赘生性病变。慢性氟中毒，形成氟斑齿和骨骼肿大、疏松及易折断等特征性病变；氰化物中毒，胃内散发苦杏仁味等。

二、中毒畜禽肉的处理

对于中毒畜禽肉的处理，原则是宁严勿宽。经检验确认为毒物中毒的肉，应做销毁处理。

第十章

乳与乳制品的卫生检验

"十一五"期间，我国奶类产量、乳品加工量和城市居民乳品消费量保持较快增长速度，至2010年全年牛奶产量3 570万t，比2008年增长0.4%，跃居世界第三位，仅次于印度、美国，已经成为世界上的奶业大国。2010年末奶牛存栏1 260万头，比2008年增长2.1%。2010年全国乳制品产量2 159.60万t，较2008年增长19.3%。2010年人均牛奶占有量约为30kg，中国官方提出，到2012年，中国人均奶类占有量将达到42kg。此外，乳制品的种类也不断增加，出现了众多的功能性乳制品。在"振兴奶业，强盛民族"和实施国家"学生饮用奶"计划的带动和促进下，奶牛业和乳品工业迅速发展。为了适应乳品工业的蓬勃发展，提高乳品的卫生质量，确保消费者的食用安全，必须加强和规范乳与乳制品的卫生监督管理和检验工作。

第一节　乳的卫生检验

一、乳的初加工卫生

（一）乳的概念

乳（Milk）是哺乳动物分娩后由乳腺分泌的一种白色或微黄色的不透明的具有胶体特性的生物学液体。乳中含有哺育新生动物所必需的全部营养成分，营养价值齐全，易于消化，是哺乳动物出生后赖以生长发育最完美的食物。我国居民主要食用牛乳及其制品，在不同地区和不同民族也食用山羊、马、水牛、牦牛和绵羊等动物的乳汁及其制品。

1. 乳的成分和性质受泌乳期内各种生理因素的影响会发生一定的变化。根据成分变化情况将乳分为初乳、常乳和末乳。

（1）初乳（Colostrums）　乳畜分娩后第一周内分泌的乳称为初乳，又称黄乳或胶乳。初乳色黄而浓稠、具有特殊气味，干物质含量较高，含有丰富的免疫球蛋白、脂肪、维生素A和维生素D以及铁和钙等无机盐等。初乳营养价值高，可提高仔畜的抗病能力，有利于幼畜生长发育。初乳中的镁有轻泻作用，可促使胎粪排出。初乳的酸度较高，热稳定性较差，加热时易凝固，不适于加工乳制品。但目前许多研究者利用食品分离重组技术，用初乳生产含有生物活性物质的初乳粉和免疫乳。

（2）常乳（Normal milk）　初乳期过后到干乳期以前乳畜分泌的乳称为常乳。常乳的化学成分和物理性质基本稳定，是加工乳制品的主要原料。

（3）末乳（Late lactation milk）　乳畜在泌乳末期最后一周到两周内所分泌的乳称为末乳，又称为老乳。末乳中氯离子含量高，味微咸，酸度低，细菌和解脂酶增多，有油脂氧化气味。因此，末乳不易储藏，不能用于加工乳制品。

2. 由于泌乳期内生理、病理或其他因素的影响，或乳被污染，乳的成分和性质会发生变化。根据乳的化学成分与性质是否正常可将乳分为正常乳和异常乳。

（1）正常乳（Normal milk）　成分和性质正常的乳称为正常乳，即常乳。见前述。

（2）异常乳（Abnormal milk）　凡是不适于饮用和生产乳制品的乳称为异常乳。异常乳的物理性状与化学组成明显不同于常乳，不能作为乳制品加工的原料使用。按其异常的原因，可分为以下四类：

①生理异常乳　主要是指初乳和末乳。

②微生物污染乳　乳被微生物严重污染产生异常变化，使其理化性质发生改变。最常见的微生物污染乳是乳房炎乳、酸败乳和病原菌污染乳等。

③化学异常乳　乳的成分或理化性质发生异常变化，包括低成分乳、低酸度酒精阳性乳、冻结乳、风味异常乳和异物掺杂乳等。

A，低成分乳（Low solid milk）　由于遗传、饲养管理水平、生理、病理或环境等因素的影响，乳的成分发生异常变化，引起全乳固体含量过低的乳称为低成分乳。

B，低酸度酒精阳性乳（Low acidity alcohol positive milk）　指乳的滴定酸度虽然不高，但酒精试验时发生凝固的乳。这种乳可能与动物代谢障碍、饲养管理不当、气候改变或乳的胶体体系被破坏有关。

C，冻结乳　乳在低温下发生冻结时，乳中部分酪蛋白变性，风味改变，有时酸度上升，称为冻结乳。

D，风味异常乳　指气味和滋味发生异常的乳。异常风味主要来自畜体、饲料、环境、包装材料或加工设备等。

E，异物混杂乳　指乳中混入了非原有成分的乳。这种乳中含有随饲料进入机体而转移到乳中的有毒有害金属、农药、兽药、细菌毒素、霉菌毒素和其他有毒有害化学物质等污染物，或混杂有来自畜体和环境中的饲料、昆虫、粪便和鬃毛等杂质，以及有意识地掺入乳中的外来物质等。

（二）乳的化学组成和理化性质

1. 乳的化学组成　乳是多种物质组成的混合物，含有上百种成分，主要由水、脂肪、蛋白质、乳糖、盐类、维生素及酶类等物质组成。正常情况下，乳中各种成分的含量比较稳定，但受许多因素影响也会发生变化，其中变化最为明显的是脂肪，蛋白质次之，而乳糖和盐类的变化则很小，乳糖含量基本稳定。哺乳动物乳的营养价值和质量主要取决于乳中的干物质含量和种类。哺乳动物正常乳汁的主要化学成分及其含量见表10-1。

（1）水分　水是乳的主要成分，根据水在乳中存在形式可分为游离水、结合水和结晶水。游离水是其他成分的分散介质，乳中各种物质都以不同的分散度分散于其中，使乳汁得以构成均匀而稳定的流体。游离水不稳定，在100℃时汽化，在0℃时冻结，经浓缩、干燥等方法加工奶粉、炼乳时易于排出。结合水是与蛋白质、乳糖以及一些盐类结合存在，较稳定，不易排出。乳中还有少量晶体水。

表 10 – 1　哺乳动物乳汁的化学组成及其含量（%）

乳的种类	成　分					
	水分	脂肪	乳糖	酪蛋白	乳白蛋白及乳球蛋白	灰分
牛乳	87.32	3.75	4.75	3.00	0.40	0.75
山羊乳	82.34	7.57	4.96	3.62	0.60	0.74
绵羊乳	79.46	8.63	4.28	5.23	1.45	0.97
马乳	90.68	1.17	5.77	1.27	0.75	0.36
猪乳	84.04	4.55	3.30	7.23	7.23	1.05
犬乳	75.44	9.57	3.09	6.10	5.05	0.73
人乳	88.50	3.30	6.80	0.90	0.40	0.20

（2）乳脂肪　脂肪是乳的主要成分之一，含量一般为 3% ~5%，以微细球状均匀分散于乳中，使乳呈均匀稳定的乳浊液状态，其中含有磷脂、甾醇和脂溶性维生素等。脂肪球的表面有一层磷脂蛋白膜，即脂肪球膜，它具有保持乳浊液稳定的作用，即使脂肪球上浮分层，仍能保持着脂肪球的分散状态而不会相互融合。在机械搅拌或强酸、强碱作用下，脂肪球膜遭到破坏后，脂肪球会互相聚结在一起上浮而破坏乳的胶体状态。因此，可以利用这一原理生产奶油和测定乳的含脂率。乳脂肪在常温下呈液态，易挥发，是形成牛乳风味的主要物质，同时也是稀奶油、奶油、全脂奶粉及干酪等乳制品的主要成分。乳脂肪容易受光、氧气、温度和金属等因素的影响发生氧化，使乳出现哈味。

（3）蛋白质　牛乳中的蛋白质含量为 3.3% ~3.5%，其中 80% ~83% 为酪蛋白，17% ~20% 为乳清蛋白。

①酪蛋白　不溶于水和酒精，加热不凝固，可被弱酸和皱胃凝乳酶凝固。在牛乳中以酪蛋白酸钙的形成存在。酪蛋白是制造干酪和干酪素的主要原料。

②乳清白蛋白　可溶于水，常温下不能被酸凝固。与酪蛋白的主要区别是不含磷，而含大量的硫，不能被皱胃蛋白酶凝固。

③乳清球蛋白　常乳中含量不超过 0.2%，初乳中可高达 12%。该蛋白与机体免疫力有关，但与血清免疫球蛋白不是同一种蛋白质。

（4）乳糖　哺乳动物乳汁中特有的糖类，是乳成分中最稳定的一种。乳糖属于双糖，在乳糖酶（Lactase）作用下水解生成葡萄糖和半乳糖。成年人的消化道中乳糖酶的含量较低，甚至缺乏，尤其是有色人种，不能分解乳糖，食用乳后出现腹胀、腹泻等"乳糖不适应症"（Lactose intolerance）的症状。为了解决此问题，在乳品加工中利用乳糖酶将乳中的乳糖分解为葡萄糖和半乳糖，或利用乳酸菌将乳糖转化成乳酸，可预防"乳糖不适应症"。

（5）无机盐类　乳中的无机盐类主要有钾、钠、钙、镁、硫、磷、氯等常量元素（表 10 –2）与锌、铁、铜、锰、碘等微量元素。由于鲜乳中存在具有缓冲能力的盐类和蛋白质，因此，乳能够保持一定的 pH 值，并呈稳定的胶体状态。

表 10 - 2　牛乳中主要无机盐含量（mg/ml）

无机盐	钠（Na）	钾（K）	镁（Mg）	钙（Ca）	磷（P）	氯（Cl）
平均值	470	1 500	120	1 210	950	1 030
范　围	300 ~ 700	1 000 ~ 2 000	50 ~ 240	900 ~ 1 400	700 ~ 1 200	800 ~ 1 400

　　乳中的钾和钠大部分以氯化物、磷酸盐及柠檬酸盐的可溶状态存在。钙和镁则与酪蛋白、磷酸和柠檬酸结合，一部分呈胶体状态，一部分呈溶解状态。乳中的钙、镁与磷酸盐、柠檬酸盐之间保持适当平衡是保持乳对热稳定的重要条件。乳经乳酸菌发酵后酸度不断升高，不溶性钙、镁逐渐变为可溶性，结果可溶性钙、镁含量过剩，在较低温度下，乳即可凝固。

　　乳中氯离子含量和乳糖含量之间有一定比例关系，从而保证乳具有一定的渗透压。如果乳畜患乳房炎，则导致氯离子含量增高，氯糖比例失调，因此，氯糖数可作为乳房炎乳检验的指标。

　　（6）维生素　牛乳中含有几乎所有已知的各种维生素，包括水溶性维生素 B_1、维生素 B_2、维生素 B_6、叶酸、维生素 B_{12}、维生素 C 和脂溶性维生素 A、维生素 D、维生素 E、维生素 K 两大类，其中维生素 B_2 含量很丰富（表 10 - 3）。初乳中维生素 A 及胡萝卜素含量较高，采食青贮饲料多的乳畜所产乳中 B 族维生素的含量高。酸乳发酵过程中，微生物可合成维生素，干酪及奶油中含有丰富的脂溶性维生素。维生素 C 不耐热、见光易分解，故在加工中应避免高温长时间加热、采用避光包装材料和不锈钢容器。

表 10 - 3　牛乳中维生素含量（mg/kg）

种类	脂溶性维生素			水溶性维生素			
	A	D	E	B_1	B_2	PP	C
含量	0.13 ~ 0.16	0.07 ~ 1.2	0.6 ~ 1.23	0.2 ~ 0.7	1.0 ~ 1.25	1.5 ~ 1.55	8 ~ 18

　　（7）酶　乳中酶的种类繁多，现已发现 60 多种，有些酶来自乳腺组织，有些是微生物代谢过程中的产物，主要有磷酸酶、还原酶、解脂酶、溶菌酶和过氧化物酶等。

　　磷酸酶是乳中固有的酶，包括酸性磷酸酶和碱性磷酸酶，前者最适 pH 值为 4.0，73℃加热 50min 仍有活力，完全被破坏需 95℃加热 5min；后者最适 pH 值为 9.0，63℃加热 20min 即被破坏。根据这一性质，可应用碱性磷酸酶试验来检验牛乳的加热杀菌程度，或推断杀菌乳中是否混有生乳。还原酶是由乳中微生物产生的，其活性随微生物数量的增加而增高，故可通过测定还原酶的活力来判断乳的细菌污染程度。解脂酶存在于末乳中，微生物也能产生。解脂酶可使脂肪水解，所以末乳带有油脂氧化的气味。溶菌酶、过氧化物酶使乳具有抗菌特性。

　　（8）其他成分　除上述成分外，乳中还含有有机酸、细胞成分、气体、色素、激素、生长因子、生物活性肽和其他微量成分。

　　2. 乳的物理性质　乳的物理性质与乳制品的加工有极大关系，同时也是检测乳及乳制品卫生质量的重要依据。

（1）色泽　正常的新鲜牛乳呈不透明的乳白色或淡黄色。乳的白色是由于乳中的酪蛋白酸钙、磷酸钙胶粒及脂肪球等微粒对光的不规则反射所产生。牛乳中的脂溶性胡萝卜素和叶黄素使乳略带淡黄色，而水溶性的核黄素使乳清呈荧光性黄绿色。

（2）气味和滋味　乳具有特殊的乳香气味，主要是由低级脂肪酸、丙酮酸、乙醛类和二甲硫醚及其他挥发性物质所形成，经加热后其香气更浓。牛乳微甜来自乳糖，微酸来自柠檬酸和磷酸，咸味来源于氯化物，而苦味由镁和钙形成。乳房炎乳因氯离子含量较高，故有咸味。山羊乳具有膻味，与其中含有的脂肪酸的种类有关。

（3）相对密度与比重　乳的相对密度是指乳在20℃时的质量与同体积水4℃时的质量比值。正常牛乳为1.028~1.032；乳的比重指乳在15℃时的重量与同容积同温度水的重量之比，正常牛乳为1.030~1.034。乳的相对密度是由乳固体含量所决定。非脂乳固体增加，则相对密度增加；反之，则降低。鲜乳脱脂后相对密度增加，掺水后相对密度下降，故常用此指标检查乳的品质。此外，乳的密度还随温度而变化。在10~25℃范围内，温度每变化1℃，乳的密度相差0.0002。

（4）冰点和沸点　牛乳的冰点一般在 -0.565 ~ -0.525℃，山羊乳的冰点为 -0.580℃。牛乳中的乳糖和盐类是导致冰点下降的主要因素。正常的牛乳其乳糖及盐类的含量变化很小，所以乳的冰点很稳定，如果在乳中掺入水，可导致冰点上升。掺水1%，冰点约上升0.0054℃，故可用测定冰点的方法检验乳中是否掺水。酸败牛乳的冰点会降低，所以测定冰点时要求牛乳的酸度必须在20OT以内。

牛乳的沸点在101.33kPa（1个大气压）下约为100.55℃。乳的沸点受乳中固形物含量的影响，乳浓缩时，沸点会相应上升，浓缩到原体积1/2时，沸点上升到101.05℃。

（5）pH值与酸度（Acidity）　新鲜牛乳的pH值在6.5~6.7，平均为6.6，羊乳的pH值为6.3~6.7。酸败乳、初乳的pH值在6.4以下，乳房炎乳、低酸度乳的pH值在6.8以上。

乳的酸度通常是指以酚酞作指示剂中和100ml牛乳所需0.1mol/L氢氧化钠的毫升数，以OT（吉尔涅尔酸度）表示，或以乳酸度（乳酸%）来表示。新鲜牛乳的酸度为16~18OT（0.15%~0.18%），主要由乳中的蛋白质、柠檬酸盐、磷酸盐及CO_2等酸性物质所形成，称为固有酸度或自然酸度（natural acidity）。其中来源于磷酸盐和柠檬酸盐的占10~12OT（0.06%~0.08%），蛋白质占3~4OT（0.05%~0.08%），CO_2占2~3OT（0.01%~0.02%）。另外，牛乳在存放过程中被微生物污染，由于微生物作用，分解乳糖产生乳酸而使酸度升高，这种因发酵产酸而增高的酸度称为发酵酸度（Acidity of fermentation）。自然酸度与发酵酸度之和，称为总酸度（Total acidity），通常所说的牛乳酸度是指其总酸度。乳的酸度增高，可使乳对热的稳定性大大降低，也会降低乳的溶解度和保存期，对乳品加工及乳品质量有很大影响，所以乳酸度是衡量乳品卫生质量的重要指标。在贮藏鲜乳时为防止酸度升高，必须迅速冷却，并在低温下保存。

（6）表面张力与黏度　牛乳在15℃时表面张力为0.04~0.062N/m。表面张力与泌乳期、乳中干物质含量和温度有关。初乳中蛋白质含量高，表面张力低；全脂乳表面张力为0.052N/m，脱脂乳为0.056N/m；乳的温度升高，则表面张力低。测定乳的表面张力可用于区别正常乳和异常乳，也可初步判定生乳和杀菌乳。

牛乳在20℃时黏度为0.0015~0.002Pa·s（帕斯卡·秒）。乳的黏度与乳的化学组成、泌乳期和温度有关，初乳、末乳和病畜乳的黏度比常乳大，乳的含脂率或非脂乳固体含量增加时黏度升高，温度升高时乳的黏度降低。

（三）影响乳品质的因素

乳品在生产、加工和流通过程中受许多因素影响，了解这些影响因素，便于在乳与乳制品生产过程中进行卫生监督，提高产品质量。影响乳品品质的主要因素有以下几个方面：

1. 乳畜的种类和品种　乳畜的种类和品种不同，其乳汁的化学组成不同，如羊乳的脂肪含量比其他动物乳高，而绵羊乳的脂肪和蛋白质含量又较山羊的高（表10-1），山羊乳几乎不含胡萝卜素，因此呈白色，但低级脂肪酸含量高，故具有膻味。马乳中乳糖含量高，有利于微生物发酵，可加工制作马奶酒。一般而言，泌乳量高的牛所产乳中脂肪含量较低，如水牛乳的含脂率较荷兰牛、黑白花牛为高，牦牛乳的脂肪含量超过6%，适于加工奶油。

2. 乳畜的年龄和泌乳期　乳畜的泌乳量以及乳汁的化学成分都随着年龄、产仔数和泌乳期不同而不同。一般来说，初产奶牛产奶量少，乳中脂肪和非脂乳固体含量最高，从第2胎起泌乳量逐渐增加，第7胎达到高峰，多数奶牛到7胎后分泌的乳中脂肪含量下降。

在整个泌乳期，乳汁的化学组成和物理性质差异很大。初乳呈黄色，脂肪和蛋白质含量高，酸度和相对密度较高。末乳中氯离子含量增加，酸度降低，并含解脂酶。

3. 饲养管理和环境温度　科学合理的饲养管理，既可增加产奶量，又可提高乳的品质，使乳中蛋白质维持在较高水平。因为饲料影响乳品的色泽、风味和化学组成，营养丰富的饲料可提高产乳量和乳固体含量，若长期饲料供应不足，可使乳的风味改变、干物质含量降低。当乳畜食入苦艾、洋葱、蚕蛹等带有强烈刺激气味的饲料，乳也会具有不良刺激气味和苦涩味。

环境温度影响产奶量和乳的组成，炎热季节产的乳脂肪含量低，寒冷季节产的乳脂肪和干物质含量高。气温在4~21℃条件下产奶量和乳的成分无明显变化，但当温度升高到27℃后，产奶量下降，全脂乳固体含量下降。

4. 挤乳情况　挤乳次数、挤乳前后的乳房按摩、挤乳员的变动对乳畜的产奶量和含脂率也有一定影响。初挤的乳中脂肪含量较低，而最后挤出的乳中干物质和脂肪含量较高；试验证明，每日3次挤乳较2次挤乳的产乳量可提高20%~25%，并且脂肪含量也有所提高；早晨挤的乳比晚间挤的乳中脂肪含量低、挤乳量大。如果在挤乳前后按摩乳房，不仅可提高产奶量，还可提高脂肪含量。

5. 乳畜的健康状况　乳畜的健康状况对产奶量和乳品质的影响更为显著。乳畜患有乳房炎时，会引起产奶量下降，乳中脂肪、蛋白质和乳糖等干物质含量急剧下降，而矿物质和氯离子含量则有所增加，同时，乳的感官性状改变、体细胞数增加。当乳畜患有结核病、布鲁氏杆菌病、炭疽和口蹄疫等人畜共患病时，引起乳的微生物污染。乳畜患有酮病、产褥热、低血钾症、创伤性心包炎等普通病时，乳的理化性质也会发生改变。

6. 乳的微生物污染　乳中微生物来自乳房内，也可来自挤乳过程中牛体、空气、容器、挤乳器以及挤乳工人，以及乳品的生产加工和流通过程均可造成微生物污染，可引起乳的酸败和人的食源性疾病。

乳中微生物种类常见的有细菌和真菌等。

（1）细菌　牛乳中的细菌种类很多，主要有腐败菌和致病菌两类。

①腐败菌　乳酸菌、丙酸菌、丁酸菌、大肠埃希菌、枯草杆菌、蜡样芽胞杆菌、巨大

芽胞杆菌等。

②致病菌　金黄色葡萄球菌、牛分枝结核杆菌、溶血性链球菌、致病性大肠杆菌、沙门氏菌、志贺氏菌、炭疽杆菌、肉毒梭菌、布鲁氏菌、白喉杆菌等。

（2）真菌　霉菌和酵母等。

7. 乳的化学性污染　乳和乳制品中残留有许多有毒有害化学污染物，根据其来源和性质不同，可分为以下几类：

（1）农药　主要有杀虫剂、杀菌剂、除草剂等农药，它们来自污染的饲料。

（2）兽药　用于防治乳畜疾病的抗生素、磺胺类、驱虫药等兽药会残留于乳中，或人为添加抗生素用于抑制其中细菌繁殖。

（3）有害元素　主要有铅和砷等有害元素，此外还有铜、锌等。这些元素主要来自工业"三废"污染环境，通过食物链进入动物体内，而残留于乳汁中。有些元素主要来自加工机械设备。

（4）霉菌毒素　乳中黄曲霉毒素 M1 主要来自饲料。

（5）硝酸盐和亚硝酸盐　乳和乳制品中残留的硝酸盐和亚硝酸盐主要来源于饲料、生产用水或人为掺假。

（6）激素　目前多种激素用于畜牧业中，如雌二醇、催产素、黄体酮等均可引起残留。

（7）掺假物　乳中常见掺假掺杂物有防腐剂、中和剂、化肥、硝酸盐和芒硝等。

（四）原料乳的生产卫生

我国绝大部分乳品加工企业在养牛小区或村（屯）建立奶站，奶牛进站挤奶，以保证原奶质量，杜绝在原奶中掺杂使假。因此，奶站的卫生管理是保证原奶质量的前提。

1. 奶牛健康的要求

（1）奶牛场的卫生应符合《奶牛场卫生规范》（GB 16568—2006）的规定。畜舍应清洁干燥，通风良好，光线充足，勤换褥草或细沙，及时清理粪便；设备应保持清洁，定期消毒；饲草和饲料质地良好，无霉变现象；饮用水应符合《无公害食品 畜禽饮用水水质》（NY5207—2008）要求；饲养场（户）必须建立严格检疫和防疫制度，定期进行结核病、布氏杆菌病等常发重大疫病的检疫和预防注射。

（2）进站挤奶的牛必须具有健康合格证，牛体保持干净卫生，无疫病和乳房炎。处于休药期的牛不能进站挤奶。

2. 奶站环境和设备的卫生要求

（1）奶站周围 5m 内保持卫生干净，地面整洁，不得堆积牛粪或排污不便存积污水，不得存放污染空气物品。

（2）每挤完一次奶都要进行环境清洁，挤奶厅地面、墙壁应保持干净，不得有积水、柴草、杂物、牛粪等。

（3）制冷罐口、收奶槽、手工挤奶桶要加盖 120 目过滤布，设备进、出奶口等关键部位要加纱布进行防护。

（4）挤奶厅内不得存放车辆与挤奶无关的所有器具和物品、不得饲养或带入家禽家畜等。

（5）不得在挤奶厅内吸烟、饮水、吃食物，不得喧哗、嬉闹。

3. 奶站设备清洗要求

（1）奶站所有设备表面要保持干净，不得有灰尘、水迹、奶迹等。所有管道内、奶衬、胶圈等接触奶液的部位不得有奶垢残留。

（2）挤奶结束后，必须对挤奶设备（挤奶机和制冷罐）进行全面的清洗。挤奶设备的日常清洗包括预冲洗（35～45℃清水）、碱洗（70～85℃）或酸洗（65～70℃）和清洗（35～45℃清水）。每天清洗程序一般采取"两碱一酸"，即每天三次挤奶后两次用碱清洗，一次用酸清洗。

（3）挤奶设备清洗完毕后，应对清洗效果进行检查，并定期对部分部件进行手工清洗，如毛巾、假乳头、集乳器各进出口、真空阀、集乳罐内、奶泵搅拌叶、搅拌轴、制冷罐进出口、搅拌桨、各拐角、奶管出入口、挤奶桶、奶杯组、杯托等。

4. 挤乳及挤乳用具的卫生　乳头导管中常存在较多的微生物，故应把最初的几把乳废弃，或挤入专用容器中另行处理，以减少乳的含菌量。盛乳容器应彻底刷洗消毒后备用。自动挤乳机清洁消毒必须彻底，防止黏附、残留乳汁。

5. 挤乳员的卫生要求　挤乳员的卫生直接影响乳的品质，因此挤乳员必须严格遵守卫生制度，定期检查身体，保持个人卫生。凡患有传染病、化脓性疾病及腹泻的，不得参加挤乳。此外挤乳员还需保持头发、衣服、手指等的清洁卫生。

（五）生乳初加工卫生

生乳（Raw milk）是指从符合国家有关要求的健康奶畜乳房中挤出的无任何成分改变的常乳。产犊后7d的初乳、应用抗生素期间和休药期间的乳汁、变质乳不应用作生乳。

1. 生乳验收　生乳必须来自健康动物，牛乳各项指标均应符合《食品安全国家标准 生乳》（GB 19301—2010）或相应的行业标准的规定。

2. 乳的净化　原料生乳在杀菌之前，应先经过净化，以便除去杂质，降低微生物的数量，有利于乳的消毒。

（1）过滤净化　乳容易被粪屑、饲料、垫草、牛毛、乳块、蚊蝇或其他异物污染。因此，刚挤出的乳，必须尽快过滤，以便除去机械性杂质。在奶牛场，常用纱布、滤袋或不锈钢滤器过滤。将每块纱布折叠3～4层，其过滤量不得超过50kg，同时应注意纱布和滤袋要扎牢，不能有漏洞；滤布和滤器使用后必须清洗消毒、干燥后备用。

（2）离心净化　在乳品厂常用离心净乳机净化乳，以便除去不能被过滤的极小杂质和附着在杂质上的微生物和乳中的体细胞，能显著提高净化效果，增强杀菌效果，有利于提高乳的质量。

3. 乳的冷却　刚挤出的乳，温度约为37℃，是微生物生长的最适温度。如果不及时冷却，乳中微生物大量增殖，酸度增高（表10-4），乳会变质凝固。迅速冷却乳既可抑制微生物的生长繁殖，又可延长乳中抑菌酶的活性。

表10-4　乳的保存性与冷却温度的关系

乳的储存时间	乳的酸度（OT）		
	未冷却的乳	冷却到18℃的乳	冷却到13℃的乳
刚挤出的乳	17.5	17.5	17.5

（续表）

乳的储存时间	乳的酸度（OT）		
	未冷却的乳	冷却到18℃的乳	冷却到13℃的乳
挤出 3h 的乳	18.3	17.5	17.5
挤出 6h 的乳	20.9	18.5	17.5
挤出 9h 的乳	22.5	18.5	17.5
挤出 12h 的乳	变酸	19.0	17.5

刚挤出的乳，因乳汁中有抑制微生物繁殖的抗菌物质，使细菌的发育和繁殖受到抑制，此期称为抗菌期。乳中的抑菌物包括乳烃素、溶菌酶和过氧化物酶，具有抑菌和抗菌作用，但这些抗菌物质所维持的抗菌时间与乳的温度和细菌污染程度有关。乳的温度和污染程度越低，细菌含量越少，抑菌时间越长，反之则短。如果乳挤出后迅速冷却到0℃，抑菌作用可维持48h，5℃时维持36h，10℃时维持24h，25℃时维持6h，而在37℃时则仅维持2h。

乳冷却的越早、温度越低，乳越新鲜（表10-4、表10-5）。所以，刚挤出的乳过滤后必须尽快冷却到4℃，并在此温度下保存，直至运送到乳品厂。现许多奶站使用压缩机制冷罐，使刚挤的热鲜奶迅速冷却至2~4℃。此外，经杀菌后的乳也应尽快冷却至4℃。乳的冷却方法有水池冷却、表面冷却器冷却、蛇管式冷热器冷却和热交换器冷却等。

表10-5　乳在贮藏中细菌数量的变化（个/ml）

贮存时间	冷却乳	未冷却乳
刚挤出的乳	11 500	11 500
3h 以后	11 500	18 500
6h 以后	8 000	102 000
12h 以后	7 000	114 000
24h 以后	62 000	1 300 000

4. 乳的杀菌和灭菌　为了防止乳的腐败变质必须进行灭菌，以杀死腐败菌和病原菌。生乳应尽早予以杀菌或灭菌。常用的杀菌和灭菌方法有以下几种：

（1）**巴氏杀菌法（Pasteurisation）**　GB/T 15091—1994《食品工业基本术语》将巴氏杀菌定义为，"采用较低温度（一般60~82℃），在规定的时间内对食品进行加热处理，达到杀死微生物营养体的目的。是一种既能达到消毒目的又不损害食品品质的方法"。这种杀菌（消毒）方式不能完全杀死细菌芽胞，仅能破坏、钝化或除去致病菌和有害微生物。

①低温长时间杀菌法（LTLT）　将乳加热至62~65℃维持30min。此法可最大限度地保持乳的原有状态和营养（尤其是维生素），但此法所用时间长，不能有效地杀灭某些病原微生物，目前已较少使用。

②高温短时间杀菌法（HTST）　将乳加热到72~75℃维持15~20s或80~85℃维持

10～15s。其优点是能够最大限度地保持鲜乳原有的理化特性和营养，但仅能破坏、钝化或除去致病菌和有害微生物，仍有耐热菌残留。

（2）超巴氏杀菌法（Ultra Pasteurisation）　将乳加热至125～138℃维持2～4s，然后在7℃以下保存和销售。超巴氏杀菌产品并非绝对无菌，而且不能在常温下保存和分销。

（3）超高温瞬时杀菌法（UHT）　采用高温、短时间，使液体食品中的有害微生物致死的灭菌方法。该法不仅能保持食品风味，还能将病原菌和具有耐热芽胞的形成菌等有害微生物杀死。灭菌温度一般为130～150℃。灭菌时间一般为数秒。

一般流动的乳液经135～150℃，维持0.5～3s，在无菌状态下包装，以达到商业无菌（Commercial sterilization）要求。但蛋白质和维生素A、维生素C遭到一定程度的破坏。分为直接加热法和间接加热法两种：

①直接加热法（喷气式超高温灭菌法）　本法可分为蒸汽喷入乳中及乳喷入蒸汽中两种方法，两者都是用热蒸汽直接将乳加热至135～150℃，维持0.75～2.4s，然后迅速冷却。经一定的工艺处理，乳中的水分不会增加，营养价值也不会遭到很大的破坏。此法可杀灭全部微生物。

②间接加热法　通过热交换器器壁之间的介质间接加热至135～150℃，维持0.5～3s。其冷却也可间接通过各种冷却剂冷却。

（4）保持灭菌法（二次灭菌法）　将乳液预先杀菌或不杀菌，包装于密闭容器内，在不低于110℃温度下灭菌10min以上。此法可引起部分蛋白质分解或变性，色、香、味不如巴氏杀菌乳，脱脂乳的亮度、浊度、黏度会受到影响。

由于采用不同的热处理方法，乳中细菌残存数和致死率不同（表10-6），乳的质量和保质期也不同。乳品厂应根据企业的设备和产品的种类，选择适当的热处理方法。

表10-6　不同灭菌方法生产的乳中细菌残存数

灭菌方法	培养温度（℃）	杀菌前细菌数（个/ml）	杀菌后细菌数（个/ml）	死亡率（%）
低温长时间杀菌法	30	2 985 000	33 960	97.3
（LTLT）	30	1 600 000	4 400	99.7
	35～37	8 000 000	7 500	99.9
高温短时间杀菌法	30	2 980 000	58 530	96.7
（HTST）	35～37	115 000 000	33 600	99.6
超高温瞬时杀菌法	35～37	13 000 000	0.5～1	99.999
（UHT）	35～37	5.5×10^3～2.5×10^8	0	100

5. 乳的包装　灭菌乳的包装应采用无菌罐装系统，包装材料必须符合食品卫生要求，必须无菌，无任何污染，并要避光、密封和耐压。包装容器的灭菌方法有饱和蒸汽灭菌、双氧水灭菌、紫外线辐射灭菌、双氧水和紫外线联合灭菌等方法。产品标签按《食品安全国家标准 预包装食品标签通则》（GB 7718—2011）规定执行。

6. 乳的贮存和运输　乳应在低温条件下贮存和运输。

（1）贮存　为了保证乳的风味和质量，以免腐败变质，巴氏杀菌乳的贮存温度应为

2～6℃，灭菌乳应贮存在干燥、通风良好的场所。贮存成品的仓库必须卫生、干燥，产品不得与有害、有毒、有异味或对产品产生不良影响的物品同库贮存。

（2）运输　成品运输时应用冷藏车，车辆应清洁卫生，专车专用，夏季运输产品时应在 6h 内分送给用户。在运输中应避免剧烈震荡和高温，要防尘、防蝇，避免日晒、雨淋，不得与有害、有毒、有异味的物品混装运输。

此外，乳品厂必须遵守《乳制品良好生产规范》（GB 12693—2010）规定，在生产中应采用 HACCP 和 GMP，加强企业自身卫生管理和产品卫生质量监测。

二、生乳的卫生检验

（一）样品的采集

散装或用大型容器盛装的乳，应将样品混匀后取样，每次取样量不得少于 250ml。瓶装或袋装的成品，采样数量按每批或每个班次取 1‰，不足千件者抽取一件。采集的样品应有代表性，采集理化检验的样品时，采样器和容器都必须清洁干燥，不得含有待测物质或干扰物质等化学物质；采集微生物检验用的样品时，取样必须严格无菌操作，采样器和容器等应严格灭菌。样品应贮存于 2～6℃，尽快送检，以防变质。

（二）感官检查

将样品置于 15～20℃水浴中，保温 10～15min，充分混匀后检查乳的色泽、气味、滋味有无异常。用搅拌棒搅动观察有无红色、绿色或明显的黄色，有无杂质、凝块或发黏现象。正常鲜乳应为白色或稍黄色的均质胶态液体，微甜，具有固有的乳香味，无杂质、无沉淀、无发黏现象。

（三）理化检验

主要检验乳的营养成分、乳的新鲜度、有害物质、有无掺假物质等。

（1）相对密度　用乳稠计（Galactometer）测定乳的相对密度。

（2）乳脂率的测定　测定方法有罗兹－哥特里法、盖勃氏法等，参照《食品安全国家标准 婴幼儿食品和乳品中脂肪的测定》（GB 5413.3—2010）执行。

（3）乳酸度的测定　测定方法有滴定法（《食品安全国家标准 乳和乳制品酸度的测定》GB 5413.34—2010）、酒精试验法和煮沸试验法。

（四）微生物学检验

对乳的微生物学检验包括菌落总数测定、大肠菌群数测定、沙门氏菌检验以及其他致病菌和霉菌的检验。具体操作方法参见《食品安全国家标准 食品微生物学检验》（GB 4789）系列标准。

（五）乳房炎乳的检验

（1）氯糖数的测定　氯糖数是指乳中氯离子的百分含量与乳糖的百分含量之比。健康牛乳中氯糖数不超过 4，乳房炎乳的氯糖数较高，可达 6～10。按《婴幼儿食品和乳品中乳糖、蔗糖的测定》（GB 5413.5—2010）和《婴幼儿食品和乳品中氯的测定》（GB 5413.24—2010）规定，分别测定乳中乳糖和氯离子含量，再计算氯糖数。

（2）血与脓的检出　乳房炎乳中含有血和脓时，在二氨基联苯胺试剂中，加入 4～5ml 牛乳，20～30s 后，液体呈深蓝色。

（3）苛性钠凝乳检验法　在碱性条件下，乳房炎乳出现沉淀。取乳样 3ml 于白色平皿中，加 0.5ml 苛性钠试液，立即回转混合，10s 后观察，判定标准见表 10 – 7。

表 10 – 7　乳房炎乳凝乳试验的判定标准

现　　象	结　　果
无沉淀及絮片	－（阴性）
稍有沉淀发生	±（可疑）
有片条状沉淀	＋（阳性）
有黏稠性团块，并继之分为薄片	＋＋（弱阳性）
有持续性黏稠性团块（凝胶）	＋＋＋（强阳性）

（4）体细胞计数法　乳中细胞含量的多少是衡量乳房健康状况及乳卫生质量的标志之一。正常牛乳中体细胞含量一般不超过 50 万个/ml，平均 26 万个/ml。当奶牛患有乳房炎时，乳中体细胞数超过 50 万个/ml。为了防止乳房炎乳混入原料乳中，我国和很多发达国家都采用体细胞数的方法检测乳房炎乳。用体细胞计数仪或血球计数仪测定。

（5）电导率测定　正常牛乳的导电率为 0.004 ~ 0.005S。奶牛患乳房疾病时，乳中盐类含量增加，电导率增高为 0.0065 ~ 0.0130S。用电导仪测。

此外，还可采用溴麝香草酚蓝（B. T. B.）检验法、过氧化氢酶法（H_2O_2 玻片法）、烃基（烷基）硫酸盐检验法（C. M. T.）等方法检验乳房炎乳。

三、掺假掺杂乳的检验

（一）常见的掺假掺杂物质

根据掺假物的性质不同，常见掺假物质有如下几类：

1. 水　是最常见的一种掺假物质，加入量一般为 5% ~ 20%，有时高达 30%。

2. 电解质　为增加乳的密度或掩盖乳的酸败，在乳中掺入电解质。为了提高乳的密度，在牛乳中掺入食盐、土盐、芒硝（Na_2SO_4）、硝酸钠和亚硝酸钠等物质。为了降低乳的酸度，掩盖乳的酸败，防止牛乳因酸败而发生凝结现象，常在乳中加入少量的碳酸钠、碳酸氢钠、明矾、石灰水、氨水等中和剂。

3. 非电解质物质　这类物质加入水中后不发生电离，如在乳中掺入尿素、蔗糖等，其目的是为了增加乳的比重。

4. 胶体物质　一般都是大分子物质，在水中以胶体溶液、乳浊液等形式存在，能增加乳的黏度，感官检验时没有稀薄感。如在乳中加入米汤、豆浆和明胶等，以增加重量。

5. 防腐物质　为了防止乳的酸败，在乳中加入具有抑菌或杀菌作用的物质，常见有两类：

（1）防腐剂　主要有甲醛、苯甲酸、水杨酸、硼酸及其盐类、双氧水、亚硝酸钠、重铬酸钾等。

（2）抗生素　主要有青霉素、链霉素、红霉素等。

6. 其他物质　在乳中掺入牛尿、人尿、污水、白陶土、滑石粉、大白粉、白鞋粉等物质。乳中掺入其他物质，不但降低乳的营养价值和风味，影响乳的加工性能和产品的质量，使消费者经济受到损失，而且掺假会导致微生物大量增殖，使乳容易腐败变质，许多掺假物质还可损害食用者的健康，严重时造成食物中毒，甚至危及人的生命。因此，生产单位和检验部门应严格把关，加强原料乳及其乳制品的掺假检验。

（二）掺假物的检测项目

乳的掺假掺杂一般以易得和廉价为原则，有单一掺假，也有多重掺假，各地情况也不尽相同。对其检验可根据感官检验、牛乳的密度、酸度、乳脂率、冰点、电导率及生物发酵时间等综合指标来制定针对不同掺假物的检测项目，并通过检验结果进行系统分析和综合判断。

（三）常见掺假物的检测

包括掺水的检验、掺淀粉的检测、掺豆浆的检测、掺食盐的检测、掺碱乳的检测等。

1. 掺水的检验　对于感官检查发现乳汁稀薄、色泽发灰发淡的乳，有必要作掺水检验。目前常用的有比重法和冰点测定法。

（1）冰点测定法　正常牛乳的冰点很稳定，掺水稀释后冰点会升高。根据冰点的不同，可确定乳中的掺水量。

（2）乳清密度检查法　正常牛乳的乳清密度一般在 1.027 ~ 1.030。若乳清密度降到 1.027 以下，则可疑牛乳中掺有水。

2. 掺淀粉的检测　乳中掺淀粉可使乳变稠，比重接近正常。对有沉渣物的乳，应进行掺淀粉检验。将 5ml 牛乳稍稍煮沸，冷却后加入 3 ~ 5 滴 2% 碘液，充分混匀。若呈现蓝色或青蓝色，说明有淀粉掺入。

3. 掺豆浆的检测　乳样呈淡黄色，奶香味差，并有豆腥味。在牛奶中加入醇醚混合液后，再加入 25% 的氢氧化钠溶液。10min 后若有黄色出现则证明牛奶中掺有豆浆。

4. 掺食盐的检测　乳液变稀，呈颜色清白，有咸味。取 5ml 0.01mol/L 升硝酸银溶液加入试管中，滴入 2 滴 10% 铬酸钾溶液混匀，再加入 1ml 被检乳，充分摇匀。若呈黄白色，说明有食盐加入。

5. 掺碱乳的检测　乳液变稀，用手搅拌时有润滑感，口感有碱的涩味。

（1）显色法　溴麝香草酚兰溶液在 pH 值 6.0 ~ 7.6 时，颜色由黄至蓝逐渐变化。牛乳加碱后氢离子发生变化，使溴麝香草酚兰显示不同的颜色。

（2）冰醋酸法　冰醋酸与碱类发生中和反应生成二氧化碳。取被检牛乳 5ml，加入冰醋酸 1ml，充分混匀，有气泡逸出者为掺碱乳。

四、乳的卫生评价与处理

乳的卫生评定，应以感官检查、理化检验和微生物检验进行综合评定，必须符合相应国家标准或行业标准。

（一）合格乳的标准

1. 生乳　应符合《食品安全国家标准 生乳》（GB 19301—2010）规定。包括感官指标、理化指标和微生物限量标准。

（1）感官指标　感官要求应符合表 10 - 8 的规定。

表 10 – 8　感官要求（GB 19301—2010）

项目	要求	检验方法
色泽	呈乳白色或微黄色	取适量试样置于 50ml 烧杯中，在自然光下观察色泽和组织状态。闻其气味，用温开水漱口，品尝滋味
滋味、气味	具有乳固有的香味，无异味	
组织状态	呈均匀一致液体，无凝块、无沉淀、无正常视力可见异物	

（2）理化指标　理化指标要求应符合表 10 – 9 的规定。

表 10 – 9　理化要求（GB 19301—2010）

项目		指标	检验方法
冰点[a,b]/（℃）		− 0.500 ~ − 0.560	GB 5413.38
相对密度/（20℃/4℃）	≥	1.027	GB 5413.33
蛋白质/（g/100g）		2.8	GB 5009.5
脂肪/（g/100g）	≥	3.1	GB 5413.3
杂质度/（mg/kg）	≤	4.0	GB 5413.30
非脂乳固体/（g/100g）	≥	8.1	GB 5413.39
酸度/（OT）			
牛乳[b]		12 ~ 18	
羊乳		6 ~ 13	GB 5413.34

注：a：挤出 3h 后检测；b：仅适用于荷斯坦奶牛

污染物限量应符合 GB 2762 的规定。真菌毒素限量应符合 GB 2761 的规定。农药残留量应符合 GB 2763 及国家有关规定和公告。

兽药残留量应符合国家有关规定和公告。

（3）微生物　微生物学限量应符合表 10 – 10 的规定。

表 10 – 10　微生物限量指标（GB 19301—2010）

项目		限量［CFU/g（ml）］	检验方法
菌落总数	≤	2×10^6	GB 4789.2

2. 灭菌乳　灭菌乳的卫生标准应符合《食品安全国家标准 灭菌乳》（GB 25190—2010）要求，该标准适用于全脂、脱脂和部分脱脂灭菌乳。

（1）感官指标　感官要求应符合表 10 – 11。

表10-11　感官要求（GB 25190—2007）

项 目	要 求	检验方法
色泽	呈乳白色或微黄色	取适量试样置于50ml 烧杯中，在自然光下观察色泽和组织状态。闻其气味，用温开水漱口，品尝滋味
滋味、气味	具有乳固有的香味，无异味	
组织状态	呈均匀一致液体，无凝块、无沉淀、无正常视力可见异物	

（2）理化指标　理化指标符合表10-12 的要求。其他污染物限量应符合 GB 2762 的规定。真菌毒素限量应符合 GB 2761 的规定。

表10-12　理化指标（GB 25190—2010）

项 目		指 标	检验方法
脂肪[a]/（g/100g）	≥	3.1	GB 5413.3
蛋白质/（g/100g）			
牛乳	≥	2.9	GB 5009.5
羊乳	≥	2.8	
非脂乳固体/（g/100g）	≥	8.1	GB 5413.39
酸度/（°T）			
牛乳		12～18	GB 5413.34
羊乳		6～13	

注：a 仅适用于全脂灭菌乳

（3）微生物要求　应符合商业无菌的要求，按 GB/T 4789.26—2003 规定的方法检验。

3. 绿色食品消毒乳　绿色食品消毒乳包括巴氏杀菌纯牛（羊）乳、巴氏杀菌调味乳、灭菌纯牛（羊）乳和灭菌调味乳4 种，各项卫生指标应符合《绿色食品 乳制品》（NY/T 657—2007）规定。

（1）感官指标　绿色食品消毒乳的感官指标应符合表10-13 的规定。

表10-13　绿色食品消毒乳感官要求（NY/T 657—2007）

项 目	要 求			
	巴氏杀菌纯牛（羊）乳	巴氏杀菌调味乳	灭菌纯牛（羊）乳	灭菌调味乳
色泽	呈均匀一致的乳白色或微黄色	呈均匀一致的乳白色或具有添加辅料应有的色泽	呈均匀一致的乳白色或微黄色	呈均匀一致的乳白色或具有添加辅料应有的色泽
滋味和气味	具有牛乳或羊乳固有的气味和滋味，无异味	具有添加辅料应有的滋味和气味	具有牛乳或羊乳固有滋味气味，无异味	具有添加辅料应有的滋味和气味
组织状态	均匀的液体，无凝块，无沉淀，无黏稠现象	均匀的液体，无凝块，无黏稠现象，允许有少量沉淀	均匀的液体，无凝块，无沉淀，无黏稠现象，允许有少量沉淀	均匀的液体，无凝块，无沉淀，无黏稠现象

（2）理化指标 绿色食品消毒乳的理化指标应符合表10-14的规定。

表10-14 绿色食品消毒乳理化指标（NY/T 657—2007）

项 目	巴氏杀菌纯牛（羊）乳			巴氏杀菌调味乳			灭菌纯牛（羊）乳			灭菌调味乳		
	全脂	部分脱脂	脱脂	全脂	部分脱脂	脱脂	全脂	部分脱脂	脱脂	全脂	部分脱脂	脱脂
脂肪，g/100g	≥3.1	1.0~2.0	≤0.5	≥2.5	0.8~1.6	≤0.4	≥3.1	1.0~2.0	≤0.5	≥2.5	0.8~1.6	≤0.4
酸度 °T	牛乳 ≤18.0	—	≤18.0	—								
	羊乳 ≤16.0											
蛋白质，g/100g	≥2.9	≥2.3		≥2.9	≥2.3							
非脂乳固体，g/100g	≥8.1	≥6.5		≥8.1	≥6.5							
杂质度，mg/kg	≤2	—		≤2	—							

（3）微生物学指标 绿色食品消毒乳的微生物学检验指标应符合表10-15的规定。

表10-15 绿色食品消毒乳微生物学指标（NY/T 657—2007）

项 目	巴氏杀菌乳	灭菌乳
菌落总数，cfu	≤15 000	≤10
大肠菌群数，MPN/100g	≤30	≤3
致病菌（指肠道致病菌和肠道球菌）	不得检出	

（二）不合格乳的卫生评定

经过检验有下列缺陷者，不得食用，应予以销毁。

（1）感官性状异常 乳出现黄色、红色或绿色等异常色泽，乳汁黏稠、有凝块或沉淀，有血或脓、肉眼可见异物或杂质，或有明显的饲料味、苦味、酸味、霉味、臭味、涩味及其他异常气味或滋味。

（2）理化指标异常 乳的脂肪、非脂乳固体、蛋白质含量低于国家或有关行业标准，黄曲霉毒素、硝酸盐和亚硝酸盐等有害化学物质超标。

（3）乳有掺假现象 乳中掺水或掺入其他任何物质。

（4）微生物指标异常 乳中检出致病菌，细菌总数或大肠菌群数超标。

（5）异常乳 开始挤出的一、二把乳汁、产犊前15d的乳、产犊后7d的初乳、应用抗生素期间和停药后5d的乳汁、乳房炎乳及变质乳等。

（6）病畜乳 病畜患有炭疽、鼻疽、狂犬病、钩端螺旋体病、开放性结核病、乳房放线菌病等传染病时所产的乳。

第二节　乳制品的卫生检验

一、乳粉的卫生检验

（一）乳粉的加工卫生

乳粉（Milk powder）是以生牛（羊）乳为原料，经加工制成的粉状产品。一般经杀菌、浓缩、喷雾干燥而制成。主要产品有全脂乳粉、全脂加糖乳粉、脱脂乳粉和调制乳粉等。调制乳粉（formulated milk powder）是以生牛（羊）乳或及其加工制品为主要原料，添加其他原料，添加或不添加食品添加剂和营养强化剂，经加工制成的乳固体含量不低于70%的粉状产品。

原料的杀菌应采用高温短时间杀菌法，可破坏乳中的酶、杀灭微生物，防止或推迟脂肪的氧化。真空浓缩后应立即进行喷雾干燥，形成乳粉后尽快排出干燥室，以免受热时间过长，引起蛋白质变性或大量游离脂肪酸生成，可提高乳粉溶解度和保藏性。为防止乳粉氧化变质，包装材料要求密封、避光、符合卫生要求，可采用真空包装或充氮包装。防止乳粉发生褐变、酸度偏高或微生物污染。

（二）乳粉的检验

1. 样品的采取

（1）箱桶包装乳粉　无菌操作，用采样扦自容器的四角及中心各采一扦，搅匀后取总量的1/1 000用于检验。检验数为总数的1%。

（2）听、瓶、袋、盒装乳粉　按照批号，从其不同堆放部位，取总数的1/1 000作检验，但不得少于2件。尾数超过500件的，增取1件。

2. 检验方法与卫生评价指标　按照《食品安全国家标准 乳粉》（GB 19644—2010）执行。本标准适用于全脂、脱脂、部分脱脂乳粉和调制乳粉。原料生乳应符合 GB 19301 的规定。其他原料应符合相应的安全标准和/或有关规定。

（1）感官检验　检验乳粉的色泽、组织状态、气味和滋味及冲调性。感官指标要求符合表10–16的规定。

表10–16　感官要求（GB 19644—2010）

项目	要求		检验方法
	乳 粉	调制乳粉	
色泽	呈均匀一致的乳黄色	色泽具有应有的色泽	取适量试样置于50ml 烧杯中，在自然光下观察色泽和组织状态。闻其气味，用温开水漱口，品尝滋味
滋味、气味	具有纯正的乳香味	具有应有的滋味、气味	
组织状态	干燥均匀的粉末		

（2）理化检验　理化指标应符合表10–17的规定。污染物限量应符合 GB 2762 的规定。真菌毒素限量应应符合 GB 2761 的规定。

表 10 - 17　理化指标（GB 19644—2010）

项 目	要 求		检验方法
	乳 粉	调制乳粉	
蛋白质/（%）　≥	非脂乳固体[a] 的34%	16.5	GB 5009.5
脂肪[b]/（%）　≥	26.0	—	GB 5413.3
复原乳酸度/（°T）			
牛乳　≤	18	—	GB 5413.34
羊乳	7～14		
杂质度/（mg/kg）　≤	16		GB 5413.30
水分/（%）　≤	5.0		GB 5009.3

注：a：非脂乳固体（%）＝100%－脂肪（%）－水分（%）；b：仅适用于全脂乳粉

（3）微生物限量　微生物限量应符合表 10 - 18 的规定，

表 10 - 18　微生物限量（GB 19644—2010）

项目	采样方案[a] 及限量（若非指定，均以 cfu/g 表示）				检验方法
	n	c	m	M	
菌落总数[b]	5	2	50 000	200 000	GB 4789.2
大肠菌群	5	1	10	100	GB 4789.3 平板计数法
金黄色葡萄球菌	5	2	10	100	GB 4789.10 平板计数法
沙门氏菌	5	0	0/25g	—	GB 4789.4

注：a：样品的分析及处理按 GB 4789.1 和 GB 4789.18 执行；b：不适用于添加活性菌种（好氧和兼性厌氧益生菌）的产品

二、炼乳的卫生检验

（一）炼乳的加工卫生

炼乳（Condensed milk）是以牛乳为主料，添加或不添加白砂糖，经浓缩制成的黏稠状液体产品。一般分为淡炼乳、加糖炼乳和调制炼乳三种。淡炼乳（Evaporated milk）是以生乳和（或）乳制品为原料，添加或不添加食品添加剂和营养强化剂，经加工制成的黏稠状产品。加糖炼乳（Ssweetened condensed milk）是以生乳和（或）乳制品、食糖为原料，添加或不添加食品添加剂和营养强化剂，经加工制成的黏稠状产品。调制炼乳（Formulated condensed milk）是以生乳和（或）乳制品为主料，添加或不添加食糖、食品添加剂和营养强化剂，添加辅料，经加工制成的黏稠状产品。

在乳制品加工中，要求原料生乳必须符合相应国家标准《食品安全国家标准 生乳》（GB/T 19301）的规定，其他原料应符合相应的安全标准和/或有关规定。包装材料应卫生，产品标签必须符合《食品安全国家标准 预包装食品标签通则》（GB 7718—2011）规定。在生产和贮藏中应注意防止酸度偏高、出现异味、褐变、蛋白凝固、脂肪上浮或霉菌污染。储存温度不得高于15℃。运输产品时应避免日晒、雨淋。产品应贮存于干燥、通风良好的场所，不得与有毒、有害、有异味或影响产品质量的物品混装运输或同处贮存。从业人员必须健康，无传染病，并保持个人卫生、加工车间和环境的卫生。

（二）炼乳的检验方法与卫生标准

1. 样品的采取　以浓缩锅或结晶罐分批取样，或按生产批号取样，每锅取样2~3罐，成批产品不能分锅者，则按1/1 000采样，但不得少于2罐，尾数超过500罐的，增取1罐。

2. 检验方法与卫生标准　炼乳的卫生标准与检验方法参照《食品安全国家标准 炼乳》（GB 13102—2010）执行（表10-19、表10-20、表10-21）。

（1）感官检验　炼乳的感官指标应符合表10-19的规定。

表10-19　感官要求（GB 13102—2010）

项 目	要求			检验方法
	淡炼乳	加糖炼乳	调制炼乳	
色泽	呈均匀一致的乳白色或乳黄色，有光泽		具有辅料应有的色泽	取适量试样置于50ml烧杯中，在自然光下观察色泽和组织状态。闻其气味，用温开水漱口，品尝滋味
滋味、气味	具有乳的滋味和气味	具有乳的香味，甜味纯正	具有乳和辅料应有的滋味和气味	
组织状态	组织细腻，质地均匀，黏度适中			

（2）理化检验　炼乳的理化指标应符合表10-20的规定。污染物限量应符合GB 2762的规定。真菌毒素限量应符合GB 2761的规定。食品添加剂和营养强化剂质量应符合相应的安全标准和有关规定。食品添加剂和营养强化剂的使用应符合GB 2760和GB 14880的规定。

表10-20　理化指标（GB 13102—2010）

项 目	指 标				检验方法
	淡炼乳	加糖炼乳	调制炼乳		
			调制淡炼乳	调制加糖炼乳	
蛋白质/（g/100g） ≥	非脂乳固体[a] 的34%		4.1	4.6	GB 5009.5
脂肪（X）/（g/100g）	7.5≤X<15.0		X≥7.5	X≥8.0	GB 5413.3
乳固体[b]/（g/100g） ≥	25.0	28.0	—	—	
蔗糖/（g/100g） ≤	—	45.0	—	48.0	GB 5413.5
水分/（%） ≤		27.0		28.0	GB 5009.3
酸度/（°T） ≤	48.0				GB 5413.34

注：a：非脂乳固体（%）=100%-脂肪（%）-水分（%）-蔗糖（%）；b：乳固体（%）=100%-水分（%）-蔗糖（%）

（3）微生物限量　淡炼乳、调制淡炼乳应符合商业无菌的要求，按 GB/T 4789.26 规定的方法检验。加糖炼乳、调制加糖炼乳应符合表 10－21 的规定。

表 10－21　糖炼乳和调制加糖炼乳微生物限量（GB 13102—2010）

项目	采样方案[a] 及限量（若非指定，均以 CFU/g 或 CFU/ml 表示）				检验方法
	n	c	m	M	
菌落总数	5	2	30 000	100 000	GB 4789.2
大肠菌群	5	1	10	100	GB 4789.3 平板计数法
金黄色葡萄球菌	5	0	0/ 25g	—	GB 4789.10 定性检验
沙门氏菌	5	0	0/ 25g	—	GB 4789.4

注：a：样品的分析及处理按 GB 4789.1 和 GB 4789.18 执行

（三）卫生评价
（1）原料乳的要求同乳粉。
（2）产品的各项卫生指标须符合国家标准。
（3）加糖炼乳除加糖外，不得添加或带有任何防腐剂。
（4）罐筒膨胀及感官指标异常的，如有异常色调、苦味、腐脂味、金属味的，不得销售。

三、发酵乳的卫生检验

（一）发酵乳的加工卫生
发酵乳（Fermented milk）是以生牛（羊）乳或乳粉为原料，经杀菌、发酵后制成的 pH 值降低的产品。产品分为发酵乳、酸乳、风味发酵乳、风味酸乳。酸乳（Yoghurt）是以生牛（羊）乳或乳粉为原料，经杀菌、接种嗜热链球菌和保加利亚乳杆菌（德氏乳杆菌保加利亚亚种）发酵制成的产品。风味发酵乳（Flavored fermented milk）是以 80% 以上生牛（羊）乳或乳粉为原料，添加其他原料，经杀菌、发酵后 pH 值降低，发酵前或后添加或不添加食品添加剂、营养强化剂、果蔬、谷物等制成的产品。风味酸乳（Flavored yoghurt）是以 80% 以上生牛（羊）乳或乳粉为原料，添加其他原料，经杀菌、接种嗜热链球菌和保加利亚乳杆菌（德氏乳杆菌保加利亚亚种）发酵前或后添加或不添加食品添加剂、营养强化剂、果蔬、谷物等制成的产品。

酸牛乳是发酵乳中最重要的一种，由于乳酸菌分解蛋白质、乳糖，微生物合成维生素，提高了其营养价值，使其更易被机体消化吸收，且具有抑制肠道有害微生物的活动、促进胃肠功能，增强人体免疫能力，提高钙、磷、铁的吸收和利用，以及降低血清胆固醇等作用，避免了某些人的"乳糖不适应症"，对患有糖尿病、胃病和便秘等疾病的患者有一定的辅助治疗作用。

生产酸乳的原料要新鲜，不得含有有害物质，尤其是抗生素和防腐剂。原料乳经 95℃ 30min，或 90℃ 35min 杀菌后立即冷却，然后加入纯化的发酵剂（Starter culture）、装瓶、发酵。产品应贮存于 2～6℃，用 3～6℃冷藏车运输，避免强烈震动。

（二）发酵奶的检验

1. 样品的采取　按生产班次或生产日期分批取样，不足 1 万瓶的，抽取 2 瓶，1 万～5 万瓶者每增加 1 万瓶增取 1 瓶，5 万瓶以上者，每增加 2 万瓶增取 1 瓶。样品应保存于 2～10℃的冷藏箱内。

2. 检验方法与卫生指标

发酵乳检验方法与卫生指标应按照《食品安全国家标准 发酵乳》（GB 19302—2010）规定执行。生乳原料应符合 GB 19301 规定，其他原料应符合相应安全标准和/或有关规定，发酵菌种保加利亚乳杆菌（德氏乳杆菌保加利亚亚种）、嗜热链球菌或其他菌种应为国务院卫生行政部门批准使用的菌种。

（1）感官检验　发酵乳的感官检验应符合表 10 - 22 的规定。

表 10 - 22　感官要求（GB 19302—2010）

项目	要 求		检验方法
	发酵乳	风味发酵乳	
色泽	色泽均匀一致，呈乳白色或微黄色	具有与添加成分相符的色泽	取适量试样置于 50ml 烧杯中，在自然光下观察色泽和组织状态。闻其气味，用温开水漱口，品尝滋味
滋味、气味	具有发酵乳特有的滋味和气味	具有与添加成分相符的滋味和气味	
组织状态	组织细腻、均匀，允许有少量乳清析出；风味发酵乳具有添加成分特有的组织状态		

（2）理化检验　理化指标应符合表 10 - 23 的规定。污染物限量应符合 GB 2762 的规定。真菌毒素限量应符合 GB 2761 的规定。

表 10 - 23　理化指标（GB 19302—2010）

项目	指 标		检验方法
	发酵乳	风味发酵乳	
脂肪[a]/（g/100g）　≥	3.1	2.5	GB 5413.3
非脂乳固体/（g/100g）　≥	8.1	—	GB 5413.39
蛋白质/（g/100g）　≥	2.9	2.3	GB 5009.5
酸度/（°T）　≥	70.0		GB 5413.34

注：a 仅适用于全脂产品。

（3）微生物限量　发酵乳的微生物限量应符合表 10 - 24 的规定。

表 10 - 24　微生物限量（GB 19302—2010）

项目	采样方案[a] 及限量（若非指定，均以 CFU/g 或 CFU/ml 表示）				检验方法
	n	c	m	M	
大肠菌群	5	2	1	5	GB 4789.3 平板计数法

（续表）

项目	采样方案[a]及限量（若非指定，均以 CFU/g 或 CFU/ml 表示）				检验方法
	n	c	m	M	
金黄色葡萄球菌	5	0	0/ 25g（ml）	—	GB 4789.10 定性检验
沙门氏菌	5	0	0/ 25g（ml）	—	GB 4789.4
酵母 ≤			100		GB 4789.15
霉菌 ≤			30		

注：a：样品的分析及处理按 GB 4789.1 和 GB 4789.18 执行

（4）乳酸菌数　应符合表 10 – 25 的规定。

表 10 – 25　乳酸菌数（GB 19302—2010）

项　　目	限量［CFU/g（ml）］	检验方法
乳酸菌数[a] ≥	1×10^6	GB 4789.35

注：a：发酵后经热处理的产品对乳酸菌数不作要求

（5）**食品添加剂和营养强化剂**　食品添加剂和营养强化剂质量应符合相应的安全标准和有关规定。食品添加剂和营养强化剂的使用应符合 GB 2760 和 GB 14880 的规定。

（三）卫生评价

（1）原料乳的要求同乳粉。

（2）所取样品的净重与标签标明的重量相差不应超过 ±2%。

（3）各项卫生指标均须符合国家标准。

（4）感官及微生物指标不合格或表面生霉的，不得销售，一律废弃。

四、奶油的卫生检验

（一）奶油的加工卫生

奶油（Butter）是以乳和（或）稀奶油（经发酵或不发酵）为原料，添加或不添加其他原料、食品添加剂和营养强化剂，经加工制成的脂肪含量不小于 80.0% 产品，又称为黄油。产品分为奶油、稀奶油、无水奶油（无水黄油）三种。分离后的稀奶油采用间歇式或连续式杀菌法，杀灭有害微生物，钝化解脂酶，除去不良气味，改善奶油的风味。杀菌后立即冷却至 2 ~ 10℃，使其达到物理成熟。生产酸性奶油时，原料生乳应符合 GB 19301 的要求，其他原料应符合相应的安全标准和/或有关规定。加工过程中要防止微生物污染，运输产品时应使用冷藏车，产品的贮存温度不得超过 – 15℃。

（二）奶油的检验与卫生标准

1. 样品的采取　按奶油搅拌器分批采样，每批产品取两件。大包装产品应从箱内不同部位取样。

2. 检验方法与卫生标准　按照《食品安全国家标准 稀奶油、奶油和无水奶油》（GB 19646—2010）执行。

（1）感官指标　感官要求应符合表 10 - 26 规定。

表 10 - 26　感官要求（GB 19646—2010）

项目	要求	检验方法
色泽	呈均匀一致的乳白色、乳黄色或相应辅料应有的色泽	取适量试样置于 50ml 烧杯中，在自然光下观察色泽和组织状态。闻其气味，用温开水漱口，品尝滋味
滋味、气味	具有稀奶油、奶油、无水奶油或相应辅料应有的滋味和气味，无异味	
组织状态	均匀一致，允许有相应辅料的沉淀物，无正常视力可见异物	

（2）理化检验　理化指标应符合表 10 - 27 的规定。污染物限量应符合 GB 2762 的规定。真菌毒素限量应符合 GB 2761 的规定。

表 10 - 27　理化指标（GB 19646—2010）

项目	指标			检验方法
	稀奶油	奶油	无水奶油	
水分/（%）　≤	—	16.0	0.1	奶油按 GB 5009.3 的方法测定；无水奶油按 GB 5009.3 中的卡尔·费休法测定
脂肪/（%）　≥	10.0	80.0	99.8	GB 5413.3[a]
酸度[b]/（°T）　≤	30.0	20.0	—	GB 5413.34
非脂乳固体[c]/（%）≤	—	2.0		

注：a：无水奶油的脂肪（%）=100% - 水分（%）；b：不适用于以发酵稀奶油为原料的产品；c：非脂乳固体（%）=100% - 脂肪（%）- 水分（%）（含盐奶油还应减去食盐含量）

（3）微生物限量　以罐头工艺或超高温瞬时灭菌工艺加工的稀奶油产品应符合商业无菌的要求，按 GB/T 4789.26 规定的方法检验；其他产品应符合表 10 - 28 的规定。

表 10 - 28　微生物限量（GB 19646—2010）

项目	采样方案[a] 及限量（若非指定，均以 CFU/g 或 CFU/ml 表示）				检验方法
	n	c	m	M	
菌落总数[b]	5	2	10 000	100 000	GB 4789.2
大肠菌群	5	2	10	100	GB 4789.3 平板计数法
金黄色葡萄球菌	5	1	10	100	GB 4789.10 平板计数法
沙门氏菌	5	0	0/ 25g（ml）	—	GB 4789.4
霉菌　≤	90				GB 4789.15

注：a：样品的分析及处理按 GB 4789.1 和 GB 4789.18 执行；b：不适用于以发酵稀奶油为原料的产品

（4）食品添加剂和营养强化剂 食品添加剂和营养强化剂质量应符合相应的安全标准和有关规定；食品添加剂和营养强化剂的使用应符合 GB 2760 和 GB 14880 的规定。

（三）卫生评价

（1）制造奶油的原料乳应为新鲜常乳，酸度不超过22OT。

（2）产品的各项指标须符合国家标准。

（3）腐败、生霉或有强烈异味的奶油应废弃。

（4）微生物指标不得超标。

五、牛乳的复原、复合与调制乳

（一）复原乳

牛乳的复原是指利用炼乳或/和全脂乳粉勾兑成液态乳的工艺过程。复原乳（Reconstituted milk）即用炼乳或/和全脂乳粉与水勾兑成的原料乳。从营养价值角度讲，复原乳远远比不上鲜牛奶。这是因为鲜奶怕热，如果加工温度超过85℃，其营养物质就会被大量破坏。而复原乳要经过两次高温灭菌加工，其营养价值必然降低。2010年卫生部关于《乳品安全国家标准问答》再次重申，巴氏杀菌乳不允许使用复原乳，而其他使用了复原乳的液体乳需要在标签上明确标识。巴氏杀菌乳和 UHT 灭菌乳中复原乳的鉴定参照行业标准 NY/T 939—2005 执行。

（二）复合乳

牛乳的复合是指将脱脂奶粉复原成脱脂乳后，再加入所需乳脂而成全脂液态乳的工艺过程，这种乳通常被称为复合乳或再制乳。

（三）调制乳

调制乳是指以不低于80%的生牛（羊）乳或复原乳为主要原料，添加其他原料或食品添加剂或营养强化剂，采用适当的杀菌或灭菌等工艺制成的液体产品。要求原料生乳应符合 GB 19301 的规定，其他原料应符合相应的安全标准和/或有关规定。卫生检验指标应符合《食品安全国家标准 调制乳》（GB 25191—2010）的要求。

1. 感官指标 调制乳的感官检验方法与指标要求符合表 10-29 要求。

表 10-29 感官要求（GB 25191—2010）

项目	要求	检验方法
色泽	呈调制乳应有的色泽	取适量试样置于 50ml 烧杯中，在自然光下观察色泽和组织状态。闻其气味，用温开水漱口，品尝滋味
滋味、气味	具有调制乳应有的香味，无异味	
组织状态	呈均匀一致液体，无凝块、可有与配方相符的辅料的沉淀物、无正常视力可见异物	

2. 理化指标 调制乳的理化检验方法与卫生指标应符合表 10-30 要求。污染物限量应符合 GB 2762 的规定。真菌毒素限量应符合 GB 2761 的规定。

表 10 – 30　感官要求（GB 25191—2010）

项　目	要　求	检验方法
脂肪[a]/（g/100g）≥	2.5	GB 5413.3
蛋白质/（g/100g）≥	2.3	GB 5009.5

注：a：仅适用于全脂产品

3. 微生物限量指标　调制乳的微生物限量指标应符合表 10 – 31 要求。

表 10 – 31　微生物限量（GB 25191—2010）

项目	采样方案[a] 及限量（若非指定，均以 CFU/g 或 CFU/ml 表示）				检验方法
	n	c	m	M	
菌落总数	5	2	50 000	100 000	GB 4789.2
大肠菌群	5	2	1	5	GB 4789.3 平板计数法
金黄色葡萄球菌	5	0	0/ 25g（ml）	—	GB 4789.10 定性检验
沙门氏菌	5	0	0/ 25g（ml）	—	GB 4789.4

注：a：样品的分析及处理按 GB 4789.1 和 GB 4789.18 执行

第十一章

蛋与蛋制品的卫生检验

禽蛋富含人体所需的优质蛋白质、脂类、碳水化合物、矿物质和维生素等营养物质，是人类重要的营养食品之一，消化率达95%以上。但是，由于病禽蛋能引起人兽共患病传播和食物中毒，同时内源性污染蛋（如苏丹红、三聚氰胺污染）能导致"三致"作用的发生，因此，蛋与蛋制品的卫生检验尤为重要。

第一节　蛋的形态结构与化学组成

一、蛋的形态结构

所有禽蛋均呈典型的卵圆形，纵切面为一头稍尖一端稍钝的椭圆形，横切面为圆形。横切面的直径与纵切面的长径的比值称为蛋形指数，一般鸡蛋的蛋形指数小于1。蛋的纵向较横向耐压，因此在运输时，蛋应直立存放，以减少蛋的破碎。

蛋主要包括蛋壳、蛋白及蛋黄三部分（图11-1），蛋的大小因禽蛋的种类、品种、年龄、营养状况等不同而各有差异。

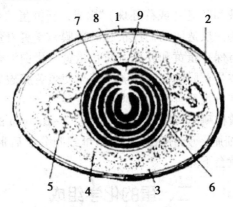

图 11-1 蛋的结构
1. 蛋壳；2. 气室；3. 稀薄蛋白层；4. 浓厚蛋白层；5. 系带；6. 系带蛋白层；
7. 蛋黄；8. 胚盘（胚珠）；9. 白蛋黄

（一）蛋壳

蛋壳的主要成分碳酸钙，其厚度为 0.2~1.0mm，蛋壳上有许多微小的气孔，钝端的气孔分布比尖端更多，空气可由此进入蛋内，蛋内水分也可由此排出，故蛋久存则重量减轻。

蛋壳外面有一层胶质壳外膜，新产下的蛋，壳外膜会封闭壳上气孔，并能有效阻止细菌侵入及防止蛋内水分过多蒸发，减少蛋重量的损失，随着蛋的存放或孵化，壳外膜逐渐脱掉，水洗或雨淋情况下壳外膜更易溶解消失而失去保护作用，因此壳外膜越完好，蛋越新鲜，因此可据此判断蛋的新鲜度。

蛋内膜是纤维质网状薄膜，分内外两层，外层紧贴蛋壳称为蛋壳膜，其结构致密，细菌不易通过。内层包裹蛋白，称为蛋白膜，其结构较为松散，细菌能自由通过。蛋产出冷却后，由于体内外温度差异使蛋内容物收缩，由于蛋的大头部气孔分布多，从此进入壳内的气体也较多，这使内外层蛋内膜分离形成气室。随着存放的时间的延长，蛋内水分的不断蒸发，气室也逐渐增大，因此，气室大小可作为判断蛋新鲜度的主要指标之一。

（二）蛋白

蛋白是一种胶体物质。无色透明，占蛋重的45%～60%，刚产下的鲜蛋蛋白分为四层，依次为外层稀蛋白（占总蛋白量23.3%），中层浓厚蛋白（占总蛋白量57.3%），内层稀蛋白（占总蛋白量16.8%），系带膜化层（占蛋白体积2.6%）。

系带与紧裹在蛋黄外的系带层浓蛋白相连，位于蛋白纵轴、蛋黄的两端，具有固定蛋黄的作用。在温度和蛋白酶的作用下，系带可能被溶解而失去其固定作用，因而蛋黄会发生贴壳现象。因此，系带存在的状况也是判断禽蛋新鲜度的重要标志之一。

浓厚蛋白呈浓稠的胶状，含有溶菌酶，在保存期间，因受到温度和蛋内蛋白酶的影响浓蛋白逐渐变稀薄，所含的溶菌酶也随之消失。因此浓蛋白的多少也是衡量蛋新鲜度的标志之一。

稀蛋白成水样状，能自由流动，不含溶菌酶。当浓蛋白含量减少，而稀蛋白量增加，则意味着蛋品质下降。

（三）蛋黄

蛋黄由蛋黄膜、蛋黄液和胚盘（或称胚珠）构成，新鲜蛋的蛋黄呈球形，两端有系带固定在蛋的中央。蛋黄膜为一层透明而韧性很强的薄膜，紧裹着蛋黄液，所以新鲜蛋的蛋黄紧缩成球形。蛋黄膜具有保护蛋黄和胚珠，防止蛋黄与蛋白混合的作用。微生物的入侵和存放时间的延长都会导致蛋黄膜的韧性减弱，甚至使蛋黄膜破裂形成散黄蛋。因此蛋黄膜的韧性及其完整性也是评价蛋新鲜度的标志之一。

蛋黄上侧表面位于蛋黄柱喇叭口中央有1个直径3～3.5mm的灰白色斑点叫胚珠，胚珠为没有分裂的次级卵母细胞，受精后的次级卵母细胞分裂后形成胚盘。如环境温度较高，胚珠发育，蛋的品质就会下降。

二、蛋的化学组成

蛋的化学组成主要是水、蛋白质、脂类、矿物质和维生素等。这些成分的含量因家禽的种类、品种、年龄、饲养条件、饲料成分等不同而有较大差异。

（一）蛋白质

蛋中含有多种蛋白质，其中占比例较高的是卵白蛋白、卵黄磷蛋白及卵黄球蛋白，三者都是全价蛋白，含有人体所必需的各种氨基酸，比例适当，容易被人体吸收利用。

（二）脂类

蛋中的脂类主要存在于蛋黄中，占30%～33%，其中甘油三酯约占20%，主要是多种高度不饱和脂肪酸的甘油三酯。磷脂约占 10%，主要是卵磷脂、脑磷脂和少量的神经磷脂等，这些脂类对神经系统的发育具有重要意义。此外卵黄脂类中还有一定数量的胆固醇，约占 0.7%。

（三）碳水化合物

蛋中的碳水化合物主要是葡萄糖，约占碳水化合物总量的 98%，其余为少量乳糖、果糖、甘露糖、阿拉伯糖、木糖和核糖。蛋白中的糖类含量虽然很少，但与蛋白片、蛋白粉等蛋白制品的色泽有密切的关系。

（四）矿物质

蛋中含有多种矿物质，蛋白中主要有 K、Na、Mg、Cl 等，蛋黄中含有 1.0% ~ 1.5% 的矿物质，其中以磷最为丰富，钙次之，此外还含有 Fe、S、K、Na、Mg 等，蛋黄中的 Fe 更容易被人体吸收。

（五）维生素

蛋中除维生素 C 含量少外，其他维生素的含量均较丰富，特别是维生素 A、维生素 B、维生素 D 含量较多。

（六）色素和酶

蛋黄中含有多种色素，蛋黄之所以呈浅黄色至橙黄色，是因为蛋黄中含有叶黄素、胡萝卜素、核黄素（Riboflavin）及玉米黄质。蛋黄中的色素与饲料有关。

蛋中含有蛋白酶、淀粉酶、解酯酶和溶菌酶等多种酶类，溶菌酶具有一定的杀菌作用。

三、禽蛋的理化性质

（一）蛋壳的颜色和厚度

蛋壳的颜色由禽的种类及品种决定，鸡蛋有白色和褐色；鸭蛋有白色和青色；鹅蛋为暗白色和浅蓝色。

一般鸡蛋壳的厚度不低于 0.33 mm，鸭蛋壳厚度不低于 0.4mm。深色蛋壳厚度高于白色蛋，蛋壳厚而坚实的蛋，不但不易破碎而且能较长时间地保持内容物的品质。

（二）蛋的相对密度

蛋的相对密度与蛋的新鲜度有关，新鲜鸡蛋的相对密度在 1.08 ~ 1.09，新鲜火鸡蛋、鸭蛋和鹅蛋的相对密度约为 1.085，而陈蛋的相对密度为 1.025 ~ 1.060。因此测定蛋的相对密度也是蛋品新鲜度的指标之一。

（三）蛋的 pH 值

新鲜蛋白的 pH 值为 6.0 ~ 7.7，蛋黄的 pH 值为 6.32。贮藏期间由于 CO_2 的逸出，pH 值逐渐升高，在贮藏第 10d 左右升高到 9.0 ~ 9.7。蛋黄蛋白混合后 pH 值变为 7.5 左右。

（四）蛋液的黏度

蛋白和蛋黄都是悬浊液，但黏度不同。一般认为鲜鸡蛋蛋白黏度为 3.5×10^{-3} ~ $10.5 \times 10^{-3}Pa \cdot s$，蛋黄黏度一般认为 0.1 ~ 0.25Pa·s。蛋黄中混入蛋白，则其黏度会降低。

（五）蛋液的表面张力

蛋液中存在的蛋白质和磷脂可以降低表面张力和界面张力，因此蛋白和蛋黄的表面张力低于水的表面张力。蛋液表面张力受温度、pH 值、干物质含量及存放时间的影响。蛋随着存放时间的越长，蛋白逐渐分解，蛋表面张力逐渐下降。

第二节　蛋的卫生检验

一、鲜蛋的消毒保藏及其卫生要求

（一）鲜蛋的消毒

禽蛋的储藏、生产加工都要经过蛋的消毒程序。目前使用较多的方法有以下几种：

1. 过氧乙酸消毒法　过氧乙酸消毒有熏蒸和浸泡两种方法，而以熏蒸法的消毒效率高、快速、无残留并且简便易行。

熏蒸法：采用过氧乙酸熏蒸消毒，可杀死蛋壳表面 92.2% ~ 99.7% 的细菌。将过氧乙酸放在搪瓷容器内（按 $1g/m^3$ 纯过氧乙酸浓度使用），置于密闭的空间内，控制温度为 20 ~ 30℃、相对湿度 70% ~ 90%，在过氧乙酸容器的周围放置禽蛋，用酒精灯或电炉加热过氧乙酸至烟雾产生，熏蒸 20 ~ 30min，烟雾散尽后，取出消毒的鲜蛋即可进行保藏保鲜。

浸泡法：将过氧乙酸配制成 1% 的溶液，将禽蛋置于该溶液中浸泡 3 ~ 5min，取出，自然沥干水分后即可进行保鲜。

2. 高温消毒法　蛋品经过瞬时高温处理后使靠近蛋壳的一层蛋白凝固，这能防止蛋内水分的流失、蛋内 CO_2 的逸出和外界微生物的侵入，并能立即杀死蛋壳表面的大部分细菌，从而达到良好的消毒效果，有利于鲜蛋的贮藏。将鲜蛋浸浴在 90 ~ 100℃ 的沸水中 5 ~ 7s 后，取出沥干水分，即可贮藏，其贮藏期可达 1 ~ 3 个月。

3. 其他杀菌剂消毒法　利用杀菌剂杀灭蛋壳表面的微生物也是目前常用的消毒方法。目前常用的杀菌消毒剂有环氧乙烷、福尔马林、洗必泰、多菌灵、新洁尔灭、氢氧化钠、漂白粉、山梨醇、高锰酸钾等。不同的消毒剂使用方法也不尽相同。可根据选用的消毒剂类型选择熏蒸或浸泡的方法进行消毒。

4. 辐射消毒法　该方法是利用 γ 射线具有强大的穿透能力和辐射杀菌的特性，采用适当的照射剂量照射禽蛋，不仅可杀死蛋壳表面的细菌，对鲜蛋内的微生物也有杀灭的作用，可以降低蛋中酶的活性，延缓蛋内的新陈代谢，从而达到消毒、保鲜的贮藏目的。目前多采用的放射源有 ^{60}Co 和 ^{137}Cs，由于照射剂量和照射时间是被严格控制的，而且放射源不与食品直接接触，因而不会在食品中造成放射性元素的残留污染。

（二）鲜蛋的贮存保鲜

鲜蛋在贮存中会发生各种理化、生理学及微生物学变化，促使蛋内容物分解而使质量降低。为保持蛋的新鲜度，防治禽蛋腐败变质，必须做好鲜蛋的保藏工作。鲜蛋保存的原则是保持蛋壳与壳外膜的完整性；保证禽蛋高度的清洁状态，防止污染，尤其应防止微生物侵入蛋的内部；抑制微生物的繁殖；维持蛋白、蛋黄的正常理化特性，保持其原有的新鲜度。目前最常用的保藏方法有以下两种：

1. 冷藏保鲜法　目前国内外应用最广泛的贮藏方法。利用冷库的低温（最低温度可在 −2.5℃）抑制微生物的生长繁殖和蛋白酶的作用，延缓蛋内容物的变化，以便能较长时间保持蛋的新鲜度。该方法的最大优点是鲜蛋的理化性质变化小，从而最大限度地保持蛋的原有风味和外观。

2. 巴氏杀菌贮存法 将选好的鲜蛋放入特制的铁丝筐内，每筐盛蛋 100～200 枚，然后将蛋筐浸入 95～100℃ 热水中，浸泡 5～7s，取出晾干。经处理后的鲜蛋可放入石灰水中浸泡贮存，或放在草木灰中贮藏，时间可达 4 个月。该方法是一种经济、简便易行的适用于少量短期贮存鲜蛋的方法。

3. 辐射保藏 利用 γ 射线的照射可抑制食品内酶的活性，并能杀灭蛋内外的微生物，在室温下保存，保质期可达 1 年。

4. 气调贮藏法 高浓度的二氧化碳（3% 以上）或充满的氮气，或将 2～3 种气体（CO_2、N_2、O_2）按一定比例混合成的气调保鲜气体，可延缓微生物的生长，特别能防止霉菌的活动，延长鲜蛋的保存时间。方法是将禽蛋放进密闭罐或塑料袋内，封口后将其中的空气抽出，注入浓度为 3% 的二氧化碳，然后封闭，可保存 10 个月。管理中注意保存的密封罐或塑料袋不要漏气。

二、蛋在保藏时的变化

鲜蛋、陈旧蛋和经过贮藏的蛋在保藏期间其内容物的变化是不同的，种类相同但贮藏方法不同在保藏期间发生的变化也存在差异。因此，了解鲜蛋在贮藏中发生的变化对提高蛋品的质量和食用价值具有重要的意义。

（一）蛋的污染

来自健康家禽的新鲜蛋一般被认为是无菌的，但实际上，蛋中常检出多种细菌和霉菌，其中包括致病菌和能引起人类食物中毒的病原菌。禽蛋变质的主要原因是源于微生物的作用。蛋的有害化学物质残留，也会对食用者健康造成损害。

1. 微生物污染

（1）产前污染 产前污染是由于家禽本身不健康患有疾病或带菌者，这样蛋在形成的过程中，由于生殖器官的防御机能下降，微生物可侵入到输卵管各段而使蛋液污染病原菌。

（2）产后污染 产后污染是蛋在流通过程中污染了微生物。鲜蛋在销售和贮藏过程中，因各种环境因素的影响，如蛋品包装材料受潮，蛋壳外的微生物进入蛋内，特别是霉菌在潮湿的条件下生长发育更快，外界微生物通过气孔或裂纹侵入蛋内，使蛋品污染。另外蛋品保存时的温度高、湿度大和时间长，而蛋内的溶菌酶由于蛋白水样化而失去杀菌作用，蛋内的微生物都会迅速生长，使蛋品彻底腐败变质。

禽蛋中常见的微生物有变形杆菌、假单胞杆菌、大肠杆菌、葡萄球菌、微球菌、青霉菌、曲霉菌、毛霉菌等。其中沙门氏菌最具有卫生学意义。

2. 化学性污染 蛋品中的化学污染物主要来源于饲料污染。污染物的种类较多，包括：农药、兽药、有毒重金属、环境污染物及未按规定使用的饲料添加剂，或违章使用非经批准的化学物质等，造成蛋中有害化学物增加。

（二）蛋在保藏过程中的变化

由于外界温度、湿度、包装材料的状态、收购时蛋的品质和保存时间等因素的影响，蛋在保藏过程中都会发生物理、化学、生理及微生物学等方面的变化。

1. 物理变化

（1）蛋重 由于蛋壳上有气孔，故蛋内容物的水分会不断地向外蒸发，致使蛋重减轻。蛋重减轻的程度与贮存的方法和时间有关。

（2）气室　刚产下的蛋气室高度一般不超过 3mm，随着存放时间的延长，水分不断地蒸发，气室则逐渐增大。所以，气室也是衡量蛋新鲜度的一个重要指标。

（3）水分　在一定温度、湿度条件下，随着贮藏时间的延长，蛋内水分逐渐发生变化，蛋白中的水分，一方面通过蛋壳的气孔向外蒸发，同时也向蛋黄内渗透，使蛋黄中的含水量渐渐增加，蛋白的水分向蛋黄内渗透的量及速度与贮藏的温度、时间有直接关系，温度越高，渗透速度越快；贮藏时间越久，渗透到蛋黄中的水分也越多。

（4）pH 值　刚形成的蛋，蛋白的 pH 值为 7.5 ~ 7.6，贮存时由于 CO_2 的逸散，蛋白 pH 值也发生变化，蛋产出的前三天，蛋白的 pH 值变化快，可达到 pH 值 9.0 以上，以后变化速度则逐渐下降，最后蛋白 pH 值达到 9.5 ~ 9.7，这时蛋白的缓冲能力大大降低。蛋黄的 pH 值变化缓慢，开始 pH 值 6.0 后略有增加，这可能是由于蛋黄膜对离子的透过有选择性。

（5）浓厚蛋白水样化　鲜蛋的贮藏过程中，浓厚蛋白逐渐减少，稀薄蛋白逐渐增加。在 25℃ 下，随着贮藏时间延长蛋白层结构发生改变，其中外层稀薄蛋白增加较多，浓厚蛋白的高度逐渐降低，系带也随之失去固定蛋黄的作用，直至最后消失。此外由于浓厚蛋白水样化，蛋内容物的一些物理化学性质也发生改变，浓厚蛋白的黏度、表面张力均降低，蛋黄也有相似变化。

（6）蛋黄膜的变化　鲜蛋在贮藏中蛋黄膜弹性减小，最终破裂形成散黄蛋。蛋黄膜的弹性以蛋黄的高度与蛋黄的直径的比值（称为蛋黄指数）进行评价，新鲜鸡蛋的蛋黄指数为 0.36 ~ 0.44，蛋愈陈旧，其指数则愈小。

2. 机械损伤　由于包装不良或是装卸运输不当以及在加工过程中的失误都会造成蛋壳的机械性损伤。

（1）裂纹蛋　蛋壳有破裂，但是蛋壳内膜未破损，视检时不易发现，两只蛋轻轻敲击可听见哑音，灯光透视时可见裂缝。

（2）硌窝蛋　又称嗑头蛋，蛋的破损部位会形成一个凹陷的小窝，蛋壳内膜未破裂，蛋液不外流。

（3）流清蛋　蛋壳和壳内膜均破裂，有蛋液外流，蛋内容物未变质。

（4）水泡蛋　蛋在受到剧烈震动之后，靠近气室一端蛋白膜破裂，空气穿过蛋白膜进入蛋白，产生许多小气泡，形似水花，故又称为水花蛋。灯光照射时可看到蛋内的水泡浮动，多见于蛋的钝端。

3. 生理学变化　禽蛋在贮藏过程中其胚胎在较高的温度下便会产生发育的现象。禽蛋胚胎的发育，不但会降低蛋的食用价值，甚至可使蛋品变得不可食用而废弃。受精卵的胚胎周围产生网状的血丝，称为胚胎发育蛋；未受精卵的胚胎有膨大现象称为热伤蛋，因此在炎热的夏季应注意降低温度保存蛋品。

4. 化学变化

（1）蛋白质变化　鲜蛋在贮藏过程中，蛋白质比例将发生变化，其中卵类黏蛋白和卵球蛋白的含量相对增加，而卵白蛋白和溶菌酶减少。蛋黄中卵黄球蛋白和磷脂蛋白的含量减少，而低磷脂质蛋白的含量增加。蛋内蛋白态氮素与氨基态氮素的变化也反映了蛋在贮藏期间蛋白质的变化。贮藏初期由于蛋内水分的蒸发，蛋品中蛋白态氮素略有上升，此后由于酶或微生物的作用，蛋白态氮素逐渐下降，同时氨基态氮素随着贮藏期延长，其含量明显增加。蛋白质及其他含氮物质分解产物挥发性盐基氮及胺类的含量随着蛋品品质的降低而增加。

（2）游离脂肪酸的变化　蛋中脂肪主要存在于蛋黄中，蛋黄中的脂肪很容易分解成脂肪酸。刚产的蛋，油脂中的游离脂肪酸含量较低，随着贮藏期的延长，其游离脂肪酸增加很快。

（3）酶、碳水化合物及无机成分的变化　蛋在贮藏期间蛋内的酶主要是溶菌酶，在贮藏期间溶菌酶的含量在减少，而接触酶则明显增加。在新鲜禽蛋中只有极微量的接触酶，但是，随着贮藏期的延长，接触酶含量会增加。

蛋中的碳水化合物主要是一些糖类，随着贮藏的时间延长而碳水化合物逐渐减少。

蛋中的无机成分在蛋各部分之间的含量分布也发生变化。

5. 蛋的腐败变质　鲜蛋不仅在产前有被污染的可能，蛋在产出后各个环节都会被环境中的微生物污染。不仅使蛋内容物的结构形态发生变化，而且蛋内的重要营养成分发生分解，造成蛋的腐败变质。由于蛋内或蛋外侵入的微生物的活动，使蛋中的蛋白质在细菌蛋白水解酶的作用下逐渐被溶解。初期，蛋白质的黏度降低、蛋黄位置改变，黄、白渗混。以后，蛋白质分解成酰胺、氨、并放出恶臭的硫化氢气味。微生物的作用可引起两种败坏过程。

（1）霉变　蛋壳表面污染霉菌孢子，并在其表面生长。长出的菌丝可以通过蛋壳浸入到蛋白内，并形成大量菌丝体。蛋白被溶解，蛋黄被菌丝体污染能形成各种颜色的霉斑。霉菌侵入初期，只在蛋壳下面形成黑色或淡灰色霉斑，此时蛋白和蛋黄可能正常，并无异味。如果进一步发展，霉斑扩大，布满整个蛋的内面，蛋白变成水样，并与蛋黄混合，或蛋白变得黏稠呈凝胶状，蛋黄硬化呈蜡样。蛋内颜色变黑，并带有浓烈霉味。

（2）腐败　这是由于蛋中腐败微生物发育所引起的。蛋的腐败由于致腐菌类的不同，可分为三种类型：

①白色腐败　主要由假单胞菌属、无色杆菌属、大肠杆菌等所引起。蛋白液化、蛋黄破裂、黄白渗混呈水溶液状态，以后变为稀粥状，混浊，发生腐败臭味。

②黑色腐败　初期主要是荧光杆菌的作用，使蛋白质分解，呈青白色，黏稠混浊，以后在变形杆菌的作用下，变得稀薄，产生硫化氢与甲基硫醇与蛋黄中磷蛋白的铁相结合，形成硫化铁，使蛋白由青白色逐渐转变为绿色，甚至黑绿色，蛋黄也由柑橘色变为黑绿色或黑色的液状物，黄白不分。由于大量产生硫化氢而使蛋发出臭蛋气味，常造成蛋壳破裂。

③混合腐败　前两种腐败过程的混合变化。

三、蛋的卫生检验

（一）感官检查

感官鉴别是目前广泛采用的不破壳的鉴别方法之一。主要凭借检验人员的感觉器官，利用看、听、摸、嗅的方法进行检验。仔细观察其形态、大小、色泽、蛋壳的完整性和清洁度等情况，仔细检查蛋壳表面有无裂纹和破损；用手指摸蛋的表面和掂重，必要时可把蛋握在手中使其互相碰撞以听其响声；最后嗅检蛋壳表面有无异常气味。

（二）光照透视检查

禽蛋蛋壳具有透光性，由于蛋内容物在不同变化阶段，在灯光透视下（图 11 - 2），可视检蛋壳、气室高度、蛋白、蛋黄、系带和胚胎的状况，鉴别蛋的品质，对蛋品作出综合评定（表11-1）。

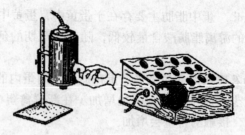

图11-2　灯光照蛋方法

表11-1　不同品质蛋品的光照特征

类别	光照特征	产生原因	食用性
新鲜蛋	蛋壳无裂纹，蛋体全透光呈浅橘红色，蛋黄呈暗影，转蛋时蛋黄随之转动，蛋白无色，无斑点及斑块，气室很小	存放时间适当	无条件供食用
陈蛋	壳色转暗，透光性差，蛋黄呈明显阴影，气室稍大，其边缘有移动	放置时间稍长，但未变质	可食用
散黄蛋	蛋体呈雾状或暗红色，蛋黄形状不正常，气室大小不定，不流动	受震动后，蛋黄膜破裂，蛋白同蛋黄相混	未变质者可食用
贴壳蛋	贴壳处能清晰见到蛋黄呈红色，蛋黄内完全透光，呈暗红色，气室大，或者蛋黄紧贴蛋壳不动，	贮藏时间长，并且未及时翻动	不可食用，不可作为加工原料
热伤蛋	气室较大，胚盘周围有小血圈或黑丝、黑斑	未受精的蛋受热后胚盘膨胀增大	轻者可供食用
霉变蛋	蛋体周围有黑斑点	受潮或破裂后霉菌污染	霉菌未进入蛋内可食用
腐败蛋	全蛋不透光，蛋内呈水样弥散状，蛋黄、蛋白相混，无法分清	蛋内细菌繁殖	不可食用

（三）荧光检蛋法

该方法是利用紫外光照射，由荧光强度的强弱判断蛋品的新鲜程度。一般新鲜的蛋品荧光强度弱，蛋品越陈旧则蛋的荧光强度越强。

（四）比重检验

蛋在存放过程中，由于蛋内的水分蒸发和 CO_2 的逸出，使蛋的气室扩大，质量减轻，因此，通过测定蛋的比重可判断蛋的新鲜度。利用不同密度的盐水，观察蛋在其中沉浮情况，推知蛋的密度，根据表11-2判定结果。

表 11 − 2　鸡蛋比重与新鲜度的判定

食盐溶液浓度	1.073g/ml	1.080g/ml	1.060g/ml
最新鲜蛋	下沉	下沉	
新鲜蛋	下沉		
次鲜蛋	悬浮不下沉	悬浮不下沉	下沉
次蛋	悬浮不下沉	悬浮不下沉	悬浮不下沉
腐败变质蛋	悬浮不下沉	悬浮不下沉	悬浮不下沉

（五）气室高度测定

禽蛋气室的大小与蛋存放时间、存放温度和湿度有关。存放时间越长和温度高、湿度小，气室则大。所以气室的大小是蛋新鲜度的指标之一。

气室的测定用气室测定仪进行测定，气室大小可用气室高度［左边高度与右边高度的平均值（$h_1 + h_2$）/2］表示（图 11 − 3）。

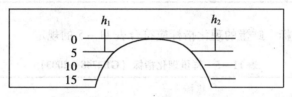

图 11 − 3　气室测定示意图

（六）哈夫单位测定

哈夫单位（Haugh unit）是指蛋白的高度对蛋重的比例指数。蛋白品质和蛋白高度的对数有直接关系，以此来衡量蛋的品质。哈夫单位越高，表示蛋白黏稠度越大，蛋的品质越好。目前许多国家以哈夫单位为评定蛋质量的重要指标。

（七）蛋黄指数测定

蛋黄指数是指蛋黄高度与蛋黄直径之比。蛋越陈旧，蛋黄指数越小，新鲜蛋的蛋黄指数为 0.36 ~ 0.44。

四、蛋中有毒有害化学物质的检验

蛋中含有的有害化学物质主要是重金属、农药、兽药等，其检测方法按 GB/T 5009 规定进行。

五、蛋的质量分类

（一）鲜蛋卫生标准

1. 鲜蛋的感官指标　鲜蛋的感官指标应符合表 11 − 3 的规定。鲜蛋的销售分级标准见表 11 − 4。

表 11 -3　鲜蛋感官指标（GB2748—2003）

项目	指标
色泽	具有禽蛋固有的色泽
组织状态	蛋壳清洁、无破裂，打开后蛋黄凸起、完整、有韧性，蛋白澄清透明、稀稠分明
气味	具有产品固有的气味，无异味
杂质	无杂质、内容物不得有血块及其他组织异物

表 11 -4　鲜蛋的销售分级标准

级别	销售标准
一级	鸡蛋、鸭蛋、鹅蛋不分大小，要求新鲜，无破损等
二级	硌窝蛋、黏眼蛋、小口流清蛋、头照蛋、穿黄蛋、靠黄蛋等
三级	大口流清蛋、红黏壳蛋、散黄蛋、外霉蛋等

2. 鲜蛋的理化指标　鲜蛋的理化指标应符合表 11 - 5 的规定。

表 11 - 5　鲜蛋理化指标（GB2748—2003）

项目	指标	
无机砷（mg/kg）	≤	0.05
铅（Pb, mg/kg）	≤	0.2
镉（Cd, mg/kg）	≤	0.05
总汞（以 Hg 计, mg/kg）	≤	0.05
六六六、滴滴涕	按 GB 2763 规定执行：再残留限量 0.1 mg/kg	

3. 冷藏鲜蛋　品质应符合鲜蛋的标准。

4. 化学贮藏蛋　品质应符合鲜蛋的标准。

5. 无公害食品、绿色食品鲜蛋标准　无公害食品鲜禽蛋、绿色食品蛋与蛋制品的原料要求、理化指标、卫生指标和微生物指标应符合《无公害食品 鲜蛋》（NY5039—2005）、《绿色食品 蛋与蛋制品》（NY/T754—2011）的规定。

（二）次蛋

（1）雨淋蛋　在运输过程中因受到雨淋，霉蛋的外壳膜脱落或被洗去的蛋称为雨淋蛋，该蛋品不宜保管、贮存，更不宜加工成皮蛋或其他腌制蛋。

（2）出汗蛋　因潮湿、通风不良或骤冷骤热，在其蛋壳上出现水珠颗粒，干后有水迹花纹，蛋壳暗淡无光；灯光照射时可见气室较大，但还明显可见，打开蛋壳可见蛋白呈水样，蛋黄膜松软。该蛋品及时处理可以食用，但若不及时处理易发展为霉腐蛋。

（3）空头蛋　又称萎缩蛋。因存放时间过长，存放时的温度较高，而使蛋内的水分挥发所致。手指敲击空头处可听到空洞的声音；灯光照射可见空头部分超过全蛋的 1/3 或一半，蛋内色暗不透明，打开蛋壳可见蛋白浓稠，有的部分凝固。

（4）陈蛋　气室较大，位置稍有移动，蛋白稀薄澄清，蛋黄不居中央，轮廓清楚，蛋黄膜松弛。转动蛋，蛋黄随之转动。

（5）靠黄蛋 由于存放时间长，或在贮存时未定期翻动蛋品所致。该蛋品气室增大明显，蛋黄向蛋壳靠近，但还未贴在壳上，浮于蛋白上部。透视时蛋黄呈暗红，阴影明显，蛋白稀薄，系带消失。

（6）红贴壳蛋 气室比靠黄蛋稍大，蛋黄的一部分已贴在蛋壳上，灯光照射时可见其贴壳处呈红色，蛋白稀薄，稍用力转动蛋黄可从壳上摇落。

（7）血圈、血筋蛋 由于高温的作用，胚胎开始发育和增大。灯光照射时可见气室增大，蛋黄膨大上浮，胚珠阴影增大，有时可达原胚珠的 3 ~ 4 倍，未受精的蛋无血环血丝出现；受精的蛋在蛋黄上逐渐形成血环和血丝。在 30℃ 时，0.5d 胚胎即可增大 1 倍。

（8）轻度霉变蛋 鲜蛋在运输贮存中受潮或雨淋后生霉所致。该蛋品的蛋壳外有霉迹，透视时壳内膜有霉点。打开后蛋液内无霉点，蛋黄蛋白界限分明，无异味。

（9）散黄蛋 鲜蛋贮存时间长或受潮，蛋白变稀，水分渗入蛋黄而使蛋黄膨胀，致使蛋黄膜破裂，或者在运输过程中受到剧烈的震动时蛋黄膜破裂。透视时可见蛋黄不完整或呈散状，摇蛋时可听见响水音，打开后黄白混杂，无异味。

（10）虫蛋 为蛋内寄生虫引起。透视时可见有虫活动或不活动的阴影，打开后可见蛋内的虫体。

（三）劣质蛋

（1）泻黄蛋 散黄蛋被微生物污染或细菌分泌的酶引起蛋黄膜破裂。透视时可见黄白混杂，呈均匀的灰黄色，打开可见蛋液呈灰黄色，稀薄、混浊，并有不愉快的气味，有时可见霉菌。

（2）孵化蛋 受精蛋经孵化后，因技术原因、细菌污染等原因，胚胎在发育过程中中途死亡，在孵化 3 ~ 5d（鸭蛋 6d）挑选出的无精蛋或死精蛋称为白蛋或头照蛋，该蛋透视可见蛋白稀薄，蛋黄膨大扁平，色淡，死精蛋周围有血环；孵化至 7 ~ 10d（鸭蛋 13d）挑选出的死胚称为血筋蛋，该蛋透视检验时可见胚胎周围的血管呈网络样分布，摇动时胚胎也快速移动。孵化至 15 ~ 17d（鸭 18d）后选出来的蛋称为三照蛋，可见气室斜且大，蛋内有死亡的雏胎。

（3）重度霉变蛋 霉变严重，蛋壳表面有灰黑色的斑点；透视时蛋内部可见有黑色的斑点或粉红色的斑点；打开后蛋膜及蛋液内均有霉斑或蛋白呈胶冻状霉变，带有严重的霉变气味。

（4）黑贴壳蛋 是由轻度贴壳蛋发展而来，常有细菌和霉菌的污染。贴壳处呈黑色，直径在 25mm 以上，透视检查可见黑影贴在蛋壳的边缘，轻摇不动，气室大，蛋白稀薄。

（5）黑腐蛋 也称臭蛋。是各种次质蛋和劣质蛋继续发展的严重变质阶段。该蛋蛋壳呈乌灰色，蛋液混浊呈墨绿色，摇动时有响水音；透视可见气室透光明显，其他部分均不透光，蛋有臭味。

六、蛋的卫生评价

（1）凡裂纹蛋、硌窝蛋、小口流清蛋、血圈蛋、血筋蛋、壳外霉蛋应标明品质，限期销售。超过期限或在期限内变质的，应根据变质情况，经 85℃ 以上高温处理 3 ~ 5min 后使用或按变质蛋处理。

（2）凡血环蛋，严重流清蛋、红黏壳蛋、散黄蛋、虫蛋、轻度霉蛋、轻度黑黏壳蛋不允许鲜销，应经85℃以上的高温处理3~5min后方可使用。

（3）劣质蛋包括污黄蛋、黑腐蛋、重度霉蛋、重度黑黏壳蛋，鲜蛋在运输过程中破损外溢的部分，应废弃或作为非食品工业用，不得供食用。孵化蛋应按此处理，或经地方卫生部门批准后，按照规定的处理条件处理后可供食用。

（4）经细菌学检验，发现沙门氏菌属的鲜蛋，不准鲜售，不得作为冰蛋的原料，须经100℃高温煮沸8min后方可供食用。

（5）蛋中的化学物质残留量超过国家标准者不得食用，不得含有有害的化学物质。

第三节　蛋制品的卫生检验

以鸡蛋、鸭蛋和鹅蛋为原料制成的产品，可分为三类，即干蛋品、冰蛋品和再制蛋。其加工方法和原理虽然并不相同，但是用于加工蛋制品的原料要求是一致的。

（1）原料蛋需经灯光透视检查，剔除不符合加工要求的劣质蛋。

（2）凡经化学贮藏（石灰水及泡花碱）的蛋，不得加工优质品。

（3）不许以鸭蛋、鹅蛋或其他禽蛋作为加工鸡蛋制品的原料。

（4）加工前鲜蛋需经含有1%~2%的有效氯的漂白粉溶液或0.04%~0.1%的过氧乙酸溶液消毒。此外为了提高蛋制品的卫生质量，对加工车间、设备等进行清洁、消毒，生产人员按卫生规范进行操作。

一、干蛋品

干蛋品指将蛋液中的水分除去或水分含量很低的一种蛋制品。干燥的蛋制品因水分的减少，体积大幅度减少，降低了运输、贮藏的成本，在贮藏过程中细菌不容易侵入而污染蛋制品，有利于食品的加工和开发新型的方便食品。

干蛋品包括干蛋粉、干蛋白和干蛋片三种。干蛋粉包括全蛋粉和蛋黄粉，全蛋粉以全蛋液为原料，蛋黄粉以蛋黄液为原料，虽然采用原料不同，但两种产品加工方法基本相同。干蛋白是指将鲜鸡蛋的蛋白经加工处理、发酵、加热脱去大部分水分，而又不使蛋白质凝固变性的一种产品。干蛋片是将鲜鸡蛋的蛋白液经发酵、干燥等加工处理制成的薄片状制品。

（一）感官检查

干蛋粉的感官检查指标主要从干蛋品的组织状态、色泽、气味和杂质含量等几方面进行检验（表11-6）。

表11-6　干蛋品的感官指标（GB 2749—2003）

品名		感官指标
干蛋品	巴氏杀菌全蛋粉	粉末状或极易松散的块状，均匀淡黄色，具有全蛋粉的正常气味，无异味，无杂质
	蛋黄粉	粉末状或极易松散的块状，均匀黄色，具有蛋黄粉的正常气味，无异味，无杂质
	蛋白片	呈晶片状，均匀浅黄色，具有蛋白片的正常气味，无异味，无杂质

（二）理化检验

六六六、滴滴涕残限量按 GB 2763 规定执行。干蛋品的其他理化指标见表 11 - 7。

表 11 - 7 干蛋品的理化指标（GB 2749—2003）

品名		水分 (%)	脂肪 (%)	游离脂肪酸（%）	酸度（以乳酸计）/ g/100g	总汞（以 Hg 计）(mg/kg)	铅（Pb）/ (mg/kg)	无机砷/ (mg/kg)	锌（Zn）/ (mg/kg)
干蛋品	全蛋粉	≤4.5	≥42	≤4.5	—	≤0.05	≤0.2	≤0.05
	蛋黄粉	≤4.0	≥60	≤4.5	—	≤0.05	≤0.2	≤0.05
	蛋白片	≤16.00	≤1.2	—	1.2	≤0.05	≤0.2	≤0.05

（三）微生物学指标

干蛋品的微生物学指标见表 11 - 8。

表 11 - 8 干蛋品的微生物学指标（GB 2749—2003）

品名		菌落总数（个/g）	大肠菌群（个/100g）	致病菌（沙门氏菌）
干蛋品	巴氏消毒鸡全蛋粉	≤10 000	≤90	不得检出
	鸡蛋黄粉	≤5 000	≤40	不得检出
	鸡蛋白片	—	—	不得检出

二、冰蛋品

冰蛋品是蛋制品中的重要的一类，它是将鲜蛋去壳后，所得的蛋液经一系列加工工艺最后冷冻而成的蛋制品。冰蛋品分为冰全蛋、冰蛋黄、冰蛋白。在我国，随着冷藏业的发展，冰蛋品的产量大幅度增加。冰蛋品主要用于食品工业。冰蛋品分为冰鸡蛋黄、冰鸡蛋白、冰鸡全蛋，加工方法相对简单，使用方便。

（一）感官检查

冰蛋品的感官指标的检查项目包括状态和色泽、气味、杂质等。

1. 状态和色泽 各种冰蛋品均有其固有的冻结状态和其固有的色泽。冰蛋品的色泽还与加工过程有关，当蛋黄液中混有蛋白液时，则冰蛋品的色泽发生改变，因此观察色泽可以评定冰蛋品的质量是否正常。

2. 气味 冰蛋品的气味也是评定其成品的新鲜程度的重要指标。冰蛋品的异味主要是由于原料、加工或贮藏过程中形成的。例如霉菌污染则冰蛋品带有霉味；而冰蛋黄中的酸味则是由于在贮藏过程中受温度、湿度的影响，冰蛋制品中的脂肪酸酸败造成。

3. 杂质 冰蛋品中的杂质使冰蛋品的纯度降低，直接影响其食用价值，此外不符合食品卫生要求的杂质还会影响人体健康。冰蛋品中的杂质多是由于加工时过滤效率降低或设备不完善造成。

冰蛋品的感官检查指标见表 11 - 9。

表 11 – 9　冰蛋品的感官指标 (GB 2749—2003)

品名		感官指标
冰蛋品	巴氏消毒冰全蛋	坚实均匀，黄色或淡黄色，具有冰全蛋的正常气味，无异味，无杂质
	冰蛋黄	坚实均匀，呈黄色，具有冰蛋黄的正常气味，无异味，无杂质
	冰蛋白	坚实均匀，白色或乳白色，具有冰鸡蛋白的正常气味，无异味，无杂质

（二）理化检验

1. 含水量　因原料蛋的含水量受到许多因素的影响，如鸡的品种、产蛋季节、产蛋期、饲料等。因此冰蛋的含水量在我国均以最高为标准（表 11 – 10）。当含水量超过了最高标准，则冰蛋品在贮藏过程中易发生分解变质。

2. 含油量　由于各种因素的影响，鲜蛋的含油量差别较大。因此冰蛋品的含油量没有固定的数字。通常在标准中规定以最低的含量为限，冰鸡蛋黄的含油量不低于 25%，冰鸡全蛋的含油量不低于 10%。当蛋白液中混入蛋黄液则冰蛋黄中的含油量下降，水分含量过低含油量则增加。

3. 游离脂肪酸　贮藏时间过长，或由于温度过高等因素的影响，蛋黄中的脂肪均会分解产生游离脂肪酸，严重者能使脂肪发生酸败，使冰蛋品产生异味。游离脂肪酸含量越高，冰蛋品的质量则越差。因此，游离脂肪酸含量也是衡量冰蛋品的重要指标。

六六六、滴滴涕再残限量按 GB 2763 规定执行。冰蛋品的其他理化指标见表 11 – 10。

表 11 –10　冰蛋品的理化指标 (GB 2749—2003)

品名		水分 (%)	脂肪 (%)	游离脂肪酸 (%)	总汞 (以 Hg 计, mg/kg)	铅 (pb, mg/kg)	无机砷 (mg/kg)	锌 (Zn) (mg/kg)
冰蛋品	巴氏杀菌冰全蛋	≤76	≥10	≤0.05	≤0.2	≤0.05	≤0.05	≤50
	冰蛋黄	≤55	≥26	≤0.05	≤0.2	≤0.05	≤0.05	≤50
	冰蛋白	≤88.5	—	≤0.05	≤0.2	≤0.05	≤0.05	≤50

（三）微生物学指标

冰蛋品在加工过程中的卫生条件与成品中的含菌量有关。冰蛋品的微生物指标见表 11 – 11。

表 11 – 11　冰蛋品的微生物学指标 (GB 2749—2003)

品名		菌落总数 (CFU/g)	大肠菌群 (MPN/100g)	致病菌（沙门氏菌、志贺氏菌属）
冰蛋品	巴氏杀菌冰全蛋	≤ 5 000	≤ 1 000	不得检出
	冰蛋黄	≤ 106	≤ 106	不得检出
	冰蛋白	≤ 106	≤ 106	不得检出

（四）卫生评价

（1）冰鸡全蛋卫生评价 优级品应使用新鲜蛋或新鲜冷藏蛋；一级品允许使用消毒后的裂纹蛋、硪窝蛋、流清蛋、血圈蛋及外霉蛋；二级品允许使用裂纹蛋、硪窝蛋、血筋蛋、血环蛋、流清蛋、红贴壳蛋、轻度异味蛋（无臭味）、轻度黑贴壳蛋及散黄蛋。用石灰水、泡花碱等浸泡过的鸡蛋不得加工优级冰鸡全蛋。孵化蛋、黑腐蛋、绿色蛋白蛋、重度霉蛋、重度黑贴壳蛋、泻黄蛋等不得作为上述各级冰蛋品的原料。不得用鸭蛋、鹅蛋或其他禽蛋加工冰鸡全蛋。

（2）冰鸡蛋黄的卫生评价 冰鸡蛋黄的原料使用新鲜蛋或新鲜冷藏蛋；凡裂纹蛋、硪窝蛋、流清蛋、血圈蛋、血筋蛋、血环蛋、红贴壳蛋、散黄蛋、霉蛋、黑贴壳蛋、孵化蛋、黑腐蛋、绿色蛋白蛋、泻黄蛋等劣质蛋均不得作为冰鸡蛋黄的原料。不得用鸭蛋、鹅蛋或其他禽蛋加工冰鸡蛋黄。

（3）·冰鸡蛋白的卫生评价 加工冰鸡蛋白的原料应达到的要求与冰鸡蛋黄相同。

（4）巴氏消毒冰鸡全蛋的卫生评价 优级巴氏消毒冰鸡全蛋应使用新鲜蛋或新鲜冷藏蛋；一级品允许食用消毒后的裂纹蛋、硪窝蛋、小口流清蛋、血圈蛋、血筋蛋、血环蛋、壳外霉蛋。凡散黄蛋、孵化蛋、黑腐蛋、绿色蛋白蛋、重度霉蛋、黑贴壳蛋、泻黄蛋、异味蛋等次劣蛋不得用于加工巴氏消毒冰鸡全蛋。不得用鸭蛋、鹅蛋或其他禽蛋加工巴氏消毒冰鸡全蛋。不得使用石灰水、泡花碱等浸泡过的鸡蛋加工巴氏消毒冰鸡全蛋。

三、再制蛋

（一）咸蛋

咸蛋又名盐蛋，咸蛋与新鲜鸭蛋相比，其应用价值极为接近。由于咸蛋的加工方法简单，费用低廉，风味独特，食用方便。因此，咸蛋的生产极为普遍。

1. 咸蛋的质量要求 根据 GB 2747—2003 规定，咸蛋的感官要求为外壳包泥（灰）或涂料均匀洁净，去泥后蛋壳完整，无霉斑，灯光透视时可见蛋黄阴影；剖检时蛋白液化，澄清，蛋黄呈橘红色或黄色环状凝胶体。具有咸蛋正常气味、无异味。

2. 咸蛋的验收评价标准

（1）抽样方法 对于出口的咸蛋进行抽样验收，在 6~8 月份按照每 100 件抽检 10%，其余时间的抽样量为 100 件抽查 5%~7%，抽检人员可根据样品的品质、包装、加工、贮存等情况，适当增减抽检数量。

（2）质量验收 抽检时，样品中不得有红贴壳蛋、黑贴壳蛋、散黄蛋、臭蛋、泡花蛋、混黄蛋、黑黄蛋等。去灰后用灯光透视后剔除破、次、劣蛋；将咸蛋打开后，鲜蛋的品质良好者可见黄白分明，蛋白如清水，无色透明；蛋黄圆而硬实，黏度增大呈朱红色或橙黄色。煮熟后剖检可见蛋白鲜嫩洁白，蛋黄坚实，周围有油珠，蛋黄发沙、咸味适中，氯化钠含量在 2% 左右。

（3）重量验收 重量验收是通过抽检样品的重量来评价蛋品的大小是否均匀。平均每个样品的蛋中不得低于该等级规定的重量。出口鲜蛋质量分级标准见表 11-12。

表 11 -12　出口咸蛋质量分级标准（GB 2749—2003）

级别	1 000 枚质量（kg）	级别	1 000 枚质量（kg）
一级	≥ 77.5		
二级	≥ 72.5	四级	≥ 62.5
三级	≥ 67.5	五级	≥ 57.5

（4）包装要求　出口咸鸭蛋一律纸箱包装，外层涂一层防潮油，内衬纸板格，每格一枚蛋，每蛋外套塑料袋，每箱四层。

（5）运输贮藏要求　咸蛋成熟快慢主要由食盐的渗透速度来决定，一般咸蛋贮藏时温度不超过25℃，相对湿度85%～90%可贮藏4个月，最多不超过6个月，因此夏季加工的成品不能久存。

3. 次劣咸蛋的产生原因　咸蛋在加工、贮藏和运输过程中，有时会有次劣蛋产生。一般都是由于加工原料蛋不新鲜造成的。这类蛋在灯光透视下有明显的特征。

（1）泡花蛋　透视时可见内容物有水泡花，并能随蛋转动，煮熟后蛋内容物呈"蜂窝状"。产生这种蛋的原因主要是鲜蛋检验时没能剔除水泡蛋，另外蛋贮藏时间过长，盐分渗入蛋内过多也是原因之一。这类蛋可供食用。在加工时注意避免鲜蛋被雨淋，受潮，咸蛋成熟后及早上市。

（2）混黄蛋　是由于原料蛋不新鲜，盐分含量不足，加工后存放过久所致。透视时内容模糊不清，颜色发暗，打开后蛋白为白色与淡黄色相混的粥状物。蛋黄边缘呈淡白色，并发出腥臭味。混黄蛋初期可供食用，后期不能食用。

（3）黑黄蛋　加工咸蛋时，鲜蛋检验不严格，水湿蛋、热伤蛋等未能被剔除，其次在腌制过程中温度过高、存放时间过久造成。透视湿蛋黄发黑，蛋白呈混浊的白色，称为"清水黑黄蛋"，可以食用；该蛋进一步变质则蛋黄蛋白全部变黑，有臭味，称为"混水黑黄蛋"，这时的蛋品不能供食用。

4. 咸蛋的理化指标　咸蛋的理化指标见表 11 -13。

表 11 -13　咸蛋的理化指标（GB 2749—2003）

项目	指标	项目	指标
总汞（以 Hg 计，mg/kg）	≤ 0.05	无机砷（mg/kg）	≤ 0.05
铅（Pb，mg/kg）	≤ 1.0	挥发性盐基氮（g/100g）	≤ 10
锌（Zn，mg/kg）	≤ 50	六六六、滴滴涕	按 GB 2763 规定执行

（二）皮蛋

皮蛋又名松花蛋，一般采用鸭蛋为原料，也可用鸡蛋。松花蛋剥壳后，蛋白为茶色的胶冻状，蛋白中常有松针状的花纹，故称为松花蛋。

1. 感官检查指标　松花蛋主要是用于拼盘作凉菜食用。因此，对它的外观特征、色泽及滋味的要求比较严格。

根据 GB 2749—2003 的规定，皮蛋的感官指标为外壳包泥或涂料均匀洁净，蛋壳完整，无霉变，振摇时无响水声；剖检时蛋体完整，蛋白呈青褐、棕褐或棕黄色，呈半透明状、有弹性，一般有松花花纹。蛋黄呈深浅不同的墨绿色或黄色，略带溏心或凝心。具有皮蛋应具有的滋味和气味、无异味。

2. 理化指标 皮蛋的理化指标见表 11-14。

表 11-14 皮蛋的理化指标（GB 2749—2003）

项目		指标	项目		指标
总汞（以 Hg 计，mg/kg）	≤	0.05	无机砷／（mg/kg）	≤	0.05
铅（Pb，mg/kg）	≤	2.0	六六六、滴滴涕		按 GB 2763 规定执行
锌（Zn，mg/kg）	≤	50			

3. 微生物指标 皮蛋的微生物指标见表 11-15。

表 11-15 皮蛋的微生物指标（GB 2749—2003）

项目	指标	
菌落总数（cfu/g）	≤	500
大肠菌群（MPN/100g）	≤	30
致病菌（沙门氏菌、志贺氏菌属）	不得检出	

（三）糟蛋

糟蛋是选用新鲜鸭蛋经裂壳后，用优质糯米制成的酒糟腌渍而成的一种再制蛋。是我国具有独特风味的产品。

1. 感官检查指标 蛋形完整，蛋膜无破裂，蛋壳脱落或不脱落。蛋白呈乳白色、浅黄色，色泽均匀一致，呈糊状或凝固状。蛋黄完整，呈橘红色或黄色的斑凝固状。具有糟蛋正常的醇香味，无异味（GB 2749—2003）。

2. 理化检验指标 糟蛋检验的理化指标见表 11-16。

表 11-16 糟蛋的理化指标（GB 2749—2003）

项目		指标	项目		指标
总汞（以 Hg 计，mg/kg）	≤	0.05	无机砷／（mg/kg）	≤	0.05
铅（Pb，mg/kg）	≤	1.0	六六六、滴滴涕		按 GB 2763 规定执行
锌（Zn，mg/kg）	≤	50			

3. 微生物指标 微生物指标应符合表 11-17 的要求。

表 11-17 糟蛋的微生物指标（GB 2749—2003）

项目	指标	
菌落总数（cfu/g）	≤	100
大肠菌群（MPN/100g）	≤	30
致病菌（沙门氏菌）	不得检出	

4. 卫生评价

（1）**优质糟蛋** 蛋壳与壳下膜完全分离，蛋壳全部或部分脱落。个大而丰满，色泽乳白光亮，洁净。蛋白似乳白胶冻状，蛋黄呈半凝固状的橘红色，蛋黄与蛋白界限分明。具有浓郁的酒香和酯香味，略有甜味及咸味，无异味。不带酸辣味。

（2）**废品蛋** 常见的废品蛋有矾蛋、水浸蛋、嫩蛋。

①**矾蛋** 矾蛋即蛋壳变厚似燃烧后的矾一样，因此而得名。这类蛋的产生是由于上层糟面过薄，盐粒未溶而落，蛋壳变质；或坛有漏裂处，使糟液减少，坛内同一层的蛋膨胀，蛋与蛋相互拥挤，蛋不成形，醋酸与蛋壳发生作用，使蛋与糟粘结成块，糟成糊状，以致无法取出蛋。矾蛋一般是自上而下发生，故发现早可以换坛换糟，减少损失。

②**水浸蛋** 水浸蛋的产生主要是糟质量差，含醇量过少，使蛋白凝固不良或仍呈液体状，砖红色，蛋黄坚硬而有异味。该蛋不可食用。

③**嫩蛋** 嫩蛋是指蛋黄已经凝固，蛋白仍为液体。这种蛋产生的原因是加工时间过晚，蛋还未糟制成熟，气温已下降之故。用沸水泡蛋或煮蛋，使蛋白凝固后可供食用，蛋无糟蛋的固有香味。

第十二章

水产品的卫生检验

水产食品是我国动物性食品的重要组成部分，包括鱼类、贝壳类、甲壳类、藻类和海兽类，按生长水域的不同可分为海产食品和淡水产食品。海产品中较为常见而具经济意义的鱼类有200多种，其中黄鱼、带鱼最为著称。淡水鱼类经济价值较大的约50种，其中不仅鲢、鳙、青、草闻名世界，鲫、鲤、鳊、鲟、鳝、鲶等也极著称。除鱼类外，甲壳类中的毛虾、对虾、黄虾和多种海白虾、海红虾都是我国产量较多的虾类。梭子蟹、河蟹也有生产。此外，我国还盛产各种贝类，如蚶、蛤、蛏、牡蛎、贻贝以及黄蚬、河蚌、螺蛳等。总之，在我国广阔的水域里，水产资源极为丰富。为了保证水产食品的卫生质量，保障消费者的食用安全和健康，对其生产加工过程进行卫生监督，对产品的卫生质量实施检验，是必须进行的一项十分重要的工作。

第一节　鱼在保藏时的变化

一、鲜鱼的变化

鱼体死后从新鲜到腐败的鲜度变化过程，一般分为死后僵直、自溶和腐败三个阶段。由于鱼肉的成熟过程不明显，鱼体解僵后就开始自溶与腐败。

鱼类的皮肤包括角质层、表皮、真皮和皮下组织，角质层位于皮肤的最外层，由表皮细胞分泌的黏多糖、黏液细胞分泌的黏液和脱落的细胞等形成的混合物，是机体的防护屏障。活鱼离开水面，即在体表分泌出一层主要为黏蛋白的透明黏液，用以适应不良环境。鱼体表的黏液是黏多糖和蛋白质的混合物，遍布于体表，且具有新鲜鱼特有的鱼腥味，但它很容易沾染和孳生细菌。鱼死后随着细菌的生长繁殖，黏液腐败，常使之出现腥臭乃至腐臭味，同时鱼腥味逐渐消失，因而鱼体表面黏液的气味变化，是鱼新鲜度的标志之一。

（一）僵直阶段

死后不久的鱼体肌肉柔软，并具有弹性，经过一段时间后变硬，即死后僵直。鱼的僵直先从背部肌肉开始，然后遍及整个鱼体。处于僵直状态的鱼，用手握住鱼头时，鱼尾一般不会下弯，手按压肌肉时不凹陷，口紧闭，鳃盖闭合。鱼体僵直一般发生在死后十几分钟至4~5h。僵直持续时间短的几十分钟，长的可维持数天之久。鱼体僵直进行的速度，因鱼的种类、大小、捕捞方法、放置温度及处理方式等条件而异。鱼体的温度越低，死后僵直发生越慢，僵直保持的时间也越长，而振动、翻弄、挤压挤等不小心处理渔获物，容易引起僵直过早消失。处于僵直阶段的鱼肉pH值5.0~6.0，不利于致腐微生物生长繁殖，因此，僵直期的鱼体鲜度是良好的。

（二）自溶阶段

自溶阶段是指肌肉由僵硬到完全变软的过程。一般认为是肌肉组织蛋白在自身蛋白酶的作用下逐渐分解生成低级肽和氨基酸的结果，因此称为自溶。处于自溶阶段的鱼类，肌肉组织的 pH 值上升至 7.0 以上，有利于腐败微生物的生长繁殖，尤其是因鱼富含水分，更为腐败微生物的繁殖提供了条件，故处在自溶过程中的鱼类鲜度已开始下降，不宜保存，应立即消费。决定自溶发生快慢的主要因素是温度，温度越高自溶作用速度越快。另外鱼的种类对此也有影响，如红色肌肉的鱼类易发生自溶。

（三）腐败阶段

鱼体腐败变质是腐败细菌在鱼体内生长繁殖，将鱼体组织降解的结果。降解产物如氨、胺类、酚类及吲哚等，不仅降低了鱼肉的品质，同时也影响消费者的健康。

腐败细菌的繁殖、对鱼体蛋白的分解过程几乎是与僵直、自溶过程同时发生和进行的，但在僵直和自溶初期，腐败细菌的繁殖和含氮物的分解比较缓慢；到自溶后期，随着 pH 值的升高，腐败细菌的繁殖与分解作用加快。当细菌繁殖到一定数量，低级分解产物增加到一定程度，鱼体即产生明显的腐败气味。

鱼类在垂死时，从皮肤腺体中分泌出较多的黏液，覆盖在整个体表，而后进入僵直过程。新鲜鱼的黏液透明，随着污染微生物对黏液分解作用的加强，而逐渐变混浊并有臭味。鱼的腐败变质多数是从鳃和眼窝开始，因为鱼多数死于窒息，鳃部往往具有充血现象，加之鳃盖上的黏液分泌物，不仅沾染细菌机会多，也为细菌繁殖提供了有利条件，故鱼鳃细菌的繁殖常较鱼体其他部位更为早、快，是腐败变质的初期标志之一。随着腐败程度的加深，鱼鳃由最初的鲜红色变成褐色以至土灰色并有臭味。眼窝的变化与鳃的变化相似，也是细菌最易繁殖的环境之一，由于眼球是由富含血管的结缔组织与结膜固着于眼眶，当眼球周围组织被细菌分解时，眼球便下陷并混浊无光，有时虹膜及眼眶被血色素红染。鱼鳞松弛易脱也是鱼体腐败的象征，这是由于体表的细菌在分解体表黏液之后，沿鳞片侵入皮肤，使皮肤与鳞片相联的结缔组织分解的结果。鱼在死亡后，其肠内存在的细菌会大量生长繁殖并产生气体，此时鱼腹部便膨胀起来，严重时肛门有肠管脱出，此时如将鱼体置于水中则自动上浮。随着腐败变质的加深，鱼体内血管组织被分解破坏，管壁通透性增强，致使血管和周围组织因血液成分浸润而红染，脊柱旁大血管被分解破坏、周围组织被血液浸润，形成所谓"脊柱旁红染"，其出现是鱼腐败的特征。当体表与腹腔的细菌进一步向鱼体深部入侵时，可导致肌肉碎裂并与鱼骨脱离。至此，鱼体已达严重腐败阶段。

影响鱼体死后变化和鲜度质量的因素是复杂的，主要是鱼的种类、捕获时气温以及捕获后的保鲜条件。

二、冰冻鱼的变化

如前所述，鱼体死后腐败的原因主要是由于细菌和酶类分解作用，而鱼体本身含水量多，富有蛋白质等特点，为细菌和酶类的活动提供了有利条件，如果再有适宜的温度、湿度，就将大大加强细菌和酶类活动的能力，从而导致鱼体迅速腐败。冻结、冷藏既可抑制腐败菌的生长发育，也能减弱酶类的活性。因此将鲜鱼在不高于 -25℃ 的条件下冻结，再置于 -18℃ 的库内冷藏，借以抑制腐败菌类的生长繁殖和酶的活性，已成为鱼类保鲜的一种常用方法。但是，即使将冻鱼保藏在最适宜的条件下，其死后变化也并未完全停止，仅仅是变化速度缓慢而已，随着保存时间的延长鱼品的质量还会有所下降。

鱼在冰冻过程中变化非常复杂，其中最明显的是体内水分形成结晶，鱼体变得硬固。冻结越充分，冻品的硬度越高。冻结速度快，形成的冰晶小，冻品的质量最好。冻结时形成的冰晶体，在冷藏过程中可以发生变化，尤其是在库温升高时，可以使冰晶部分融化，而当库温降低时，融化的水再冻结，而使原来遗留下来的晶体不断增大。这时，由于不同大小的晶体周围水汽压力不同、往往促使小晶体向大晶体转移，大晶体越来越大，小晶体越来越小，从而使冻鱼组织受到损伤，当解冻时，组织水分流失就增多。由于水分流失使鱼体干缩和重量损耗，这对含水分高而个体小的鱼类特别显著。此外，冻结方法、冷藏温度、相对湿度和空气流速等对鱼体内含水量都有较大影响。水分散失严重时，可导致制品外形和风味的不良变化，从而影响制品的质量。

冷冻鱼在长期存放中，脂肪还会受细菌产生的脂肪分解酶的作用而游离出脂肪酸。游离脂肪酸不断增多并进行分解，丁酸、乙酸、辛酸等低级脂肪酸产物使鱼产生特殊的气味和滋味，形成水解型酸败变质。另一种情况是鱼体脂肪会因氧化作用使不饱和脂肪酸转化成氧化物，然后再分解成醛和醛酸及低级脂肪酸，形成氧化型酸败变质。特别是多脂鱼类，这种现象尤为突出。酸败产物不仅影响风味，还具有一定的毒性。

三、咸鱼的变化

咸鱼是用食盐作为加工和保藏手段的制成品。食盐是一种吸水性很强的物质，将鱼肉浸渍在固体食盐或溶液中，由于渗透压的作用，鱼肉被脱水，使细菌和酶的活动条件受到限制；另一方面当鱼体和卤水中的食盐浓度增大到一定数值时，也使细菌菌体脱水而难以发育。食盐的脱水作用有一定的限度，经盐腌的鱼制品，组织内仍有一定量的水分；另外食盐并无杀菌作用，因此咸鱼也存在腐败变质的问题。特别在气温高、卫生条件差、原料新鲜度差或原料处理不当、食盐品质差以及用盐量和用盐方法不当等情况下，都容易造成鱼在加工贮藏中发生腐败变质。这种情况常发生在鱼体内部，食盐不容易渗透或用盐不均匀的部位；或因卫生条件不好，鱼体血污未洗净以及鱼体可溶性含氮物渗出到卤水里，结果使卤水发生腐败。

如果咸鱼贮运不当，会出现发红和油酵等变质现象。前者是嗜盐菌类在鱼体繁殖产生红色素——灵杆菌素的结果，后者是油脂氧化的结果，两者都是咸鱼品质降低的表现。

四、干鱼的变化

干鱼是利用天然或人工热源加温以及真空冷冻升华，除去鱼体中的部分水分以延长保存期的制品。干鱼水分含量比咸鱼要少得多，其水分含量依品种而异。一般盐干品的水分含量在40%左右，淡干品在20%左右，故淡干品比盐干品容易保藏。

鱼干品制作过程是通过热源的辐射或空气作为介质的传导，将热量传递到鱼体，促使水分从鱼体表面蒸发，从而使鱼体内部的水分向表面扩散移动，逐渐失去鱼体的水分至规定的要求。干鱼在保藏过程中可能发生的变化，主要是霉变、发红、哈喇及虫害。霉变的发生多与最初鱼的干度不足或吸水回潮有关。特别是一些小型鱼虾干制品，因其体型小，表面积大，在潮湿空气中吸湿很快，容易回潮；含盐的干制品，更易回潮。干度不足或回潮的干鱼，易发生霉变或腐败变质。干鱼发红是由于产生红色素的嗜盐菌引起的，严重时形成有氨臭的红色黏块。干鱼哈喇是鱼体脂肪被氧化的结果。另外，干鱼在贮藏时还有虫害。

第二节　鱼与鱼制品的加工与卫生检验

一、鱼及鱼制品加工的卫生要求

为了提高鱼及鱼制品的卫生质量，除了保证原料新鲜度外，注意加工卫生也很重要；一般情况下，鱼应在足够低的温度条件下尽快地加以处理。鱼类食品中的微生物污染，除了来自原料、辅佐料和生产用水外，也可来自空气、器具、机械和操作人员的接触污染，因此必须注意这些方面的卫生。其具体要求与肉及肉制品相似，可参考有关的内容。鱼类食品加工生产用水，对鱼类食品生产影响很大，应完全符合《生活饮用水卫生标准》规定，力求完全透明澄清、无色、无味、无悬浮物，静置时不生成沉淀。倘若生产鱼类罐头或熟食制品，则水中的重金属盐、硫化氢、氨、硝酸盐以及铁盐都不得超过有关规定的指标，同时也不得有病原菌和耐热性微生物以及其他有害物质存在。加工河豚鱼，必须单独处理，去净内脏（肝、卵巢等），对血污应彻底冲洗干净。

二、鱼及鱼制品的卫生检验

鱼及鱼制品的检验以感官检验为主，必要时辅于理化检验和微生物学检验。

（一）感官检查

1. 鲜鱼的检验方法　首先检查鱼的眼和鳃，然后检查磷片，并确定鱼体表黏液的性质，最后确定肌肉的坚实度和弹性，必要时剖检，检查内脏有无溶解吸收及胆汁印染现象；然后横断脊柱，观察有无脊柱旁红染现象。

各级鲜鱼的质量指标见表 12 - 1。

表 12 - 1　鱼类新鲜度的感官质量指标

项目	新鲜鱼	次鲜鱼	不新鲜鱼
体表	具有鲜鱼固有的体色和光泽体表黏液透明	体色暗，差光泽，黏液透明度差	体色黯淡无光，黏液混浊污秽腥臭味
鳞片	鳞片完整，紧贴鱼体不易剥落	鳞片不完整，较易剥落，光泽较差	鳞片不完整，松弛，极易剥落
鳃	鳃盖紧闭，鳃丝鲜红或紫红，结构清晰，黏液透明无异味	鳃盖较松，鳃丝紫红淡红或暗红，有酸味腥味	鳃盖松弛，鳃丝粘连淡红暗红或灰红色，混浊腥臭味明显
眼睛	眼睛饱满，角膜光亮透明，有弹性	眼睛平或稍凹陷，角膜起皱、黯淡、微混浊、溢血	眼睛凹陷，角膜混浊或发黏
肌肉	肌肉坚实、有弹性，无异味，肌纤维清晰有光泽	肌肉紧密。有弹性，肌纤维光泽较差，稍有腥味	肌肉松弛，弹性差，肌肉纤维无光泽，有霉味和酸臭味
腹部	正常不膨胀，肛门凹陷	膨胀不明显，稍凸出	膨胀变软，表面暗色或淡绿色斑点突出

2. 冰冻鱼的检验方法　冰冻鱼的感官检查方法和感官指标基本与鲜鱼相同，检查前先使其在温水中自然解冻，然后检查冰冻鱼解冻后的感官特征。

活着直接冰冻鱼，眼睛明亮，角膜透明，眼球凸出、充满眼眶；鱼鳍展平张开，鱼体仍保持临死前挣扎的弯曲状态；鳞片上覆有冻结的透明黏液层，皮肤色泽鲜明。

死后冰冻鱼，鱼鳍紧贴鱼体，鱼体挺直，眼球不凸出。

窒息致死后冰冻鱼，口及鳃张开，皮肤颜色稍暗。

腐败后冰冻鱼，无活鱼冰冻后的特征，可用小刀或竹签穿刺鱼肉或腹腔，嗅其腐败臭味；或切取部分鱼鳃，浸入热水后嗅察。

此外，对冰冻较久的鱼，应检查头部和体表有无哈喇味，有无黄色或褐色锈斑。因长期存放的鱼，脂肪有可能被氧化。

3. 咸鱼的检验方法　先视检咸鱼体表有无因脂肪氧化而形成的黄色或褐色锈斑，以及在鳃内、鳍下、肛门和腹腔等处有无虫蚀现象，再用手触检鱼体有无发黏和腐烂等现象。然后横断鱼体，观察肌肉颜色、肌肉与骨骼结合状况；并用手指按压，检查肉质的坚实程度；同时嗅察有无腐败或其他异味。必要时进行煮沸试验，品尝其固有气味和滋味。

良质咸鱼，体表应整洁无损、鳞片密集整齐。切断鱼体，可见肌肉色泽均匀、无异味，按压肌肉时不留凹陷，肉质坚实。用手指揉捏时，应不成面团样。

次质和不新鲜的腌鱼，鱼体多不清洁，外表常有脂肪氧化引起的泛油发黄，即所谓油酵以及嗜盐细菌大量繁殖引起的发红现象。有的可见有霉变现象及腐败臭味。

此外，咸鱼中尚可发现各种虫伤。检查时，须注意鱼鳃及肌肉等处有无酪蝇的幼虫（俗称跳虫）和红带皮蠹（即火腿鲣节虫）等害虫活动的痕迹。

（二）理化检验

根据鱼肉腐败分解产物的种类和数量可判定鱼类的新鲜度。目前能较好地反映鲜度变化规律而且与感官指标比较一致的是挥发性盐基氮的含量。其他方法均有一定的局限性。鱼类挥发性盐基氮的含量海水鱼不得超过 30mg/100g，淡水鱼不得超过 20mg/100g。其他尚有重金属、农药及组胺含量等检测项目。

（三）细菌检验

鱼类的细菌检验受环境条件的影响较大，检测费时，一般只在需要细菌学指标时进行，通常不作为生产上检测鲜度的依据。

三、鱼及鱼制品的卫生评价

良质新鲜鱼与鱼制品符合国家规定的感官、理化及细菌指标，通过检验后，根据其卫生质量做出相应的卫生处理。

（1）新鲜鱼不受限制食用。

（2）次鲜鱼通常应立即销售食用（以高温烹调为宜）。

（3）腐败变质鱼禁止食用，变质严重者也不能作饲料用。

（4）含有自然毒素的水产品，不得流入市场，应剔出集中妥善处理，因特殊情况需进行加工食用的，应在有条件的地方集中加工，其加工废弃物应妥善销毁。

（5）凡青皮红肉的鱼类，如鲣鱼、参鱼等易分解产生大量组胺，出售时必须注意鲜度质量；发现鱼体软化者则不能销售。

（6）变质咸鱼缺陷轻微者，经卫生处理后可供食用。但有下列变化者，不得供食用。

①因由于腐败变质产生明显的臭味或异味时。

②凡虫蛀、赤变、脂肪氧化蔓及深层的不得供食用。

（7）黄鳝应鲜活出售，凡已死亡者不得销售或加工。

第三节　常见鱼病的检验

一、细菌性鱼病

根据近几年水产养殖病害测报统计，细菌性鱼病是水产养殖的主要病害之一，流行范围广，流行季节长，每年的 4~9 月为盛行期，造成的损失严重。常见细菌性鱼病有以下几种：

（一）烂鳃病

病原体为鱼害粘球菌，一般由鱼体与病原菌直接接触而引起，病鱼体发黑，鳃盖内表面充血发炎，中间部分常糜烂成一圆形透明的小窗，鳃丝肿胀，黏液增多，末端腐烂，软骨外露，致使边缘发白，鳃上带有黏液和污泥。

（二）赤皮病

病原体为荧光假单胞菌，是一种条件致病菌，当鱼体因捕捞、运输、放养等人工操作或被寄生虫寄生而受伤后，被病菌侵入引起发病。病鱼表现为体表出血发炎、鳞片脱落，鳍的基部充血，鳍条充血或鳍条腐烂呈扫帚状。

（三）肠炎病

该病的病原体为肠型点状气单胞菌，为条件致病菌。当水质环境变化、投喂变质饲料或不正常投饲时易引起此病。患病的鱼一般腹部膨大且有红斑，肛门红肿，轻轻挤压腹部有黄色黏液从肛门流出，肠内无食物，有淡黄色黏液，内壁糜烂。

（四）暴发性出血病

又称细菌性败血症，是一种危害严重的传染性细菌病，该病发病急、传染快、危害品种多。病鱼特征：腹部膨大，腹腔内积有大量的腹水并有溶血现象，病鱼口腔、头部、眼眶、鳃盖表皮和鳍条基部充血，鳃丝苍白，末端腐烂，肠管内无食物。

常规养殖鱼类的细菌性疾病还有许多，如竖鳞病、打印病、白皮病等，所有病原菌都有一个共性，都是条件致病菌。只有当养殖密度过高，管理不当而造成水质恶化、鱼体受伤、免疫力下降等情况下，致病菌大量繁殖，侵入鱼体而发病。因此，在预防细菌性疾病时，要采用消毒剂对水质进行消毒，而后采用有益微生物制剂保持良好的水质环境，同时配合使用生物酶多糖类的活性添加剂，来提高鱼体的自身免疫力等一系列的综合方法，给养殖带来有效的经济效益。

二、霉菌性鱼病

（一）鳃霉菌病

病原是鳃霉。①由 Branchiomyces sanguinis 及 B. demigrans 引起；②病鱼呈窒息似的呼吸困难及倦怠衰弱，病鱼离群。鳃湿压片可见在鳃丝内之微血管或出鳃血管（动脉血）中寄生呈粗树根状之霉菌丝，造成霉菌性血栓，使末端微血管之鳃丝缺氧及缺营养而坏死。故肉眼外观上可见鳃瓣有出血及变暗褐或灰白区域。

（二）史塔夫病

鲤锦鲤及金鱼均会发生，由水霉菌感染鱼的鼻孔，病灶之菌丝从鼻孔伸长出到口及眼的特征性疾病。

（三）水霉菌感染

①各种鱼类均可感染，一般在低水温的冬季好发；②体表，鳃及鳍部附着水霉菌，菌斑下皮肤坏死，严重时各病斑融合而扩大病变区，可休克致死。

三、寄生虫性鱼病

鱼的寄生虫病又称侵袭性鱼病。这类疾病的来源是多方面的，有些病在传播过程中须有一系列环节，如能切断其中一环，即能达到控制和消灭寄生虫的目的。常见的寄生虫性鱼病有以下几种：

（一）原虫病

病鱼的鱼鳃有黏液，被寄生处有凹陷，呼吸困难，可窒息而死；有的病鱼身上有似气泡样的密集小水疱。

（二）单殖吸虫病

病鱼的鳃黏液增生，呼吸下降，从而影响其摄食，严重时甚至绝食，创伤组织易受其他病原感染。

（三）复殖吸虫病

病鱼爱跳水，爱倒立，头部充血。

（四）绦虫病

病鱼表现为体重减轻，体表变黑，并伴有贫血现象。

（五）棘头虫病

病鱼消瘦，鱼体发黑，前腹部膨大呈球状。

大多数寄生虫病的发生都有一定的季节性，掌握发病规律，及时有计划地在鱼病流行季节前内服和全塘遍洒驱虫、杀虫药物预防，是补充平时预防不足的一种有效措施。

第四节　有毒鱼类的鉴别

鱼贝类所含的自然毒素有的几乎遍布于全身，有的仅存于局部脏器、组织或分泌物中。食用含有毒素的鱼贝类能使食用者发生中毒，毒性剧烈者可引起死亡。产于我国的有毒鱼类有170余种，可分为毒鱼类和刺毒鱼类。

一、毒鱼类

这类鱼的肌肉或内脏器官含有毒素，包括肉毒鱼类、豚毒鱼类、卵毒鱼类、血毒鱼类、肝毒鱼类、含高组胺鱼类、胆毒鱼类。

（一）肉毒鱼类

主要生活在热带海域，肌肉和内脏含有雪卡毒。这类鱼的外形和一般食用鱼几乎没有什么差异，从外形不易鉴别，需要有经验者辨认。肉有强毒或猛毒的有点线鳃棘即鲈、侧牙鲈、黄边裸胸鳝、大眼鳝等。

（二）豚毒鱼类

有毒河豚鱼类的内脏含有河豚毒素。豚毒鱼类一般形态特征为：体形椭圆，不侧扁，背上有鲜艳的斑纹或色彩，体表无鳞，光滑或有细刺，头胸部大腹尾部小，小口，唇发达。有气囊，遇敌害时能使腹部膨胀如球样。有尾柄，背鳍与臀鳍对生并位于近尾部，无腹鳍，背面黑灰色或杂以其他颜色的条纹（斑块），满生棘刺，腹部多为乳白色。

有毒河豚鱼类的含毒情况比较复杂，其毒力强弱与鱼体部位、品种、季节、性别以及生长水域等因素有关，概括说：在鱼体部位中以卵、卵巢、皮肤、肝脏的毒力最强，肾、肠、眼、鳃、脑髓等次之，肌肉和睾丸毒力较小。

预防河豚鱼类中毒的具体措施如下：

（1）凡在渔业生产中（包括集体或个人）捕得的河豚鱼类都应送交水产购销部门收购，不得私自出售、赠送或食用。

（2）供市售的水产品中不得混有河豚鱼类，严防河豚鱼类流入市场。

（3）经批准加工河豚鱼类的单位必须严格按照规定进行"三去"加工，即先去尽内脏、皮、头，洗净血污，再盐腌晒干。剖割下来的内脏、皮、头等毒物和经营中剔除的变质河豚鱼和小河豚鱼等应妥善处理，勿随便抛弃。

（4）向群众特别是渔业生产经营人员经常宣传河豚鱼中毒的危险性和有关法制及要求，劝导不要自行取食河豚鱼。

（三）卵毒鱼类

这类鱼的卵子含有鱼卵毒素，鲤科鱼类中产于我国西北及西南地区的裂腹鱼亚科各属的许多鱼类，卵有毒。一般卵毒鱼类的毒素不耐热，烧熟煮透后可以食用，但光唇鱼的卵毒素经煮沸 10min 仍不能破坏，误食中毒后表现腹痛、腹泻、呕吐，严重时可因失水过多而死亡，所以应去卵食用。

（四）血毒鱼类

这类鱼血液中含有血毒素，仅见于鳗鲡和黄鳝，鳝鱼血清有毒，鱼体死后毒力更强，但毒素不耐热，在 50~60℃ 即可破坏，烧熟煮透后可以食用。

（五）肝毒鱼类

这类鱼的肝中含有丰富的维生素 A、维生素 D、鱼油毒、痉挛毒和麻痹毒，鱼类中以鲅鱼、鲨鱼、鲌魟鱼、旗鱼、鲟鳇鱼和硬鳞脂鱼等鱼类的肝脏发生中毒的事故较多，尤以这些鱼类中的各大型品种的肝脏更易使人中毒。

其中毒原因是鱼类的肝脏内含有大量油脂，它们多由高级不饱和脂肪酸组成，其碳原子常多达 20 个以上，在这种脂肪酸的分子结构里有许多双键，有的多达 5 个以上，容易与外界的异物结合而形成鱼油毒素，摄食含有毒素的鱼肝，就会中毒。

对中毒患者可给以胆碱（鱼油毒会消耗患者肝脏内的胆碱）、维生素 C、维生素 B_1、维生素 B_2 和酵母片等药物，同时进行对症治疗。预防鱼类肝脏中毒最有效的方法是不吃鱼肝。

（六）含高组胺鱼类

主要见于青皮红肉的一些鱼类，如青花鱼、金枪鱼、沙丁鱼等。青皮红肉的鱼类肌肉中含血红蛋白较多，因此组氨酸含量也较高，当受到富含组氨酸脱羧酶的细菌污染，并在适宜的环境条件下，组氨酸就被大量分解脱羧而产生组胺。摄食含有大量组胺的鱼肉，就会发生过敏性（或称类过敏）中毒。

鱼体组胺含量是很不规则的，各种品种的鱼类并无固定性的本底，与质量鲜度的变化也并无显著的"相关"，其含量多少主要决定于以下几个因素：

（1）污染的细菌种类　如鱼体污染了莫根氏变形杆菌、组胺无色杆菌、埃希氏大肠杆菌、葡萄球菌、普通变形杆菌等富含组氨酸脱羧酶的细菌，容易产生大量组胺。

（2）环境温度　在 10~30℃ 特别是 15~20℃ 温度条件下最易产生组胺。

（3）鱼体盐分浓度　在含盐分 3%~5% 浓度时最易产生组胺。

（4）pH 值　以 pH 值为 7 或稍低的中性偏酸性环境最易于产生组胺。

以上以细菌种类为基本因素，其他都是通过那些细菌繁殖的快慢而起作用的。鱼体组胺是否使摄食者发生过敏性中毒，除决定于鱼体组胺含量和摄入量多少外，还与有否同时摄入协同作用的物质有关，当鱼体内有秋刀鱼素、胍基丁胺、甲基亚氨脲、磷酰胆碱、屏风贝碱等物质同时存在时，都能与组胺起协同作用，使食用者发生过敏中毒。

预防鱼体组胺中毒应从下列几方面着手：

（1）渔业生产中捕到青皮红肉的鱼类应及时冷藏或加工，对体型较厚的鱼类加工时先劈开背部以利于盐分渗入使蛋白质较快凝固，用盐量不要低于 25%。

（2）向市场供应的鲜鱼应加冰保质，凡青皮红肉的鱼类如鲐、鲣、鲹等应有较高的鲜度。

（3）对在产运过程中受过严重污染或脱冰受热的鲐、鲣、鲹鱼类须作必要的组胺含量检测，凡含量超过 100mg/100g 的不得上市销售、同批鱼货应改作盐腌加工，使组胺含量下降至允许量以下时，才允许供应市场。

（七）胆毒鱼类

我国胆毒鱼类中毒病例仅次于河豚鱼中毒，这类鱼的胆汁内含有胆汁毒素，能严重损伤人体的肝、肾，使肝脏变性、坏死，使肾小管受损、集合管阻塞、肾小球滤过减少、尿液排出受阻，在短时间内即导致肝、肾功能衰竭，也能损伤脑细胞和心肌，造成神经系统和心血管系统的病变。胆毒鱼类中毒主要发生在有吞服鱼胆治病习惯的地区。我国民间有以鱼胆治疗眼病或作为"凉药"的传统习惯，但因用量、服法不当而发生中毒事故的也不少。预防鱼胆中毒的唯一方法，是教育群众不要滥用鱼胆治病，有必要使用时，应遵医嘱，严格控制剂量，同时也应向民间某些不懂药理轻率搬用土方的医者灌输鱼胆毒性的知识。

二、刺毒鱼类

刺毒鱼类体内有毒棘和毒腺，包括虎鲨类、角鲨类、工鲶类等，这类毒鱼能螫伤人体，引起中毒。有些鱼类死后，其棘刺的毒力可保持数小时，烹煮时也应注意。

第五节　贝甲类的检验

贝甲类是指贝壳类和甲壳类水产品，前者包括海产牡蛎、蛤、鲀贝、鲍鱼等和淡水产蚌、蚬、田螺，后者包括海白虾、对虾、河虾、龙虾、梭子蟹、青蟹、河蟹等。许多贝甲类在水产动物中具有很高的经济价值，富有营养，但因其极易发生腐败变质，必须做好质量检测。

一、贝甲类的卫生检验

（一）感官检验

一般要求鲜销的虾、蟹、贝蛤类等是活体。因为虾、蟹、贝蛤类在死后，尸体极易腐败变质，影响食用价值和消费者的健康。

1. 虾类的感官检验　观察虾体头胸节与腹节连接的紧密程度，以测知虾体的肌肉组织和结缔组织是否完好。观察虾体体型是否完整，体表色泽是否干燥、有无发黏变色，以测知体表组织是否完好；观察虾体是否能保持死亡时的姿态，是否可加外力使其改变伸曲状态，以测知肌肉组织是否完好。

新鲜的生虾，外壳光亮、半透明，肉质嫩白至淡青色（对虾），虾头与虾体连接紧密，不易脱落，尾节有伸屈性，有弹性，无异常气味，肢体完整，蹼足卷缩。陈旧败坏的生虾，外壳混浊，失去光泽，从头至尾逐次变红，甚至变黑；内质松软，肢体下垂，发出腥臭气味，头、足甚至脱离虾体。

新鲜熟虾仁，肉质白色且常常微红，外观整洁，虾尾向下蹼曲，无破碎现象，具有正常的香气、滋味鲜嫩。死后煮熟的虾仁，体伸长，尾不卷曲，外表不洁。常见破碎。陈旧变质的熟虾，肉质僵硬，鲜味减退或滋味异常，甚至发臭，外壳变黑。

2. 蟹类的感官检验　观察蟹体腹面脐部上方是否呈现黑印，以测知蟹胃是否腐败；观察步足与躯体连接的紧密程度，以测知肌肉组织和结缔组织是否完好；持蟹体加以侧动，观察内部有无流动状，以测知内脏（蟹黄）是否自溶或变质；检视体表是否保持固声色泽，以测知外壳所含色素是否已分解变化；必要时可剥开蟹壳，直接观察蟹黄是否液化，鳃丝是否清晰。

活蟹动作灵活，好爬行，善滚翻。海蟹应具有海蟹的固有气味，无任何异味；体表纹理清晰，有光泽，脐上部无胃印；步足与躯体连接紧密，提起蟹体时步足不松弛下垂；鳃丝清晰，白色或微褐色；蟹黄凝固不流动；肌肉纹理清晰，有弹性，不易拨离。

濒死之蟹精神委顿，如将其仰置，不能翻起。刚死鲜蟹，其壳纹理清晰，质地坚实，用手指夹持背腹平举蟹体时，可见足爪伸直不下垂；肉质充实，蟹体较沉，轻敲背壳发实音，体表整洁，无异味。变质的生蟹，其壳纹理不清，质地脆弱，平举蟹体时，足爪下垂，甚至脱落；壳内肉质空虚，流出液体，体表污秽不洁，发出腥臭或腐臭气味。

用活蟹或刚死之鲜蟹煮成的熟蟹，其脐转向腹侧，且易于上下移动，壳内肉质也易于剥出。若用久死变质之生蟹煮制的熟蟹，其尾部之肉不能完全取出，且易被捏碎。

3. 贝蛤类的感官检验　贝类以死活作为可否食用的标准。外壳完整，呈固有形状、色泽，常态紧闭或微张开，受惊时闭合，活力正常。具有固有滋气味，无异味。在室温下，斧足与触管伸缩灵活，肌肉组织紧密有弹性，呈固有色泽。凡死亡的贝类两壳常分开，但也有个别闭合的，可采用放手掌上探重和相互敲击听音等方法检查。死贝一般都较轻（排除内部泥沙），在相互敲击时发出咯咯的空音；活贝在相互敲击时发出笃笃的实音。对大批贝类的检验，可用脚突然触动包件，如包件内活贝多，即发出贝壳合闭的嗤嗤声；否则发出的声音就较轻。后一情况应进一步抽取一定数量的贝体做探重和敲击试验，逐一检查死活。如死亡率较高，则整个包件逐只检查或改做饲料用。

牡蛎的蛎体饱满或稍软，呈乳白色，体液澄清，白色或淡灰色，有牡蛎固有气体；花蛤的外壳具固有色泽，平时微张口，受惊闭合，斧足与触管伸缩灵活，具固有气体；泥螺的外壳紧闭或微张，足和触管收缩灵活，具固有气体。

（二）理化检验

贝甲类的理化检验是除去外壳，测定挥发性挥发性盐基氮的含量。河虾挥发性盐基氮含量不得超过 20mg/100g，海虾不得超过 30mg/100g，牡蛎不超过 10mg/100g，海蟹不超过 25mg/100g。海水贝不超过 15mg/100g。其他项目与鱼相同。

二、贝甲类的卫生评价

（1）虾类，虾肉组织变软，无伸屈力，体表发黏，色暗、有臭味等，说明虾已自溶或变质，不能食用。

（2）甲鱼、乌龟、蟹、各种贝类均应鲜活销售，凡已死亡者均不得出售和加工；贝类的毒素主要积聚于内脏，应注意去除；含有自然毒的贝蛤类，不得出售，应予销毁。

（3）凡因化学物质而中毒致死的贝类，不得供食用。

第十三章

屠宰加工副产品的卫生检验

第一节 食用副产品的加工卫生与检验

一、食用副产品的加工卫生

食用副产品应采自健康无病的动物屠体。在肉类联合加工厂，食用副产品的初步加工在专门的车间内进行。动物屠宰后，副产品通过滑道分别落入副产品加工车间的相应地段，进行整理和初步加工，加工时应严格遵守卫生操作规程，防止污染。对头、蹄、尾等带毛的食用副产品，应除去残毛、角、壳及其他污物，并用水清洗干净。心脏、肝脏、肺脏、肾脏等副产品，应分离脂肪组织，剔除血管、气管、胆囊及输尿管等，并用清水洗净血污。胃和大肠的初步加工，应先剥离浆膜上的脂肪组织，切断十二指肠，于胃小弯处纵切胃壁，翻转倒出胃内容物，用水清洗后套在圆顶木桩上，用刀剔下黏膜层，作生化制剂的原料，其余部分用水洗净。大肠翻倒内容物后用水洗净。

经上述初步加工的食用副产品，放置在4℃冷室中冷却，然后送熟肉加工车间或送往市场销售。在某些情况下，须将其冷冻或盐腌后保存。

二、食用副产品的卫生检验

食用副产品原料在屠宰车间虽经过兽医卫生检验，但在副产品加工车间加工时，仍须进行兽医卫生监督。因为在剖开肌肉和器官时，往往会在其深部发现一些初检时没有发现的病理变化。因此，在每个工作岗位应设置检验台，以便检验员能及时检验。凡发现有水肿、出血、脓肿、发炎、增生、坏死及寄生虫损害的组织和器官，均不得作为食用，全部化制处理。所有未经初步加工的或因加工质量差，产品受到毛、血、粪、污物污染的食用副产品，不得出厂（场）作为食用，以免沙门氏菌污染而引起人的食物中毒或者食肉传染。

第二节 动物生化制剂原料的卫生检验

一、概述

生化制药原料是指从屠宰后的动物体采集的用于制造生化药物的脏器、腺体、体液、胎盘等组织器官。生化药物具有毒性低、副作用小和疗效可靠的优点，所以在现代医学中占有重要地位。自古以来我国劳动人民就有用牛黄、马宝、胆汁、胎盘、鸡内金等动物原料进行防治疾病的实践经验，收入《本草纲目》的 1 982 种药物中，动物药源就占 400 多种。随着科学技术的发展，从动物体分离和提取的生化药物越来越多，动物生化制剂在整个医药工业中已占有相当比例。目前我国上市的生化药物达 170 余种（包括原料药和各种制剂），其中载入药典的有 37 种。国外上市的生化药物约有 140 种，另有 180 种正在研究中。

动物屠宰后可收集的生化制药原料有松果腺、脑下垂体、甲状腺、甲状旁腺、犊牛胸腺、肾上腺、胰腺、卵巢、睾丸、胎盘、胚胎、腮腺、颌下腺、舌下腺、肝脏、胆囊、脾脏、肾脏、心脏、猪胃、牛羊真胃、眼球、脊髓和脑等几十种。

二、生化制药原材料的采集

（一）迅速采集

在进行上述生化制药原材料的采集时，首先应考虑其生物学性质，因为其中的有效成分，特别是内分泌腺所含的激素，在动物死后很快会丧失其活性。所以，必须在动物屠宰后尽快采集，并且迅速固定。一般来讲，内分泌腺体在采集地点的停留时间最长不超过 1h。有些内分泌腺体如脑垂体、胰腺、肾上腺等，应在 25～40min 内采集为好。

（二）剔除病变组织器官

生化制剂原料必须来自健康畜体，不得由传染病患畜屠体上取得。凡有腐败分解、钙化、硬结、化脓、囊肿、坏死、出血、变性、异味或污染的，都不得作为制药原料采集。采集好的原料应无病理变化。要由专门人员用完全洁净的手和器械（刀、剪等）采取，尽可能不伤及腺体表面。并把取得的腺体放置在清洁的容器中，立即送往初步加工室。

三、生化制药原料的初步加工卫生

生化制药原料的初步加工，主要是清除腺体周围的脂肪组织和结缔组织，清除时用力要适度，不得切碎腺体，更不能挤压和揉搓腺体。经初步加工的腺体，迅速固定保存，最好是在 -20℃ 左右的温度下迅速冻结。脑垂体激素、胰岛素、肾上腺皮质激素和松果腺激素在动物屠宰后很快会丧失其活性，所以，脑垂体的采集和固定不得迟于宰后 45min，胰腺的固定不得迟于 20～50min，肾上腺和松果腺不得迟于 50～60min，肾上腺和松果腺不得迟于 50～60min，其他腺体和脏器也不得迟于宰后 2h。初步加工时剔下的脂肪组织可以作为加工油脂的原料，废弃的腺体、结缔组织和肌肉碎块，则应送往化制。生化制药原料的固定和保存目前采用以下几种方法：

（一）冷冻干燥法

冷冻干燥法是一种保存脏器和内分泌制剂原料最理想的方法，它是借助冰冻干燥机进行的。在 -80～-40℃ 温度下，使原料中的水分很快结冰，并在很高的真空状态下直接升华，使原料达到很快干燥，由于是在很低的温度下排出了水分，所以能完全保存原料中的有效成分。此法多用于科学研究和保存有价值的内分泌腺体。

（二）冷冻法

冷冻法是保存脏器和内分泌制剂原料最常用的方法。其操作是将原料平铺在干净的金属盘中，层积厚度不超过 10cm，在 -20℃ 左右的温度下冷冻，然后转入 -18℃ 的冷藏库中保存，如果在温度不高于 -10℃ 的条件下保存腺体，其保存期一般不得超过 3 个月；在

-7℃条件下保存时，腺体中的有效成分就开始失去作用。

（三）有机溶剂脱水法

由于生化制药原料中水分的含量大于60%，所以保存时必须先设法脱水，使原料中水分的含量降至10%以下。所采用的脱水剂应对原料的有效成分无破坏作用，生产上最常用的是丙酮脱水。当新鲜原料连续三次通过丙酮后，其中的水分可以降低到10%以下。因丙酮的价格较贵，故此法只用于有较高价值和科研用内分泌腺体的保存。此外，盐酸和酒精也可以用作脏器和内分泌腺体的脱水剂。

（四）盐腌保存法

对价值比较低的原料，如工业用胰脏等，在缺乏冷冻设备时，可采用此方法保存，通常用食盐或硫酸铵腌制原料，阴干后保存。

（五）高温烘干法

高温烘干法可用于保存某些耐热的脏器和内分泌腺体，如甲状腺、睾丸、卵巢、胎盘等，但在加热过程中必须严格控制温度，以免有效成分遭到破坏。各种脏器和内分泌腺体的适宜烘干温度见表13-1。

表13-1　各种脏器、内分泌腺原料适宜烘干温度（℃）

脏器名称	抗热程度	适宜温度	最高温度	脏器名称	抗热程度	适宜温度	最高温度
甲状腺	尚可	60~65	75	脾	尚可	60~65	75
甲状旁腺	尚可	60~65	75	肾上腺	差	50以下	70
睾丸	尚可	60~65	75	胃	差	50	60
卵巢	尚可	60~65	75	胰腺	差	45	60
肝	尚可	60~65	75	脑下垂体	差	50以下	60

第三节　肠衣的卫生检验

屠宰动物的新鲜肠管，经过加工除去肠外脂肪组织、浆膜和黏膜，只保留有韧性、呈半透明状的薄肠称为肠衣。猪、羊小肠的肠衣，由于只保留了黏膜下层，所以非常薄。肠衣主要用于制作灌肠食品，还可以用于制作医用外科缝线等。因此，必须严格执行卫生检验与监督。

一、肠衣的加工卫生要求

（一）肠衣原料的卫生要求

肠原料必须来自健康动物的屠体，并于开膛后立即收集加工，以免肠管发生自溶或腐败。若肠管于屠体中留放2h以上，不但胴体有被沙门氏菌或其他肠道菌污染的可能，而且也会使肠管因自溶和腐败而变成废品。对所收集的肠原料，应仔细检查其颜色、质地及有无病理变化，尤其要剖检肠系膜淋巴结，发现炭疽、牛瘟、羊肠毒血症等恶性传染病或者氢氰酸、有机磷、有机氯等中毒性疾病的全套肠管，包括食道和膀胱，应进行化制或销毁；发现有结核及副结核病变，猪瘟、猪副伤寒病变，以及有各种肠炎变化的肠管，均不得加工肠衣，可根据病变的性质和严重程度，分别进行适当的无害化处理。

（二）肠衣加工的卫生要求

肠衣的初步加工是从原料的收集开始的，包括清除肠内容物、剔除肠系膜、分离肠外脂肪、刮除肠黏膜、清水漂洗、分路扎把、盐腌或干燥。

加工肠衣时应先将肠管各部分分开，清除肠内容物，然后剔除肠系膜和肠外脂肪，最后刮除肠黏膜，刮除时刮刀用力要适当，如果使用去膜机，则两轴间的距离务必调整适当，否则将去不掉黏膜或者撕裂肠管。所用的刮刀和机械，必须经常洗涤和消毒。刮除黏膜的肠管，放置凉水中浸泡 3 ~ 8h，浸泡后按口径大小和长短，分路，配码，即为成品。如果要保存或出口，则必须在配码后立即作防腐处理，其方法有盐腌法和干燥法。

1. 盐腌法　用纯净的细盐，一次擦在配码后的肠衣上（通常以 100m 为一把，每把需精制盐 0.5kg），腌制 12 ~ 24h，待盐水沥干后缠把、装桶，保存于 0 ~ 10℃ 下或外运。

2. 干燥法　把配码后的肠衣吹气后，挂在架子上，放至于通风处晒干，或在 29 ~ 35℃ 的干燥室内烘干。干燥后的肠衣经排气、压扁、缠把后装箱外运或者储藏。保藏室的温度不得高于 25℃，相对湿度应为 50% ~ 60%，否则易产生虫害或生霉。

肠衣加工过程中，所产生的大量废物如黏膜、浆膜、肠碎屑等应及时清除，并送往化制车间进行化制处理。车间地面、设备及用具等，按屠宰车间的卫生要求进行清洗和消毒。

二、肠衣品质的感官检验

肠衣品质的感官检验，是依据其色泽、气味、质地和有无伤痕等进行判定的。下面介绍各种动物肠衣的感官品质要求：

（一）猪肠衣的感官品质要求

猪肠衣的感官品质按我国商业行业标准《猪原肠、半成品》（SB/T 10041—1992）的要求执行。

1. 原肠

（1）加工要求

①原肠取自经兽医宰前宰后检验合格之猪的小肠，要及时去油倒粪，保持品质新鲜，两端完整无损。

②肠刮台需平滑洁净。

（2）质量要求

①品质　新鲜，色泽、气味正常，保持清洁，不得接触金属物品或沾染杂质。腐败变质、失去拉力或有腐败气味、异味、不透明的麻筋及仔猪肠不收购。

②等级规格

一等：两端完整，不带破伤，以自然长度为一根；或两端不完整，但长度在 14m 以上不带破伤者，亦作一根计算。

二等：两端不完整，长度在 14m 以上，允许带一个破洞或两节，短节不得少于 3m。

三等：长度在 14m 以上，允许带两个破洞或三节，最短节不得少于 3m。

③等级比差　一等为 100%，二等为 80%，三等 60%。

2. 半成品　除用肠衣专用盐腌渍外，不得使用含有损伤肠质或妨碍食用卫生的化学物质，无杂质、并条、靛点、锈蚀、盐蚀，破洞割齐，不带毛头、弯头。

（1）气味　无腐败及其他异味。

（2）色泽　白色、乳白色、淡粉红色。

（3）规格　打成折叠把，每把长度100m，13节；或每把125m，16节；最短节不得少于3m。

（4）短码　每把长度100m或125m，允许最短节为1m。

（5）口径　24～34mm为小口径；34mm以上为大口径。

（二）绵羊肠衣的感官品质要求

绵羊肠衣的感官品质按我国商业行业标准《绵羊原肠、半成品》（SB/T 10042—1992）的要求执行。

1. 原肠

（1）加工要求　同猪原肠。

（2）质量要求

①品质　色泽、气味正常，新鲜。保持洁净，不得接触金属物品或沾染杂质。腐败变质、失去拉力或有腐败气味、异味不收购。

②等级规格

一等：两端完整，不带破伤，以自然长度为一根；或两端不完整，但长度在25m以上，不带破伤者，亦作一根计算。

二等：两端不完整，无显著痘盘（痘盘即肠衣刮去肠结节的痕迹），长度在25m以上，带一个破洞或两节，短节不短于4m。

三等：无显著痘盘，长度在25m以上，可带两个洞或三节，最短节不短于4m。

③等级比差　同猪原肠。

2. 半成品　除用肠衣专用盐腌渍外，不得使用含有损坏肠质或妨碍食用卫生的化学物质，无粪便、杂质、腐蚀，破洞割齐，不带毛头。干皮、盐蚀、次色、软皮根据使用价值酌情收购。

（1）气味　无腐败及其他异味。

（2）色泽　白色、青白色、黄白色、灰白色。

（3）规格　打成折叠把，每把长度100m，13节；最短节不短于3m。

（4）短码　每把长度100m，最短节不短于1m。

（三）山羊肠衣的感官品质要求

山羊肠衣的感官品质按我国商业行业标准《山羊原肠、半成品》（SB/T 10043—1992）的要求执行。

1. 原肠

（1）加工要求　同猪原肠。

（2）质量要求

①品质　色泽、气味正常，新鲜。保持洁净，不得接触金属物品或沾染杂质。腐败变质、失去拉力或有腐败气味及异味不收购。

②等级规格

一等：两端完整，不带破伤，以自然长度为1根；或两端不完整，但长度在18m以上（南方14m以上）不带破伤，亦做1根计算。

二等：两端不完整，长度在18m以上（南方14m以上），可带一个洞或2节，短节不短于4m（南方3m）。

三等：长度在18m以上（南方14m以上），可带2个洞或2节，最短节不短于4m（南方3m）。

③等级比差 同猪原肠。

2. 半成品 除用肠衣专用盐腌渍外，不得使用含有损坏肠质或妨碍食用卫生的化学物质，无粪蚀、杂质、锈蚀，破洞割齐，不带毛头。干皮、盐蚀、次色、软皮根据使用价值酌情收购。

（1）气味 无腐败及其他异味。

（2）色泽 白色、青白色、黄白色、灰白色。

（3）规格 打成折叠把，每把长度100m，14节；最短节不短于3m。

（4）短码 每把长度100m，最短节不短于1m。

（5）口径 12mm以上（含12mm）。

三、肠衣的常见缺陷及卫生处理

（一）污染

1. 原因及特征 由于加工时被肠内容物污染，使粪屑黏附在肠壁上。

2. 卫生处理 轻度污染的肠衣，经仔细清除污垢后，可以作为食用。污染严重，无法去净粪污碎屑的肠管，作化制处理。

（二）腐败

1. 原因及特征 因肠原料不新鲜，盐腌不充分或在高温条件下保存时发生腐败变化。腐败的结果使肠管变黑、发臭、发黏、易撕裂。

2. 卫生处理 轻度腐败的肠衣，可晾在阴凉通风处驱味，或用0.01%～0.2%高锰酸钾溶液冲洗，以抑制腐败分解。轻微腐败肠衣经处理后可以食用，但不宜继续保存。呈明显腐败的肠衣，化制或销毁。

（三）褐斑

1. 原因及特征 褐斑的发生是由于腌制时所用的食盐不纯净，混有铁盐（0.005%以上）和钙盐（微量），它们能与肠蛋白质形成不溶于水的蛋白化合物。此外，某些嗜盐微生物也参与褐斑的形成过程。其特征是肠壁上出现粗糙的褐色斑块，使肠管窄缩。褐斑多见于储存在10℃以上的环境或温暖季节盐制的肠衣。一般盐腌羊肠衣的受害程度较大。

2. 卫生处理 有轻度褐斑的肠衣，先用2%的稀盐酸处理，再用苏打水溶液洗涤，除去褐斑后可以作为食用。有严重褐斑的肠衣，不能作为食用。

（四）红斑

1. 原因及特征 红斑是由嗜卤素肉色球菌和一些色素杆菌引起的。当盐腌肠衣保存于12～35℃的环境中经10d以后，常于未被盐水浸透的肠段上出现玫瑰红色的斑块，使肠衣具有大蒜气味。

2. 卫生处理 通常形成红斑色素的微生物只在肠壁表面生长，不但容易除掉，而且这些产色素生物对人无害，一般不影响食用。轻者不受限制食用，严重者化制。

（五）青痕

1. 原因及特征 盐腌肠衣的表面出现青黑色斑痕，这是由于盐腌肠衣时，木桶中鞣酸与盐尤其是肠衣上的铁盐发生化学反应，结果使靠近桶壁的肠衣出现青黑色。为了防止发生这种变化，必须用蒸汽或沸水彻底清洗木桶，新购置的木桶更应该如此处理。

2. 卫生处理 青痕较轻者不受限制实用，严重者化制。

（六）生霉

1. 原因及特征 干制肠衣因贮存室的温度和相对湿度偏高，往往招致各种霉菌生长发育。在肠衣上可见霉斑。

2. 卫生处理 轻度生霉的肠衣，如果没有明显的感官变化，而且易除去霉层的可以食用。严重生霉的肠衣，做化制或销毁处理。

（七）肠脂肪酸败

1. 原因及特征 盐腌猪大肠的肠壁中含有15%～20%的脂肪，盐腌牛肠衣往往含有3%～5%的脂肪。当肠衣保存条件不良时，脂肪可在空气、光线、高温和微生物的作用下，迅速发生酸败，产生不愉快的气味。去脂不良的干制肠衣，其脂肪的氧化过程尤为剧烈。

2. 卫生处理 肠脂肪酸败的肠衣，不能作为食用，应化制或销毁。

（八）昆虫

1. 原因及特征 鲣节甲虫（*Deymesteslardayius*）和蠹虫（*Lepismasaccharina*）及其幼虫，在温暖季节常钻入干制肠衣，引起齿痕或其他伤害。为了预防昆虫对干肠衣制品的损害，可用"灭害灵"（即拟除虫菊酯）处理仓库和干燥室的墙壁、地板、天花板及包装材料。

2. 卫生处理 发现齿痕或被昆虫分泌物污染的肠段，不能作为食用，应化制或销毁。

第四节 皮毛的加工卫生与检验

一、皮张的加工卫生与检验

（一）皮张的初步加工卫生

由屠宰加工车间所得到的皮张，在送往皮革加工厂之前，为了避免发生腐烂变质和便于运输及储藏，必须进行初步加工。加工过程主要包括皮张的清理和防腐保存。

皮张的清理是清除其上的泥土、粪污、残留的碎肉屑、皮下脂肪和血污等。这些污物和残留组织的存在，会给腐败微生物的生长繁殖提供适合的环境条件，进而引起皮张腐烂变质。清理的方法是用刮刀刮除机，刮除皮肌和脂肪组织。附在毛面上的污粪，可用水清洗除去。

皮张的防腐是皮张初步加工的关键。防腐的方法很多，生产上多采用干燥法和盐腌法，现分述如下：

1. 干燥法 适用于气候干燥的北方地区，是通过自然干燥的方法除去皮中的大量水分，造成不利于细菌生长繁殖的环境条件，以达到皮张防腐的目的。干燥时应以皮肉面向外，搭在木架上置通风处晾干，切忌在烈日下暴晒，因为暴晒会使皮张表面水分蒸发过快，形成一层硬膜，不利于皮内水分的散发，致使皮张干燥不均匀，皮内的细菌继续生长繁殖，此外，烈日还能使皮内蛋白质发生焦化，使油脂透入深层，给皮张的进一步加工带来困难。

2. 盐腌法　适用于气候温暖的南方地区。其原理是利用食盐造成的高渗环境，使皮内的细菌发生脱水，进而杀死或抑制其生长，起到皮张防腐保存的目的。皮张的盐腌分湿腌和干腌两种。通常多采用干腌法。将鲜皮肉面向上，皮铺于腌皮坪上，于肉面上均匀地撒布一层食盐（食盐的用量可为鲜皮重量的 25% ~ 30%），再将第二张鲜皮放于其上，并做同样处理，直至形成高 1 ~ 1.5m 的堆垛。腌制 4 ~ 7d 后，抖去食盐，折成包，储存后运输。

（二）皮张质量的感官检查

皮张质量的感官检查，是以生皮肉面的颜色、真皮的致密度、背皮厚度的均匀程度、弹性及有无缺陷为依据的。皮张的质量包括自然质量和卫生质量。前者由动物的品种、年龄、性别、用途、体质及屠宰季节等因素决定。后者则与动物生前患传染病、寄生虫病、外科病及屠宰时皮张的初步加工有直接关系。从事皮张检验的人员，必须熟悉健皮、死皮和有缺陷皮张的特征。

1. 健皮的特征　健康动物的生皮肉面呈淡黄色（上等肥度）、黄白色（中等肥度）或淡蓝色（瘦弱动物）。没有放血或放血不良的生皮肉面呈暗红色。盐腌法保存的生皮颜色与鲜皮颜色一致。真皮层切面致密，弹性好。背皮厚度适中，且均匀一致。无外伤、血管痕、虹眼、腐烂、割破、虫蚀等缺陷。

2. 死皮的特征　由死亡动物屠体上剥下来的生皮叫"死皮"。死皮的特征是生皮肉面呈暗红色。常因坠积性充血而使皮张肉面半部呈蓝紫红色，皮下血管充血呈树枝状。皮板上往往残留有较多的皮肌和脂肪。

根据兽医工作条例，禁止从炭疽、鼻疽、牛瘟、气肿疽、狂犬病、恶性水肿、羊快疫、羊肠毒血症、马流行性淋巴管炎、马传染性贫血等恶性传染病死亡的动物尸体上剥取皮张。从患传染病死亡后的动物尸体上剥取的生皮，属于死皮的一种，具有死皮的一般性特征。与一般死皮的不同之处，在于其生皮肉面被血液高度污染呈暗红色。例如，炭疽病尸体的生皮肉面常呈暗红色，干燥皮张则呈深紫红色。最后结果的判定应依据实验室检查而定。

3. 皮张的常见缺陷

（1）动物生前形成的缺陷　①虱疮，体虱叮咬时可在皮肤上出现许多细小的伤孔，严重的往往发生湿疹或小脓包；②虹眼，系牛皮蝇幼虫侵袭所致，有穿孔虹眼、未穿孔虹眼和愈合虹眼；③疤痕，外伤愈合后形成的瘢痕；④血管痕，瘦弱动物的皮张，在真皮层可见较明显的血管压痕；⑤鞭伤，鞭打部分的真皮发生淤血，皮面上留有暗红色或青紫色的鞭痕；⑥针孔，治疗用针刺引起的小孔洞；⑦角抵伤。

（2）屠宰加工时形成的缺陷　常见的有剥皮时切割穿孔、削痕及肉脂残留。

（3）防腐保存时产生的缺陷　①腐烂，由于鲜皮日晒或干燥过快，皮的毛面和肉面虽已经干燥，但其中层仍处于潮湿状态，细菌能够生长繁殖，使蛋白质腐败分解，引起皮张的腐烂；②烫伤，主要是夏季将鲜皮铺已晒热的地面或其他过热的物体上干燥时，由于温度过高，致使真皮层纤维组织发生变性或变质，皮张表现硬、缺乏弹性；③油烂，由于皮板上残留的脂肪组织过多，干燥时脂肪受热溶化，渗入真皮纤维组织中致使皮张油脂过多；④霉烂，皮张在储存或运输过程中，因受潮或水湿，使一些霉菌得以生长繁殖，进而引起皮张生霉腐烂；⑤虫伤，皮张遭受蛀皮虫（黑色小甲虫的幼虫）和小毛虫的蛀食，形成深浅不一的沟纹或孔洞。

二、毛类的加工卫生与检验

（一）猪鬃

由猪体上收集的毛统称鬃毛，其位于背部的长达5cm以上的鬃毛特称猪鬃。鬃具有柔韧、抗摩擦、抗高温的特性，干燥和水湿都不能使其变形，是制刷工业的佳品。采集的猪鬃一般按毛色进行分选（分为黑、白、花三色），然后用铁质梳除去绒毛和杂质，最后按猪鬃的长度分级、扎捆成束。通常，品质良好的猪鬃色泽光亮、毛根粗壮、无杂质、霉毛及灰毛。

鬃毛的根部由于带有表皮组织，如不及时处理很易变质、腐败、发霉，影响其品质。泡烫后刮下的湿鬃毛，为了除去毛根上的表皮组织，可将其堆放 2~3d，通过发热分解促进表皮组织的腐败脱落。但应该注意勿使发热过度，以免鬃毛变质。经过堆放的湿鬃毛，应加水梳洗，除去绒毛和碎皮屑，然后将水洗过的鬃毛摊开晒干或烘干后，送往加工。也可采用弱苛性钠溶液蒸煮浸泡法，使表皮组织溶解，效果也较好。

（二）毛

包括羊毛、驼毛、马毛和牛毛（特别是牦牛毛），是很有价值的轻工业原料。牲畜的产毛量和品质，决定于动物的年龄、品种、营养状况、气候及饲养管理条件等。

毛的来源可分为两种，一种是按季节从动物体剪下的毛，另一种是屠宰加工时从屠体和皮张上煺下的毛，如猪毛、马毛和牛毛等。从畜体上剪下的毛，应注意检疫和消毒，以免疫病的传染。同时也应注意毛的清洁和分级。在肉联厂所获得的毛，多是从宰后屠体煺下的毛。这种毛经过清洗、消毒和加工，也可以作为良好的轻工业原料。

（三）羽毛

家禽的羽毛质轻松软且富有弹性，是重要的轻工业原料。工业用羽毛应采自健康无病的家禽。屠宰时为了防止羽毛被血污染，应采用口腔放血法。拔毛的方式分干拔和湿拔，以干拔的羽毛为佳。家禽屠宰场由于生产上需要，多采用湿拔。拔毛时要注意把禽尸上的片毛和绒毛都拔下来，尤其是鸭、鹅的绒毛，更具有经济价值。拔下的羽毛应铺成薄层，待其干燥后用除灰机清除泥土和灰尘，再用分毛机将绒毛、片毛、薄毛和硬梗分开，并分别储存。

鉴定羽毛品质时，应注意是否混入血管毛、食毛虫、虱和其他杂质，亦要注意有无生霉及腐败现象。

第十四章

废弃品的处理及屠宰加工企业的消毒

第一节　废弃品的安全处理与卫生监督

废弃品是指在屠宰加工和胴体复制加工过程中产生的不符合兽医卫生要求的下脚料，主要包括各种有病变的组织、器官、腺体、碎肉和因病死亡的动物尸体。废弃品除组织状态上失去正常肉品的特征外，还携带各种病原体，如果处理不当，将会严重地污染环境，危及人类和动物的健康。如果将这些原料经过化制处理后，则可以生产出有一定经济价值的工业副产品。例如工业用油脂、皮胶、蛋白胨和骨粉等。这种变废为宝、化害为利的综合利用方式，不但可以使企业直接受益，而且能有效地防止环境污染，收到良好的社会效益。

一、化制车间的一般卫生要求

化制车间（站）是专门处理废弃品的场所。它是利用专门的高温设备，杀灭废弃品中的病原微生物，以达到无害化处理的目的。从保护环境、防止污染的角度出发，要求各屠宰加工企业和负责集贸市场肉品检疫工作的业务部门，都应建立化制车间或化制站。其建筑设施必须符合下列卫生要求：

（一）场址的选择

化制车间（站）应该是一座独立的建筑物，位于屠宰加工厂的边缘位置。城市病尸化制站应远离居民区、学校、医院和其他公共场所，位于城市的下游和下风处。

（二）建筑物的结构与工艺布局

化制车间（站）建筑物的结构和卫生要求与屠宰加工车间基本相同。车间及车间的地面、墙壁、通道、装卸台等均应用不透水的材料建成，大门口和各工作室门前应设有永久性消毒槽。

化制车间（站）的工艺布局应严格地分为两个部分：第一部分为原料接收和处理部分，包括原料接收室、解剖室、化验室、消毒室等，房屋建筑要求光线充足，有完善的供水（包括热水）和排水系统，防蝇、防鼠设备要齐全。第二部分为化制加工部分，包括化制室和成品储存室及工作室等。两个部分一定要用墙体绝对分开。第一部分割好的原料，只能通过一定的孔道，直接进入第二部分的化制室或化制锅内。

（三）污水处理

由化制车间（站）排出的污水，不得直接通入下水道或河流、湖泊，必须经过一系列净化处理之后，测定其生化需氧量符合国家规定标准时，方可排入卫生防疫部门许可的排水沟内。

（四）工作人员

在化制车间（站）工作人员，要保持相对稳定，非特殊情况不得任意调动。工作时要严格遵守卫生操作规程，在上述两个部分工作的人员，工作时间严禁相互来往，更不准随便交换刀具、工作服和其他用品，以免发生污染。

二、废弃品的搬运与处理

（一）废弃品的搬运

废弃品尤其是动物尸体，都是极其危险的原料，当由屠宰车间或病畜死亡地点向化制车间（站）搬运的过程中，以及在化制车间（站）内搬运时，都应严格控制，防止污染和散布病原体。因此，要求用密闭、不透水和便于消毒的专用车辆进行搬运，在化制车间（站）内搬运或转移原料的车具，一般可采用轻便的小推车，其也应具备密闭、不漏水和便于消毒的要求。防止蚊蝇的叮咬和血水与排泄物、分泌物外流。所有的搬运车辆和用具使用后都必须彻底清洗和消毒。

（二）废弃品的处理方法

1. 湿化法 利用湿化机进行处理。湿化机相似于大型的高压消毒器。利用高压饱和蒸汽直接作用于动物尸体或废弃物，用湿热使脂肪熔化，蛋白质凝固，同时也借助蒸汽产生的高温与高压，将病原微生物完全杀灭。

化制程序：装料、化制、取油三个步骤。

优缺点：动物尸体可以不经解体直接送入湿化机内处理，处理彻底，产品水分含量高，易氧化变质，不宜利用。

2. 干化法 利用干化机进行处理。干化机是一卧式或立式的真空化制锅。利用蒸汽提供的热能，使废弃物在干热和压力的作用下，杀灭病原微生物，达到无害化处理的目的。

化制程序：装料、排气、做磅（加压）、退磅（消压）、出品五个步骤。

优缺点：炼制过程较快，所得油脂因含水和蛋白质较低，品质较高、耐存性好。油渣可以作为动物饲料或肥料。缺点是不能化制大块原料或全尸。

3. 土灶炼制法 将废弃物切成小块，放入普通大锅进行常压烧煮，开锅后用中等火力烧煮6h。适用于废弃物较少、条件较差的小型企业。

4. 焚化法 该法设备简单、处理彻底，但焚烧时的烟会污染环境。可在焚尸炉中进行，如无焚尸炉，则可挖掘焚尸坑。用火焚毁尸体与废弃物。

三、废弃品处理时的卫生监督

屠宰加工企业废弃物品及病死畜禽的尸体化制处理必须在兽医的监督下进行。

兽医人员在化制车间（站）的主要任务是剖检动物尸体、登记检查结果、监督无害处理的正确实施和贯彻执行国家的有关法规。

（1）所有送入化制车间（站）的原料，都应登记编号，经过兽医人员的仔细检查，根据检查结果确定处理方法。登记项目包括畜尸种类、来源、诊断情况、病理变化、实验室检查结果及化制方法等。

（2）凡来自炭疽、牛瘟、鼻疽、狂犬病、恶性水肿、羊快疫、羊肠毒血症、马流行性淋巴管炎、马传染性贫血、蓝舌病、野兔热等烈性传染病的尸体，一律禁止剥皮、解体，只准做全尸化制或焚毁处理。

（3）化制应及时，废弃物及尸体送到化制车间，在化制车间（站）停放的时间不得超过2昼夜，尤其是传染病的尸体，更应及时化制以消灭病原体，杜绝传染。

（4）全面检查化制车间（站）的消毒工作，监督化制过程中各种卫生制度的贯彻执行情况，要求工作人员做好个人防护工作。

（5）化制完毕后，所有被污染的场地、车辆、用具、胶靴、工作服、工作帽及操作人员的手，都必须进行彻底消毒。所有的化制产品在运出化制车间前，必须经兽医卫生检查合格后，方可发出利用。检查的重点是产品灭菌是否完全，保存时有无变质和再污染。对各种成品尤其是骨肉粉、蛋白质等应进行细菌学检查，在保证成品完全灭菌、无传染性、无毒、无害化的前提下，方可发出利用。

（6）须注意的是废弃物品尤其是病畜尸体向化制车间搬运以及在化制车间内搬运时，均应防止污染和扩散病原。必须用密闭、不透水且便于消毒的专用车辆进行搬运。所有搬运车辆及工具使用后都必须彻底清洗和消毒。

第二节 屠宰加工企业的消毒

消毒是贯彻预防为主的一项重要措施，消毒的目的就是杀灭或清除屠宰加工和食品加工中的病原体，切断传播途径，控制或消灭疫病。消毒和灭菌不同，消毒的对象是在传播途径上的病原体，而灭菌则是杀灭体外环境中某些物体上的一切微生物。屠宰加工和食品加工企业的卫生制度中就规定了严格的消毒制度，这是保证食品卫生质量的关键，在公共卫生和环境保护上有着重要的作用。

一、常用的消毒方法

屠宰加工企业的消毒方法分为物理消毒法、化学消毒法和生物学消毒法三大类。

（一）物理消毒法

1. 机械清除 是最常用的一种消毒法，也是肉品加工企业的日常工作。以清扫、冲刷和洗擦等手段来清除污物和病原微生物，其本身不能直接杀灭病原体，但可清除附着物，给病原体生长繁殖创造不利条件。遇到传染病时，应与其他消毒方法一并使用。

2. 日晒 即利用日光中的紫外线、温度和干燥作用来杀灭病原微生物的方法。日光的消毒效果与季节、天气及暴晒的时间有关，对非芽胞细菌和某些病毒有杀伤作用，对霉菌有抑制作用。可用于推车、用具、设备和工作服的消毒。但日光的消毒能力有限，须与其他消毒方法配合使用。

3. 煮沸 一般细菌在100℃开水中3~5min即可被杀死，煮沸2h以上，可以杀灭一切病原体。煮沸消毒适用于刀、钩、铲等金属器械、玻璃器皿及工作服等的消毒。

4. 蒸汽消毒 蒸汽有很强的渗透力。热蒸汽透入菌体后，能使菌体蛋白质变性、凝固。饱和蒸汽在100℃时经5~10min，就可以杀死一般芽胞型细菌。本法应用极广，耐受湿热的物品均可用此法。根据压力的不同分为高压蒸汽消毒和常压（流通）蒸汽消毒两种方法。

5. 焚烧 消毒效果最可靠。可用于恶性传染病尸体及其污染物品的消毒。

（二）化学消毒法

即利用化学药物杀死病原微生物的消毒方法。此法效果确实、可靠。几分钟内就可杀菌，具有消毒快、消毒力强，使用方便和应用广的特点。应根据微生物的抵抗力、药品性质、功效加以选择，否则可造成意外事故。选择时要注意消毒效果。理想消毒药的选择标准：杀菌力强，短时间内奏效，不受周围有机物的影响，对人、畜无毒或毒性小，腐蚀性小，易溶于水，与被消毒环境中常见的物质（如钙盐、镁盐）有最小的化学亲和力，使用方便，运输方便，稳定性好，可长期保存，廉价易得，无毒副作用。常用的化学消毒药有酸、碱、酚、醛、氧化剂、除臭剂等，见表14-1。

表14-1 常用消毒药及其使用

消毒药名称	使用浓度	消毒对象	注意事项
氢氧化钠	1%~4%（热溶液）	车间、原料库、畜舍、车船、用具等	对病毒的消毒效果好，但有腐蚀性，消毒后经数小时用水冲洗即可
生石灰	10%~20%（乳剂）	车间、原料库、畜舍、车船、用具等	必须现配现用
漂白粉	0.5%~20%	饮水、污水、车船、用具、车间、畜舍、库房、土壤、排泄物、废弃物	须用新鲜药品，现配现用，取其澄清液，对金属和衣物等有腐蚀作用
来苏儿	2%~5%	器械、用具、手臂、地面	用于含大量蛋白质的分泌物、排泄物时效果不好
克辽林	2%~5%	车间、用具、畜舍、土壤	用于含大量蛋白质的分泌物、排泄物时效果不好
石炭酸	3%~5%	一般器械、用具	不适于含大量蛋白质污染物的消毒
福尔马林	5%~10%	仓库、车间、孵化器、橡胶用品及皮毛等	空间消毒时用熏蒸法
次氯酸钠	2%~4%	密闭性好的车间、库房	加入2%碳酸钠用于喷洒
二氯异氰尿酸钠	0.5%~10%	同漂白粉	商品名伏氯净、ACL60、DB63；广谱，高效，稳定，毒性低，杀菌力强，溶解度大
乳酸	3~5ml/m³空间	库房、车间等密闭性好的房舍	加水1~2ml/m³空间后，加热熏蒸
环氧乙烷	0.8~1.8g/m³空间	畜产品、仪器、防护用品、食品容器等	消毒物品置密封容器内；严防烟火，当空气中的浓度达到3%以上时，有燃烧和爆炸的可能，应加入一定的CO_2，对人有中等毒性，应注意安全防护

（续表）

消毒药名称	使用浓度	消毒对象	注意事项
过氧乙酸	0.2%～0.5%	车间、库房、用具、器械、车船、畜舍、动物体表、工作服等	腐蚀性和刺激性很强，配制时要先加水，再加入高浓度的药液；消毒后用清水冲洗；用于浸泡、喷雾和熏蒸
季胺盐类	0.5%～1%	食品加工厂、饮料厂所有用具、器具，工作人员的手臂皮肤等	在碱性环境使用；溶液中不能有金属离子。不能与肥皂、洗衣粉等阴离子表面活性剂混合使用，用时温度会升高
戊二醛	2%	器械、用具、检验设备、食品器具、光学仪器	是目前较好的消毒剂。低毒、高效，腐蚀性、刺激性小，无不良气味，而且稳定

在应用漂白粉消毒时，应特别注意其有效氯的含量，因漂白粉中有效氯的含量极不稳定。使用时，先将2kg漂白粉与10L水混合，充分搅拌溶解，取其澄清液，测定其有效氯含量后，作为基础液。消毒时，用自来水将基础液稀释成所需有效氯含量的工作液。

（三）生物学消毒法

即对肉品加工企业在生产中所排出的污水、废弃物、垫料以及畜禽粪尿等进行生物发酵处理，以杀死其中的病原微生物的消毒方法。其原理是利用生物发酵过程中产生的温度、大量增殖的嗜热菌、噬菌体和土壤中的一些抗菌物质来杀死各种非芽胞型细菌、寄生虫的虫卵和幼虫等病原体。

（四）辐射消毒法

辐射作为一种新兴的消毒和杀菌技术，越来越受到人们的重视。辐射技术具有消毒和杀菌效果好、节约能源、没有非食品物质的残留、不损害食品等优点。缺点是要求有一定的设备，射线对人体有影响，因此应十分注意操作人员的防护工作。但只要严格执行肉品辐射消毒的卫生法规和有关标准，在肉品加工企业应用辐射技术的卫生安全性是可以得到保证的。

二、车船、工具和其他物件的消毒

（一）车船等运输工具的消毒

根据运输工具装载的物品不同，可将运输工具分为四类，根据不同类别，采用不同的消毒法。

（1）没有装运过畜禽及其产品的车船等运输工具，其消毒方法较为简单，先进行机械清除，然后用0.1%的新洁尔灭溶液喷洒消毒即可。

（2）装运过健康畜禽及其产品的车船等运输工具，其消毒方法是，机械清除后，用70℃的热水冲洗；也可于冲洗后再用0.1%的新洁尔灭喷洒消毒。机械清除后的污物及粪便应进行生物学消毒处理。

（3）装运过患病畜禽及其产品的车船等运输工具，其消毒方法是，进行机械清除后，分别用热水和含2%～5%有效氯的漂白粉水冲洗；或机械清除后，先用热水冲洗，再用

4%的氢氧化钠溶液消毒。机械清除后的污物及粪便也应进行生物学消毒处理。

（4）装运过芽胞性病原微生物引起的恶性传染病畜禽及其产品的车船等运输工具，其消毒方法是，先用有效氯含量不低于4%的漂白粉水或4%甲醛溶液（消毒药用量按0.5kg/m²消毒面积计算）进行喷洒消毒，30min后进行机械清除，再用70℃的热水仔细冲洗，然后用上述消毒液进行消毒（消毒药用量按1kg/m²消毒面积计算）。机械清除后的污物及粪便应集中销毁。

（二）工具及其他物品的消毒

日常消毒，若有污染根据污染疾病的性质进行消毒。

近年来，我国各地已广泛使用高效、速效、广谱化学消毒剂—过氧乙酸。它对各种微生物（细菌、芽胞菌、真菌和病毒）均有较强的杀灭效果，已作为食品工业、饮食业的工具、容器、工作人员的手臂以及蔬菜、水果、蛋类、肉类、禽类（包括畜禽饲养场）的主要消毒用品。工具、食具、容器需用0.2%~0.5%过氧乙酸溶液浸泡2h，手臂消毒只需2min；对于不适于浸泡的物品如机械、管道、墙壁、地面、天花板、车辆等，可用0.2%~0.5%的溶液喷雾消毒，或用5%溶液熏蒸消毒。此外，次氯酸盐的应用也较为广泛。

三、生产车间及冷库的消毒

（一）生产车间的消毒

生产车间是肉食品加工企业的主体部门，所产肉食品的卫生质量直接与生产车间的卫生状况相关，因而必须按卫生条例规定严格进行消毒，并作为制度严格执行。屠宰加工企业各生产车间的消毒，包括经常性消毒和临时性消毒两种。

1. 经常性消毒　指在日常清洁扫除的基础上所进行的定期大消毒。所有的生产车间，在每日工作完毕后，地面、墙裙、通道、排水沟、操作台、各种设备、用具、器械、工作衣帽、手套、围裙、胶鞋等都必须彻底洗刷干净，并用83℃热水洗刷或用化学消毒药消毒，必要时对个别物品或设备进行重点消毒。一般应定期进行大消毒（通常为每星期1次）。在彻底清扫、洗刷的基础上，对车间的地面、墙裙和主要设备用1%~2%氢氧化钠溶液或2%~4%次氯酸钠溶液进行喷洒消毒，保持1~4h后，用水冲洗。此法经济实用，消毒效果好，对病毒性传染病的消毒效果更好，能使生产出来的各类肉食品不易腐败变质。如在2%氢氧化钠溶液中加入5%~10%食盐，不仅能在短时间内杀灭猪瘟病毒、红斑丹毒丝菌、巴氏杆菌等病原体，还可提高对炭疽杆菌的杀灭能力，并且具有去油除污作用。工作人员的工作服、口罩、手套等应煮沸消毒；胶靴、围裙等橡胶制品可用2%~5%的福尔马林溶液进行洗刷或熏蒸消毒。工作人员的手臂可用70%~75%乙醇或0.1%~0.2%的新洁尔灭溶液消毒。

2. 临时性消毒　即生产过程中发现肉食品原料、产品或工具有严重污染、变质，特别是发现畜禽屠体和产品有一般传染病或恶性传染病时，所进行的有针对性的紧急消毒。具体实施时应根据被污染的情况、变质的程度及疾病的性质选用有效的消毒剂。用具、设备、地面和操作台等受到一般性污染后，可先清除，再用0.5%~1%热氢氧化钠溶液（40~50℃）刷洗消毒；受到病毒性疾病污染后，多采用3%氢氧化钠溶液喷洒消毒；如受到芽胞型细菌（如炭疽杆菌、气肿疽梭菌等）的污染，应用10%氢氧化钠热水溶液或

10%～20%的漂白粉水消毒。国外多采用2%戊二醛溶液进行消毒，效果较好。临时性消毒的范围和对象，应根据污染的性质和程度来决定，消毒时药品的浓度、剂量、消毒时间等必须准确无误。

（二）冷库的消毒

冷库是进行肉品冷冻加工和贮存冻肉的场所，极易被微生物污染，尤其易于孳生霉菌，所以，必须定期对冷库进行除霉消毒。

冷库的消毒有两种情况：一是发生疫情的临时消毒；二是在业务淡季所进行的定期消毒。每年1～2次。临时消毒一般是在库内肉品搬空后，采用不升温，在低温条件下进行消毒。

定期消毒应事先做好计划，做好准备工作。消毒前先将库房内的仪器全部搬空，升高温度用机械方法消除地面、墙壁、顶板上的污物和排管上的冰霜，在霉菌生长的地方应用刮刀或刷子仔细清除。还要准备好足够的消毒药物、工具、容器以及消毒人员的防护用品。

冷库消毒时所用的消毒药物不能使用剧毒、有气味的药物，冷库常用的消毒药有如下几种：

1. 福尔马林 应用其蒸汽消毒冷库库房，有效浓度为1～3mg/m³，相对空气湿度为60%～80%。在低温冷库，采用每立方米空间用15～25ml甲醛，加入等量沸水（亦可加入高锰酸钾30g/m³），置于铝锅中，任其自然发热蒸发。也可将定量的福尔马林装在密闭铁桶内放在库外，在铁桶上面接一橡皮管通至库房内，然后在铁桶下面加热，使福尔马林蒸汽通过橡皮管进入库房。

2. 漂白粉 用含有效氯0.3%～0.4%的液体喷洒，或与石灰混合粉刷墙面。也可用2%～4%的次氯钠溶液，加入2%的碳酸钠，喷洒库房。

3. 乳酸 按每立方米库房空间3～5ml粗制乳酸，加水1～2倍，放在瓷盘内，置于酒精灯上加热蒸汽消毒，也可用柠檬酸蒸汽消毒，它对口蹄疫病毒的杀灭效果良好。

4. 氯化苯甲烃铵 杀菌除霉效果显著并有去臭作用。可用30%石灰、10%氯化苯甲烃铵和5%食盐的水溶液混合喷洒墙壁。

5. 羟基联苯酸钠 库房严重发霉时，用2%羟基联苯酸钠溶液喷洒墙壁或者在刷白混合剂内加入2%的羟基苯酸钠后涂刷墙壁。注意不能与漂白粉相混，否则易使墙壁变成褐红色。乙内酰脲具有良好的除霉效果，用0.1%溶液喷雾，按每平方米0.1kg的用量喷雾。

6. 过氧乙酸 具有一定的杀菌除霉效果，用5%～10%的过氧乙酸水溶液，按0.25～0.5ml/m³电热熏蒸或超低容量喷雾器喷雾。喷雾时应戴防护面具。用于低温冷库时可用乙二醇和乙醇有机溶剂防冻。过氧乙酸的稀释液易分解，应现配现用。

用硫酸铜2份，钾明矾1份混合，将混合物1份加9份水溶解，再加7份石灰粉刷墙壁可防霉菌污染。注意石灰应临用时加进。

除上述药物外，季胺盐、丙酸盐等也可用作冷库的杀菌除霉。紫外线也具有杀菌除霉作用。

应该注意的是在使用漂白粉、乳酸、福尔马林、次氯酸钠等消毒冷库时，应将库门紧闭。作用一定的时间后，再打开库门，通风换气，以驱散消毒药的气味。用福尔马林消毒时，消毒完毕后可用一盆氨水放在库内用以吸收残留的福尔马林气味。

四、圈舍的消毒、活动场地及粪便的消毒

(一) 圈舍的消毒

应定期或在每批屠畜出栏后进行。消毒时先将粪便、垫草、残余草料、表土和垃圾等清除，并堆至固定的地方堆沤发酵；然后对地面、圈墙、门窗、饲槽和用具等用 1% ~4% 氢氧化钠溶液或 4% 碳酸钠溶液喷洒消毒或彻底洗刷（消毒药液用量为 1 ~2L/m²）。消毒后关闭门窗 2 ~3h，然后打开门窗通风，并用自来水冲洗以除去药味。圈舍墙壁还可以定期用石灰乳粉刷，圈舍潮湿泥泞时，也可撒布一层干石灰或草木灰，并在消毒后用新土垫平。此外，圈舍的消毒也可用熏蒸法：每立方米空间用福尔马林 25g，水 12.5ml，高锰酸钾 25g，先将水与福尔马林置金属或陶瓷容器中混合，再将高锰酸钾倒入，立即关闭门窗，经 12 ~24h 后打开门窗通风即可。

(二) 活动场地的消毒

先用 10% 漂白粉溶液喷洒，之后将表土铲去一层，撒布干漂白粉与之混合，最后将表土深埋；如为水泥地面，则可先用清水冲洗后，再用消毒液仔细刷洗。传染病污染的场地，如为泥土地面，则深翻 0.5m 左右，撒布干漂白粉（1 ~5g/m²）与之混合，然后以水湿润、压紧压平。

(三) 粪便的消毒

粪便消毒有焚烧法、掩埋法、化学消毒法及生物热消毒法。其中生物热消毒法是对粪便的最经济的消毒方法，所以，粪便的消毒多采用此法。湿粪堆积所产生的生物热可达70℃或更高，能杀灭一切不形成芽胞的病原微生物和寄生虫卵。用这种方法处理后的粪便，由于发酵腐熟快、肥效良好。

粪便的生物热消毒应在专门的场所设置堆放坑或发酵池，其侧壁和底面应由水泥或黏土筑成，常用的生物热消毒法有地面泥封堆肥发酵法、地上台式堆肥发酵法及坑式堆肥发酵消毒法。采用生物热消毒应注意如下几点：

①堆料内不能只堆放粪便，还应堆放垫草、稻草之类的含有机质丰富的物质，以保证堆料中有足够的有机质，作为微生物活动的物质基础。

②堆料应疏松、切忌压，以保证堆料内有足够的空气，各层薄厚一致，高度可达 2m，侧面斜度为 70°。堆好后表面覆盖一层 5 ~10cm 厚的泥土。

③堆料的干湿度要适当，发酵时如为干粪，应加水浇湿以便促进发酵，含水量应在50% ~70%。

④堆肥时间要足够，须等腐熟后方可施肥。一般好气堆肥，在夏季需一个月左右，冬季需 2 ~3 个月方能腐熟。被分枝杆菌污染的粪便，应堆放 6 个月之久。

必须注意的是生物热消毒法虽然对粪便消毒很好，可以杀灭许多种传染性病原，如口蹄疫病毒、猪瘟疫毒、布鲁氏菌、红斑丹毒丝菌等，但对于炭疽粪便，只能焚烧或经有效的消毒液化学消毒后深埋。

五、消毒效果的检查

(一) 清洁程度的检查

检查车间地面、墙壁、设备及圈舍场地扫除情况，按卫生要求必须做到干净、卫生、

无死角。

（二）消毒药剂使用正确性的检查

查看消毒工作记录，了解选用消毒药剂的种类、浓度及其用量。检查消毒药液的浓度时，可从剩余的消毒药液中取样进行化验检查。要求选用的消毒药剂高效、低毒，浓度和用量必须适宜。

（三）消毒对象的细菌学检查

消毒以后的地面、墙壁及设备，随机划区（10cm×10cm）数块，用消毒的湿棉拭子擦试 1~2min，将棉拭子置于 30ml 中和剂或生理盐水中泡 5~10min，然后送化验室检验菌落总数、大肠菌群和沙门氏菌。根据检查结果，评定消毒效果。

（四）粪便消毒效果的检查

1. 测温法 用装有金属套管的温度计，测量粪便发酵堆中的温度，根据粪便堆在规定时间内达到的温度来评定消毒效果。当粪便生物发热达 60~70℃时，经过 1~2d，可以使其中的巴氏杆菌、布鲁氏菌、沙门氏菌及口蹄疫病毒死亡；经过 24h 可以杀灭红斑丹毒丝菌；经过 12h 能杀死猪瘟病毒。

2. 病原菌检查 按常规方法检查，要求不得检出致病菌。

第三节　屠宰污水的处理

屠宰加工企业的污水是典型的高浓度的有机物污水，含有大量的病原体，如将屠宰污水不加处理地排放，则会污染江河湖泊及地下水，造成环境和水源的污染。对屠宰加工企业排放的污水进行严格的净化处理，在公共卫生和畜禽疫病的防治上具有重要的意义。

一、屠宰污水的测定指标

《肉类加工工业污染物排放标准》（GB13457—1992）对屠宰加工企业排放污水的理化、微生物的各项卫生标准作出了规定。

1. 生化需氧量（BOD） 生化需氧量（Biochemical oxygen demand，简称 BOD）是指在一定时间和温度下，水体中有机污物受微生物氧化分解时所耗去水体溶解氧的总量，单位是 mg/L。国内外现在均以 5d、水温保持20℃时的 BOD 值作为衡量有机物污染的指标，用 BOD_5 表示。BOD_5 数值越高，说明水体有机污物含量愈多，污染越严重。污水处理的效果，常用生化需氧量能否有效地降低来判断。清洁水生化需氧量一般小于1mg/L。我国规定工业污水排出的 BOD 最高允许值为 60mg/L，排出地面后不得使地面水 BOD 超过4mg/L。

2. 化学耗氧量（COD） 化学耗氧量（Chemical oxygen demand，简称 COD）是指在一定条件下，用强氧化剂如高锰酸钾或铬酸钾等氧化水中有机污染物和一些还原物质（有机物、亚硝酸盐、亚铁盐、硫化物等）所消耗氧的量，单位为 mg/L。可作为水中有机物污染的一项间接指标，代表水体中可被氧化的有机物和还原性无机物的总量。此法只能测定含碳的有机物，并非所有的有机污染物全部都能氧化检出。因此，COD 只表示水中容易氧化的物质含量，单位为 mg/L。水中有机物含量越多，则耗氧量也越高。但不能完全表示出水被有机物污染的程度，因为有机物的降解主要靠水中微生物的作用。

当用重铬酸钾作氧化剂时，所测得的化学耗氧量用 COD_{Cr} 表示，而高锰酸钾法则用 COD_{Mn} 表示。因屠宰污水中污物含量很多，成分复杂，COD_{Cr} 法氧化较完全，能够较确切地反映污水的污染程度。

3. 溶解氧（OD） 溶解于水中的氧称为溶解氧（Dissolved oxygen，简称 DO），单位是 mg/L。水中溶解氧的含量与空气中氧的分压、大气压以及水的温度都有密切关系，也是水的自净和鱼类生存所必备的条件。水受污染时，由于有机物被微生物氧化而耗氧，使水中溶解氧逐渐减少；当污染严重时，氧化作用进行得很快，而水体又不能从空气中吸收充足的氧来补充其耗氧量，水中溶解氧不断减少，甚至会接近于零。这时，厌氧性细菌繁殖起来，有机物发生腐败，使水体发臭。因此，测定水中溶解氧也可作为水被污染程度的标志。我国的河流、湖泊、水库水的溶解氧含量多高于 4mg/L，有的可达 6~8mg/L。当水中溶解氧小于 3~4mg/L 时，鱼类就难以生存。

4. pH 值 pH 值是水体被污染的重要指标之一。pH 值对水中生物及细菌的生长活动有很大的影响。当 pH 值升高到 8.5 左右时，水中微生物的生长受到抑制，使水体自净能力受到阻碍。我国规定，污水净化后排放时要求 pH 值为：农业灌溉水为 5.5~8.5；渔业水域水质（淡水）6.5~8.5。

5. 悬浮物（SS） 悬浮固体物质（Suspended solid，简称 SS）是水中含有的不溶性物质，包括不溶于水的淤泥、黏土、有机物、微生物等细微的悬浮物所组成，直径一般大于 $100\mu m$。悬浮物能够截断光线，影响水生植物的光合作用，也会阻塞土壤的空隙。我国污水排放标准规定，污水排入地面水体后，下游最近用水点水面，不得出现较明显的油膜和浮沫。悬乳物的最大允许排放浓度为 400mg/L。

6. 浑浊度 水浑浊度是指悬浮于水中的胶体颗粒产生的散射现象，表示水中悬浮物和胶体物对光线透过时的阻碍程度。浑浊度主要取决于胶体颗粒的种类、大小、形状和折射指数，而与水中悬浮物含量的关系较小。浑浊度的标准单位是以 1L 水中均匀含有 1mg 白陶土（二氧化硅）时为 1 个混浊度单位，简称 1 度。饮用水规定不超过 5 度。

浑浊现象常用来判断水是否遭受污染的一个表观特征，地面水的浑浊是由水中含泥沙、黏土、有机物等造成的，河水因流经地区的土壤和地质条件不同，浑浊度可能有较大差别，不同季节的河水，其浑浊程度也可有较大差别。地下水一般较清澈，若水中含有二价铁盐，与空气接触后就会产生氢氧化铁，使水成为棕黄色浑浊状态。必须强调的是，不浑浊的水不一定未受污染。

7. 硫化物 屠宰加工企业的污水中，蛋白质在分解时会产生硫化氢，在水中缺氧时，有机物的分解也能产生硫化物和硫化氢。硫化物是耗氧物质，能减少水中的溶解氧，妨碍水生生物的生命活动，硫化氢的存在也是水发出异臭的主要原因。我国规定工业污水排放硫化物最高允许值不能超过 1mg/L。

8. 微生物 屠宰加工企业的污水中含有大量的微生物，其中有相当数量的病原菌、病毒和寄生虫虫卵等，如果未经处理而排放，则会对公共卫生和畜禽的健康造成威胁。因此，必须对净化处理后的污水进行彻底消毒后，才能排放至公共下水道。

二、屠宰污水的处理方法

屠宰污水的处理方法通常包括预处理、生物处理和消毒三部分。

（一）预处理

主要利用物理学的原理除去污水中悬浮的固体、胶体、油脂和泥沙。常用的方法是设置格栅、格网、沉沙池、除脂槽、沉淀池等，故又称作物理学处理或机械处理。

预处理的意义主要在于减少生物处理时的负荷，提高排放水的质量，还可以防止管道阻塞降低能源消耗，节约费用，便于综合利用。

1. 格栅和格网 防止羽毛、碎肉等较大杂物进入污水处理系统，阻塞管道，甚至损坏水泵。格栅、格网能使 BOD_5 及 SS（悬浮固体物质）去除率达 $10\% \sim 20\%$。

2. 除脂槽 用于收集污水中的油脂。污水中的油脂，一部分为乳化状态，温度较低时能贴附在管道壁上，使流水受阻，而且还会严重妨碍污水的生物净化。因此，污水处理系统必须首先设置除脂槽，使油脂颗粒上浮到水面，贮留在槽内，并定期取出作工业用油。除脂槽见图 14－1。

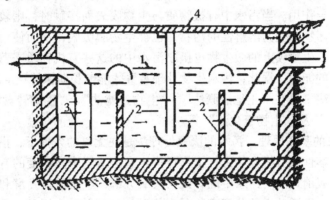

图 14－1 除脂槽示意图
1. 水面浮脂；2. 中隔；3. 排水管；4. 盖板

进入除脂槽的污水，一般取 0.075m/s 的流速，停留 30s 使油脂颗粒上浮到水面，除脂槽的除脂效率为 $60\% \sim 70\%$。

3. 沉沙池 又叫沉井，用以沉淀污水中不溶性矿物质和杂质，主要为沙、泥土、炉渣及骨屑等。这些物质的比重较大，污水流入沉井后，因流速骤减、沙土、杂质沉淀于池底，污水由井身上部的出口流出。

4. 沉淀池 污水处理中利用静置沉淀的原理沉淀污水中固体物质的澄清池，称为沉淀池。该池设于生物反应池之前，也称初次沉淀池。处理中应注意延缓污水流经水池的速度，并使其在整个池里均匀分配流量，以利于污物的沉淀。容量适当的沉淀池能够去掉 $50\% \sim 60\%$ 的悬浮固体物。沉淀池沉淀的污泥要经常排出，以免厌氧细菌作用产生气体，使污泥上升到水面，降低沉淀效果。

（二）生物处理

利用自然界的大量微生物氧化有机物的能力，除去污水中各种有机物，使之被微生物分解后形成低分子的水溶性物质、低分子的气体和无机盐。根据微生物嗜氧性能的不同，将污水生物处理分为好氧处理法和厌氧处理法两类。

1. 好氧处理法的基本原理 污水的好氧处理法是在有氧的条件下，借助于好氧微生物的作用对污水中的有机物进行降解的过程。在此过程中，污水中溶解的有机物质可透过细菌细胞壁为细菌所吸收，对于一些固体和胶体的有机物，则被一些微生物分泌的黏液所包围、附着，再由细菌分泌的胞外酶将有机物质分解为溶解性物质，再渗透过细菌的细胞壁被吸收进一步转化为无机物。

污水中有机物转化为无机物的氧化过程，不是有机物质与水中的溶解氧直接结合，而是辅酶FAD参与下，经过几个阶段的氧化、还原，最后由细胞线粒体中的细胞色素与水中溶解氧反应，才得以完成对污染水中有机物的氧化过程。细菌通过自身的生命活动过程，把吸收的一部分有机物氧化成简单的无机物，并放出能量。而把另一部分有机物转化为生物所必须的营养物质，组成新的原生质，以增殖新的菌体。

这些微生物如果附着在滤料如土壤细粒的表面，形成面膜，即所谓的"生物膜"。如果在污水中，这些细菌形成的菌胶团（即活性污泥绒粒）与污水中的某些原生动物（纤毛虫类等）及藻类结合，即形成"活性污泥"，悬浮在污水中。生物膜和活性污泥在污水生物学处理中起着主导作用。当污水中有机物质与生物膜表面接触时，则较迅速地被生物膜吸附，而非溶解性污物转变为溶解性的污物，也被生物膜吸收，从而使污水中的有机物质被降解。与此同时，生物膜上的微生物也摄取污水中的这些有机物质来营养自己，使生物膜的活力具有再生的能力。据此，污水生物处理装置才能够长期保持稳定的净化功能。

污水好氧处理法主要有"土地灌溉法"、"生物过滤法"、"生物转盘法"、"接触氧化法"、"活性污泥法"及"生物氧化法"等。

2. 厌氧处理法的基本原理　污水的厌氧处理法是在无氧的条件下，借助于厌氧微生物的作用将污水中可溶性的有机废物进行生物降解。本法适用于高浓度的有机污水和污泥的处理，一般称为厌氧消化法。污水中的有机物厌氧分解，经历酸性发酵和碱性发酵两个阶段。分解初期，微生物活动中的分解产物是有机酸，如脂肪酸、甲酸、乙酸、丙酸、丁酸及乳酸等，还有醇、酮、二氧化碳、氨、硫化氢等。此阶段由于有机酸的大量积聚，故称酸性发酵阶段。在分解后期，由于生成氨的中和作用，pH值逐渐上升，另一群专性厌氧的甲烷细菌分解有机酸和醇，生成甲烷和CO_2，这一阶段称为碱性发酵阶段和甲烷发酵阶段。

用厌氧法处理的污水，由于产生硫化氢等有异臭的挥发性物质而放出臭气。硫化氢与铁形成硫化铁，故废水呈黑色。这种方法净化污水需要的时间较长（约需停留一个月），而且温度低时效果不显著，有机物含量仍较高。目前多在厌氧处理后，再用好氧法进一步处理。

污水厌氧处理法主要有"普通厌氧消化法"、"高速厌氧消化法"和"厌氧稳定池塘法"等。

（三）消毒处理

经过生物处理后污水一般还含有大量的微生物，特别是病原微生物，需经药物消毒处理，方可排出。

常用的方法是氯化消毒，将液态氯转变为气体，通入消毒池，可杀死99%以上的有害细菌。

近年的研究证明，用漂白粉或液态氯消毒污水，会造成氯对环境的二次污染。现在已研究出将紫外线灯成排地安装在污水净化处理后排水口前面的消毒技术，待排出的水在紫外灯周围经过0.3s，即可达到消毒的目的。这一新的消毒技术值得广泛应用。

三、常用的屠宰污水生物处理系统

（一）土地灌溉法污水处理系统

通过土地灌溉进行污水处理的方法是一种最古老的污水处理方法。有地表灌溉法和过滤灌溉法之分，多用于城市生活污水的处理。近代，在美国，罐头食品工业的污水处理多采用轻金属制成的能够转动的喷洒器进行喷洒灌水的土地灌溉法。德国也有不少食品加工企业污水处理采用这种方法，我国一些厂家用此法处理污水也取得了一定效果。

土地灌溉法是利用土壤的微粒作为滤层，通过物理的筛滤、吸附和换气作用，化学的氧化、离子交换等作用达到净化污水的目的。当污水渗入土层时，污水中的某些需氧菌附着在土壤的细粒表面（每 $1g$ 活性污泥含 10^{12} 个微生物，其中含有 $10^7 \sim 10^8$ 个硝化菌），其中所附着的硝化菌能使污水中的氨氮化合物发生硝化，使污水的有机物质矿物质化，从而使污水透明，消除臭味。这种方法是以土壤微生物对有机物进行好氧分解为主，因此，土壤必须经常保持足够的氧。这就要求土质应有良好的通气性，两次灌水之间需要有休整时间。同时，要注意防止由污水悬浮物所导致的土壤空隙堵塞现象。为此，采用土地灌溉法必须先对污水进行预处理。

（二）活性污泥法污水处理系统

活性污泥系统对有机污水的处理效果较好，应用较广。一般生活污水和工业废水经活性污泥法二级处理均能达到国家规定的排放标准。肉类加工企业的污水净化处理，也已广泛采用此方法。

这种系统采用曝气的方法，使空气和含有大量的微生物（细菌、原生物、藻类等）的活性污泥与污水密切接触，加速微生物的吸附、氧化、分解等作用，达到去除有机物、净化污水的目的。

本系统主要是通过初次沉淀、曝气、二次沉淀、回流污泥等几道工序完成（图 14 − 2）。

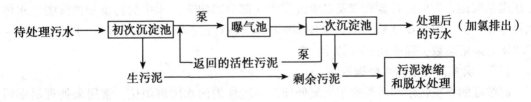

图 14 − 2　活性污泥系统基本流程示意图

1. 初次沉淀池　污水在此池内一般停留 $1 \sim 3h$，目的在于除去污水中较多的悬浮物。

2. 曝气池　污水在曝气池内借助搅拌装置（机械搅拌器或加压鼓风机）与回流来的活性污泥充分混合，并通过曝气提供生物氧化过程所需要的氧，从而加速活性污泥和微生物对污水中有机物的吸附、氧化、分解作用。

3. 二次沉淀池　经过曝气处理之后的污水，在此池内停留 $1.5 \sim 2.5h$，使被处理的污水与活性污泥分离。

4. 回流污泥　在二次沉淀池中的沉淀污泥需要回流一部分到再生池或曝气池内，为处理新的污水提供足够的活性污泥。这部分污泥称为回流污泥。二次沉淀池中除回流污泥以外的余留污泥称为剩余污泥。

活性污泥系统的具体方法很多，处理过程和设备繁简不同，但处理的原理和基本过程如上所述。活性污泥处理法的主要优点是占地面积小，处理过程中产生的臭气轻微，净化效率高，据报道可减少 BOD_5 94%~97%，悬浮固体85%~92%，所得污泥可作为农田的肥料。

近年来国外有采用水槽曝气处理的，这是活性污泥系统的一种改进，处理是在0.9~1.8m深的连续水槽中进行。这种改进虽然占地面较大，但其具有依维持时间而定的高效率低BOD（超过95%）、低投资和接受负荷能力不固定的优点。

（三）生物转盘法污水处理系统

生物转盘法污水处理系统是一种通过盘面转动，交替地与污水和空气相接触，使污水净化的处理方法。此方法运行简便，能根据不同目的调节接触时间，耗电量少，适用于小规模的污水处理。

生物转盘系是由许多轻质、耐腐蚀的材料做成的圆形盘片，间隔一定距离（1~4cm），中心固定于一根可转动的横轴上组成。每组转盘置于一半圆形或V形水槽中，约有40%的盘片部分浸于待处理的污水中。水槽两个横向面的上端各有一根多孔或纵向开口的水管，作为进、出水管，污水一般又逆转盘转动的方向流入水槽。这样一组一槽称为一级转盘。在实际应用中可以由三级、四级甚至更多级串在一起来处理污水（图14-3）。

污水由生产车间排入厌氧消化池，停留3~10d进行厌氧发酵。经发酵的血污水，由于厌氧微生物的作用变为灰色、黑灰色，此时已除去了污水的相当一部分的耗氧量。发酵污水进入沉淀池，排除沉淀物，然后进入生物转盘。经过一定时间后，转盘表面便孳生一层由细菌、原生物及一些藻类植物组合而成的生物膜。转盘的旋转，使生物膜交替得到充分的氧气、水分和养料，生物膜即进行着旺盛的新陈代谢活动。这些活动对污水起着生物化学的吸收、分解、转化、富集作用，物理机械的吸附、聚集作用等，使污水可溶性污染物转化为不溶的沉淀物，小粒的污染物聚合为大粒的沉淀物，加之一些老化死亡的生物体，生成黑色沉淀，它们由转盘底部及二级沉淀池底部分离出来。水中的污染物被除去，水体则被净化。据三级转盘试验表明，采用20m/min转盘线速度，BOD_5 去除率可达87.4%~97.8%，杂菌总数去除率在95%以上。

（四）厌氧消化法污水处理系统

高浓度的有机污水和污泥适于厌氧处理，一般称为污水厌氧消化，常用来处理屠宰污水。厌氧消化处理过程如图14-4所示。

铁箅、沉沙池和除脂槽等设置是屠宰污水的预处理装置，用于除去污水的毛、碎组织、泥沙、油脂及其他有碍生物处理的物质。

双层生物发酵池分上、下两层。上层是沉淀槽，下层为厌氧发酵池，又称"消化池"。经预处理后的污水进入上层沉淀槽内，直径大于 $100\mu m$ 的悬浮物和胃肠道寄生虫虫卵沉淀。沉淀物通过槽底的斜逢，进入下层的消化池。此时，沉淀物被污水中的厌氧菌分解，一部分变为液体，一部分变为气体，最后只剩下25%~30%的胶状污泥。

经厌氧处理后的污水，有机物含量仍太高，出水口的 BOD_5 较高，达不到国家"三废"排放标准。因此，单用厌氧处理高浓度有机物污水是不够的（尽管 BOD_5 去除率可达80%~90%，COD 去除率可达71%~92%），仍需采用好氧处理作为补充处理手段。

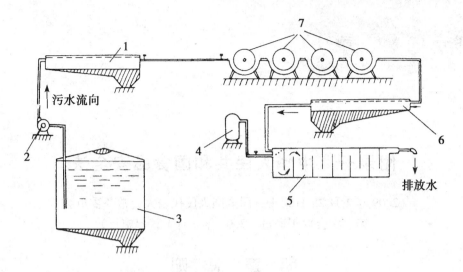

图 14-3 生物转盘系统

1. 沉淀池；2. 泵；3. 厌氧消化池；4. 氯罐；5. 消毒反应池；6. 二级沉淀池；7. 四级生物转盘

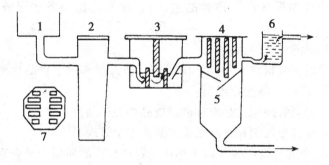

图 14-4　屠宰污水厌氧处理系统示意图

1. 装有铁蓖的排水沟出口；2. 沉沙池（沉池）；3. 除脂槽；4. 沉淀池；5. 消化池；6. 消毒池；7. 铁篦平面图

附 录

附录一　中华人民共和国食品安全法

（2009 年 2 月 28 日第十一届全国人民代表大会常务委员会
第七次会议于通过，2009 年 6 月 1 日起施行）

第一章　总　则

第一条　为保证食品安全，保障公众身体健康和生命安全，制定本法。

第二条　在中华人民共和国境内从事下列活动，应当遵守本法：

（一）食品生产和加工（以下称食品生产），食品流通和餐饮服务（以下称食品经营）；

（二）食品添加剂的生产经营；

（三）用于食品的包装材料、容器、洗涤剂、消毒剂和用于食品生产经营的工具、设备（以下称食品相关产品）的生产经营；

（四）食品生产经营者使用食品添加剂、食品相关产品；

（五）对食品、食品添加剂和食品相关产品的安全管理。

供食用的源于农业的初级产品（以下称食用农产品）的质量安全管理，遵守《中华人民共和国农产品质量安全法》的规定。但是，制定有关食用农产品的质量安全标准、公布食用农产品安全有关信息，应当遵守本法的有关规定。

第三条　食品生产经营者应当依照法律、法规和食品安全标准从事生产经营活动，对社会和公众负责，保证食品安全，接受社会监督，承担社会责任。

第四条　国务院设立食品安全委员会，其工作职责由国务院规定。

国务院卫生行政部门承担食品安全综合协调职责，负责食品安全风险评估、食品安全标准制定、食品安全信息公布、食品检验机构的资质认定条件和检验规范的制定，组织查处食品安全重大事故。

国务院质量监督、工商行政管理和国家食品药品监督管理部门依照本法和国务院规定的职责，分别对食品生产、食品流通、餐饮服务活动实施监督管理。

第五条　县级以上地方人民政府统一负责、领导、组织、协调本行政区域的食品安全监督管理工作，建立健全食品安全全程监督管理的工作机制；统一领导、指挥食品安全突发事件应对工作；完善、落实食品安全监督管理责任制，对食品安全监督管理部门进行评议、考核。

县级以上地方人民政府依照本法和国务院的规定确定本级卫生行政、农业行政、质量监督、工商行政管理、食品药品监督管理部门的食品安全监督管理职责。有关部门在各自职责范围内负责本行政区域的食品安全监督管理工作。

上级人民政府所属部门在下级行政区域设置的机构应当在所在地人民政府的统一组织、协调下，依法做好食品安全监督管理工作。

第六条　县级以上卫生行政、农业行政、质量监督、工商行政管理、食品药品监督管理部门应当加强沟通、密切配合，按照各自职责分工，依法行使职权，承担责任。

第七条　食品行业协会应当加强行业自律，引导食品生产经营者依法生产经营，推动行业诚信建设，宣传、普及食品安全知识。

第八条　国家鼓励社会团体、基层群众性自治组织开展食品安全法律、法规以及食品安全标准和知识的普及工作，倡导健康的饮食方式，增强消费者食品安全意识和自我保护能力。

新闻媒体应当开展食品安全法律、法规以及食品安全标准和知识的公益宣传，并对违反本法的行为进行舆论监督。

第九条　国家鼓励和支持开展与食品安全有关的基础研究和应用研究，鼓励和支持食品生产经营者为提高食品安全水平采用先进技术和先进管理规范。

第十条　任何组织或者个人有权举报食品生产经营中违反本法的行为，有权向有关部门了解食品安全信息，对食品安全监督管理工作提出意见和建议。

第二章　食品安全风险监测和评估

第十一条　国家建立食品安全风险监测制度，对食源性疾病、食品污染以及食品中的有害因素进行监测。

国务院卫生行政部门会同国务院有关部门制定、实施国家食品安全风险监测计划。省、自治区、直辖市人民政府卫生行政部门根据国家食品安全风险监测计划，结合本行政区域的具体情况，组织制定、实施本行政区域的食品安全风险监测方案。

第十二条　国务院农业行政、质量监督、工商行政管理和国家食品药品监督管理等有关部门获知有关食品安全风险信息后，应当立即向国务院卫生行政部门通报。国务院卫生行政部门会同有关部门对信息核实后，应当及时调整食品安全风险监测计划。

第十三条　国家建立食品安全风险评估制度，对食品、食品添加剂中生物性、化学性和物理性危害进行风险评估。

国务院卫生行政部门负责组织食品安全风险评估工作，成立由医学、农业、食品、营养等方面的专家组成的食品安全风险评估专家委员会进行食品安全风险评估。

对农药、肥料、生长调节剂、兽药、饲料和饲料添加剂等的安全性评估，应当有食品安全风险评估专家委员会的专家参加。

食品安全风险评估应当运用科学方法，根据食品安全风险监测信息、科学数据以及其他有关信息进行。

第十四条　国务院卫生行政部门通过食品安全风险监测或者接到举报发现食品可能存在安全隐患的，应当立即组织进行检验和食品安全风险评估。

第十五条　国务院农业行政、质量监督、工商行政管理和国家食品药品监督管理等有关部门应当向国务院卫生行政部门提出食品安全风险评估的建议，并提供有关信息和资料。

国务院卫生行政部门应当及时向国务院有关部门通报食品安全风险评估的结果。

第十六条 食品安全风险评估结果是制定、修订食品安全标准和对食品安全实施监督管理的科学依据。

食品安全风险评估结果得出食品不安全结论的，国务院质量监督、工商行政管理和国家食品药品监督管理部门应当依据各自职责立即采取相应措施，确保该食品停止生产经营，并告知消费者停止食用；需要制定、修订相关食品安全国家标准的，国务院卫生行政部门应当立即制定、修订。

第十七条 国务院卫生行政部门应当会同国务院有关部门，根据食品安全风险评估结果、食品安全监督管理信息，对食品安全状况进行综合分析。对经综合分析表明可能具有较高程度安全风险的食品，国务院卫生行政部门应当及时提出食品安全风险警示，并予以公布。

第三章　食品安全标准

第十八条 制定食品安全标准，应当以保障公众身体健康为宗旨，做到科学合理、安全可靠。

第十九条 食品安全标准是强制执行的标准。除食品安全标准外，不得制定其他的食品强制性标准。

第二十条 食品安全标准应当包括下列内容：

（一）食品、食品相关产品中的致病性微生物、农药残留、兽药残留、重金属、污染物质以及其他危害人体健康物质的限量规定；

（二）食品添加剂的品种、使用范围、用量；

（三）专供婴幼儿和其他特定人群的主辅食品的营养成分要求；

（四）对与食品安全、营养有关的标签、标识、说明书的要求；

（五）食品生产经营过程的卫生要求；

（六）与食品安全有关的质量要求；

（七）食品检验方法与规程；

（八）其他需要制定为食品安全标准的内容。

第二十一条 食品安全国家标准由国务院卫生行政部门负责制定、公布，国务院标准化行政部门提供国家标准编号。

食品中农药残留、兽药残留的限量规定及其检验方法与规程由国务院卫生行政部门、国务院农业行政部门制定。

屠宰畜、禽的检验规程由国务院有关主管部门会同国务院卫生行政部门制定。

有关产品国家标准涉及食品安全国家标准规定内容的，应当与食品安全国家标准相一致。

第二十二条 国务院卫生行政部门应当对现行的食用农产品质量安全标准、食品卫生标准、食品质量标准和有关食品的行业标准中强制执行的标准予以整合，统一公布为食品安全国家标准。

本法规定的食品安全国家标准公布前，食品生产经营者应当按照现行食用农产品质量安全标准、食品卫生标准、食品质量标准和有关食品的行业标准生产经营食品。

第二十三条 食品安全国家标准应当经食品安全国家标准审评委员会审查通过。食品安全国家标准审评委员会由医学、农业、食品、营养等方面的专家以及国务院有关部门的代表组成。

制定食品安全国家标准，应当依据食品安全风险评估结果并充分考虑食用农产品质量安全风险评估结果，参照相关的国际标准和国际食品安全风险评估结果，并广泛听取食品生产经营者和消费者的意见。

第二十四条　没有食品安全国家标准的，可以制定食品安全地方标准。

省、自治区、直辖市人民政府卫生行政部门组织制定食品安全地方标准，应当参照执行本法有关食品安全国家标准制定的规定，并报国务院卫生行政部门备案。

第二十五条　企业生产的食品没有食品安全国家标准或者地方标准的，应当制定企业标准，作为组织生产的依据。国家鼓励食品生产企业制定严于食品安全国家标准或者地方标准的企业标准。企业标准应当报省级卫生行政部门备案，在本企业内部适用。

第二十六条　食品安全标准应当供公众免费查阅。

第四章　食品生产经营

第二十七条　食品生产经营应当符合食品安全标准，并符合下列要求：

（一）具有与生产经营的食品品种、数量相适应的食品原料处理和食品加工、包装、贮存等场所，保持该场所环境整洁，并与有毒、有害场所以及其他污染源保持规定的距离；

（二）具有与生产经营的食品品种、数量相适应的生产经营设备或者设施，有相应的消毒、更衣、盥洗、采光、照明、通风、防腐、防尘、防蝇、防鼠、防虫、洗涤以及处理废水、存放垃圾和废弃物的设备或者设施；

（三）有食品安全专业技术人员、管理人员和保证食品安全的规章制度；

（四）具有合理的设备布局和工艺流程，防止待加工食品与直接入口食品、原料与成品交叉污染，避免食品接触有毒物、不洁物；

（五）餐具、饮具和盛放直接入口食品的容器，使用前应当洗净、消毒，炊具、用具用后应当洗净，保持清洁；

（六）贮存、运输和装卸食品的容器、工具和设备应当安全、无害，保持清洁，防止食品污染，并符合保证食品安全所需的温度等特殊要求，不得将食品与有毒、有害物品一同运输；

（七）直接入口的食品应当有小包装或者使用无毒、清洁的包装材料、餐具；

（八）食品生产经营人员应当保持个人卫生，生产经营食品时，应当将手洗净，穿戴清洁的工作衣、帽；销售无包装的直接入口食品时，应当使用无毒、清洁的售货工具；

（九）用水应当符合国家规定的生活饮用水卫生标准；

（十）使用的洗涤剂、消毒剂应当对人体安全、无害；

（十一）法律、法规规定的其他要求。

第二十八条　禁止生产经营下列食品：

（一）用非食品原料生产的食品或者添加食品添加剂以外的化学物质和其他可能危害人体健康物质的食品，或者用回收食品作为原料生产的食品；

（二）致病性微生物、农药残留、兽药残留、重金属、污染物质以及其他危害人体健康的物质含量超过食品安全标准限量的食品；

（三）营养成分不符合食品安全标准的专供婴幼儿和其他特定人群的主辅食品；

（四）腐败变质、油脂酸败、霉变生虫、污秽不洁、混有异物、掺假掺杂或者感官性状异常的食品；

（五）病死、毒死或者死因不明的禽、畜、兽、水产动物肉类及其制品；

（六）未经动物卫生监督机构检疫或者检疫不合格的肉类，或者未经检验或者检验不合格的肉类制品；

（七）被包装材料、容器、运输工具等污染的食品；

（八）超过保质期的食品；

（九）无标签的预包装食品；

（十）国家为防病等特殊需要明令禁止生产经营的食品；

（十一）其他不符合食品安全标准或者要求的食品。

第二十九条 国家对食品生产经营实行许可制度。从事食品生产、食品流通、餐饮服务，应当依法取得食品生产许可、食品流通许可、餐饮服务许可。

取得食品生产许可的食品生产者在其生产场所销售其生产的食品，不需要取得食品流通的许可；取得餐饮服务许可的餐饮服务提供者在其餐饮服务场所出售其制作加工的食品，不需要取得食品生产和流通的许可；农民个人销售其自产的食用农产品，不需要取得食品流通的许可。

食品生产加工小作坊和食品摊贩从事食品生产经营活动，应当符合本法规定的与其生产经营规模、条件相适应的食品安全要求，保证所生产经营的食品卫生、无毒、无害，有关部门应当对其加强监督管理，具体管理办法由省、自治区、直辖市人民代表大会常务委员会依照本法制定。

第三十条 县级以上地方人民政府鼓励食品生产加工小作坊改进生产条件；鼓励食品摊贩进入集中交易市场、店铺等固定场所经营。

第三十一条 县级以上质量监督、工商行政管理、食品药品监督管理部门应当依照《中华人民共和国行政许可法》的规定，审核申请人提交的本法第二十七条第一项至第四项规定要求的相关资料，必要时对申请人的生产经营场所进行现场核查；对符合规定条件的，决定准予许可；对不符合规定条件的，决定不予许可并书面说明理由。

第三十二条 食品生产经营企业应当建立健全本单位的食品安全管理制度，加强对职工食品安全知识的培训，配备专职或者兼职食品安全管理人员，做好对所生产经营食品的检验工作，依法从事食品生产经营活动。

第三十三条 国家鼓励食品生产经营企业符合良好生产规范要求，实施危害分析与关键控制点体系，提高食品安全管理水平。

对通过良好生产规范、危害分析与关键控制点体系认证的食品生产经营企业，认证机构应当依法实施跟踪调查；对不再符合认证要求的企业，应当依法撤销认证，及时向有关质量监督、工商行政管理、食品药品监督管理部门通报，并向社会公布。认证机构实施跟踪调查不收取任何费用。

第三十四条 食品生产经营者应当建立并执行从业人员健康管理制度。患有痢疾、伤寒、病毒性肝炎等消化道传染病的人员，以及患有活动性肺结核、化脓性或者渗出性皮肤病等有碍食品安全的疾病的人员，不得从事接触直接入口食品的工作。

食品生产经营人员每年应当进行健康检查，取得健康证明后方可参加工作。

第三十五条　食用农产品生产者应当依照食品安全标准和国家有关规定使用农药、肥料、生长调节剂、兽药、饲料和饲料添加剂等农业投入品。食用农产品的生产企业和农民专业合作经济组织应当建立食用农产品生产记录制度。

县级以上农业行政部门应当加强对农业投入品使用的管理和指导，建立健全农业投入品的安全使用制度。

第三十六条　食品生产者采购食品原料、食品添加剂、食品相关产品，应当查验供货者的许可证和产品合格证明文件；对无法提供合格证明文件的食品原料，应当依照食品安全标准进行检验；不得采购或者使用不符合食品安全标准的食品原料、食品添加剂、食品相关产品。

食品生产企业应当建立食品原料、食品添加剂、食品相关产品进货查验记录制度，如实记录食品原料、食品添加剂、食品相关产品的名称、规格、数量、供货者名称及联系方式、进货日期等内容。

食品原料、食品添加剂、食品相关产品进货查验记录应当真实，保存期限不得少于二年。

第三十七条　食品生产企业应当建立食品出厂检验记录制度，查验出厂食品的检验合格证和安全状况，并如实记录食品的名称、规格、数量、生产日期、生产批号、检验合格证号、购货者名称及联系方式、销售日期等内容。

食品出厂检验记录应当真实，保存期限不得少于二年。

第三十八条　食品、食品添加剂和食品相关产品的生产者，应当依照食品安全标准对所生产的食品、食品添加剂和食品相关产品进行检验，检验合格后方可出厂或者销售。

第三十九条　食品经营者采购食品，应当查验供货者的许可证和食品合格的证明文件。

食品经营企业应当建立食品进货查验记录制度，如实记录食品的名称、规格、数量、生产批号、保质期、供货者名称及联系方式、进货日期等内容。

食品进货查验记录应当真实，保存期限不得少于二年。

实行统一配送经营方式的食品经营企业，可以由企业总部统一查验供货者的许可证和食品合格的证明文件，进行食品进货查验记录。

第四十条　食品经营者应当按照保证食品安全的要求贮存食品，定期检查库存食品，及时清理变质或者超过保质期的食品。

第四十一条　食品经营者贮存散装食品，应当在贮存位置标明食品的名称、生产日期、保质期、生产者名称及联系方式等内容。

食品经营者销售散装食品，应当在散装食品的容器、外包装上标明食品的名称、生产日期、保质期、生产经营者名称及联系方式等内容。

第四十二条　预包装食品的包装上应当有标签。标签应当标明下列事项：

（一）名称、规格、净含量、生产日期；

（二）成分或者配料表；

（三）生产者的名称、地址、联系方式；

（四）保质期；

（五）产品标准代号；

（六）贮存条件；

（七）所使用的食品添加剂在国家标准中的通用名称；

（八）生产许可证编号；

（九）法律、法规或者食品安全标准规定必须标明的其他事项。

专供婴幼儿和其他特定人群的主辅食品，其标签还应当标明主要营养成分及其含量。

第四十三条 国家对食品添加剂的生产实行许可制度。申请食品添加剂生产许可的条件、程序，按照国家有关工业产品生产许可证管理的规定执行。

第四十四条 申请利用新的食品原料从事食品生产或者从事食品添加剂新品种、食品相关产品新品种生产活动的单位或者个人，应当向国务院卫生行政部门提交相关产品的安全性评估材料。国务院卫生行政部门应当自收到申请之日起六十日内组织对相关产品的安全性评估材料进行审查；对符合食品安全要求的，依法决定准予许可并予以公布；对不符合食品安全要求的，决定不予许可并书面说明理由。

第四十五条 食品添加剂应当在技术上确有必要且经过风险评估证明安全可靠，方可列入允许使用的范围。国务院卫生行政部门应当根据技术必要性和食品安全风险评估结果，及时对食品添加剂的品种、使用范围、用量的标准进行修订。

第四十六条 食品生产者应当依照食品安全标准关于食品添加剂的品种、使用范围、用量的规定使用食品添加剂；不得在食品生产中使用食品添加剂以外的化学物质和其他可能危害人体健康的物质。

第四十七条 食品添加剂应当有标签、说明书和包装。标签、说明书应当载明本法第四十二条第一款第一项至第六项、第八项、第九项规定的事项，以及食品添加剂的使用范围、用量、使用方法，并在标签上载明"食品添加剂"字样。

第四十八条 食品和食品添加剂的标签、说明书，不得含有虚假、夸大的内容，不得涉及疾病预防、治疗功能。生产者对标签、说明书上所载明的内容负责。

食品和食品添加剂的标签、说明书应当清楚、明显，容易辨识。

食品和食品添加剂与其标签、说明书所载明的内容不符的，不得上市销售。

第四十九条 食品经营者应当按照食品标签标示的警示标志、警示说明或者注意事项的要求，销售预包装食品。

第五十条 生产经营的食品中不得添加药品，但是可以添加按照传统既是食品又是中药材的物质。按照传统既是食品又是中药材的物质的目录由国务院卫生行政部门制定、公布。

第五十一条 国家对声称具有特定保健功能的食品实行严格监管。有关监督管理部门应当依法履职，承担责任。具体管理办法由国务院规定。

声称具有特定保健功能的食品不得对人体产生急性、亚急性或者慢性危害，其标签、说明书不得涉及疾病预防、治疗功能，内容必须真实，应当载明适宜人群、不适宜人群、功效成分或者标志性成分及其含量等；产品的功能和成分必须与标签、说明书相一致。

第五十二条 集中交易市场的开办者、柜台出租者和展销会举办者，应当审查入场食品经营者的许可证，明确入场食品经营者的食品安全管理责任，定期对入场食品经营者的经营环境和条件进行检查，发现食品经营者有违反本法规定的行为的，应当及时制止并立即报告所在地县级工商行政管理部门或者食品药品监督管理部门。

　　集中交易市场的开办者、柜台出租者和展销会举办者未履行前款规定义务，本市场发生食品安全事故的，应当承担连带责任。

　　第五十三条　国家建立食品召回制度。食品生产者发现其生产的食品不符合食品安全标准，应当立即停止生产，召回已经上市销售的食品，通知相关生产经营者和消费者，并记录召回和通知情况。

　　食品经营者发现其经营的食品不符合食品安全标准，应当立即停止经营，通知相关生产经营者和消费者，并记录停止经营和通知情况。食品生产者认为应当召回的，应当立即召回。

　　食品生产者应当对召回的食品采取补救、无害化处理、销毁等措施，并将食品召回和处理情况向县级以上质量监督部门报告。

　　食品生产经营者未依照本条规定召回或者停止经营不符合食品安全标准的食品的，县级以上质量监督、工商行政管理、食品药品监督管理部门可以责令其召回或者停止经营。

　　第五十四条　食品广告的内容应当真实合法，不得含有虚假、夸大的内容，不得涉及疾病预防、治疗功能。

　　食品安全监督管理部门或者承担食品检验职责的机构、食品行业协会、消费者协会不得以广告或者其他形式向消费者推荐食品。

　　第五十五条　社会团体或者其他组织、个人在虚假广告中向消费者推荐食品，使消费者的合法权益受到损害的，与食品生产经营者承担连带责任。

　　第五十六条　地方各级人民政府鼓励食品规模化生产和连锁经营、配送。

第五章　食品检验

　　第五十七条　食品检验机构按照国家有关认证认可的规定取得资质认定后，方可从事食品检验活动。但是，法律另有规定的除外。

　　食品检验机构的资质认定条件和检验规范，由国务院卫生行政部门规定。

　　本法施行前经国务院有关主管部门批准设立或者经依法认定的食品检验机构，可以依照本法继续从事食品检验活动。

　　第五十八条　食品检验由食品检验机构指定的检验人独立进行。

　　检验人应当依照有关法律、法规的规定，并依照食品安全标准和检验规范对食品进行检验，尊重科学，恪守职业道德，保证出具的检验数据和结论客观、公正，不得出具虚假的检验报告。

　　第五十九条　食品检验实行食品检验机构与检验人负责制。食品检验报告应当加盖食品检验机构公章，并有检验人的签名或者盖章。食品检验机构和检验人对出具的食品检验报告负责。

　　第六十条　食品安全监督管理部门对食品不得实施免检。

　　县级以上质量监督、工商行政管理、食品药品监督管理部门应当对食品进行定期或者不定期的抽样检验。进行抽样检验，应当购买抽取的样品，不收取检验费和其他任何费用。

　　县级以上质量监督、工商行政管理、食品药品监督管理部门在执法工作中需要对食品进行检验的，应当委托符合本法规定的食品检验机构进行，并支付相关费用。对检验结论有异议的，可以依法进行复检。

第六十一条　食品生产经营企业可以自行对所生产的食品进行检验，也可以委托符合本法规定的食品检验机构进行检验。

食品行业协会等组织、消费者需要委托食品检验机构对食品进行检验的，应当委托符合本法规定的食品检验机构进行。

第六章　食品进出口

第六十二条　进口的食品、食品添加剂以及食品相关产品应当符合我国食品安全国家标准。

进口的食品应当经出入境检验检疫机构检验合格后，海关凭出入境检验检疫机构签发的通关证明放行。

第六十三条　进口尚无食品安全国家标准的食品，或者首次进口食品添加剂新品种、食品相关产品新品种，进口商应当向国务院卫生行政部门提出申请并提交相关的安全性评估材料。国务院卫生行政部门依照本法第四十四条的规定作出是否准予许可的决定，并及时制定相应的食品安全国家标准。

第六十四条　境外发生的食品安全事件可能对我国境内造成影响，或者在进口食品中发现严重食品安全问题的，国家出入境检验检疫部门应当及时采取风险预警或者控制措施，并向国务院卫生行政、农业行政、工商行政管理和国家食品药品监督管理部门通报。接到通报的部门应当及时采取相应措施。

第六十五条　向我国境内出口食品的出口商或者代理商应当向国家出入境检验检疫部门备案。向我国境内出口食品的境外食品生产企业应当经国家出入境检验检疫部门注册。

国家出入境检验检疫部门应当定期公布已经备案的出口商、代理商和已经注册的境外食品生产企业名单。

第六十六条　进口的预包装食品应当有中文标签、中文说明书。标签、说明书应当符合本法以及我国其他有关法律、行政法规的规定和食品安全国家标准的要求，载明食品的原产地以及境内代理商的名称、地址、联系方式。预包装食品没有中文标签、中文说明书或者标签、说明书不符合本条规定的，不得进口。

第六十七条　进口商应当建立食品进口和销售记录制度，如实记录食品的名称、规格、数量、生产日期、生产或者进口批号、保质期、出口商和购货者名称及联系方式、交货日期等内容。

食品进口和销售记录应当真实，保存期限不得少于二年。

第六十八条　出口的食品由出入境检验检疫机构进行监督、抽检，海关凭出入境检验检疫机构签发的通关证明放行。

出口食品生产企业和出口食品原料种植、养殖场应当向国家出入境检验检疫部门备案。

第六十九条　国家出入境检验检疫部门应当收集、汇总进出口食品安全信息，并及时通报相关部门、机构和企业。

国家出入境检验检疫部门应当建立进出口食品的进口商、出口商和出口食品生产企业的信誉记录，并予以公布。对有不良记录的进口商、出口商和出口食品生产企业，应当加强对其进出口食品的检验检疫。

第七章　食品安全事故处置

第七十条　国务院组织制定国家食品安全事故应急预案。

县级以上地方人民政府应当根据有关法律、法规的规定和上级人民政府的食品安全事故应急预案以及本地区的实际情况，制定本行政区域的食品安全事故应急预案，并报上一级人民政府备案。

食品生产经营企业应当制定食品安全事故处置方案，定期检查本企业各项食品安全防范措施的落实情况，及时消除食品安全事故隐患。

第七十一条　发生食品安全事故的单位应当立即予以处置，防止事故扩大。事故发生单位和接收病人进行治疗的单位应当及时向事故发生地县级卫生行政部门报告。

农业行政、质量监督、工商行政管理、食品药品监督管理部门在日常监督管理中发现食品安全事故，或者接到有关食品安全事故的举报，应当立即向卫生行政部门通报。

发生重大食品安全事故的，接到报告的县级卫生行政部门应当按照规定向本级人民政府和上级人民政府卫生行政部门报告。县级人民政府和上级人民政府卫生行政部门应当按照规定上报。

任何单位或者个人不得对食品安全事故隐瞒、谎报、缓报，不得毁灭有关证据。

第七十二条　县级以上卫生行政部门接到食品安全事故的报告后，应当立即会同有关农业行政、质量监督、工商行政管理、食品药品监督管理部门进行调查处理，并采取下列措施，防止或者减轻社会危害：

（一）开展应急救援工作，对因食品安全事故导致人身伤害的人员，卫生行政部门应当立即组织救治；

（二）封存可能导致食品安全事故的食品及其原料，并立即进行检验；对确认属于被污染的食品及其原料，责令食品生产经营者依照本法第五十三条的规定予以召回、停止经营并销毁；

（三）封存被污染的食品用工具及用具，并责令进行清洗消毒；

（四）做好信息发布工作，依法对食品安全事故及其处理情况进行发布，并对可能产生的危害加以解释、说明。

发生重大食品安全事故的，县级以上人民政府应当立即成立食品安全事故处置指挥机构，启动应急预案，依照前款规定进行处置。

第七十三条　发生重大食品安全事故，设区的市级以上人民政府卫生行政部门应当立即会同有关部门进行事故责任调查，督促有关部门履行职责，向本级人民政府提出事故责任调查处理报告。

重大食品安全事故涉及两个以上省、自治区、直辖市的，由国务院卫生行政部门依照前款规定组织事故责任调查。

第七十四条　发生食品安全事故，县级以上疾病预防控制机构应当协助卫生行政部门和有关部门对事故现场进行卫生处理，并对与食品安全事故有关的因素开展流行病学调查。

第七十五条　调查食品安全事故，除了查明事故单位的责任，还应当查明负有监督管理和认证职责的监督管理部门、认证机构的工作人员失职、渎职情况。

第八章　监督管理

第七十六条　县级以上地方人民政府组织本级卫生行政、农业行政、质量监督、工商行政管理、食品药品监督管理部门制定本行政区域的食品安全年度监督管理计划，并按照年度计划组织开展工作。

第七十七条　县级以上质量监督、工商行政管理、食品药品监督管理部门履行各自食品安全监督管理职责，有权采取下列措施：

（一）进入生产经营场所实施现场检查；

（二）对生产经营的食品进行抽样检验；

（三）查阅、复制有关合同、票据、账簿以及其他有关资料；

（四）查封、扣押有证据证明不符合食品安全标准的食品，违法使用的食品原料、食品添加剂、食品相关产品，以及用于违法生产经营或者被污染的工具、设备；

（五）查封违法从事食品生产经营活动的场所。

县级以上农业行政部门应当依照《中华人民共和国农产品质量安全法》规定的职责，对食用农产品进行监督管理。

第七十八条　县级以上质量监督、工商行政管理、食品药品监督管理部门对食品生产经营者进行监督检查，应当记录监督检查的情况和处理结果。监督检查记录经监督检查人员和食品生产经营者签字后归档。

第七十九条　县级以上质量监督、工商行政管理、食品药品监督管理部门应当建立食品生产经营者食品安全信用档案，记录许可颁发、日常监督检查结果、违法行为查处等情况；根据食品安全信用档案的记录，对有不良信用记录的食品生产经营者增加监督检查频次。

第八十条　县级以上卫生行政、质量监督、工商行政管理、食品药品监督管理部门接到咨询、投诉、举报，对属于本部门职责的，应当受理，并及时进行答复、核实、处理；对不属于本部门职责的，应当书面通知并移交有权处理的部门处理。有权处理的部门应当及时处理，不得推诿；属于食品安全事故的，依照本法第七章有关规定进行处置。

第八十一条　县级以上卫生行政、质量监督、工商行政管理、食品药品监督管理部门应当按照法定权限和程序履行食品安全监督管理职责；对生产经营者的同一违法行为，不得给予二次以上罚款的行政处罚；涉嫌犯罪的，应当依法向公安机关移送。

第八十二条　国家建立食品安全信息统一公布制度。下列信息由国务院卫生行政部门统一公布：

（一）国家食品安全总体情况；

（二）食品安全风险评估信息和食品安全风险警示信息；

（三）重大食品安全事故及其处理信息；

（四）其他重要的食品安全信息和国务院确定的需要统一公布的信息。

前款第二项、第三项规定的信息，其影响限于特定区域的，也可以由有关省、自治区、直辖市人民政府卫生行政部门公布。县级以上农业行政、质量监督、工商行政管理、食品药品监督管理部门依据各自职责公布食品安全日常监督管理信息。

食品安全监督管理部门公布信息，应当做到准确、及时、客观。

第八十三条　县级以上地方卫生行政、农业行政、质量监督、工商行政管理、食品药品监督管理部门获知本法第八十二条第一款规定的需要统一公布的信息，应当向上级主管部门报告，由上级主管部门立即报告国务院卫生行政部门；必要时，可以直接向国务院卫生行政部门报告。

县级以上卫生行政、农业行政、质量监督、工商行政管理、食品药品监督管理部门应当相互通报获知的食品安全信息。

第九章　法律责任

第八十四条　违反本法规定，未经许可从事食品生产经营活动，或者未经许可生产食品添加剂的，由有关主管部门按照各自职责分工，没收违法所得、违法生产经营的食品、食品添加剂和用于违法生产经营的工具、设备、原料等物品；违法生产经营的食品、食品添加剂货值金额不足一万元的，并处二千元以上五万元以下罚款；货值金额一万元以上的，并处货值金额五倍以上十倍以下罚款。

第八十五条　违反本法规定，有下列情形之一的，由有关主管部门按照各自职责分工，没收违法所得、违法生产经营的食品和用于违法生产经营的工具、设备、原料等物品；违法生产经营的食品货值金额不足一万元的，并处二千元以上五万元以下罚款；货值金额一万元以上的，并处货值金额五倍以上十倍以下罚款；情节严重的，吊销许可证：

（一）用非食品原料生产食品或者在食品中添加食品添加剂以外的化学物质和其他可能危害人体健康的物质，或者用回收食品作为原料生产食品；

（二）生产经营致病性微生物、农药残留、兽药残留、重金属、污染物质以及其他危害人体健康的物质含量超过食品安全标准限量的食品；

（三）生产经营营养成分不符合食品安全标准的专供婴幼儿和其他特定人群的主辅食品；

（四）经营腐败变质、油脂酸败、霉变生虫、污秽不洁、混有异物、掺假掺杂或者感官性状异常的食品；

（五）经营病死、毒死或者死因不明的禽、畜、兽、水产动物肉类，或者生产经营病死、毒死或者死因不明的禽、畜、兽、水产动物肉类的制品；

（六）经营未经动物卫生监督机构检疫或者检疫不合格的肉类，或者生产经营未经检验或者检验不合格的肉类制品；

（七）经营超过保质期的食品；

（八）生产经营国家为防病等特殊需要明令禁止生产经营的食品；

（九）利用新的食品原料从事食品生产或者从事食品添加剂新品种、食品相关产品新品种生产，未经过安全性评估；

（十）食品生产经营者在有关主管部门责令其召回或者停止经营不符合食品安全标准的食品后，仍拒不召回或者停止经营的。

第八十六条　违反本法规定，有下列情形之一的，由有关主管部门按照各自职责分工，没收违法所得、违法生产经营的食品和用于违法生产经营的工具、设备、原料等物品；违法生产经营的食品货值金额不足一万元的，并处二千元以上五万元以下罚款；货值金额一万元以上的，并处货值金额二倍以上五倍以下罚款；情节严重的，责令停产停业，直至吊销许可证：

（一）经营被包装材料、容器、运输工具等污染的食品；

（二）生产经营无标签的预包装食品、食品添加剂或者标签、说明书不符合本法规定的食品、食品添加剂；

（三）食品生产者采购、使用不符合食品安全标准的食品原料、食品添加剂、食品相关产品；

（四）食品生产经营者在食品中添加药品。

第八十七条　违反本法规定，有下列情形之一的，由有关主管部门按照各自职责分工，责令改正，给予警告；拒不改正的，处二千元以上二万元以下罚款；情节严重的，责令停产停业，直至吊销许可证：

（一）未对采购的食品原料和生产的食品、食品添加剂、食品相关产品进行检验；

（二）未建立并遵守查验记录制度、出厂检验记录制度；

（三）制定食品安全企业标准未依照本法规定备案；

（四）未按规定要求贮存、销售食品或者清理库存食品；

（五）进货时未查验许可证和相关证明文件；

（六）生产的食品、食品添加剂的标签、说明书涉及疾病预防、治疗功能；

（七）安排患有本法第三十四条所列疾病的人员从事接触直接入口食品的工作。

第八十八条　违反本法规定，事故单位在发生食品安全事故后未进行处置、报告的，由有关主管部门按照各自职责分工，责令改正，给予警告；毁灭有关证据的，责令停产停业，并处二千元以上十万元以下罚款；造成严重后果的，由原发证部门吊销许可证。

第八十九条　违反本法规定，有下列情形之一的，依照本法第八十五条的规定给予处罚：

（一）进口不符合我国食品安全国家标准的食品；

（二）进口尚无食品安全国家标准的食品，或者首次进口食品添加剂新品种、食品相关产品新品种，未经过安全性评估；

（三）出口商未遵守本法的规定出口食品。

违反本法规定，进口商未建立并遵守食品进口和销售记录制度的，依照本法第八十七条的规定给予处罚。

第九十条　违反本法规定，集中交易市场的开办者、柜台出租者、展销会的举办者允许未取得许可的食品经营者进入市场销售食品，或者未履行检查、报告等义务的，由有关主管部门按照各自职责分工，处二千元以上五万元以下罚款；造成严重后果的，责令停业，由原发证部门吊销许可证。

第九十一条　违反本法规定，未按照要求进行食品运输的，由有关主管部门按照各自职责分工，责令改正，给予警告；拒不改正的，责令停产停业，并处二千元以上五万元以下罚款；情节严重的，由原发证部门吊销许可证。

第九十二条　被吊销食品生产、流通或者餐饮服务许可证的单位，其直接负责的主管人员自处罚决定作出之日起五年内不得从事食品生产经营管理工作。

食品生产经营者聘用不得从事食品生产经营管理工作的人员从事管理工作的，由原发证部门吊销许可证。

第九十三条　违反本法规定，食品检验机构、食品检验人员出具虚假检验报告的，由授予其资质的主管部门或者机构撤销该检验机构的检验资格；依法对检验机构直接负责的主管人员和食品检验人员给予撤职或者开除的处分。

违反本法规定，受到刑事处罚或者开除处分的食品检验机构人员，自刑罚执行完毕或者处分决定作出之日起十年内不得从事食品检验工作。食品检验机构聘用不得从事食品检验工作的人员的，由授予其资质的主管部门或者机构撤销该检验机构的检验资格。

第九十四条　违反本法规定，在广告中对食品质量作虚假宣传，欺骗消费者的，依照《中华人民共和国广告法》的规定给予处罚。

违反本法规定，食品安全监督管理部门或者承担食品检验职责的机构、食品行业协会、消费者协会以广告或者其他形式向消费者推荐食品的，由有关主管部门没收违法所得，依法对直接负责的主管人员和其他直接责任人员给予记大过、降级或者撤职的处分。

第九十五条　违反本法规定，县级以上地方人民政府在食品安全监督管理中未履行职责，本行政区域出现重大食品安全事故、造成严重社会影响的，依法对直接负责的主管人员和其他直接责任人员给予记大过、降级、撤职或者开除的处分。

违反本法规定，县级以上卫生行政、农业行政、质量监督、工商行政管理、食品药品监督管理部门或者其他有关行政部门不履行本法规定的职责或者滥用职权、玩忽职守、徇私舞弊的，依法对直接负责的主管人员和其他直接责任人员给予记大过或者降级的处分；造成严重后果的，给予撤职或者开除的处分；其主要负责人应当引咎辞职。

第九十六条　违反本法规定，造成人身、财产或者其他损害的，依法承担赔偿责任。

生产不符合食品安全标准的食品或者销售明知是不符合食品安全标准的食品，消费者除要求赔偿损失外，还可以向生产者或者销售者要求支付价款十倍的赔偿金。

第九十七条　违反本法规定，应当承担民事赔偿责任和缴纳罚款、罚金，其财产不足以同时支付时，先承担民事赔偿责任。

第九十八条　违反本法规定，构成犯罪的，依法追究刑事责任。

第十章　附　则

第九十九条　本法下列用语的含义：

食品，指各种供人食用或者饮用的成品和原料以及按照传统既是食品又是药品的物品，但是不包括以治疗为目的的物品。

食品安全，指食品无毒、无害，符合应当有的营养要求，对人体健康不造成任何急性、亚急性或者慢性危害。

预包装食品，指预先定量包装或者制作在包装材料和容器中的食品。

食品添加剂，指为改善食品品质和色、香、味以及为防腐、保鲜和加工工艺的需要而加入食品中的人工合成或者天然物质。

用于食品的包装材料和容器，指包装、盛放食品或者食品添加剂用的纸、竹、木、金属、搪瓷、陶瓷、塑料、橡胶、天然纤维、化学纤维、玻璃等制品和直接接触食品或者食品添加剂的涂料。

用于食品生产经营的工具、设备，指在食品或者食品添加剂生产、流通、使用过程中直接接触食品或者食品添加剂的机械、管道、传送带、容器、用具、餐具等。

用于食品的洗涤剂、消毒剂，指直接用于洗涤或者消毒食品、餐饮具以及直接接触食品的工具、设备或者食品包装材料和容器的物质。

保质期，指预包装食品在标签指明的贮存条件下保持品质的期限。

食源性疾病，指食品中致病因素进入人体引起的感染性、中毒性等疾病。

食物中毒，指食用了被有毒有害物质污染的食品或者食用了含有毒有害物质的食品后出现的急性、亚急性疾病。

食品安全事故，指食物中毒、食源性疾病、食品污染等源于食品，对人体健康有危害或者可能有危害的事故。

第一百条 食品生产经营者在本法施行前已经取得相应许可证的，该许可证继续有效。

第一百零一条 乳品、转基因食品、生猪屠宰、酒类和食盐的食品安全管理，适用本法；法律、行政法规另有规定的，依照其规定。

第一百零二条 铁路运营中食品安全的管理办法由国务院卫生行政部门会同国务院有关部门依照本法制定。

军队专用食品和自供食品的食品安全管理办法由中央军事委员会依照本法制定。

第一百零三条 国务院根据实际需要，可以对食品安全监督管理体制作出调整。

第一百零四条 本法自 2009 年 6 月 1 日起施行。《中华人民共和国食品卫生法》同时废止。

附录二　病害动物和病害动物产品生物安全处理规程
Biosafety specification on sick animal and animal product disposal

中华人民共和国国家标准 GB 16548—2006

（代替 GB 16548—1996 畜禽病害肉尸及其产品无公害化处理规程）

1. 范围

本标准规定了病害动物和病害动物产品的销毁、无害化处理的技术要求。

本标准适用于国家规定的染疫动物及其产品、病死毒死或者死因不明的动物尸体、经检验对人畜健康有危害的动物和病害动物产品、国家规定的其他应该进行生物处理的动物和动物产品。

2. 术语和定义

下列术语和定义适用于本标准。

生物安全处理

通过用焚毁、化制、掩埋或其他物理、化学、生物学等方法将病害动物尸体和病害动物产品或附属物进行处理，以彻底消灭其所携带的病原体，达到消除病害因素，保障人畜健康安全的目的。

3. 病害动物和病害动物产品的处理

3.1　运送

运送动物尸体和病害动物产品应采用密闭、不渗水的容器，装前卸后必须要消毒。

3.2　销毁

3.2.1　使用对象

3.2.1.1　确认为口蹄疫、猪水疱病、猪瘟、非洲猪瘟、牛瘟、牛传染性胸膜肺炎、牛海绵状脑病、痒病、绵羊梅迪/维斯那病、蓝舌病、小反刍兽疫、绵羊痘和山羊痘。山羊关节炎—脑炎、高致病性禽流感、鸡新城疫、炭疽、鼻疽、狂犬病、羊快疫、羊肠毒血症、肉毒梭菌中毒症、羊猝狙、马传染性贫血病、猪螺旋体痢疾、猪囊尾蚴、急性猪丹毒、钩端螺旋体病（已黄染肉尸）、布鲁氏菌病、结核病、鸭瘟、兔病毒性出血症、野兔热的染疫动物以及其他严重危害人畜健康的病害动物及其产品。

3.2.1.2　病死、毒死或不明死因动物的尸体。

3.2.1.3　经检验对人畜有毒有害的、需销毁的病害动物和病害动物产品。

3.2.1.4　从动物体割除的病变部分。

3.2.1.5　人工接种病原微生物或进行药物实验的病害动物和病害动物产品。

3.2.1.6　国家规定的其他应该销毁的动物和动物产品。

3.2.2　操作方法

3.2.2.1　焚毁

将病害动物尸体、病害动物产品投入焚化炉或用其他方式烧毁碳化。

3.2.2.2　掩埋

本法不适用于患有炭疽等芽胞杆菌类疫病，以及牛海绵状脑病、痒病的染疫动物及产品、组织的处理。具体掩埋要求如下：

a）掩埋地应远离学校、公共场所、居民住宅区、村庄、动物饲养和屠宰场所、饮用水源地、河流等地区；

b）掩埋前应对需掩埋的病害动物尸体和病害动物产品实施焚烧处理；

c）掩埋坑底铺2cm厚生石灰；

d）掩埋后需将掩埋土夯实。病害动物尸体和病害动物产品上层应距地表1.5m以上；

e）焚烧后的病害动物尸体和病害动物产品表面，以及掩埋后的地表环境应使用有效消毒药喷洒消毒。

3.3　无害化处理

3.3.1　化制

3.3.1.1　适用对象

除3.2.1规定的动物疫病以外的其他疫病的染疫动物，以及病变严重、肌肉发生退行性变化的动物的整个尸体或胴体、内脏。

3.3.1.2　操作方法

利用干化、湿化机，将原料分类、分别投入化制。

3.3.2　消毒

3.3.2.1　适用对象

除3.2.1规定的动物疫病以外的其他疫病的染疫动物的生皮、原毛以及未经加工的蹄、骨、角、绒。

3.3.2.2　操作方法

3.3.2.2.1　高温处理法

适用于染疫动物蹄、骨和角的处理。

将肉尸作高温处理时剔出的骨、蹄、角放入高压锅内蒸煮至骨脱胶或脱脂时为止。

3.3.2.2.2　盐酸食盐溶液消毒法

适用于被病原微生物污染或可疑被污染和一般染疫动物的皮毛消毒。

用2.5%盐酸溶液和15%食盐水溶液等量混合，将皮张浸泡在此溶液中，并使溶液温度保持在30℃左右，浸泡40h，1m² 皮张用10L消毒液，浸泡后捞出沥干，放入2%氢氧化钠溶液中，以中和皮张上的酸，再用水冲洗后晾干。也可按100ml 25%食盐水溶液中加入盐酸1ml配制消毒液，在室温15℃条件下浸泡48h，皮张与消毒液之比为1：4。浸泡后捞出沥干，再放入1%氢氧化钠溶液中浸泡，以中和皮张上的酸，再用水冲洗后晾干。

3.3.2.2.3　过氧乙酸消毒法

适用于任何染疫动物的皮毛消毒。

将皮毛放入新鲜配制的2%过氧乙酸溶液中浸泡30min，捞出。用水冲洗后晾干。

3.3.2.2.4　碱盐液浸泡消毒法

适用于被病原微生物污染的皮张消毒。

将皮毛浸入5%碱盐液（饱和盐水内加5%氢氧化钠）中，室温（18～25℃）浸泡24h，并随时加以搅拌，然后取出挂起，待碱盐液流净，放入5%盐酸液内浸泡，使皮上的酸碱中和，捞出，用水冲洗后晾干。

3.3.2.2.5　煮沸消毒法

适用于染疫动物鬃毛的处理。

将鬃毛于沸水中煮沸2～2.5h。

参考文献

[1] 柳增善. 兽医公共卫生学. 北京：中国轻工业出版社，2010.

[2] 王雪敏. 动物性食品卫生检验（第二版）. 北京：中国农业出版社，2010.

[3] 赵月兰，王雪敏. 动物性食品卫生学实验教程. 北京：中国农业大学出版社，2010.

[4] 张彦明，佘锐萍. 动物性食品卫生学. 北京：中国农业出版社，2009.

[5] 赵月兰，王雪敏. 动物性食品卫生学. 北京：中国农业科学技术出版社，2008.

[6] 刘兴友，刁有祥. 食品理化检验学. 北京：中国农业大学出版社，2008.

[7] 甘肃农业大学，南京农业大学. 动物性食品卫生学. 北京：中国农业出版社，1992.

[8] 张彦明. 兽医公共卫生学. 北京：中国农业出版社，2007.

[9] 秦建华，李国清. 动物寄生虫病实验教程. 北京：中国农业大学出版社，2007.

[10] 孙锡斌. 动物性食品卫生学. 北京：高等教育出版社，2006.

[11] 张彦明. 动物性食品卫生学实验指导. 北京：中国农业出版社，2006.

[12] 赵丽秀. 罐头制品质量检验. 北京：中国计量出版社，2006.

[13] 曲祖乙. 兽医卫生检验. 北京：中国农业出版社，2006.

[14] 艾志录，鲁茂林. 食品标准与法规. 南京：东南大学出版社，2006.

[15] 陈明勇. 动物性食品卫生学实验教程. 北京：中国农业大学出版社，2005.

[16] 李晓东. 蛋品科学与技术. 北京：化学工业出版社，2005.

[17] 孟凡乔. 食品安全性. 北京：中国农业大学出版社，2005.

[18] 钟耀广. 食品安全学. 北京：化学工业出版社，2005.

[19] 田永军. 实用动物检疫. 郑州：河南科学技术出版社，2004.

[20] 张水华. 食品分析. 北京：中国轻工业出版社，2004.

[21] 王秉栋. 食品卫生检验手册. 上海：上海科学技术出版社，2003.

[22] 马美湖. 禽蛋制品生产技术. 北京：中国轻工业出版社，2003.

[23] 吴永宁. 现代食品安全科学. 北京：化学工业出版社，2003.

[24] 侯玉泽，李道敏，董铁有. 食品理化检验. 北京：中国轻工业出版社，2003.

[25] 靳敏，夏玉宇. 食品检验技术. 北京：化学工业出版社，2003.

[26] 许牡丹，毛跟年. 食品安全性与分析检测. 北京：化学工业出版社，2003.

[27] 王晶，王林，黄晓荣. 食品安全快速检测技术. 北京：化学工业出版社，2002.

[28] 王叔淳. 食品卫生检验技术手册. 北京：化学工业出版社，2002.

[29] 陈杖榴. 兽医药理学（第二版）. 北京：中国农业出版社，2002.

[30] 张道永. 兽医手册. 成都：四川科学技术出版社，2001.

[31] 佘锐萍. 动物产品卫生检验. 北京：中国农业大学出版社，2000.

［32］中华人民共和国国家标准.食品中污染物限量（GB 2762—2005）.北京：中国标准出版社，2005.

［33］中华人民共和国国家标准.鲜（冻）畜肉卫生标准（GB 2707—2005）.北京：中国标准出版社，2005.

［34］中华人民共和国国家标准.熟肉制品卫生标准（GB 2726—2005）.北京：中国标准出版社，2005.

［35］中华人民共和国国家标准.食用动物油脂卫生标准 GB 10146—2005.北京：中国标准出版社，2005.

［36］中华人民共和国国家标准.肉与肉制品分析方法 GB/T5009.44—2003.北京：中国标准出版社，2003.

［37］中华人民共和国国家标准.肉类加工工业水污染排放标准（GB 13457—92）.北京：中国标准出版社，1992.

［38］中华人民共和国国家标准.肉品卫生微生物检验肉与肉制品检验（GB/T4789.17—2003）.北京：中国标准出版社，2003.

［39］中华人民共和国国家标准.罐头食品商业无菌检验（GB/T 4789.26—2003）.北京：中国标准出版社，2004.

［40］中华人民共和国国家标准.鲜、冻动物性水产品的卫生标准（GB 2733—2005）.北京：中国标准出版社，2005.

［41］中华人民共和国国家标准.食品卫生微生物学检验 罐头食品商业无菌检验（GB/T 4789.26—2003）.北京：中国标准出版社，2004.

［42］中华人民共和国国家标准.畜禽病害肉尸及其产品无害化处理规程（GB 16548—2006）.北京：中国标准出版社，2006.

［43］中华人民共和国国家标准.食品卫生微生物学检验 副溶血弧菌检验（GB/T 4789.7—2008）［S］.北京：中国标准出版社，2008.

［44］中华人民共和国国家标准.食品卫生微生物学检验 小肠结肠炎耶尔森氏菌检验（GB/T 4789.8—2008）.北京：中国标准出版社，2009.

［45］中华人民共和国国家标准.食品卫生微生物学检验 空肠弯曲菌检验（GB/T 4789.9—2008）.北京：中国标准出版社，2009.

［46］中华人民共和国国家标准.食品卫生微生物学检验 鲜乳中抗生素残留检验（GB/T 4789.27—2008）.北京：中国标准出版社，2009.

［47］中华人民共和国国家标准.水产品中河豚毒素的测定 液相色谱－荧光检测法（GB/T 23217—2008）.北京：中国标准出版社，2009.

［48］中华人民共和国国家标准.鲜、冻胴体羊肉（GB/T 9961—2008.北京：中国标准出版社，2008.

［49］中华人民共和国国家标准.食品卫生微生物学检验 大肠埃希氏菌 O157：H7/MN 检验（GB/T 4789.36—2008）.北京：中国标准出版社，2008.

［50］中华人民共和国国家标准.食品农药最大残留限量（GB 2763—2005）.北京：中国标准出版社，2005.

［51］中华人民共和国国家标准.动物源性食品中激素多残留检测方法 液相色谱－质谱

/质谱法（GB/T 21981—2008）.北京：中国标准出版社，2008.

［52］中华人民共和国国家标准.动物源性食品中多种β-受体激动剂残留量的测定 液相色谱串联质谱法（GB/T 22286—2008）.北京：中国标准出版社，2008.

［53］中华人民共和国国家标准.准鲜河豚鱼中河豚毒素的测定（GB/T 5009.206—2007）.北京：中国标准出版社，2008.

［54］中华人民共和国国家标准.农产品安全质量 无公害畜禽肉安全要求（GB 18406.3—2001）.北京：中国标准出版社，2001.

［55］中华人民共和国国家标准.酱卤肉制品（GB/T 23586—2009）.北京：中国标准出版社，2009.

［56］中华人民共和国国家标准.奶牛场卫生规范（GB 16568—2006）.北京：中国标准出版社，2006.

［57］中华人民共和国国家标准.动植物油脂 苯并（α）芘的测定 反相高效液相色谱法（GB/T 22509—2008）.北京：中国标准出版社，2009.

［58］中华人民共和国国家标准.食品安全国家标准 食品中苯并（a）芘的测定（GB 5009.27—2003）.北京：中国标准出版社，2004.

［59］中华人民共和国国家标准.食品中指示性多氯联苯含量的测定（GB/T 5009.190—2006）.北京：中国标准出版社，2007.

［60］中华人民共和国国家标准.动物源性食品中β-内酰胺类药物残留的测定方法 放射受体分析法（GB/T 21174—2007）.北京：中国标准出版社，2008.

［61］中华人民共和国国家标准.动物源性食品中磺胺类药物残留分析方法 放射受体分析法（GB/T 21174—2007）.北京：中国标准出版社，2008.

［62］中华人民共和国国家标准.动物组织中氨基糖苷类药物药物残留的测定 高效液相色谱-质谱/质谱法（GB/T 21323—2007）.北京：中国标准出版社，2008.

［63］中华人民共和国国家标准.肉与肉制品氯霉素含量的测定（GB/T 9695.32—2009）.北京：中国标准出版社，2009.

［64］中华人民共和国国家标准.畜类屠宰加工通用技术条件（GB/T 17237—2008）.北京：中国标准出版社，2008.

［65］中华人民共和国国家标准.食品中二噁英及其类似物毒性当量的测定（GB/T 5009.205—2007）.北京：中国标准出版社，2008.

［66］中华人民共和国国家标准.分割鲜冻猪瘦肉（GB/T 9959.2—2008）.北京：中国标准出版社，2008.

［67］中华人民共和国国家标准.食品安全国家标准 生乳（GB 19301—2010）.北京：中国标准出版社，2010.

［68］中华人民共和国国家标准.食品安全国家标准 炼乳（GB 13102—2010）.北京：中国标准出版社，2010.

［69］中华人民共和国国家标准.食品安全国家标准 巴氏杀菌乳（GB 19645—2010）.北京：中国标准出版社，2010.

［70］中华人民共和国国家标准.食品安全国家标准 食品卫生微生物学检验 总则（GB 4789.1—2010）.北京：中国标准出版社，2010.

［71］食品卫生微生物学检验.食品安全国家标准 菌落总数测定（GB 4789.2—2010）.北京：中国标准出版社，2010.

［72］中华人民共和国国家标准.食品安全国家标准 食品卫生微生物学检验 大肠菌群计数（GB 4789.3—2010）.北京：中国标准出版社，2010.

［73］中华人民共和国国家标准.食品安全国家标准 食品卫生微生物学检验 沙门氏菌检验（GB 4789.4—2010）.北京：中国标准出版社，2010.

［74］中华人民共和国国家标准.食品安全国家标准 食品卫生微生物学检验 金黄色葡萄球菌检验（GB 4789.10—2010）.北京：中国标准出版社，2010.

［75］中华人民共和国国家标准.食品安全国家标准 食品微生物学检验 乳与乳制品检验（GB 4789.18—2010）.北京：中国标准出版社，2010.

［76］中华人民共和国国家标准.食品卫生微生物学检验 单核细胞增生李斯特氏菌检验（GB 4789.30—2010）.北京：中国标准出版社，2010.

［77］中华人民共和国国家标准.食品安全国家标准 食品中阿维菌素等 85 种农药最大残留限量（GB 28260—2011）.北京：中国标准出版社，2010.

［78］中华人民共和国国家标准.食品安全国家标准 食品添加剂使用卫生标准（GB2760—2011）.北京：中国标准出版社，2010.

［79］中华人民共和国国家标准.食品安全国家标准 食品中亚硝酸盐与硝酸盐的测定（GB 5009.33—2010）.北京：中国标准出版社，2010.

［80］中华人民共和国国家标准.食品安全国家标准 乳和乳制品中黄曲霉毒素 M_1 的测定（GB 5413.37—2010）.北京：中国标准出版社，2010.

［81］中华人民共和国国家标准.食品安全国家标准 食品营养强化剂使用标准（GB 14880—2012）.北京：中国标准出版社，2012.

［82］中华人民共和国国家环境保护标准.屠宰与肉类加工废水治理工程技术规范（HJ 2004—2010）.北京：中国标准出版社，2010.

［83］中华人民共和国国家标准.食品安全国家标准 预包装食品标签通则（GB 7718—2011）.北京：中国标准出版社，2011.

［84］中华人民共和国国家标准.食品安全国家标准 乳制品良好生产规范（GB 12693—2010）.北京：中国标准出版社，2010.